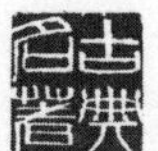

阅读
无障碍本

古典名著犹如世代相传的火种，它点亮了人类的智慧和情感。
古典名著阅读无障碍本，是通过我们对古典名著的解读、注音、注释、翻译等，
让广大的一般读者在阅读过程中，减少一些学习古代经典的障碍，
让其在较短的时间里穿透深邃的历史时空，和古人的心灵相接、相励！

庄子

【战国】庄周 著
任志宏 校注

岳麓書社

图书在版编目(CIP)数据

庄子/(战国)庄周著;任志宏校注.—长沙:岳麓书社,2011.5(2022.10 重印)

ISBN 978-7-80761-616-0

Ⅰ.庄… Ⅱ.①庄…②任… Ⅲ.①道家②庄子—通俗读物 Ⅳ.B223.5-49

中国版本图书馆 CIP 数据核字(2011)第 035249 号

ZHUANGZI

庄子

校　　注:任志宏

责任编辑:彭卫才

封面设计:吴颖辉

岳麓书社出版发行

地址:湖南省长沙市爱民路 47 号

直销电话:0731-88804152　0731-88885616

邮编:410006

版次:2011 年 5 月第 1 版

印次:2022 年 10 月第 8 次印刷

开本:890mm×1240mm　1/32

印张:13.75

字数:400 千字

印数:39 001—42 000

ISBN 978-7-80761-616-0

定价:49.80 元

承印:廊坊市博林印务有限公司

如有印装质量问题,请与本社印务部联系

电话:0731-88884129

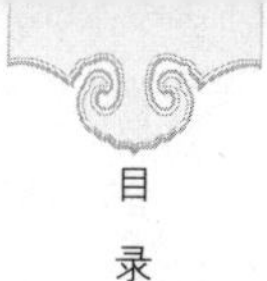

目　录

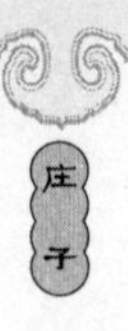

杂　篇

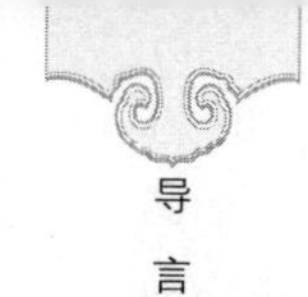

导　言

一、庄子其人其书

庄子是战国时宋国蒙人，他的事迹现在知道得较少。司马迁尊重庄子的思想价值，为他立传，但因庄子一生可记载的不多，所以《史记》中只记载了其为“蒙漆园吏”和楚威王欲聘其为相两件事，以表明他“终身不仕，以快吾志”的思想性格。庄子宋国的蒙地在今河南商丘，一说在今安徽蒙城。庄子一生主要在宋国范围内活动。关于庄子的家世，有学者根据其姓氏，推测他可能是楚庄王的后裔。而“漆园吏”可能是掌管漆园的小吏，职位比较低下。庄子生活在战国初期，据马叙伦考证，庄子生于公元前 369 年，卒于公元前 286 年。当时正是宋国将亡未亡时期。庄子一生未仕，贫困不堪，而其一生的贫穷促使他著书立说，入道见志，人称庄子为乱世之民。今日读《庄子》，也应由“逆境中的庄子”着眼。

《庄子》一书，《史记》记载它有“十余万言”，并列举其中带有较多“寓言”内容的篇名，有《渔父》《盗跖》《胠箧》《畏累虚》和《亢桑子》等五篇。西汉后期刘向、刘歆父子整理中秘群书，将《庄子》编定为五十二篇。魏晋时郭象为《庄子》作注，十取其六，注解了三十三篇，删节成六万余字。此后其他各本失传，只有郭象的三十三篇注本流传下来。

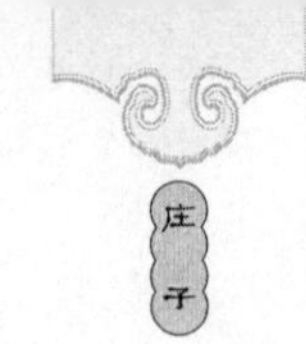

今本《庄子》一书共三十三篇，其中内篇七篇，外篇十五篇，杂篇十一篇，各篇题名及内容联属比较自由，但各篇中均有非常精致的部分，反映着庄子不可多得的宝贵思想。

《庄子》作为一部先秦古籍，内容和流传有其复杂的一面。道家的开创者老子在世的年代早于孔子，先秦诸子百家很多都与道家存在渊源关系，加以庄子“其学无所不窥”，一生所留篇章会在内容和风格上存在差异。同时由于古代典籍形式、字体都与后来不同，在编辑、注释、抄录过程中也会出现种种讹误，至今书中还有一些段落是明显重复的。

1977 年在安徽阜阳双古堆汉墓中出土了《庄子》竹简，有《让王》及《则阳》《外物》三篇。1988 年在湖北江陵张家山汉墓再次出土了《庄子》竹简，有《盗跖》篇。说明这些篇章在战国时确已广泛流传。

庄子的学识极为渊博，历史上以“老庄”并称，但庄子并非老子的嫡传弟子，他只是在追求真理的探求中最终选择了老子。司马迁说庄子“其要本归于老子”，在此之前他曾经“学无所主”“无所不窥”。

《庄子》一书中记载有上古容成氏等十二君的历史，书中许多“寓言”也以上古“人神杂糅”时期的历史背景为依托。《庄子》书中记载过很多孔子及其弟子的言行，其中一些描述比儒家自己的叙述更为恰当，更加传神，以致有学者猜测他是孔门弟子。《庄子》书中还记载有很多工匠以及他们的技艺故事，借以说明“道进乎技”和“技兼于道”的境界。书中又说到赵文王喜剑，庄子以剑道进谏，说“示之以虚，开之以利，后之以发，先之以至”，这十六个字简直可以说是对天下武学最为简洁也最为精微的概括。由此可见庄子涉猎的范围之宽之广，几乎可以说是不可限量。如果说现代人对待古人的态度是应当“信而好古”，

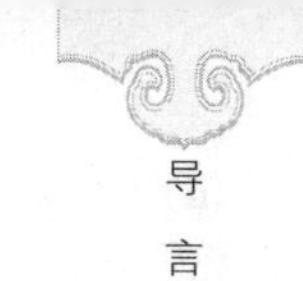

那么庄子无疑应该赢得最多的尊重。

二、庄子的境界与思想

庄子在世上，他的职位只是一名小吏，然而他的内心究竟怎样？他到底是个什么样的人呢？

在《天下篇》中，庄子自己说，他是“以天下为沈浊不可与庄语”“独与天地精神往来，而不敖倪于万物”“上与造物者游，而下与外死生、无终始者为友”。“以天下为沈浊”的意思，和屈原的名句“举世皆浊我独清，众人皆醉我独醒”相近。“庄语”意为端正、严肃的话语。较庄子为早的孔子，周游列国十四年，向人们推行他的仁政理想而得不到认可，有隐者讥笑他，他回答说：“鸟兽不可与同群，吾非斯人之徒与而谁与？”他作为人群的一分子，即使人们不认同他，他也要和人们在一起，总不能和鸟兽在一起吧？但是现在，庄子真的不再和人们在一起了，他用自己的精神与天地往来，与万物为友。司马迁评价庄子是“其学无所不窥”和“其言洸洋自恣以适己”的人。“无所不窥”是说庄子的学问广博，在百家竞起的时代，这句话可以说是对学者的最高评价。庄子是中国古代最为优秀的思想家、哲学家。他是先秦道家学派的重要代表，与道家的开创者老子并称为“老庄”。司马迁在《史记·老子韩非列传》中为庄子所作的附传，称他“其要本归于老子之言”“明老子之术”“散道德，放论，要亦归之自然”，认为他的学说属于老子道家一派，他的思想核心与老子一样是“道德”和“自然”。庄子卒后，《吕氏春秋》和《淮南子》二书都有他的影响，但在汉代他的影响不及老子。魏晋时期“玄学”盛行，《庄子》与《老子》《周易》并称为“三玄”，“庄子忽然占据了那全时代的身心，他们的生活、思想、文艺——整个文明的核心是庄子”（闻一多：《庄子》）。从此以后庄子对历代

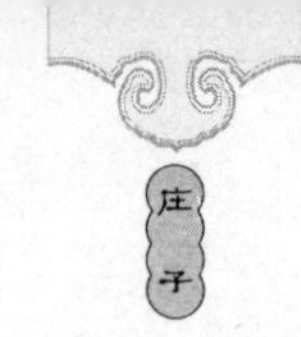

均有持久而重要的影响。在南北朝时期，庄子主要被看作“子学”中的一家，以选录“文章”为主的《昭明文选序》称之为“老庄之作，管孟之流，盖以立意为宗，不以文章为本”。

近现代学者则首先视庄子为思想家、哲学家。秦毓鎏说庄子“发前古之所未发，卓然成家，而为神州哲学之宗”（《读庄穷年录》）。接触庄子，处处都可以感受到他超然的境界和绝顶的思想魅力。

庄子是先秦文章大家。他的文章，洸洋自恣以适己，恣纵而不傥，以天下为沈浊不可与庄语，独与天地精神往来，辞义参差，俶诡可观，宏大而辟，深闳而肆。自古以来文章大家，一律推崇庄子，即使不赞同他的立场和学说的人，也大多无可回避庄子文章的魅力。唐代文章大家如韩愈、柳宗元，宋代如王安石、王雱父子，苏轼、苏辙兄弟，以及叶适、胡仔，乃至理学家程颐、朱熹，都对庄子的文章意境颇有赞美。明清以来，文章更为世人看重，如桐城派等影响巨大，而归有光、姚鼐、林纾等人所作，几乎都离不开庄子的影响。宣颖、林云铭、胡文英、陆树芝等人，更是对《庄子》细加点评，哑哑不厌，风气所及，遍于海外。

三、老庄的比较

老子和庄子在道论的许多方面都是相同的，但是在学术归止上，在社会和政治方面，老庄却存在着很大不同。

庄子认为生死齐一，无就是有，有就是无，实则无所谓有，无所谓无，其意常超出生死有无之上。及其末流，以天下为沈浊不可与庄语，故称独与天地精神往来，因而有与世同波、安时处顺一说。老子认为天道无为，实则无为无不为并重。《道德经》上下两篇，一曰道，一曰德，德者得也，两篇中一半篇幅是在讨

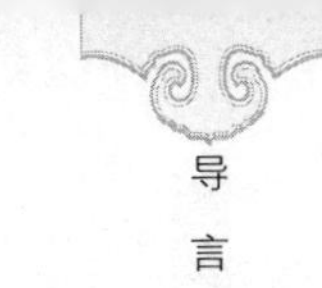

论“得”。“夫唯不居，是以不去”（《老子》二章），用心乃在不去。

庄子在社会观方面，只是一种消极的处世哲学，其精义为艺术论。老子在社会观方面是一种独特的治世哲学，其精义合于兵法。

《知北游篇》：“予能有无矣，而未能无无也，及为无有矣，何以至此哉！”对于绝对知识的追求如同飞蛾扑火，有一去不复返之势，在抽象思辨的本体论方面长足进取，一贯到底。而老子则本质上是致用的。《老子》三十四章：“以其终不为大，故能成其大。”行文常以圣人称，如侯王之说策。

老子多讲阴阳对立，庄子多讲有无同一。

《老子》二章说：“有无相生，难易相成，长短相形，高下相倾，音声相和，前后相随。”

此处的“有无”是普通概念的有和没有。有无、难易、长短、高下、音声、前后都是相反相成的概念。老子再三论述的“将欲翕之，必故张之；将欲弱之，必故强之；将欲废之，必固兴之；将欲夺之，必固与之”中的“翕”与“张”，“弱”与“强”，“废”与“兴”，“夺”与“与”，和“曲则全，枉则正”中的“曲”与“全”，“枉”与“正”，“以天下之至柔驰骋天下之至坚”中的“柔”与“坚”等等，都是相反相成的概念。概念中的双方彼此虽然对立，却又互为存在的条件，而不可以互相取消。

庄子说“有不能以有为有，必出乎无有”（《庚桑楚》），他更多地阐发了老子“天下万物生于有，有生于无”（《老子》四十章）的思想。有生于无，无也生于有。“有生于无”的有和无，不是普通的有和没有，而是抽象绝对的形上范畴。“无”是对天地万物的起源和根据的浑沌状态和绝对无规定性的一个描述。因

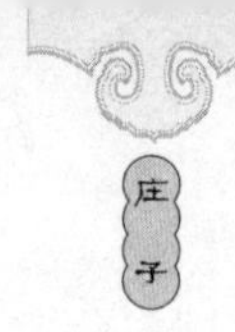

为天地万物是自生、自化、自然，所以天地万物的起源和根据就是天地万物自身，所以“无”也就是“有”。称之为“有”是强调它的客观存在一面，称之为“无”是强调它的绝对无规定性一面，实际上“无”就是“有”，“有”就是“无”，这叫做“有生于无”。有生于无的“生”不是“生成”的意思，而是“成为”的意思。“有”可以成为“无”，“无”也可以成为“有”。

阴阳是宇宙构成的概念，有无是哲学本体论的概念。老子注重阴阳对立概念的倚伏变化，其结果自然是要倾向为一种人道实践的策略方术。而庄子执着于本体论上的一贯追求，其结果也只有以牺牲人的独立人格和人生实践为代价。这是老子和庄子的最大差别，也是老子所以能先于儒墨诸家而与秦代及汉初的政治成功地结合在一起、庄子则“自王公大人不能器之”的原因。老庄同为先秦道家学说的代表人物，但在学术归止上却有着不同层次的引申，有着方向相反的哲学目的和人文关注。由司马谈“务为治者”一语加以衡量，老子与其他诸子趋向一致，庄子则已独立于诸子百家之外。

内篇

逍遥游第一

解题

《逍遥游》这一篇，事理线索比较简单，叙述也有率意重复处。开篇就讲鲲鹏的寓言，中间穿插《齐谐》的记载，又对应讲蜩与鸴鸠的寓言，穿插汤问棘的故事，其内容又见于《列子·汤问》。接下讲列子、许由、连叔与接舆、惠子与庄子的故事或议论。全篇行文宏放恣纵，主要思想则归结为一句话："至人无己，神人无功，圣人无名。"老庄道家思想的核心概念是"无"，此篇所论无疑都是围绕这一核心概念而发挥，张松辉认为"庄子写大鹏、小鸟并非在讨论自由不自由的问题"，而是在讨论"无为无不为的思想主旨"（《庄子考辨》），是非常正确的。

这一篇的篇名，"逍遥游"三字连语为庄子所创。"逍遥"是一叠韵复合词，是无为、自得的意思，古语"自得"大致类似现代汉语所说的"自由"。庄子指出，人类达到"自得"或"自由"有两种途径：一是追求本根、绝对，也就是回复到人类最初的起源上，"始于玄冥，反于大通"。二是安于现状，接受现实，既不超前，也不滞后，不介入人为，不显露个性，"安时处顺"、"与世同波"。庄子是更注重追求本根、无为的含义。

这一篇中还提出"小大之辩"的概念。"小大之辩"就是大的事物与小的事物之间的差别，也就是事物之间在量上的差别。小的事物在量上不如大的事物，但这并不意味着量大的事物就更加自由，或者说更多、更大、更强。中国的传统并不是单纯追求更多、更大、更强，而是贵于自省。自己确实努力了，那么成败

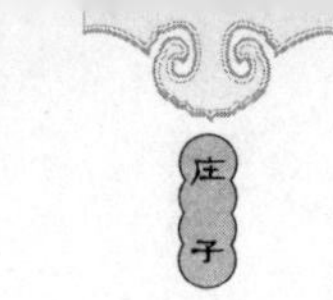

反而可以放在第二位。数量上的占有是外在的，更重要的是从内在之中建立依据。

现存《庄子》三十三篇其实内容并不分高下，但因《逍遥游》篇列居全书之首，一向被视为《庄子》的代表作，由来已久。

1.1 北冥[①]有鱼，其名为鲲[②]。鲲之大，不知其几千里也。化而为鸟，其名为鹏[③]。鹏之背，不知其几千里也；怒[④]而飞，其翼若垂[⑤]天之云。是[⑥]鸟也，海运[⑦]则将徙于南冥[⑧]。南冥者，天池[⑨]也。

注释

①北冥：北海。冥亦作“溟”，为极地之海。 ②鲲：音kūn，本意指鱼卵，此处以至小为至大，以鱼卵借指大鱼。③鹏：此处指非常大的鸟。 ④怒：奋力的样子。 ⑤垂：垂挂。又通“陲”，解为边陲、边际。 ⑥是：代词，此。 ⑦海运：指海啸、海动而引起的大风。 ⑧南冥：南海。 ⑨天池：大海。

1.2 《齐谐》[①]者，志[②]怪者也。《谐》之言曰：“鹏之徙于南冥也，水击[③]三千里，抟[④]扶摇[⑤]而上者九万里，去以六月息[⑥]者也。”野马[⑦]也，尘埃也，生物之以息相吹也。天之苍苍，其正色[⑧]邪？其远而无所至极邪？其视下也，亦若是则已矣。

注释

①齐谐：一作人名。一作书名，意为齐国之谐辞。 ②志：记载，记录。 ③击：拍打。 ④抟：音tuán。盘旋，环绕。

⑤扶摇：从海面上盘旋而上的暴风，亦即狂风、飓风、飙风。⑥六月息：息一作风，意即“六月海动”。一作止息，意为飞了六个月才停止。 ⑦野马：阳春时节的大气，犹如奔马游荡，故称。 ⑧正色：本色。

1.3 且夫水之积也不厚，则其负大舟也无力。覆杯水于坳堂①之上，则芥②为之舟；置杯焉则胶③，水浅而舟大也。风之积也不厚，则其负大翼也无力。故九万里，则风斯在下矣，而后乃今培风④；背负青天而莫之夭阏⑤者，而后乃今将图南。

注释

①坳堂：坳音 ào。堂中地上的凹坑。 ②芥：小草。③胶：粘滞。此处指漂浮不起来。 ④培：通“凭”，凭借。⑤夭阏：阻拦，遏止。阏音 è。

1.4 蜩①与鸴鸠②笑之曰：“我决起③而飞，枪④榆枋⑤，时则不至而控⑥于地而已矣，奚以之九万里而南为？”适⑦莽苍⑧者，三飡而反⑨，腹犹果然⑩；适百里者，宿舂粮；适千里者，三月聚粮。之二虫又何知！

注释

①蜩：音 tiáo。蝉。 ②鸴鸠：一种小鸟。鸴音 xué。一作鷽鸠，鷽音 yù，寒鸦。 ③决起：迅速飞起。决音 xuè，迅疾的样子。 ④枪：同“抢”，音 qiāng，解为触、撞、突。 ⑤榆枋：树木名。榆，榆树。枋，檀木。 ⑥控：落下，投下。⑦适：往，到。 ⑧莽苍：指邻近郊野的苍莽草色。 ⑨三飡而反：一日而返回。飡音 cān，同“餐”，三飡指一日。反，同“返”。 ⑩果然：吃饱的样子。果犹“食不果腹”之果。

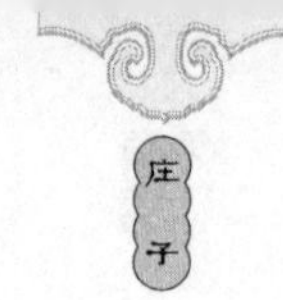

1.5　小知[①]不及大知，小年[②]不及大年。奚以知其然也？朝菌[③]不知晦朔[④]，蟪蛄[⑤]不知春秋，此小年也。楚之南有冥灵[⑥]者，以五百岁为春，五百岁为秋；上古有大椿者，以八千岁为春，八千岁为秋。此大年也。而彭祖[⑦]乃今以久特闻，众人匹之，不亦悲乎！

注释

①知：同“智”。　②年：年寿。　③朝菌：一种朝生暮死的菌类植物。或作动物。　④晦朔：代指一个月。农历初一曰朔，三十日曰晦。　⑤蟪蛄：音 huì gū。寒蝉。　⑥冥灵：树木名。　⑦彭祖：古史中以长寿著称的人物，又称大彭、彭祖或老彭。

1.6　汤[①]之问棘[②]也是已[③]。穷发[④]之北有冥海者，天池也。有鱼焉，其广数千里，未有知其修[⑤]者，其名为鲲。有鸟焉，其名为鹏，背若太山[⑥]，翼若垂天之云，抟扶摇羊角[⑦]而上者九万里，绝[⑧]云气，负青天，然后图南，且[⑨]适南冥也。斥鴳[⑩]笑之曰：“彼且奚适也？我腾跃而上，不过数仞[⑪]而下，翱翔蓬蒿之间，此亦飞之至也，而彼且奚适也？”此小大之辩[⑫]也。

注释

①汤：商汤，又称成汤、成唐、天乙。名履。灭夏建商，为商朝开国之君。　②棘：夏棘，又作夏革。革音 jí。商代贤人，商汤以为师。　③已：通“矣”。　④穷发：北方草木不生的不毛之地。　⑤修：长。　⑥太山：泰山。　⑦羊角：旋风。⑧绝：超越。　⑨且：将。　⑩斥鴳：小鸟名。斥，小池泽。鴳音 yàn，生活在小池泽的一种小雀。　⑪仞：古代度量单位。周

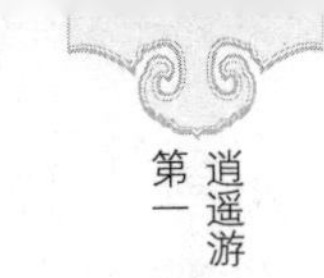

制八尺为一仞，一说七尺为一仞。⑫辩：通“辨”。分别，区别。

1.7 故夫知[①]效一官，行比一乡[②]，德合一君，而[③]徵一国者，其自视也亦若此矣。而宋荣子[④]犹然笑之。且举世而誉之而不加劝[⑤]，举世而非之而不加沮[⑥]，定乎内外之分，辩[⑦]乎荣辱之境，斯已矣。彼其于世，未数数然[⑧]也。虽然，犹有未树[⑨]也。夫列子[⑩]御风而行，泠然[⑪]善也，旬有五日而后反[⑫]。彼于致福者，未数数然也。此虽免乎行，犹有所待者也。若夫乘天地之正，而御六气之辩[⑬]，以游无穷者，彼且恶乎待哉！故曰：至人无己，神人无功，圣人无名。

注释

①知：同“智”。 ②乡：古代政区，“乡”大于“州”，在“州”之上。 ③而：通“能”。 ④宋荣子：一说宋国的荣姓男子。一说姓宋名荣，即《天下篇》中的宋钘，齐国稷下学宫的学者，与尹文同属一派。当代学者称为宋尹学派。 ⑤劝：奋勉，努力。 ⑥沮：沮丧，灰心。 ⑦辩：通“辨”。 ⑧数数然：急迫的样子，又解作常常、屡屡。数数音 shuò shuò。 ⑨树：达到，成立。 ⑩列子：姓列，名御寇，又作列圄寇、列围寇。郑国人，居郑圃，师事壶丘子林，与郑缪公同时。今存《列子》八篇。 ⑪泠然：凉爽的样子。泠音 líng。 ⑫反：同“返”。⑬辩：通假为“变”。

1.8 尧[①]让天下于许由[②]，曰：“日月出矣而爝火[③]不息[④]，其于光也，不亦难乎！时雨[⑤]降矣而犹浸灌，其于泽[⑥]也，不亦劳乎！夫子立而天下治，而我犹尸[⑦]之，吾自视缺然。请致[8]天下。”许由曰：“子[9]治天下，天下既已治也，而我犹代子，吾将为名乎？名者，实之宾也，吾将为宾乎？鹪鹩[10]巢于深林，不过一枝；偃鼠[11]饮河[12]，不过满腹。归休乎君，予无所用天下为！庖人虽不治庖[13]，尸祝[14]不越樽俎[15]而代之矣。”

注释

①尧：上古帝王，名放勋，号陶唐氏，都唐，故又称唐尧。在位七十年，后将帝位禅让给虞舜。 ②许由：人名。姓许，名由，字仲武，唐尧时隐者，颍川阳城人。隐于箕山，师于啮缺，依山而食，就河而饮。尧知其贤，让以帝位。许由闻之，退而遁于颍水之阳，临河洗耳于颍滨。 ③爝火：爝音 jué，束苇而成的火把。祓，除恶之祭。 ④息：同“熄”。 ⑤时雨：及时的雨。 ⑥泽：润泽作物。 ⑦尸：主持，主治。古代祭祀时以人扮充所祭之神名曰尸。此处指居其君位而言。 ⑧致：送到，送给。 ⑨子：你，代词。 ⑩鹪鹩：小鸟名，音 jiāo liáo。又名鹩哥。善于筑巢，又称巧妇鸟。 ⑪偃鼠：即鼹鼠，鼠类的一种。偃通“鼹”。 ⑫河：古代专称黄河，有时也包括黄河的支流。 ⑬庖人虽不治庖：庖人，厨师。治庖，烹饪。 ⑭尸祝：尸，扮充所祭之神的人。祝，对神主祷祝的人。尸祝职掌相近，故往往连称。 ⑮樽俎：樽，盛酒的器皿。俎音 zǔ，盛肉的椹版。樽俎连称，指治庖之事。成语“越俎代庖”出此。

1.9　肩吾[1]问于连叔[2]曰：“吾闻言于接舆[3]，大而无当[4]，往而不返[5]。吾惊怖其言，犹河汉[6]而无极也，大有径庭[7]，不近人情焉。”连叔曰：“其言谓何哉？”“曰：‘藐姑射[8]之山，有神人居焉。肌肤若冰雪，淖约[9]若处子[10]。不食五谷，吸风饮露。乘云气，御飞龙，而游乎四海之外。其神凝，使物不疵疠[11]而年谷熟。’吾以是狂而不信也。”连叔曰：“然，瞽者[12]无以与乎文章[13]之观，聋者无以与乎钟鼓之声。岂唯形骸有聋盲哉？夫知[14]亦有之。是其言也，犹时女[15]也。之人也，之德也，将旁礴[16]万物以为一，世蕲乎乱[17]，孰弊弊焉[18]以天下为事！之人也，物莫之伤，大浸稽天[19]而不溺，大旱金石流、土山焦而不热。是其尘垢秕糠，将犹陶铸尧舜[20]者也，孰肯以物为事！宋人资章甫[21]而适诸越，越人断发文身[22]，无所用之。尧治天下之民，平海内之政，往见四子[23]藐姑射之山，汾水之阳[24]，窅然[25]丧其天下焉。”

注释

①肩吾：人名。 ②连叔：人名。 ③接舆：人名。姓陆，名通，字接舆，楚国人，贤人隐者，与孔子同时。 ④无当：不切实。 ⑤往而不返：这里指说开去就收不回来，说到那里是那里，漫无边际。 ⑥河汉：天河，银河。 ⑦大有径庭：径，门外的路。庭，堂外地。径庭比喻互不相干，差别很大。 ⑧藐姑射：山名，射音 yè。 ⑨淖约：淖通“绰”。绰约，姿势优美的样子。 ⑩处子：处女。 ⑪疵疠：音 cī lì。灾害，疾病。 ⑫瞽者：盲人。瞽音 gǔ。 ⑬文章：此处指丝织品的色彩和图案。 ⑭知：同“智”。 ⑮时女：处女。 ⑯旁礴：同“磅礴”。 ⑰世蕲乎乱：世人求治。世，世人。蕲，求。乱，治。 ⑱弊弊焉：辛苦忙碌的样子。 ⑲大浸稽天：大水滔天。大浸，大水。稽，至。 ⑳尧舜：上古帝王。尧见前。舜，姚姓，号有虞氏，名重华，史称虞舜。曾耕于历山，渔于雷泽，陶于河滨，作什器于寿丘，就时于负夏。帝尧年老后四岳推举他摄政，帝尧死后又将帝位禅让给他，史称帝舜。 ㉑章甫：一种帽子。 ㉒文身：纹身。 ㉓四子：王倪、啮缺、被衣、许由为四子。

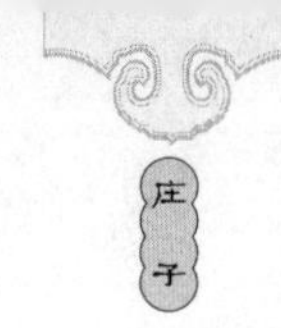

㉔汾水之阳：汾水的北岸。汾水，在今山西中部。山南、水北为阳，反之，山北、水南为阴。㉕窅然：深远的样子。窅音 yǎo，通“杳”。

1.10　惠子[①]谓庄子曰：“魏王[②]贻我大瓠[③]之种，我树之成而实五石[④]。以盛水浆，其坚不能自举也。剖之以为瓢，则瓠落[⑤]无所容。非不呺然[⑥]大也，吾为其无用而掊之。”庄子曰：“夫子固拙于用大矣。宋人有善为不龟[⑦]手之药者，世世以洴澼[⑧]絖[⑨]为事。客闻之，请买其方[⑩]百金[⑪]。聚族而谋曰：‘我世世为洴澼絖，不过数金；今一朝而鬻技百金，请与之。’客得之，以说吴王[⑫]。越有难[⑬]，吴王使之将。冬与越人水战，大败越人，裂地而封之。能不龟手，一也；或以封，或不免于洴澼絖，则所用之异也。今子有五石之瓠，何不虑[⑭]以为大樽而浮乎江湖，而忧其瓠落无所容？则夫子犹有蓬之心[⑮]也夫！”

注释

①惠子：人名。姓惠，名施，宋人，为梁惠王相。战国时名家学者，与庄子为友。　②魏王：此处指魏惠王，又称梁惠王。魏自河东迁都大梁，故亦称作梁。　③瓠：音 hù。葫芦。④石：音 dàn。容量单位，十斗为一石。　⑤瓠落：廓落，大而平浅的样子。瓠假借为“廓”。　⑥呺然：大而中空的样子。呺音 xiāo。一作号然。　⑦龟：音 jūn，通“皲”，皮肤因寒冷干燥而破裂。　⑧洴澼：音 píng pì。漂洗。　⑨絖：音 kuàng。通“纩”，绵絮。　⑩方：配方，药方。　⑪百金：一百斤黄金。⑫吴王：此处指吴王夫差。　⑬越有难：来自越国的举兵之难。⑭虑：一作思虑。一作结缀，同“摅”，意为拴。　⑮有蓬之心：心中犹如茅草堵塞。

1.11　惠子谓庄子曰："吾有大树，人谓之樗[1]。其大本[2]拥肿[3]而不中绳墨[4]，其小枝卷曲而不中规矩[5]。立之涂[6]，匠者[7]不顾。今子之言，大而无用，众所同去也。"庄子曰："子独不见狸狌[8]乎？卑身而伏，以候敖者[9]；东西跳梁[10]，不避高下；中于机辟[11]，死于罔罟[12]。今夫斄牛[13]，其大若垂天之云。此能为大矣，而不能执鼠。今子有大树，患其无用，何不树之于无何有之乡[14]，广莫之野[15]，彷徨[16]乎无为其侧，逍遥[17]乎寝卧其下。不夭斤斧[18]，物无害者，无所可用，安所困苦哉！"

注释

①樗：音 chū。臭椿树，落叶乔木，易生长而木质差。②大本：主干。　③拥肿：臃肿。拥同"臃"。　④绳墨：木匠用以划直线的工具。　⑤规矩：木匠用以划方圆的工具，规划圆，矩划方。　⑥涂：同"途"，道路。　⑦匠者：古称"匠人"，为工官之一，职掌木工。　⑧狸狌：狸，野猫。狌音 shēng，黄鼠狼。　⑨敖者：指来往的小动物。敖通"遨"，遨游。　⑩东西跳梁：来回跳跃。梁通"踉"，跳跃。　⑪机辟：机关和陷阱。　⑫罔罟：二者都是网。罔，同"网"。罟音 gǔ。⑬斄牛：牦牛。斄音 lí，又音 lái。　⑭无何有之乡：犹言无有之乡。　⑮广莫之野：辽阔的原野。莫通"漠"。　⑯彷徨：徘徊，遨游，叠韵复合词。此处为任意自得之意，不作犹豫不决解。⑰逍遥：无为、自得的意思。叠韵复合词，古书又写作"消摇"。⑱斧斤：斧头。斤，木斧。

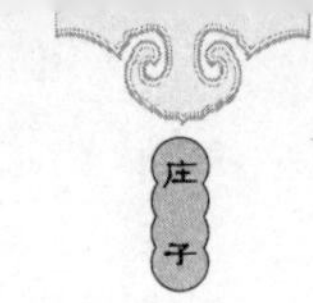

齐物论第二

解题

“齐物”是万物齐一的意思。

承接《逍遥游》关于“小大之辩”的讨论，大的事物在量上的更多的占有，并不比小的事物具有更多的生存理由。既然量上的大小不能作为衡量事物存在意义的标准，庄子提出，应当有一个超越了度量关系的质的标准，作为衡量事物存在意义的绝对标准，这就是“道通为一”。从“道”的角度观察，万物齐一，这样一种观点就叫做“齐物”。

除了篇名，《庄子》一书中没有再提到“齐物”二字。虽然如此，庄子毕竟在篇中提出了自己的一个概念，就是“彼是方生之说”，亦即“彼此并生之说”。

庄子认为，表象上对立的彼此双方同样都没有依据，也同样都有依据，此方的成立正是因为有彼方的存在，彼方的成立也正是因为有此方的存在，彼此双方相互因依而存在。因此，彼此双方所遵循的原则都不能作为衡量事物存在意义的标准。但是，如果从道的角度上看，情况就不一样了。从道来看，天地万物在存在的根据和意义上同一，虽然个性和各自的原则不同，却具有同样的理由和依据，同样的权力和资格，而没有大小之别和高低贵贱之差。和彼此是非的相对概念不同，道家所说的“道”是一个绝对的概念，“道”是自然。而“齐物”是一种观点，“自然”是这种观点的依据。

就字面含义而言，“逍遥游”可以理解为“自由”，但关键的

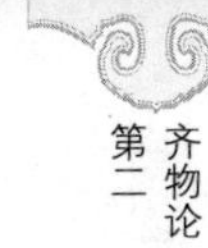

问题是如何能够自由。“齐物论”也可以理解为“平等”，但关键的问题是如何才平等。要之，《齐物论》的关键是“道”，是“自然”。

2.1　南郭子綦[①]隐几[②]而坐，仰天而嘘，荅焉[③]似丧其耦[④]。颜成子游[⑤]立侍乎前，曰：“何居乎[⑥]？形固可使如槁木，而心固可使如死灰乎[⑦]？今之隐几者，非昔之隐几者也？”子綦曰：“偃，不亦善乎而问之也！今者吾丧我[⑧]，汝知之乎？女闻人籁[⑨]而未闻地籁，女闻地籁而未闻天籁夫！”子游曰：“敢问其方。”子綦曰：“夫大块噫气[⑩]，其名为风。是唯无作，作则万窍怒呺。而独不闻之翏翏[⑪]乎？山林之畏佳[⑫]，大木百围之窍穴，似鼻，似口，似耳，似枅[⑬]，似圈[⑭]，似臼[⑮]，似洼[⑯]者，似污者[⑰]；激[⑱]者、謞[⑲]者、叱者、吸者、叫者、譹[⑳]者、宎[㉑]者、咬者[㉒]，前者唱于而随者唱喁[㉓]。泠风[㉔]则小和，飘风[㉕]则大和，厉风[㉖]济则众窍为虚。而独不见之调调，之刀刀[㉗]乎？”子游曰：“地籁则众窍是已，人籁则比竹[㉘]是已，敢问天籁。”子綦曰：“夫吹万不同，而使其自已[㉙]也。咸其自取[㉚]，怒者其谁邪？”

注释

①南郭子綦：楚昭王庶弟，曾任楚庄王的司马，字子綦，因居住在城之南郭，故称为南郭子綦。綦音 qí。　②隐几：靠在几案上。隐，凭、靠。几，几案，有本作“机”。　③荅焉：舒缓、放开的样子。荅音 dā，有本作“嗒”。　④耦：匹对。同“偶”。⑤颜成子游：子綦的弟子，姓颜，名偃，字子游，谥成，故称为颜成子游。　⑥何居乎：何故、何安。居，一解为故，一解为安处，意谓如何安处，遂使形将槁木而不殊，心与死灰而无别。

⑦形固可使如槁木二句：言无成心、无主意而一切随顺。槁木，枯木。⑧吾丧我：犹言忘我。⑨人籁：人间的音乐。籁，古代孔管乐器，类似箫。⑩大块噫气：大地的呼吸。大块，大地。噫音 ài。⑪翏翏：长风之声。翏音 liū。有本作“飂”。⑫畏佳：通假为“嵔崔”，读作 wēi cuī，山林树木高大参差的样子。佳当作“隹”，有本作“隹”。⑬枅：木制的酒瓶。音 jiān，又音 jī。⑭圈：杯圈。⑮臼：舂米的器具，一般为石制。⑯洼：池沼。⑰污：泥坑。⑱激者：急流声。⑲謞者：飞箭声。謞音 xiāo。⑳譹者：号哭声。譹音 háo。㉑宎者：沉吟声。宎音 yǎo。㉒咬者：哀叹声。㉓前者唱于而随者唱喁：风声相互应和。㉔泠风：清风，和风。泠音 líng。㉕飘风：旋风，疾风，古称回风。㉖厉风：暴风，烈风。济：停止。虚：指没有声音。㉗之调调，之刀刀：调调、刀刀，均为林木随风摇动之貌。㉘比竹：多根竹管并列而成的乐器，如笙竽之类。㉙自已：各种声音自行停止。已：停止。㉚自取：取决于自己。自已、自取均为自生、自然、天然之意。

2.2　大知[①]闲闲[②]，小知间间[③]；大言炎炎[④]，小言詹詹。其寐也魂交，其觉也形开[⑤]。与接为构[⑥]，日以心斗[⑦]。缦者[⑧]，窖者，密者[⑨]。小恐惴惴，大恐缦缦[⑩]。其发若机栝，其司是非之谓也[⑪]；其留如诅盟，其守胜之谓也[⑫]。其杀若秋冬，以言其日消也[⑬]；其溺之所为之，不可使复之也[⑭]；其厌也如缄，以言其老洫也[⑮]；近死之心，莫使复阳也[⑯]。喜、怒、哀、乐，虑、叹、变、慹[⑰]，姚[⑱]、佚[⑲]、启[⑳]、态[㉑]。乐出虚[㉒]，蒸成菌[㉓]。日夜相代乎前，而莫知其所萌。已乎，已乎！旦暮得此，其所由以生乎！

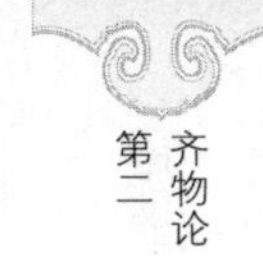

注释

①知：同“智”。 ②闲闲：宽裕的样子。 ③间间：伺察的样子。 ④炎炎：有本作“淡淡”。 ⑤其寐也魂交二句：意谓梦则相合，醒则相离。 ⑥与接为构：与接，与人交结。为构，构筑欢爱。构同“构”。 ⑦日以心斗：内心则无时不在争斗。 ⑧缦者：缦同“漫”。 ⑨密者：隐秘。以上言三种居心各异。 ⑩小恐惴惴二句：惴惴，忐忑不安的样子。缦缦，失魂落魄的样子。 ⑪其发若机栝二句：言人心中之是非，如机栝之发，速猛而灵巧。机，弩牙。栝，箭栝。 ⑫其留如诅盟二句：言人心中求胜之情，如诅盟之坚切不移。诅，祷告。盟，盟誓。 ⑬其杀若秋冬二句：言人心中感情之衰减，有如秋冬之来，与日俱增。杀，衰减、降低。 ⑭其溺之所为之二句：言人心中感情之沉溺，一去而不可复返。 ⑮其厌也如缄二句：言人心中为欲望充满，年老而愈烈。厌，充满、满足。缄，缄守、封存。洫，有本作“溢”，盈溢、泛滥。 ⑯近死之心二句：言人心中死气沉沉，无法恢复生机。 ⑰慹：音 zhé。不动，与“变”相反。一说慹通“蛰”，蛰伏不动，即心神不动，无动于衷。二说慹通“慑”，恐惧，畏惧不敢动，引申为固执不变。二说均通。 ⑱姚：轻浮，轻捷。 ⑲佚：通“逸”，安逸，放纵。 ⑳启：放达，开放。 ㉑态：作态，内心感情过于表露。 ㉒乐出虚：音乐出于空虚之中，如箫管之类。 ㉓蒸成菌：菌类出于湿气的蒸发。以上二句言实物的虚实变幻。

2.3 非彼[①]无我，非我无所取。是亦近矣，而不知其所为使。若有真宰，而特不得其眹[②]。可行已信[③]，而不见其形，有情[④]而无形。百骸[⑤]、九窍[⑥]、六藏[⑦]，赅而存焉[⑧]，吾谁与为亲[⑨]？汝皆说[⑩]之乎？其有私[⑪]焉？如是皆有为臣妾乎[⑫]？其

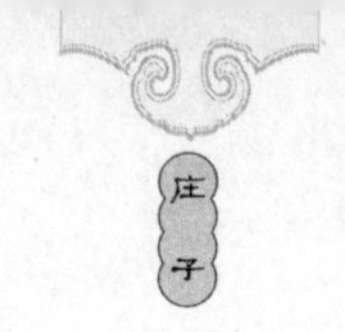

臣妾不足以相治乎？其递相为君臣乎⑬？其有真君存焉⑭？如求得其情与不得，无益损乎其真⑮。一受其成形，不亡以待尽⑯。与物相刃相靡⑰，其行尽如驰⑱，而莫之能止，不亦悲乎！终身役役⑲而不见其成功，茶然⑳疲役而不知其所归，可不哀邪！人谓之不死，奚益！其形化㉑，其心与之然，可不谓大哀乎？人之生也，固若是芒㉒乎？其我独芒，而人亦有不芒者乎？夫随其成心而师之，谁独且无师乎？奚必知代而心自取者，有之，愚者与有焉！未成乎心而有是非，是今日适越而昔至也，是以无有为有。无有为有，虽有神禹，且不能知，吾独且奈何哉！

注释

①彼：假设中的生成万物的本原，有种种称谓如真宰、大冶、造化、造物、天、天地等。庄子认为生成万物的本原正是万物自身，所以又称为自尔、自化、自然。 ②眹：音 zhèn，通“朕”。征兆、迹象。 ③可行己信：真宰可以使自己表现出一些征兆，让人们相信它是存在的。 ④情：真宰给予万物的生生之德。 ⑤百骸：古代认为人的全身共有一百余节骨骼，百骸是举其成数而言。 ⑥九窍：九窍即九孔，指眼、耳、口、鼻等人体器官的九个孔穴。 ⑦六藏：藏通“脏”。心、肝、脾、肺、肾，称为五藏。肾有左肾和右命门，所以称为六藏。 ⑧赅而存焉：完备地生长着。赅，完具，此处有完美、合理的意思。 ⑨亲：血亲，带有血缘的亲子关系。引申为亲近、亲爱。 ⑩说：通“悦”。 ⑪私：本义为亲私，与“亲”同义，即相对于大家族而言的小家庭，古文写作“厶”，引申为偏重、偏爱。 ⑫如是皆有为臣妾乎：都得做臣妾，意即没有一个是主宰者。 ⑬其递相为君臣乎：以上自“吾谁与为亲”数问，言万物与真宰之亲近而

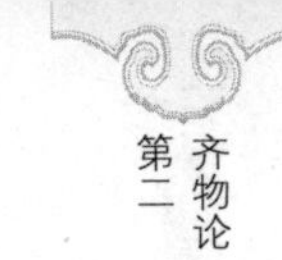

得其喜悦。递相，更相、交替。⑭其有真君存焉：如果有真宰存在，意在提出怀疑。其，疑问词。真君，真宰。⑮如求得其情与不得二句：无论人们对于真宰观察、印证出什么，都无助于真宰之为真宰。⑯一受其成形二句：一旦成形，便最终如此完结，其结果不得中途改变。一，一旦。受，禀受。亡，遗失，一作忘，忘记。尽，指生命之穷尽。⑰与物相刃相靡：抵触于外物又服从于外物。⑱行尽如驰：行将寿终而快如驰骤。⑲役役：形容劳苦忙碌的样子。⑳苶然：困顿疲惫的样子。苶音niè。㉑形化：形体、身体的变化，即幼年变为青年、壮年、老年，以至死亡。㉒芒：通"茫"，茫然无知。

2.4　夫言非吹也①。言者有言，其所言者特未定也②。果有言邪？其未尝有言邪③？其以为异于鷇音④，亦有辩⑤乎？其无辩乎？道恶乎隐而有真伪⑥？言恶乎隐而有是非⑦？道恶乎往而不存⑧？言恶乎存而不可⑨？道隐于小成⑩，言隐于荣华⑪。故有儒、墨之是非⑫，以是其所非而非其所是。欲是其所非而非其所是，则莫若以明。

注释

①言非吹也：言语有是非，故与其他声音不同。言，言语。吹，此处指声音，即上文所言"吹万"的天籁。②其所言者特未定：言语有是非，是非未定，故言语亦未定。③其未尝有言邪：是非纷纭，标准不一，所以虽有言语，也好似没有。④鷇音：初生小鸟的叫声，比喻不带任何含义的话语。鷇音kòu，刚刚破卵而出的幼鸟。⑤辩：通"辨"，区别。⑥道恶乎隐而有真伪：道隐蔽而不见，却另有真伪之争显现出来。恶，音wū，通"乌"，疑问词，何、什么。隐，隐藏、蒙蔽。有，产生。

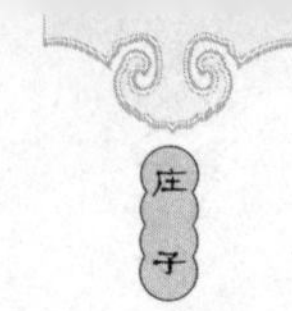

⑦言恶乎隐而有是非：真言隐蔽不见，却别有是非之争产生出来。 ⑧道恶乎往而不存：道本无所不在，但在真伪之争里面却不存在了。 ⑨言恶乎存而不可：言语无所不在，但在是非之争里面却不能判断了。可，表示肯定的判断词。 ⑩小成：小的成就，又作小道，此处指儒家所主张的仁义之道。 ⑪荣华：此处指浮华的言辞。 ⑫儒、墨之是非：儒家与墨家的是非之争。

2.5 物无非彼，物无非是[①]。自彼则不见，自知则知之[②]。故曰：彼出于是，是亦因彼[③]，彼是方生之说也[④]。虽然，方生方死，方死方生[⑤]；方可方不可，方不可方可[⑥]。因是因非，因非因是[⑦]，是以圣人不由，而照之于天[⑧]，亦因是也[⑨]。是亦彼也，彼亦是也[⑩]。彼亦一是非，此亦一是非[⑪]，果且有彼是乎哉？果且无彼是乎哉[⑫]？彼是莫得其偶[⑬]，谓之道枢[⑭]。枢始得其环中，以应无穷[⑮]。是亦一无穷，非亦一无穷也[⑯]。故曰：莫若以明。以指喻指之非指，不若以非指喻指之非指也；以马喻马之非马，不若以非马喻马之非马也[⑰]。天地一指也，万物一马也。

注释

①物无非彼二句：事物不能否定彼方，事物也不能否定此方。物，事物。非，否定的判断词。是，代词，此。 ②自彼则不见二句：自己在彼方中的评价就看不见，自己的是非判断才知道。此句言是非分别来自彼此双方。 ③彼出于是二句：此句言彼此双方的存在，是各自依赖对方的存在而存在。因，依赖、依据。 ④彼是方生之说也：称上文“彼出于是，是亦因彼”的观点，可以命题为“彼此同生”之说。方解为“并”，解为“同”。⑤方生方死二句：同生同死，同死同生。 ⑥方可方不可二句：

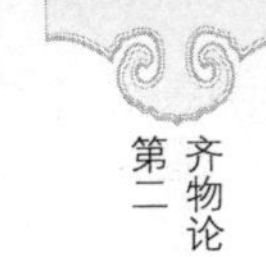

同可以同不可以，同不可以同可以。言事物双方的肯定或否定都来自于同一个根据。⑦因是因非二句：紧接上文，彼此双方的对立其实是一“方（并、同）”的关系，而看待是非之争的办法则是一个“因”字。因，解为因循。⑧照之于天：因循自然之理看待是非。照，观而使明。⑨亦因是也：也只有因循就是了。⑩是亦彼也二句：言彼此双方所处的地位相同。⑪彼亦一是非二句：言彼此双方各有是非的标准，标准不同而是非亦不同。⑫果且有彼是乎哉二句：言彼此双方之是非果真有或果真无，彼此双方不能确定。果，果真。⑬彼是莫得其偶：言彼此双方没有办法吻合。偶，对应、符合、吻合。⑭谓之道枢：言此则演生出道的枢轴，道有枢轴即圆转无穷。枢当解为“轴”，其作用在于转动门户。一解枢为枢要、道要。⑮枢始得其环中二句：言道有枢轴则圆转，圆转则无穷。环之本义为玉璧，其作用在于圆转。⑯是亦一无穷二句：言是非无穷，而无穷、无极则不可复返。⑰以指喻指之非指四句：列举“指非指”“马非马”二个例证，言与其就彼此双方之中而争辩，不如超出双方之外。

2.6　可乎可，不可乎不可[①]。道行之而成[②]，物谓之而然[③]。恶乎然？然于然；恶乎不然？不然于不然[④]。物固有所然，物固有所可，无物不然，无物不可[⑤]。故为是举莛与楹[⑥]，厉与西施[⑦]，恢恑憰怪，道通为一[⑧]。其分也，成也；其成也，毁也[⑨]。凡物无成与毁，复通为一。唯达者知通为一，为是不用而寓诸庸[⑩]。庸也者，用也[⑪]；用也者，通也[⑫]；通也者，得也[⑬]，适得而几矣[⑭]。因是已[⑮]，已而不知其然，谓之道[⑯]。劳神明为一，而不知其同也[⑰]，谓之朝三。何谓朝三？狙公赋芧[⑱]，曰：“朝三而暮四。”众狙皆怒。曰：“然则朝四而暮三。”

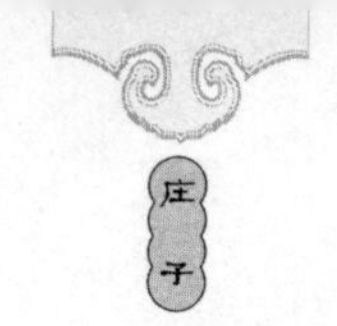

众狙皆悦。名实未亏而喜怒为用[19]，亦因是也。是以圣人和之以是非[20]，而休乎天钧[21]，是之谓两行[22]。

注释

①可乎可二句：事物自有其肯定的原因所以就肯定，自有其否定的原因所以就否定。乎解为“于”。 ②道行之而成：言自然生成万物，凡已生成者都有其生成的根据。道，即自然。成，生成、生存、成长、成就。 ②物谓之而然：言事物之所以有肯定或否定的判断，都出于人为的虚妄。 ④恶乎然四句：与上文“可乎可”同义。然，表示肯定的判断词，与“可”同义。 ⑤物固有所然四句：事物固然都有其可以肯定的原因，事物固然都有其应该如此的原因，没有什么事物不可以肯定，没有什么事物不应该。 ⑥莛与楹：横梁和立柱，二者言纵横不同。莛音tíng，屋梁。楹音yíng，屋柱。一说莛为草茎，莛与楹言大小不同。 ⑦厉与西施：丑女和美女，二者言美丑不同。厉通“疠”，丑病之人。西施，古代美女，春秋时越国人，越人献与吴王夫差。此处代指美女。 ⑧恢恑憰怪二句：各种奇怪的事物，从道的角度来看，其实质都是同一的。恢同“诙”，诙谐。恑通“诡”，狡猾。憰通“谲”，欺诈。怪，奇异、怪异。 ⑨其分也四句：事物的分化，同时也就是它的成熟；事物的成熟，同时也就是它的毁灭。 ⑩不用而寓诸庸：不自用其才智，而寄寓于寻常众物之中。庸，平庸、寻常、大众。 ⑪庸也者二句：在寻常众物之中，就可以有更多的作为。 ⑫用也者二句：有更多的作为，就可以通达事物之理。 ⑬通也者二句：通达事物之理，就可以闲适自得。 ⑭适得而几矣：闲适自得，就差不多接近道了。几，庶几、差不多，意谓庶几于道。 ⑮因是已：已，同“矣”。 ⑯已而不知其然二句：已然因循万物而不自知，就称之为道。 ⑰劳神明为一二句：劳苦精神在偏颇的一个方面，却不

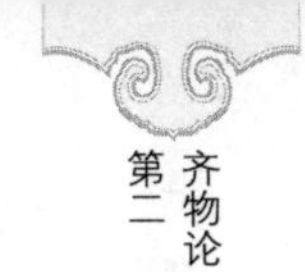

知道事物原本是相同的。 ⑱狙公赋芧：狙音jū，猕猴。狙公，养猕猴的人。赋，给予、分发。芧音xù，橡子。 ⑲名实未亏而喜怒为用：名实没有相差，却生出了喜怒二种反映。 ⑳和之以是非：将是非中和起来。和，中和、调和。 ㉑休乎天钧：以自然均平为止境。休，本意指休息，此处指悠游自得的体道之境。天钧，又写作天均。 ㉒是之谓两行：言是非二者可以同时认可。两行，是非并行，两指是非而言。

2.7　古之人，其知有所至矣。恶乎至？有以为未始有物者[①]，至矣，尽矣，不可以加矣！其次以为有物矣，而未始有封也[②]。其次以为有封焉，而未始有是非也[③]。是非之彰也，道之所以亏也[④]。道之所以亏，爱之所以成[⑤]。果且有成与亏乎哉？果且无成与亏乎哉？有成与亏，故昭氏之鼓琴也[⑥]；无成与亏，故昭氏之不鼓琴也[⑦]。昭文之鼓琴也，师旷之枝策也[⑧]，惠子之据梧也[⑨]，三子之知几乎[⑩]，皆其盛者也，故载之末年[⑪]。唯其好之也，以异于彼[⑫]；其好之也，欲以明之[⑬]。彼非所明而明之，故以坚白之昧终[⑭]。而其子又以文之纶终[⑮]，终身无成。若是而可谓成乎[⑯]？虽我亦成也；若是而不可谓成乎？物与我无成也。是故滑疑之耀，圣人之所图也[⑰]。为是不用而寓诸庸，此之谓以明。

注释

① 有以为未始有物者：此句言物我未分，无所谓我，无所谓物，故曰无物。未始有即无，无谓无名。 ②其次以为有物矣二句：此句言已知天地之整体，而未知万物之分别。封解为封疆、分界。 ③其次以为有封焉二句：此句言已知万物属性各有不同，而未知真伪是非之褒贬。 ④是非之彰也二句：是非的凸

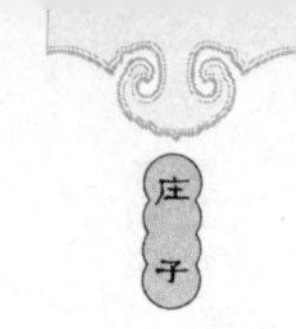

显，就是道的减损。彰，明显、显著。亏，亏损、减少。⑤道之所以亏二句：道的减损，就是偏私的成立。爱字古代从心，旡聲，解为“惠”，又解为“仁”、解为“亲”。而“亲”则解为“私”，引申为偏私，故道家非之。⑥有成与亏二句：举昭氏鼓琴为例，说明一事的成就便是全体的损失，人类的成就便是自然之道的损失。昭氏，即昭文，春秋时郑国人，以善于鼓琴著称。⑦无成与亏二句：言昭文鼓琴五音不能并举，不能得“全”，说明鼓琴不如不鼓琴可以保持音乐的全声。⑧师旷之枝策也：再举师旷击鼓为例。师旷，春秋时晋国人，姓师名旷，字子野，曾为晋平公乐师，以鼓琴、善音知名。⑨惠子之据梧也：三举惠施鼓琴为例。惠子，惠施。据，依靠。梧，梧桐树。古琴以桐木制成，故代指鼓琴。以上三例均举音乐为说。一说据梧为倚靠梧桐树以谈。⑩三子之知几乎：三子指昭文、师旷和惠子。知通“智”。几，尽。⑪皆其盛者也二句：载解为“行”。末年即晚年，犹言终身。⑫唯其好之也二句：言三人以其才智，自异于众人。彼，指众人、世人。⑬其好之也二句：言三人将其才智，明示于众人。⑭彼非所明而明之二句：言三人之才智，非众人所能明，而欲明之，则如坚白之辩，最终至于暗昧难通。坚白，公孙龙所创“坚石”“白马”之辩，为名家的典型论题，故代指名家之论辩。⑮其子又以文之纶终：言昭文之子承接鼓琴之业。⑯若是而可谓成乎三句：锺泰曰：“反复以明成则有亏、亏则无成也。”⑰是故滑疑之耀：滑疑，又作滑稽。滑，古音gǔ。⑱圣人之所图也：图解为图谋。

2.8　今且有言于此，不知其与是类乎？其与是不类乎？① 类与不类，相与为类，则与彼无以异矣②。虽然，请尝言之。有始也者③，有未始有始也者④，有未始有夫未始有始也者⑤。

有有也者，有无也者，有未始有无也者，有未始有夫未始有无也者[⑥]。俄而有无矣，而未知有无之果孰有孰无也[⑦]。今我则已有谓矣，而未知吾所谓之其果有谓乎？其果无谓乎？夫天下莫大于秋豪之末，而大山为小；莫寿于殇子，而彭祖为夭[⑧]。天地与我并生，而万物与我为一[⑨]。既已为一矣，且得有言乎？既已谓之一矣，且得无言乎[⑩]？一与言为二，二与一为三[⑪]。自此以往，巧历[⑫]不能得，而况其凡乎！故自无适有以至于三，而况自有适有[⑬]乎！无适焉，因是已！

注释

①今且有言于此三句：言庄子自己所主张的无是非的观点，与世人务于是非之争的状况，其性质不知是否相同。 ②类与不类三句：庄子主张无是非，世人主张有是非，性质不同，所以是“不类”。 ③有始也者：天地万物都有一个共同的起始。有始指万物、天地、宇宙。 ④有未始有始也者：未始有始即无始。⑤有未始有夫未始有始也者：即无无始，即对无始的再否定。宇宙的起源是一个整体，至大无外的整体其性质必定是绝对同一的，无己、无名。 ⑥有有也者四句：有有即“有”，有无即“无”，未始有无即“无无”，未始有未始有无即“无无无”，较之上句又多出一个层次。 ⑦俄而有无矣二句：言无既为绝对之无，则无法描述，而又不能不论，故称“俄而”。 ⑧夫天下莫大于秋豪之末四句：言人类所感知的空间的大小与时间的长短，其实未必确实如此。秋豪，动物秋天换的新毛，豪，通“毫”，细毛。末，末稍。大山一作太山，即泰山。殇子，未成年而死亡的人。彭祖，世传长寿之人，注解已见前。夭，夭折。 ⑨天地与我并生二句：言天地万物本质相同，地位同等，而人类亦不能例外。 ⑩既已为一矣四句：既然天地万物已经同归于一，还可

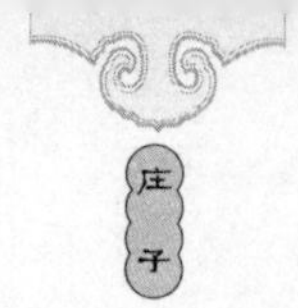

以再加剖判吗？ ⑪一与言为二二句：二句言道术的分裂。⑫巧历：善长历算的人。 ⑬自有适有：天地万物的性质体现为“无”，“有”只说明数量上的变化，而数量上的增加势将无穷无尽，故当避免，不可追随。适，到、往。

2.9 夫道未始有封[①]，言未始有常[②]，为是而有畛也[③]。请言其畛：有左，有右[④]，有伦，有义[⑤]，有分，有辩[⑥]，有竞，有争[⑦]，此之谓八德[⑧]。六合之外，圣人存而不论[⑨]；六合之内，圣人论而不议[⑩]。春秋经世先王之志，圣人议而不辩[⑪]。故分也者，有不分也；辩也者，有不辩也[⑫]。曰：何也？圣人怀之[⑬]，众人辩之以相示也[⑭]。故曰：辩也者，有不见也[⑮]。”夫大道不称[⑯]，大辩不言，大仁不仁，大廉不嗛[⑰]，大勇不忮[⑱]。道昭而不道[⑲]，言辩而不及，仁常而不成，廉清而不信，勇忮而不成。五者，圆而几向方[⑳]矣。故知止其所不知，至矣。孰知不言之辩，不道之道？若有能知，此之谓天府[㉑]。注焉而不满，酌焉而不竭，而不知其所由来，此之谓葆光[㉒]。

注释

①道未始有封：道混和万物为一体，而未有分别。 ②言未始有常：言语变化不一，是非飘忽不定。常，定准、定论。③为是而有畛也：因此而产生出分别。为是，因此。畛音 zhěn，田间小路，引申为疆界、界线。 ④有左，有右：一说左右指阴阳。一说左右指尊卑。一说左右为远亲。 ⑤有伦，有义：伦，次序、条理。义，宜。 ⑥有分，有辩：辩，通“辨”。 ⑦有竞，有争：竞指追逐胜负，争指争辩是非。 ⑧八德：即上文所说产生分别的八种功用。“德”与“道”相对，道家认为“道”与“德”有境界高低之不同，具体而论，“道”与天地之“无”

相对应，“德”与万物之“有”相对应。⑨六合之外二句：言天地、宇宙之事，圣人不加分别。六合，天地四方，即宇宙。圣人，与至人、神人相近而能治世者。存而不论，谓知其所在而不加议论。⑩六合之内二句：言天下之事，圣人陈述而不加详议。⑪春秋经世先王之志二句：言人世之事，如古史、先王之记载，圣人虽有议论，而不争辩是非。春秋，代指四季、年岁，此处指古代的历史。经世，治理社会。志，记录、记载。辩，争辩。⑫故分也者四句：言人世分别之中，有分辨者，有不必分辨者。⑬圣人怀之：言圣人能藏是非于怀中。⑭众人辩之以相示也：言众人争辩是非，只是逞口舌之快，相互夸耀以显示其才智。⑮辩也者二句：言务于争辩之人，则不见大道。不见，谓不见大道。⑯大道不称：大道则没有称谓。⑰大廉不嗛：即大廉不廉。廉，清俭、廉洁。⑱大勇不忮：即大勇不勇。忮音 zhì，解为狠。⑲道昭而不道：道如果昭显则不是道。⑳圆而几向方：以圆求方，亦即圆凿方枘、方凿圆枘之意。几，解为近。㉑天府：自然之府藏。㉒葆光：葆，蔽藏。

2.10　故昔者尧问于舜曰：“我欲伐宗、脍、胥敖[①]，南面[②]而不释然[③]。其故何也？”舜曰：“夫三子[④]者，犹存乎蓬艾之间[⑤]。若[⑥]不释然何哉！昔者十日并出[⑦]，万物皆照，而况德之进乎日者乎[⑧]！”

注释

①宗、脍、胥敖：尧舜时三个小诸侯国。②南面：古代帝王听朝，坐北朝南，代指天子之位。③释然：宽心、自得。④三子：三国之君。⑤蓬艾：蓬蒿和艾草，比喻国微君卑，不足与之计较。⑥若：代词，你。⑦十日并出：古代以十干、十二支记录历法，后由甲、乙、丙、丁、戊、己、庚、辛、壬、

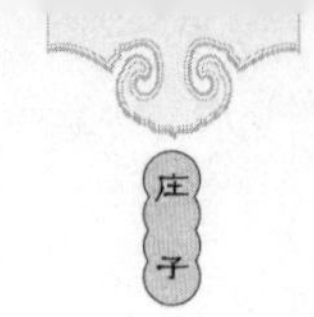

癸十天干演变出“十日”的传说。此处意指日光充满。⑧而况德之进乎日者乎：又何况道德的光辉胜过太阳的光辉呢？进，超过、胜过。

2.11　啮缺[1]问乎王倪[2]曰：“子知物之所同是乎？”曰：“吾恶乎知之！”“子知子之所不知邪？”曰：“吾恶乎知之！”“然则物无知邪？”曰：“吾恶乎知之！虽然，尝试言之。庸讵[3]知吾所谓知之非不知邪？庸讵知吾所谓不知之非知邪？且吾尝试问乎女[4]：民湿寝则腰疾偏死[5]，鳅然乎哉？木处则惴栗恂惧[6]，猨猴[7]然乎哉？三者孰知正处[8]？民食刍豢[9]，麋鹿食荐[10]，蝍蛆甘带[11]，鸱鸦[12]耆鼠，四者孰知正味？猿猵狙以为雌[13]，麋与鹿交，鳅与鱼游。毛嫱[14]、丽姬[15]，人之所美也；鱼见之深入，鸟见之高飞，麋鹿见之决骤[16]，四者孰知天下之正色哉[17]？自我观之，仁义之端，是非之涂[18]，樊然殽乱，吾恶能知其辩！”啮缺曰：“子不知利害，则至人固不知利害乎？”王倪曰：“至人神[19]矣！大泽焚而不能热，河汉[20]冱[21]而不能寒，疾雷破山、飘风振海而不能惊。若然者[22]，乘云气，骑日月，而游乎四海之外，死生无变于己，而况利害之端乎！”

注释

①啮缺：尧时贤人，许由之师。　②王倪：尧时贤人。③庸讵：因何，何以。庸，用、因。讵音 jù，何、岂。　④女：通“汝”。　⑤腰疾偏死：半身瘫痪、半身不遂，古代称为“偏枯”，多由风湿引起。　⑥惴栗恂惧：发抖，恐惧。　⑦猨猴：猿猴。猨同“猿”。　⑧三者孰知正处：人类、泥鳅、猿猴谁是标准的住所。三者指人类、泥鳅、猿猴。　⑨刍豢：音 chū huàn。泛指家畜。食草者称为刍，食谷者称为豢。　⑩荐：草。

⑪蝍蛆甘带：蜈蚣以食用小蛇为甘美。蝍蛆音 jí jū，蜈蚣。带，小蛇。 ⑫鸱鸦：猫头鹰。 ⑬猿猵狙以为雌：猿与猵狙雌雄相配。猵狙音 biān jū，猿猴类动物。 ⑭毛嫱：古代美女，越王之妻。嫱音 qiáng。 ⑮丽姬：又作骊姬。古代美女，晋献公夫人。晋伐骊戎，骊戎献与晋献公。崔本丽姬作西施。 ⑯决骤：迅速奔跑。 ⑰正色：标准的美貌。 ⑱涂：同“途”。 ⑲神：变化不测。 ⑳河汉：黄河和汉江。 ㉑沍：音 hù，冻结。 ㉒若然者：像他这样的人，他指文中提到的至人。

2.12 瞿鹊子[①]问乎长梧子[②]曰：“吾闻诸夫子[③]，圣人不从事于务[④]，不就利[⑤]，不违害[⑥]，不喜求[⑦]，不缘道[⑧]。无谓有谓，有谓无谓[⑨]，而游乎尘垢[⑩]之外。夫子以为孟浪[⑪]之言，而我以为妙道之行也。吾子以为奚若[⑫]？”

注释

①瞿鹊子：人称号。 ②长梧子：人称号。 ③夫子：指孔子。 ④不从事于务：务，事务。不从事于事务。 ⑤不就利：不追求利益。就，趋就、趋从。 ⑥不违害：不躲避危害。违，躲避、避开。 ⑦不喜求：不因事物祈求于他而欣喜。一作不祈求于世人。 ⑧不缘道：不刻意攀缘道。缘，依循、攀缘，此处有刻意之意。 ⑨无谓有谓二句：无言即是有言，有言即是无言。谓，言语、言教。 ⑩尘垢：尘世。 ⑪孟浪：荒诞，不着边际。 ⑫奚若：疑问词，何如、怎么样。

2.13 长梧子曰：“是黄帝[①]之所听荧[②]也，而丘[③]也何足以知之！且女亦大早计[④]，见卵而求时夜[⑤]，见弹而求鸮炙[⑥]。予尝为女[⑦]妄言之，女以妄听之。奚[⑧]旁日月[⑨]，挟宇宙[⑩]，为

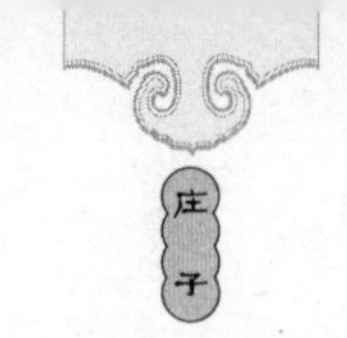

其吻合[11]，置其滑涽[12]，以隶相尊[13]？众人役役[14]，圣人愚芚[15]，参万岁而一成纯[16]。万物尽然，而以是相蕴[17]。

注释

①黄帝：上古三皇之一，姬姓，古称轩辕氏、有熊氏、缙云氏。有本作“皇帝”，皇、黄古通。道家老子之学，原出黄帝，故有“黄老”之称。 ②听荧：疑惑不解的样子。荧音 yíng，疑惑、眩惑、有光而不明。 ③丘：人名，俞樾谓即孔子，姓孔，名丘，字仲尼。 ④大早计：求之过早。大通“太”。 ⑤见卵而求时夜：见到鸡蛋就想要得到鸡。时夜，又称司夜，代指雄鸡。 ⑥见弹而求鸮炙：见到弹丸就想到要得到斑鸠的烤肉。弹，弹丸。鸮，斑鸠一类的鸟，肉味香美。炙，烤肉。 ⑦女：通“汝”。 ⑧奚：即上文“奚若”之省，此处有何如如此、不如如此之意。朱桂曜曰：“‘奚’下疑有‘若’字，盖音涉郭象注文第一字而误省耳。上文云‘吾子以为奚若’，一问一答，语调正同。” ⑨旁日月：与时间同其久远。郭象解为“以死生为昼夜之喻”。旁，依傍、陪伴。 ⑩挟宇宙：与宇宙为一体。 ⑪为其吻合：成就与道相吻合的事物。为，解为“做”。吻，又作“脗”。 ⑫置其滑涽：随任滑乱昏杂的事物。置，弃置、放下。滑涽，滑乱昏杂，义与上文所言“滑稽”相近。涽音 hūn。 ⑬以隶相尊：隶，皂隶，代指卑贱的身份地位。 ⑭役役：忙碌奔波的样子。 ⑮愚芚：愚昧无知的样子。芚音 chūn，“芚”即“蠢”。古文“春”写作“萅”，芚、萅字形相近。“春”亦解为“蠢”。 ⑯参万岁而一成纯：与万年同其久远而纯一不杂。参，参伍、配伍。一，纯一、一体。纯，不杂，古人称丝不杂曰“纯”，水不杂曰“淳”，酒不杂曰“醇”，米不杂曰“粹”曰“精”。 ⑰万物尽然二句：言万物都如此，互相蕴积包容。是，代词，指是句所说“参万年而一成纯”。蕴，蕴积、包容。

2.14　予恶乎知说[①]生之非惑邪！予恶乎知恶死之非弱丧[②]而不知归者邪！丽之姬[③]，艾封人之子也[④]。晋国之始得之也，涕泣沾襟。及其至于王所[⑤]，与王同筐床[⑥]，食刍豢[⑦]，而后悔其泣也。予恶乎知夫死者不悔其始之蕲生[⑧]乎？梦饮酒者，旦[⑨]而哭泣；梦哭泣者，旦而田猎[⑩]。方其梦也，不知其梦也。梦之中又占其梦焉，觉而后知其梦也。且有大觉而后知此其大梦也[⑪]，而愚者自以为觉，窃窃然[⑫]知之。君乎？牧乎？[⑬]固哉！[⑭]丘也与女，皆梦也；予谓女梦，亦梦也。是其言也，其名为吊诡[⑮]。万世之后而一遇大圣，知其解者，是旦暮遇之也[⑯]。

注释

①说：通“悦”，喜悦。　②弱丧：年少流落他乡的人。③丽之姬：即丽姬。丽，丽戎。春秋时，晋国附近的小国。晋献公伐为姬，称之为丽姬，以美貌著称。　④艾封人之子也：丽戎国艾地守疆人的女儿。艾，地名。封人，官名。子，古代通指儿子和女儿。　⑤王所：国君居住的地方，即王宫。晋献公属侯爵，但战国时各诸侯多自称为王，所以称王所。　⑥筐床：指君主所睡的床。　⑦刍豢：此处指肉食。古礼，有禄而在位者得肉食，称为食肉之禄，贱人不得食肉。　⑧蕲生：祈求长生。蕲音qí，通“祈”，祈求。　⑨旦：早晨，天亮。此处指醒来。⑩田猎：狩猎。又作畋猎。　⑪且有大觉而后知此其大梦也：大觉，指领悟了大道而觉醒。大梦，指一辈子不觉悟，如长期睡觉做梦一样。郭象以悟道为大觉，以忧患在身为大梦。　⑫窃窃然：明察的样子。　⑬君乎，牧乎：做君主呢，还是做贱役呢。君，君主。牧，牧圉，放牧牛马的人代指卑贱的人。　⑭固哉：言好为君主，恶为贱役，可谓固陋。固，固陋。　⑮吊诡：怪异、奇

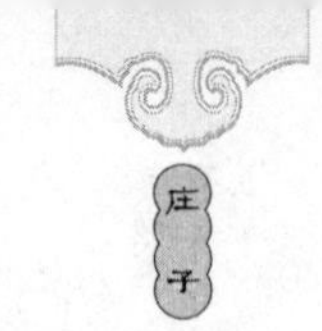

特的言论。 ⑯万世之后而一遇大圣三句：三十年为一世。旦暮，犹言一天一夜。

2.15 既使我与若[①]辩矣，若胜我，我不若胜，若果是也？我果非也邪？我胜若，若不吾胜，我果是也？而[②]果非也邪？其或是也？其或非也邪？其俱是也？其俱非也邪？我与若不能相知也。则人固受其黮闇[③]，吾谁使正之？使同乎若者正之？既与若同矣，恶能正之！使同乎我者正之？既同乎我矣，恶能正之！使异乎我与若者正之？既异乎我与若矣，恶能正之！使同乎我与若者正之？既同乎我与若矣，恶能正之！然则我与若与人俱不能相知也，而待彼也邪？”

注释

①若：代词，你。 ②而：同“尔”，代词，你。 ③黮闇：昏暗不明的样子。黮音 dǎn，黑。闇音 àn，黑，与暗、黯同义。

2.16 “何谓和之以天倪[①]？”曰：“是不是，然不然。是若果是也，则是之异乎不是也亦无辩[②]；然若果然也，则然之异乎不然也亦无辩。化声之相待，若其不相待[③]。和之以天倪，因之以曼衍，所以穷年也。忘年忘义[④]，振于无竟，故寓诸无竟[⑤]。”

注释

①何谓和之以天倪：和，调和、混同。天倪，自然之分际。倪，分际。天倪与上文之“天钧”含义相近。 ②辩：同“辨”，分别。 ③化声之相待二句：言是非争辩的双方均为相对性质，所以都不可据。 ④忘年忘义：谓同于生死，同于是非。 ⑤振于无竟二句：言畅通于无极，因之寄身于无极。振，通畅。无竟，无极。竟，通“境”。寓，寄托。振亦有舒畅、顺畅之意。

2.17 罔两[①]问景[②]曰："曩[③]子[④]行，今子止；曩子坐，今子起。何其无特操[⑤]与？"景曰："吾有待而然者邪？吾所待又有待而然者邪[⑥]？吾待蛇蚹[⑦]蜩翼[⑧]邪？恶识所以然？恶识所以不然？"

注释

①罔两：影子的影子。 ②景：影子。古文"影"写作"景"，读 yǐng。有本作"影"。庄子寓言中的人物。 ③曩：从前，刚才。 ④子：代词，你。 ⑤特操：独自的操守。无特操言其不能独立。 ⑥吾有待而然者邪二句：有待，有所依赖。 ⑦蛇蚹：蛇腹下的横鳞，蛇赖此行走。蚹音 fù。 ⑧蜩翼：蝉的翅膀，蝉赖此飞行。蜩音 tiáo。

2.18 昔者庄周[①]梦为胡蝶[②]，栩栩然[③]胡蝶也。自喻适志与[④]！不知周也。俄然[⑤]觉，则蘧蘧然周也[⑥]。不知周之梦为胡蝶与，胡蝶之梦为周与？周与胡蝶，则必有分[⑦]矣。此之谓物化。

注释

①庄周：即庄子，下文"周"是庄子自称。后人尊称庄子、庄生。南朝始有"南华"别称，唐玄宗天宝元年诏封南华真人。又别称漆园叟等。 ②胡蝶：即蝴蝶。古代又称蛱蝶、蛾子。蝶古文写作"蜨"。 ③栩栩然：生动活泼、欣然自得的样子。古人认为蝴蝶的飞行有轻快的特点。 ④自喻适志与：自己感觉很得意了。 ⑤俄然：忽然。俄，顷刻、一会儿。 ⑥蘧蘧然周也：蘧蘧然，惊疑的样子。蘧音 qú。 ⑦分：分别，区别。 ⑧物化：事物的变化之理。

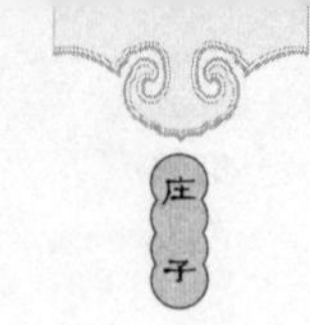

养生主第三

解题

《养生主》是《庄子》内篇中的第三篇，由篇目所提示出的主题鲜明而重要，篇中“庖丁解牛”的典故也与“鲲鹏万里”同样闻名而引人关注。

道家对于“自然”较之其他诸子有着更多的观察，《逍遥游》《齐物论》都是归止于自然的，而且余意未尽。《养生主》则话题一转，暂时打住，重新立意，讨论起人生。

当然，现代观念中的“自然”指的是人类周围的环境，“不要破坏大自然”说的是维护人们身下的“卧榻”，却不包括卧榻上的主人。古代道家讨论“自然”则是直接针对人类本身而言，自然包含着人类，换言之，人类是自然的一部分。现代观念中，社会＋自然＝全部。道家观念中自然就是全部，和自然对立的反题是社会。所以，如果说“文明”“文化”“人文”均指人类的创造，“自然”其实是否定人为的一个概念。从这个广义上说，《养生主》也可以看作是对《逍遥游》《齐物论》的接续。

“生”就是生存与存在。古代儒家有“生生之学”。儒家说天地生育万物，此“生”即称为“仁”“德”“善”。“生”解为“性”，所以一般来说，人性即本性，本性即天性。“生”又可重叠称为“生生”，意为“生生不已”。所以“生”又是一个动态的观念，包含着时间和变化。“生”这一个概念的重要性，于此可见一斑。

郭象为《养生主》篇题作注说：“夫生以养存，则养生者理之极也。”“理之极”三字说得好，一切问题都必须以当前的生存与现实的存在为前提。《养生主》开篇就提出了这个“理之极”的目标：保身、全生、养亲、尽年。

关于如何养生，庄子论述较多，概括有四。其一，持心清静。要不看、不听，虽有而不用，保持心神的清静，内不要摇动精神，外不要劳累形骸，这样才可以长生。其二，凝神守一。“守一”可以有两种含义。一是守道，或者叫守无，其三，不为物用。为物所用便不可终其天年。其四，不要沾染人情。嗜欲越多，天机越浅，要养生，就不能沾染人情。

3.1 吾生也有涯，而知也无涯①。以有涯随无涯②，殆已③！已而为知者，殆而已矣！为善无近名，为恶无近刑④，缘督以为经⑤，可以保身，可以全生，可以养亲，可以尽年。

注释

①吾生也有涯二句：涯，边际、极限。知，同“智”，才智、才辩。此篇言“知”，承上篇是非真伪之辩而来，不指客观知识，而指人类的才智。人类的才智多用于自缚，故此处当解为才辩。②以有涯随无涯：郭象曰：“以有限之性寻无极之知。” ③殆已：殆，危殆、倦殆，此处指疲惫不堪。已，同“矣”。 ④为善无近名二句：道家看待善恶，与是非、真伪为一类。无，解为“毋”。为善为恶不可接近名望与刑罚，意为善恶各有刑名之累，故均不可为。并非恶不可为而善则可为，也并非可以有限地为恶，只要不逾越刑罚的限度，道家有天刑、天戒之说，凡有违自然之道者，皆有天刑。 ⑤缘督以为经：缘解为“顺”，督解为“中”，经解为“常”。

3.2 庖丁①为文惠君②解牛③。手之所触，肩之所倚，足

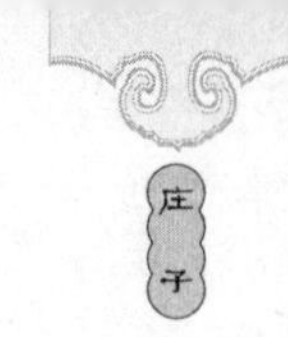

之所履，膝之所踦，砉然向然[④]，奏刀騞然[⑤]，莫不中音[⑥]，合于《桑林》之舞[⑦]，乃中《经首》之会[⑧]。文惠君曰："嘻，善哉！技盖至此乎？"庖丁释[⑨]刀对曰："臣之所好者道也，进乎技矣。始臣之解牛之时，所见无非全牛者[⑩]。三年之后，未尝见全牛也[⑪]。方今之时，臣以神遇，而不以目视，官知止而神欲行[⑫]。依乎天理[⑬]，批大郤[⑭]，导大窾[⑮]，因其固然[⑯]。技经[⑰]肯綮[⑱]之未尝，而况大軱[⑲]乎！良庖岁更刀，割也[⑳]；族庖月更刀，折也[㉑]。今臣之刀十九年矣，所解数千牛矣，而刀刃若新发于硎[㉒]。彼节者有间，而刀刃者无厚；以无厚入有间，恢恢乎[㉓]其于游刃必有余地矣，是以十九年，而刀刃若新发于硎。虽然，每至于族，吾见其难为，怵然为戒，视为止，行为迟，动刀甚微[㉔]。謋然[㉕]已解，如土委地。提刀而立，为之四顾，为之踌躇满志[㉖]，善刀[㉗]而藏之。"文惠君曰："善哉！吾闻庖丁之言，得养生焉。"

注释

①庖丁：名叫丁的庖官。 ②文惠君：一说即梁惠王，一说为赵惠文王。 ③解牛：解牛之"解"为解字本义，意为分解、剖判。成语"庖丁解牛"出此。 ④砉然向然：砉然，皮肉分离的声音。砉音 huā。向然，多种声音相互响应。向通"响"。⑤奏刀騞然：奏刀，进刀。騞然，刀割破东西的声音。騞音 huā。⑥中音：合乎音乐的节奏。 ⑦桑林之舞：司马彪谓是商汤王时乐舞名，崔譔谓是宋国乐舞名。 ⑧经首之会：向秀、司马彪谓是尧时乐舞名，为《咸池》中的一章。 ⑨释：放下。 ⑩所见无非全牛者：言只见牛，不见筋骨。"全"字据赵谏议本补。⑪未尝见全牛也：言只见筋骨，不见牛。 ⑫官知止而神欲行：感官停止，心思运行。官，感官，古代又称天官。知，同"智"。

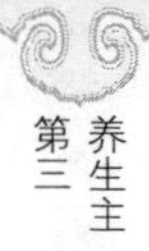

⑬依乎天理：顺着自然之腠理，此处指牛的筋骨、经脉。理，纹理。 ⑭批大郤：批，砍。郤音 xī，假借为“隙”，筋骨间的缝隙。 ⑮导大窾：导，引、顺着。窾音 kuǎn，解为空，骨节间的空隙。 ⑯因其固然：因循牛体本身的结构。 ⑰技经：技经即“枝经”，枝谓枝脉，经谓经脉，枝经犹言经络。 ⑱肯綮：肯，附在骨头上的肉。綮音 qìng，筋骨连接处。 ⑲大軱：弯曲的大骨。軱音 gū。 ⑳良庖岁更刀二句：良在人解为“善”“贤”，在器解为“工”。 ㉑族庖月更刀二句：谓言其刀法，不免于折骨。族解为众人之“众”，族庖即众庖。一说割、折均对刀刃而言。 ㉒新发于硎：刚从磨刀石上磨过。硎音 xíng，磨刀石，古称砥石、砥砺。 ㉓恢恢乎：宽绰的样子。 ㉔动刀甚微：言其戒慎。微，轻微、小心，承上“视为止，行为迟”而言。一说为微妙。 ㉕謋然：形容牛体分解开时发出的声音。謋，音 huò。㉖踌躇满志：从容满足的样子。成语“踌躇满志”出此。 ㉗善刀：因爱惜而擦拭此刀。

3.3 公文轩[①]见右师[②]而惊曰：“是何人也？恶乎介[③]也？天与？其人与？[④]”曰：“天也，非人也，天之生是使独也[⑤]。人之貌有与也，以是知其天也，非人也[⑥]。”

注释

①公文轩：人名，复姓公文，名轩，宋国人。 ②右师：官名，此处指曾任右师的一个人。 ③介：独脚。 ④天与二句：由天然所致，抑或由人为所致。天，天然、天理、天意。 ⑤天也三句：右师独脚实由刖刑所致，却答由天然所致。郭象谓出于人的才智以外，为天然；运用才智而致惑，即人为。 ⑥人之貌有与也三句：言人都有两足，人都希望有两足而唯独自己没有，可见不是出于人为，而是出于天意。庄子之意，谓性命之全与形

体之全无关。有与，两足成双的样子。

3.4 泽雉[①]，十步一啄，百步一饮[②]，不蕲畜乎樊中[③]。神虽王，不善也[④]。

注释

①泽雉：生活在草泽中的野鸡。 ②十步一啄二句：言泽雉饮食不易。 ③不蕲畜乎樊中：蕲，求。畜，畜养。樊，樊笼、藩篱，樊通“藩”。 ④神虽王二句：王音 wàng，通“旺”，旺盛、饱满。

3.5 老聃[①]死，秦失[②]吊之，三号而出[③]。弟子曰：“非夫子之友邪？”曰：“然。”“然则吊焉若此，可乎？”曰：“然。始也吾以为其人也，而今非也[④]。向[⑤]吾入而吊焉，有老者哭之，如哭其子；少者哭之，如哭其母。彼其所以会[⑥]之，必有不蕲言而言，不蕲哭而哭者[⑦]，是遁天倍情[⑧]，忘其所受[⑨]，古者谓之遁天之刑[⑩]。适来，夫子时也[⑪]；适去，夫子顺也[⑫]。安时而处顺，哀乐不能入也，古者谓是帝之县解[⑬]。”

注释

①老聃：即老子。 ②秦失：姓秦，名失，老子的朋友。失又作“佚”，读 yì。 ③三号而出：林希逸曰：“三号而出，言其不用情。” ④始也吾以为其人也二句：言人生由天然，死亦由天然，死为一物，生亦为一物，故人与物无别。 ⑤向：刚才。⑥会：会聚，聚集。 ⑦必有不蕲言而言二句：言吊丧者之言之哭，并非死者所祈求。 ⑧遁天倍情：遁，逃遁。 ⑨忘其所受：言人之性命禀赋于天，而众人往往忽忘。 ⑩遁天之刑：言遁天倍情则将有天之惩罚。 ⑪适来二句：言死者之生，由于偶

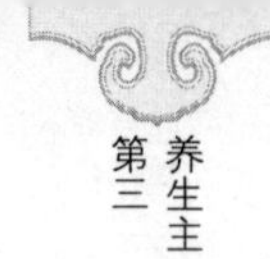

然的时遇。适，偶然。时，时遇、时运，古人称春夏秋冬四季的循环为“时”。 ⑫适去二句：言死者之死，由于自然的运转。顺，自然运转的顺序。 ⑬帝之县解：自然的解脱。帝，解为天、自然。县，通“悬”，倒悬、倒置。悬解犹言解其倒悬。

3.6 指穷于为薪，火传也①，不知其尽也②。

注释

①指穷于为薪二句：成语“薪尽火传”出此，言柴薪虽可燃尽，而火种仍可延续，说明养生在于性命，不在于形体。 ②不知其尽也：不知其有尽，犹言无尽。

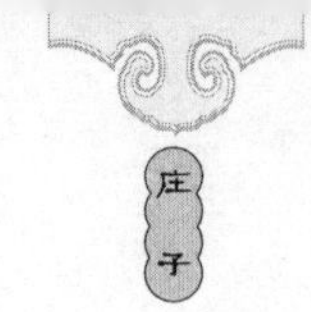

人世间第四

解题

《人间世》这一篇，叙述比较精细，而线索却很明朗。主要讲了关于孔子的几个故事，又讲鲁人颜阖将往卫国与蘧伯玉的一番对答，还讲到关于山木的一些故事。

“人间世”三个字，重点在“世”上面。这里说到一个主题，就是人间之事，世世变异，各有所宜。古人要评价一个人，先要了解他所处的“世”，不同的“世”所作出的选择是不一样的。所以古人说“知人论世”。

盛世、治世，当出当进，衰世、乱世则当处当退。“世”是变化的，随时随地符合“世”的变化，叫做“宜”，叫做“中”。随时随地处中，叫做“时中”。在人世中保持中位十分困难，因而“时中”一向被视为古代最精微的学问。

孔子一生力图参政，却几乎没有参政的机会，他虽不以政治家知名，实际上却是一个没有参政的政治家。庄子频举孔子的事例，特别是将他作为一个衰世政局的事例，绝非偶然。

《人间世》另一主题，就是“人间”。人间是和“天地”相对而言。

在庄子看来，天地有一个道理，人世有一个道理，而两者不同。作为一个人，既要依循天道，又要依循人道，这就两难选择。此篇更大的一个主题，就是天道与人道的两难。

西方文化近二百年有一种观念，认为人类和其他动物的发展趋向相同，其他动物在进化，人类也在进化。中国古代不这样认

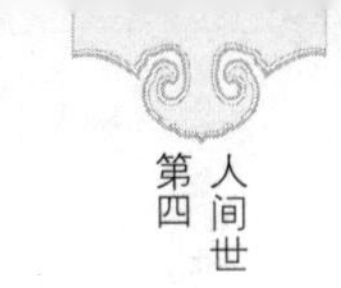

为。其他动物是自然合理的，不会运用自己的力量来毁灭自己的族群。而人类则只有经过后天学习与改造才会进入文明，如果不这样便不会进步甚至还会毁灭整个世界。

儒家特别强调后天的努力，所以儒家首重教化。道家虽然轻视典章制度、道德人文，但却非常明确地指出了人类文明的不足，认为人道违背了天道。从这个意义上说，此篇对于“人间”的感悟，可能蕴含着恰被现代文明所忽视的一些道理。

4.1　颜回①见仲尼，请行。曰：“奚之？”曰：“将之卫②。”曰：“奚为焉？”曰：“回闻卫君③，其年壮，其行独④。轻用其国⑤，而不见其过⑥。轻用民死⑦，死者以国，量乎泽若蕉，民其无如⑧矣！回尝闻之夫子曰：‘治国去之，乱国就之。医门多疾⑨。’愿以所闻思其则，庶几其国有瘳⑩乎！”

注释

①颜回：姓颜，名回，字子渊，鲁国人，孔子弟子，后世论其有道家贤人隐者之风。　②卫：卫国，周初武王之弟康叔所封，都城在今河南濮阳。孔子周游列国，往来卫国最多，弟子亦多仕于卫。　③卫君：一说为卫庄公蒯聩，一说为卫出公辄。庄子据此设为假托。　④其年壮二句：独，独断专行、刚愎自用。④ 轻用其国：言其视驱使民力为轻。　⑥不见其过：言其拒谏，而官民亦莫敢谏。　⑦轻用民死：言其视民之死为轻。　⑧无如：一说为无所归。如，解为“往”。一说为无余。　⑨治国去之三句：治理得好的国家可以离开它，秩序混乱的国家就要去挽救它，就像医生门前病人多一样。去，离开。就，前往。疾，指病人。　⑩瘳：音 chōu，病愈。

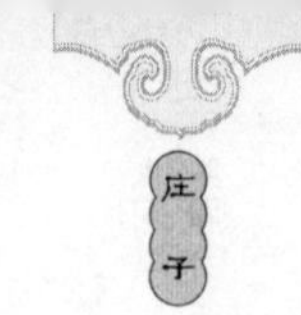

4.2　仲尼曰："嘻，若殆往而刑耳[①]！夫道不欲杂，杂则多，多则扰，扰则忧，忧而不救。古之至人，先存诸己而后存诸人。所存于己者未定，何暇至于暴人[②]之所行！且若亦知夫德之所荡[③]而知[④]之所为出乎哉？德荡乎名，知出乎争。名也者，相轧也；知也者，争之器也。二者凶器，非所以尽行也。"

注释

①若殆往而刑耳：若，你。殆，大概、恐怕。刑，遭受刑戮。　②暴人：暴露他人之行。一说为暴虐之人、暴君。③荡：丧失，败坏。　④知：通"智"。

4.3　"且德厚信矼，未达人气；名闻不争，未达人心[①]。而强[②]以仁义绳墨之言術[③]暴人之前者，是以人恶有其美也[④]，命之曰菑人。菑人者，人必反菑之，若殆为人菑夫！且苟为悦贤而恶不肖，恶用而求有以异[⑤]？若唯无诏，王公必将乘人而斗其捷[⑥]。而目将荧之[⑦]，而色将平之[⑧]，口将营之[⑨]，容将形之[⑩]，心且成之[⑪]。是以火救火，以水救水，名之曰益多[⑫]。顺始无穷[⑬]，若殆以不信厚言[⑭]，必死于暴人之前矣！"

注释

①且德厚信矼四句：矼音 qiāng，憨实的样子。　②强：勉强。③術：朱桂曜谓借为"述"，陈述。焦竑据江南古藏本作"衒"。衒，卖弄。　④是以人恶有其美也：用别人的罪恶换取自己的美德。　⑤且苟为悦贤而恶不肖二句：况且如果卫君能够做到尊重贤才而憎恶小人的话，哪里还用得着你去追求新奇呢？⑥若唯无诏二句：除非你不进谏，否则卫君一定会抓住你说漏嘴的机会以他的巧辩与你相斗。诏，言告。捷，捷辩。　⑦而目将荧之：而，通"尔"，下同。荧，迷惑、眩惑。　⑧而色将平之：

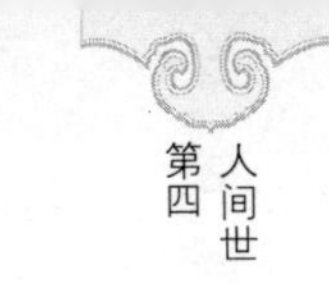

色，面色。 ⑨口将营之：营，营救，此处指自我解脱。 ⑩容将形之：容，容貌。形，显现。 ⑪心且成之：成，助成。 ⑫益多：反而使局面更糟糕，犹言“添乱”。 ⑬顺始无穷：按照开始时那样一直诤谏下去，坚持不休。顺始犹言“自始”，无穷犹言“不屈”。 ⑭不信厚言：忠厚之言而不被信任。不信，不被信任。

4.4 “且昔者桀[1]杀关龙逢[2]，纣[3]杀王子比干[4]，是皆修[5]其身，以下伛拊人之民[6]，以下拂[7]其上者也，故其君因其修以挤[8]之，是好名者也[9]。且昔者尧攻丛、枝、胥敖[10]，禹攻有扈[11]，国为虚厉[12]，身为刑戮。其用兵不止，其求实[13]无已，是皆求名实者也。而独不闻之乎？名实者，圣人之所不能胜[14]也，而况若乎！虽然，若必有以[15]也，尝以语我来！”

注释

①桀：夏代亡国之君，以暴虐著称。 ②关龙逢：夏桀时的贤臣，因忠谏而被杀。逢音 páng，又写作“逄”。 ③纣：商代亡国国君，也以暴虐著称。 ④王子比干：人名，商纣王的叔父，因忠谏被剖心而死。 ⑤修：善，美好。 ⑥以下伛拊人之民：下，下位。伛拊，音 yǔ fǔ，李颐曰：“怜爱之也”。 ⑦拂：拂逆，触犯。 ⑧挤：排斥，排挤。 ⑨是好名者也：谓二人因喜好名声而召祸。 ⑩昔者尧攻丛枝胥敖：丛、枝、胥敖，尧时诸侯国名。 ⑪禹攻有扈：有扈，夏代诸侯国，其地在今陕西户县。启为禹之子。 ⑫国为虚厉：虚，今通作“墟”，废墟。厉，厉鬼。虚厉古籍又多写作“虚戾”。 ⑬实：实利。 ⑭胜：克服。 ⑮以：原因。

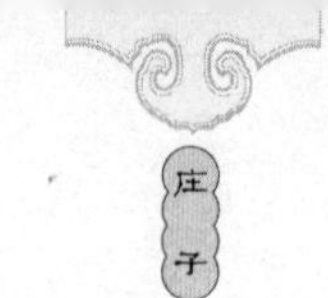

4.5　颜回曰："端而虚[①]，勉而一[②]，则可乎？"曰："恶！恶可[③]！夫以阳为充孔扬，采色不定[④]，常人之所不违[⑤]，因案人之所感，以求容与其心[⑥]，名之曰日渐之德不成[⑦]，而况大德[⑧]乎！将执[⑩]而不化，外合而内不訾[⑨]，其庸讵可乎！"

注释

①端而虚：端，端正、正直。虚，谦虚。端指外表，虚指内心。　②勉而一：勤恳努力，始终如一。　② 恶恶可：二恶字通"乌"，音 wū，疑问词，何。　④采色不定：神色不定，即喜怒无常。采色，颜色，即表情。　⑤常人之所不违：意即无人敢于触犯。不违，不敢触犯。　⑥因案人之所感二句：借此压制人们的感受，以此来放纵他的欲望。案，压制。容与，从容，此处意为放纵。　⑦日渐之德不成：言卫君连日渐积累的功绩都没有。德，此处指君主的政绩。　⑧大德：谓明君之类。　⑨执：固执。　⑩外合而内不訾：表面上投合，内心并不消除己见。訾音 zī，毁、消除。

4.6　"然则我内直而外曲，成而上比。内直者，与天为徒[①]。与天为徒者，知天子之与己皆天之所子[②]，而独以己言蕲乎而人善之，蕲乎而人不善之邪[③]？若然者，人谓之童子[④]，是之谓与天为徒。外曲者，与人之为徒[⑤]也。擎跽曲拳[⑥]，人臣之礼也，人皆为之，吾敢不为邪！为人之所为者，人亦无疵[⑦]焉，是之谓与人为徒。成而上比者，与古为徒[⑧]。其言虽教，谪之实也[⑨]，古之有也，非吾有也。若然者，虽直而不病[⑩]，是之谓与古为徒。若是则可乎？"仲尼曰："恶！恶可！大多政法而不谍[⑪]，虽固亦无罪[⑫]。虽然，止是[⑬]耳矣，夫胡可以及化[⑭]！犹师心[⑮]者也。"

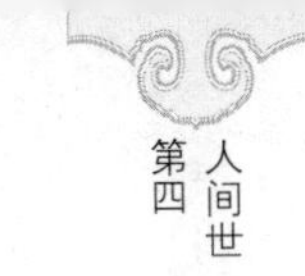

注释

①与天为徒：为天之徒，即以天为师。天谓天道、自然。师谓师法、取法。 ②天子之与己皆天之所子：言自天道观之，天子与己无贵贱之分。 ③而独以己言蕲乎而人善之二句：而偏要用自己的言论祈求别人的赞成，或者计较别人的不赞成吗？蕲，求。善，称善、赞成。 ④人谓之童子：童子、婴儿皆言心中了无成见，完全与天道相合。 ⑤与人之为徒：言取法于人世之理，名分地位各有不同。 ⑥擎跽曲拳：擎，执，指手执笏板。跽音jì，长跪。曲，指曲身鞠躬。拳，拱手。 ⑦无疵：谓他人不得指责、批评。疵，毛病。 ⑧与古为徒：言取法于古代已有之事实。 ⑨其言虽教二句：教，教诲。谪，谏议、指责。⑩直而不病：不病，与上“无疵”义近。 ⑪大多政法而不谍：意为为政之方，多则不安。大，同“太”。而，解为“则”。⑫虽固亦无罪：固，固陋、执着。 ⑬止是：只是。止，通“只”。 ⑭夫胡可以及化：化，化导、教化、感化。 ⑮师心：以自己的心为师，即自以为是之意。今成语有“师心自用”。

4.7　颜回曰：“吾无以进[①]矣，敢问其方。”仲尼曰：“斋[②]，吾将语若。有心而为之，其易邪[③]？易之者，皞天[④]不宜。”颜回曰：“回之家贫，唯不饮酒不茹荤者数月矣。若此，则可以为斋乎？”曰：“是祭祀之斋，非心斋也。”回曰：“敢问心斋。”仲尼曰：“若一志[⑤]，无听之以耳而听之以心，无听之以心而听之以气。听止于耳，心止于符[⑥]。气也者，虚而待物者也。唯道集虚。虚[⑦]者，心斋也。”

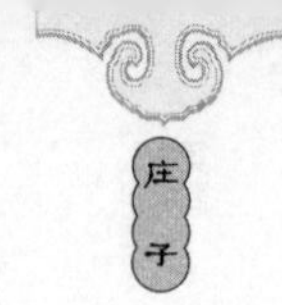

注释

①进：进益、增加，此处指更好的方法。 ②斋：斋戒，当戒酒茹素。 ③有心而为之二句："心"字原本无，《庄子阙误》据张君房本补。 ④皞天：一说解为"皞天之下"，一说解为自然之道。皞音 hào，又写作"暤"，通"昊"。 ⑤若一志：专一你的意念。若，代词，你。一，专一。志，意念。 ⑥心止于符：符，当解为"思"，按此句与上文"耳止于听"相对，耳之官在于听，心之官则在于思。一说符为符合。 ⑦虚：这里指纯净、空明的虚无境界。

4.8 颜回曰："回之未始得使，实自回也[①]；得使之也，未始有回也[②]，可谓虚乎？"夫子曰："尽矣[③]！吾语若：若能入游其樊而无感其名[④]，入则鸣，不入则止[⑤]。无门无毒[⑥]，一宅而寓于不得已[⑦]，则几矣[⑧]。绝迹易，无行地难[⑨]。为人使易以伪，为天使难以伪[⑩]。闻以有翼飞者矣，未闻以无翼飞者也；闻以有知知者矣，未闻以无知知者也[⑪]。瞻彼阕者，虚室生白，吉祥止止[⑫]。夫且不止，是之谓坐驰[⑬]。夫徇耳目内通而外于心知[⑭]，鬼神将来舍，而况人乎[⑮]！是万物之化也[⑯]，禹、舜之所纽也[⑰]，伏戏、几蘧之所行终[⑱]，而况散焉者[⑲]乎！"

注释

①回之未始得使二句：未始得使指尚未心斋，实自回谓颜回确实感到自己是颜回。 ②得使之也二句：言心斋之后，颜回不再感到自己是颜回。 ③尽矣：谓颜回已尽得心斋之法。 ④若能入游其樊而无感其名：言可到卫国出仕，而不可贪恋名誉。入游其樊，指进入卫君的范围。入，进入。樊，藩篱，此处指范围、界限。感，通"撼"，解为触犯。 ⑤入则鸣二句：进言被

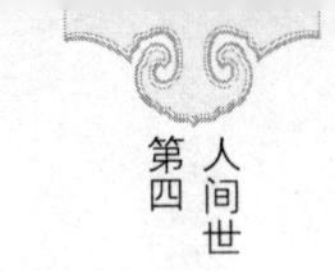

采纳则谏，不被采纳则不谏。入，入耳，即听得进去。鸣，此处指进言。⑤无门无毒：门，用为动词，解为关门、闭门，引申为自保。毒为“壔”之假借，引申为保卫。⑦一宅而寓于不得已：言谓心意专一，不由自主，而任之自然。不得已，不得已而后动，意即顺之自然。⑧几：读jī，几乎，差不多。⑨绝迹易二句：以行迹喻出仕为政。⑩为人使易以伪二句：意谓尽人道则易为，尽天道则难为。伪，通“为”，作为、人为。⑪闻以有知知者矣二句：前一知字通“智”，为名词，心智。下一知字为动词，知道。无智之知，意谓不由人为，而任自然。⑫瞻彼阕者三句：吉解为福善，祥解为嘉庆，止解为凝静，瞻解为观照。阕音què，解为空虚。白解为日光，比喻道。⑬夫且不止二句：如果心思不能凝静，则虽然形体坐在室中，心思亦将驰骋于外。⑭夫徇耳目内通而外于心知：将自己的听觉、视觉引向自身体内，而将心智排除在外。徇，使。外，疏远、排斥。⑮鬼神将来舍二句：鬼神来舍，言鬼神福佑。⑯是万物之化也：这就是万物变化不息的原因。是，代词，此、以此、因此。⑰禹、舜之所纽也：也就是禹、舜所学习的方法。纽通“狃”，音niǔ，解为习、习惯。⑱伏戏几蘧之所行终：伏戏、几蘧所终身奉行的方法。伏戏，伏又写作“宓”，戏又写作“羲”，上古帝王，三皇之一，风姓，又称太皞。几蘧，上古帝王。几，胡远濬云：“读若‘殊’。”蘧音qú。⑲散焉者：其余寻常的人。

4.9　叶公子高[①]将使于齐，问于仲尼曰：“王使诸梁也甚重[②]。齐之待使者，盖将甚敬而不急[③]。匹夫犹未可动[④]，而况诸侯乎！吾甚栗之[⑤]。子尝语诸梁也曰：‘凡事若小若大，寡不道以欢成[⑥]。事若不成，则必有人道之患[⑦]；事若成，则必有阴阳之患[⑧]。若成若不成而后无患者，唯有德者能之。’吾食

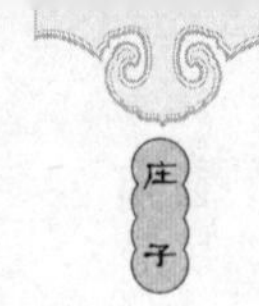

也执粗而不臧，爨无欲清之人[9]。今吾朝受命而夕饮冰，我其内热与[10]！吾未至乎事之情[11]，而既有阴阳之患矣；事若不成，必有人道之患。是两[12]也，为人臣者不足以任之，子其有以语我来！”

注释

①叶公子高：楚庄王玄孙，名诸梁，字子高，封于叶，为楚大夫，曾任司马、令尹之职。叶音 shè，其地在今河南叶县。孔子曾与叶公子高相见。 ②王：指楚王。楚国本为子爵，而自称为王。甚重，指出使所负的使命重大。 ③甚敬而不急：言齐国将在礼节上空有恭敬，却不肯很快答应楚国的请求。 ④动：说动，说服。 ⑤栗：担心、害怕的样子。 ⑥凡事若大若小二句：事情无论大小，很少有不加争辩就欢喜成功的。寡，少。道，言语、说辩。 ⑦人道之患：人为的刑罚，指楚国的降罪。⑧阴阳之患：身心的伤害，指或悲或喜的感情所引起的阴阳失调、寒热之疾。 ⑨吾食也执粗而不臧二句：言叶公子高只求吃上粗糙的饭菜而不敢希望精美，烧火煮饭而不敢妄想得到清凉，谓其惊恐慎戒之意。执，取、选择。臧，善、精美。爨音 cuàn，烧火做饭。 ⑩今吾朝受命而夕饮冰二句：现在我早上接受了使命，晚上就饮起冰来，我可能患上内热之症了。 ⑪未至乎事之情：指行事未到实处。 ⑫两：双。此处指双重之患，犹言两难。

4.10　仲尼曰：“天下有大戒二：其一，命也；其一，义也[1]。子之爱亲，命也，不可解于心[2]；臣之事君，义也，无适而非君也。无所逃于天地之间，是之谓大戒。是以夫事其亲者，不择地而安之，孝之至[3]也；夫事其君者，不择事而安之，

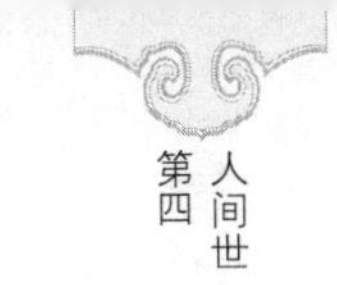

忠之盛[4]也。自事其心者，哀乐不易施乎前，知其不可奈何而安之若命，德之至也。为人臣子者，固有所不得已。行事之情而忘其身[5]，何暇至于悦生而恶死！夫子其行可矣！”

注释

①其一二句：命、义分别天道与人世而言。 ②子之爱亲三句：爱亲之“亲”，解为躬亲之亲，即其自身性命，而此身体性命出于天道之禀赋。儒家亦视孝为天道。 ③孝之至：古人言孝，谓其能有功于种族之延续，而不仅指赡养双亲。种族之延续，在于世守其业，亦不仅指子孙之繁殖。 ④忠之盛：忠之本义为尽心。 ⑤行事之情而忘其身：按实际行事，而忘却自身的得失哀乐。情，情实。

4.11 “丘请复以所闻：凡交[1]，近则必相靡以信，远则必忠之以言[2]。言必或传之[3]。夫传两喜两怒之言[4]，天下之难者也[5]。夫两喜必多溢美之言，两怒必多溢恶之言[6]。凡溢之类妄，妄则其信之也莫，莫则传言者殃[7]。故《法言》[8]曰：‘传其常情[9]，无传其溢言，则几乎全[10]。’”

注释

①交：外交。 ②近则必相靡以信二句：谓两国外交，近邻依赖于信任，远邻依赖于言辞。 ③言必或传之：言辞则必定有人传达。或，有人。 ④两喜两怒之言：指让双方都高兴或让双方都愤怒的话。 ⑤天下之难者也：谓如此则担任使节之人甚难。凡两国外交之事，必有一国喜而一国不喜，此则两喜或两怒，可知其必不出于实情。不出于实情，则使节甚难为。 ⑥夫两喜必多溢美之言二句：言两国均喜，必有过分夸赞的言辞。两国均怒，必有过分憎恶的言辞。溢，夸张、过分。 ⑦凡溢之类

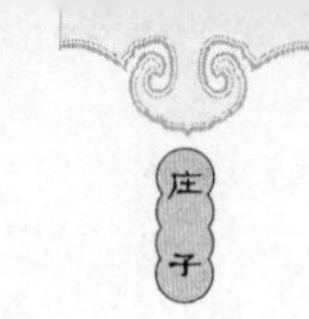

妄三句：三句针对上文外交之“信”“言”而言。夸张则不诚，不诚则失信，失信则传达言辞之使节将有祸殃。妄，欺骗、不诚实，与上文“信”相对。莫，淡漠、淡薄。类，类似、近似。妄，虚假。 ⑧法言：古书名。 ⑨常情：恒常、真实的事实。⑩则几乎全：就大概可以保全自己了。几乎，大概、差不多。

4.12 “且以巧斗力[①]者，始乎阳，常卒乎阴[②]，泰至则多奇巧[③]；以礼饮酒者[④]，始乎治，常卒乎乱[⑤]，泰至则多奇乐[⑥]。凡事亦然，始乎谅，常卒乎鄙[⑦]；其作始也简，其将毕也必巨[⑧]。言者，风波也[⑨]；行者，实丧也[⑩]。夫风波易以动，实丧易以危。故忿设无由，巧言偏辞[⑪]。兽死不择音[⑫]，气息茀然，于是并生心厉[⑬]。剋核大至，则必有不肖之心应之[⑭]，而不知其然也。苟为不知其然也，孰知其所终[⑮]！故《法言》曰：‘无迁令[⑯]，无劝成[⑰]。过度益[⑱]也。’迁令劝成殆事[⑲]。美成在久，恶成不及改，可不慎与[⑳]！且夫乘物以游心，托不得已以养中[㉑]，至矣。何作为报也，莫若为致命[㉒]。此其难者。”

注释

①以巧斗力：凭借智巧角力争胜，此处指外交、出使一事。②始乎阳二句：一说阳、阴指喜、怒。一说阳、阴指显、隐。卒，最终。③泰至则多奇巧：泰至，太甚、太过。奇巧，异乎寻常的机巧，此处指阴谋诡计。 ④以礼饮酒者：此言出使之宴会，古人称为“饮酒礼”。大旨以尊卑长幼为序，以喜乐和睦为归，以淫乱过度为戒。 ⑤始乎治二句：治，有序。乱，无序、失序。 ⑥泰至则多奇乐：言醉酒之后，则有异乎寻常的娱乐。⑦始乎谅二句：谅解为“信”，鄙解为“诈”。 ⑧其作始也简二句：言事物之发生均简单，其结束均复杂。作，发生、创始。

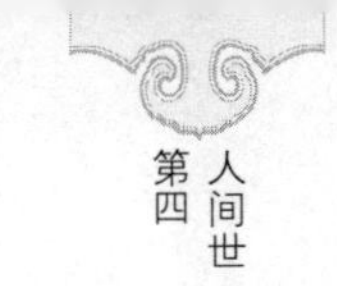

简，简单。巨，复杂、繁复。 ⑨言者二句：言辞如风吹水波，动摇不定。 ⑩行者二句：行事如果实坠落，失则不再。陆树芝曰："行之已失难回，如果实之丧坠然。" ⑪故忿设无由二句：忿，气忿。设，发生。巧言，修饰而好听的言辞。偏辞，谄媚的言辞。 ⑫兽死不择音：不择音犹言没好声，以喻口不择言。⑬气息茀然二句：茀然，气息急促的样子。茀通"勃"，音 bó。心厉，心生恶意，谓有害人之意。厉，恶。 ⑭剋核大至二句：剋，音 kè，今简体作"克"，忌刻。核，核验。大，通"太"。⑮孰知其所终：谓其终将不免于灾祸。 ⑯无迁令：不要改变命令。无，通"毋"。迁，更改、变动。 ⑰无劝成：不要人为地促使事情过早产生结果。 ⑱过度益：超越限度，夸张不实。俞樾谓益当读为"溢"，言过其度则溢，与上文"溢美""溢恶"之"溢"同义。 ⑲殆事：误事，坏事。 ⑳美成在久三句：言美名难成，而恶名易得，故当慎戒。 ㉑养中：即养心。中，心、心中、心志。 ㉒何作为报也二句：言当只尽心于致命，而不忧虑于报命。报谓"报命"，与致命相对。使节传达其国君之意，称"致命"，回复结果称"复命""还报命"。

4.13 颜阖[①]将傅[②]卫灵公大子[③]，而问于蘧伯玉[④]曰："有人于此，其德天杀[⑤]。与之为无方，则危吾国；与之为有方，则危吾身。其知适足以知人之过[⑥]，而不知其所以过。若然者，吾奈之何?"蘧伯玉曰："善哉问乎！戒之，慎之，正女[⑦]身也哉！形莫若就[⑧]，心莫若和[⑩]。虽然，之二者有患。就不欲入[⑨]，和不欲出[⑪]。形就而入，且为颠为灭，为崩为蹶[⑫]。心和而出，且为声为名，为妖为孽[⑬]。彼且为婴儿，亦与之为婴儿[⑭]；彼且为无町畦，亦与之为无町畦[⑮]；彼且为无崖，亦与之为无崖[⑯]。达之入于无疵[⑰]。"

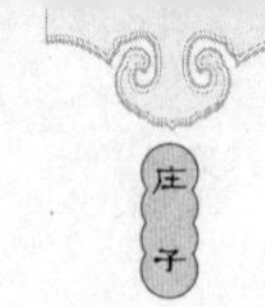

注释

①颜阖：人名，姓颜，名阖，鲁之贤人。阖音 hé。 ②傅：官名，与师、保性质相近，因级别不同而称为太傅、少傅、傅。此处用为动词，意为作某人之傅。 ③卫灵公大子：卫灵公，名元，卫襄公贱妾之子，在位四十二年。卫灵公三十八年，孔子到卫，后有隙离去，后复到卫，数与灵公对谈，称之为无道之君。大子即太子，指蒯聩。蒯聩，音 kuǎi kuì。 ④蘧伯玉：人名，姓蘧，名瑗，字伯玉，卫国大夫。孔子居卫，尝主于其家。蘧音 qú。 ⑤其德天杀：谓天使之为暴君而杀人。 ⑥其知适足以知人之过：前一知字为名词，通“智”；后一知字为动词。 ⑦女：通“汝”。 ⑧形莫若就：就，屈就。 ⑨心莫若和：和，调和。⑩就不欲入：屈就而不同流。 ⑪和不欲出：调和而不显露。⑫形就而入三句：言如同流结党，新君一来则与彼俱亡。 ⑬心和而出三句：言如显露才智，则将为暴君所忌恨，诬其为妖孽而害之。 ⑭彼且为婴儿二句：言暴君如婴儿之无知，则自己也将无知。婴儿，此处比喻无知、愚笨、鄙陋。 ⑮彼且为无町畦二句：言暴君如不加分辨，则自己也将不加分辨。町音 dīng，又音 tīng，田界。畦音 qí，田中的小块。町畦引申为界限、规矩、约束。 ⑯彼且为无崖二句：言不加如不加约束，则自己也将不加约束。崖通“涯”。无涯，无际，引申为随心任意，无拘无束。 ⑰达之入于无疵：言如此则可以免于责难。疵，瑕疵、毛病。

4.14 “汝不知夫螳螂乎？怒其臂以当车辙[①]，不知其不胜任也，是其才之美者也[②]。戒之，慎之！积伐而美者以犯之，几矣[③]！汝不知夫养虎者乎？不敢以生物[④]与之，为其杀之之怒也；不敢以全物[⑤]与之，为其决之之怒也。时其饥饱，达其怒心[⑥]。虎之与人异类而媚养己者，顺也；故其杀者，逆也。”

注释

①汝不知夫螳螂乎二句：怒，奋举。当，通“挡”。车辙，车轮碾过的痕迹，此处代指车轮。成语“螳臂当车”出此。②是其才之美者也：言螳螂自是其才之美。是：作动词，有恃的意思。美：得意可观，指螳螂臂说。 ③积伐而美者以犯之二句：积，蓄积。伐，夸耀。而，通“尔”。几，几乎、庶几，意谓几乎不免于难。 ④生物：活的动物。 ⑤全物：整个的动物。 ⑥时其饥饱二句：伺察老虎是否饥饱，了解老虎内心的喜怒。时，解为侦伺、伺察、忖度。达，引导。

4.15 “夫爱马者，以筐盛矢，以蜄盛溺[①]。适有蚊虻仆缘[②]，而拊之不时[③]，则缺衔、毁首、碎胸[④]。意有所至而爱有所亡[⑤]，可不慎邪！”

注释

①以筐盛矢二句：矢，“屎”的假借字。蜄音 shèn，大蛤，此处指大蛤壳。溺，尿。 ②适有蚊虻仆缘：偶尔有蚊虻附在马身上叮咬。适，偶然。仆，通“附”。缘，攀附。 ③拊之不时：言拍打时，出乎马的意料。拊音 fǔ，拍打。不时，不意。 ④缺衔毁首碎胸：言马受惊，咬断勒口，挣断辔头，毁坏络饰，多有伤害。衔，马的勒口。首，马的辔头。胸，马的络饰。 ⑤意有所至而爱有所亡：本意在于除患，却因为爱惜而受到损失。意，本意。亡，亡失。

4.16 匠石[①]之齐，至于曲辕[②]，见栎社树[③]。其大蔽数千牛，絜之百围[④]，其高临山[⑤]十仞[⑥]而后有枝，其可以为舟者旁[7]十数。观者如市，匠伯[8]不顾[9]，遂行不辍[10]。弟子厌观[11]之，走及匠石，曰：“自吾执斧斤以随夫子，未尝见材如此其美也。先生不肯视，行不辍，何邪？”曰：“已矣，勿言之矣！散木也[12]。以为舟则沉，以为棺椁则速腐，以为器[13]则速毁，以为门户则液樠[14]，以为柱则蠹[15]，是不材之木也。无所可用，故能若是之寿。”

注释

①匠石：古代匠人，名石，字伯。匠本为官名，称为“匠人”。 ②曲辕：地名。 ③栎社树：栎社之树。栎音 lì，树木名。社，祭祀土地神“后土”的场所。此处意为人们将栎树视为神，建立神庙而祭祀。 ④絜之百围：用绳子计量它的周长。絜音 xié。围，周长，一说为长度单位，直径一尺为一围。 ⑤临山：接近山巅。 ⑥仞：古代度量单位。周制八尺为一仞，一说七尺为一仞。 ⑦旁：通“方”，且、接近。 ⑧匠伯：即匠石。⑨顾：回头观望。 ⑩辍：停止。 ⑪厌观：犹言饱看。厌，满足。 ⑫散木：没有用的木材。 ⑬器：器皿，用具。 ⑭液樠：脂液流出如樠树。液，浸渍。樠音 mán，树木名，树心似松，有脂液流出，表明木心不坚实。 ⑮蠹：音 dù，蛀木虫。此处用作动词，指虫蛀。

4.17 匠石归，栎社见梦曰：“女将恶乎比予哉？若将比予于文木[1]邪？夫柤[2]梨橘柚，果蓏[3]之属，实熟则剥，剥则辱[4]；大枝折，小枝泄[5]。此以其能苦其生者也，故不终其天年而中道夭，自掊击[6]于世俗者也。物莫不若是。且予求无所可用久矣，几[7]死，乃今得之，为予大用[8]。使予也而有用，且得有此大也邪？且也若与予也皆物也，奈何哉其相物[9]也？

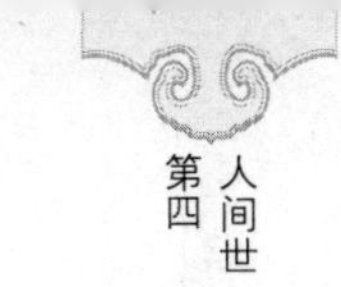

而几死之散人，又恶知散木！”匠石觉而诊[⑩]其梦。弟子曰：“趣[⑪]取无用，则为社何邪？”曰：“密[⑫]！若无言！彼亦直寄焉[⑬]，以为不知己者诟厉也[⑭]。不为社者，且几有翦[⑮]乎！且也彼其所保与众异，而以义喻之[⑯]，不亦远乎！”

注释

①文木：可以用作木料的树木。 ②柤梨橘柚：柤音 zhā，通“楂”，即山楂。 ③果蓏：一说有核叫果，无核叫蓏。二说木本植物的果实叫果，草本植物的果实叫蓏。蓏音 luǒ。 ④剥则辱：剥，被剥落。辱，章太炎谓此辱字借为“衄”，义为折衄。衄音 nǜ，挫伤。 ⑤泄：通“抴”，抴音 yè，又写作“拽”，用力拉的意思。 ⑥自掊：打击，抨击。掊音 póu。 ⑦几：几乎。下同。 ⑧大用：此处指长寿。 ⑨相物：谓物与物更相役使。相，更相、互相。 ⑩诊：占梦，或谓为畛。 ⑪趣：一说解为志趣。一说趣通“促”，谓促急。一说解为“取”。 ⑫密：犹言安静。一说密为保密。意思是叫弟子不要泄露，提示下文所说的话重要。若，你。彼，指栎为社之事。直，特。直寄，特意寄。⑬彼亦直寄焉：谓栎树被视为社神，只是借此寄托，非其本意。⑭以为不知己者诟厉也：因此而被不了解自己的人所指责。诟，侮辱。厉，病。 ⑮翦：斩伐。 ⑯而以义喻之：义，此处意为常理。

4.18　南伯子綦[①]游乎商之丘[②]，见大木焉有异，结驷千乘[③]，隐将芘其所藾[④]。子綦曰：“此何木也哉！此必有异材夫！”仰而视其细枝，则拳曲而不可以为栋梁；俯而视其大根，则轴解[⑤]而不可以为棺椁；咶[⑥]其叶则口烂而为伤，嗅之则使人狂酲[⑦]三日而不已。子綦曰：“此果不材之木也，以至于此其大也。嗟乎神人，以此不材。”

注释

①南伯子綦：即《齐物论》中的南郭子綦。 ②商之丘：即商丘，宋国的都城，旧址在今河南商丘。有异，有异常的景象，指大树长得奇特。 ③结驷千乘：结集了一千辆四驾马车。结，集结。驷，四匹马拉一辆车。乘，量词，辆。 ④隐将芘其所藾：隐将，《阙误》引张君房本作“将隐”。隐，隐藏。芘通“庇”，遮蔽。藾音 lài，树荫。 ⑤轴解：轴，指木心的纹理，即今语年轮，有似车轴故称。解，谓木心疏散而空。 ⑥咶：同“舐”，即舔。 ⑦酲：音 chéng，醉酒。

4.19 宋有荆氏[①]者，宜楸、柏、桑。其拱把而上者，求狙猴之杙[②]者斩之；三围四围，求高名之丽[③]者斩之；七围八围，贵人富商之家求椫傍[④]者斩之。故未终其天年，而中道夭于斧斤，此材之患也。故解[⑤]之以牛之白颡[⑥]者与豚之亢鼻[⑦]者，与人有痔病者，不可以适河[⑧]。此皆巫祝以知之矣，所以为不祥也。此乃神人之所以为大祥也。

注释

①荆氏：宋国地名。 ②狙猴之杙：用来栓猴子的小木桩。狙猴，猕猴。杙音 yì，小木桩。 ③高名之丽：高大亮丽的房屋。高名，高大而荣耀。丽，屋栋、脊檩。 ④椫傍：单幅板的棺木。椫音 shàn。 ⑤解：解祷，求神免灾的祈祷。 ⑥白颡：白额。颡音 sǎng。 ⑦亢鼻：仰鼻，高鼻。 ⑧适河：送往黄河，指用来祭祀黄河之神。

4.20 支离疏[①]者，颐隐于脐[②]，肩高于顶[③]，会撮指天[④]，

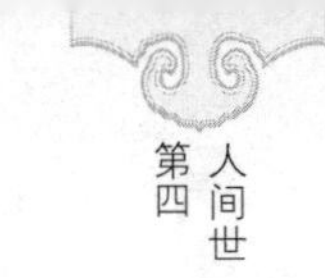

五管在上[5]，两髀为胁[6]。挫针治繲[7]，足以餬口；鼓荚播精[8]，足以食[9]十人。上徵武士，则支离攘臂而游于其闲[10]；上有大役，则支离以有常疾不受功[11]；上与病者粟，则受之三钟[12]与十束薪。夫支离其形[13]者，犹足以养其身，终其天年，又况支离其德[14]者乎！

注释

①支离疏：庄子假托的人名。 ②颐隐于脐：面颊藏在肚脐里。颐，面颊。 ③肩高于顶：两肩高过头顶。顶，头顶。③ 会撮指天：发髻直上，而不向下后垂。会撮，一说指发髻。一说指高竖貌。 ⑤五管在上：后背的脊骨向上举起。五管，五脏的腧穴，分布在脊背上，此处代指脊背。 ④ 两髀为胁：两只大腿变成了两肋。髀音 bì，大腿、两股。胁，两肋。 ⑦挫针治繲：缝衣和洗衣。繲音 jiè。 ⑧鼓荚播精：占蓍卜卦。鼓，振动。荚，蓍草。播，撒播。精，精米，可用于算卦。 ⑨食：音 sì，通“饲”，供养。 ⑩闲：悠闲。一读为“间”，解为门内。古文“间” “闲”通用。 ⑪功：通“工”，指劳役之事。⑫钟：量度单位，六斛四升为一钟。三钟谓三钟粟。 ⑬支离其形：身体支离残废。此处支离作动词用。 ⑭支离其德：使其才智支离残废。德，此处指才智。

4.21 孔子适楚，楚狂接舆游其门曰：“凤兮凤兮，何如德之衰也[1]？来世不可待[2]，往世不可追[3]也。天下有道，圣人成焉[4]；天下无道，圣人生焉[5]。方今之时，仅免刑焉[6]。福轻乎羽，莫之知载[7]；祸重乎地，莫之知避[8]。已乎已乎，临人以德[9]！殆乎殆乎，画地而趋[10]！迷阳[11]迷阳，无伤吾行！吾行卻曲，无伤吾足！”

注释

①凤兮凤兮二句：凤，古代瑞鸟、神鸟。德之衰，言世人之德行衰落，犹言衰世。意为时逢衰世，无可奈何。何如，何以。此处以来仪应瑞的凤鸟来喻孔子，有道当现，无道当隐，哀叹孔子如何身怀圣德，却来到衰乱之国。 ②来世不可待：来世，此章所载指孔子身后之世，故不可待。 ③往世不可追：往世，此章所载指先王的遗迹，因其久远，故不可追。 ④圣人成焉：圣人因之有所成就。 ⑤圣人生焉：圣人因之保全性命。 ⑥刑：刑戮。 ⑦福轻乎羽二句：言福祉轻于羽毛，人人都能承载，却无人承载。 ⑧祸重乎地二句：言灾祸重于大地，人人都难以承载，却无人躲避。 ⑨临人：待人。 ⑩画地而趋：自己画一个圈子在里面奔跑，意为自己束缚自己。 ⑪迷阳：司马彪解为佯狂。郭象谓迷阳犹亡阳。成玄英谓迷为亡，陽为明，解为“晦迹韬光”。一说迷阳为草名，即荆棘。

4.22　山木自寇也，膏火自煎也[①]。桂可食，故伐之；漆可用，故割之。人皆知有用之用，而莫知无用之用也。

注释

①山木自寇也二句：山因有木而被毁，与下句膏因有火而被燃相对。一解“山木”为山之木。寇，掠夺侵犯，此处指焚毁、砍伐。膏，油脂。

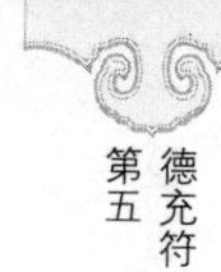

德充符第五

解题

《德充符》中的“德”，解为“得”，“得”解为“获”。“德”是获得，关键是谁使谁获得。古人认为，最大的德是天地生养万物，古人说“道”首先是“天道”，古人说“德”也首先是“天德”。按照古代“天人合一”的模式，人世的制度要顺应天地自然而创设。所以，在政治上，“天德”就引申为“德政”。接下来，才有普通人之间，彼此双方谁给了谁、谁使谁获得的问题。使别人获得，在别人叫做有“得”，在自己叫做有“德”，也就是双方共利的一种关系。给予与获得，古人所重还在于给予。获得只是简单的本能，给予则是非常复杂的一个文化行为。所以古人谈论更多的是主体这一方，由此“德”就转变成为一个内在的反省的概念。

“充”字，古文解为“高”“长”，解为“实”“满”，也解为“美”。“符”，解为“信”，解为“验”，解为“合”。

按《德充符》这一篇，除了篇末关于“天与之形”和“人而无情”一段庄子与惠子的论辩以外，通篇集中讲述了兀者王骀、申徒嘉、叔山无趾，恶人哀骀它，以及闉跂支离无脤、甕㼜大瘿六个残疾人的故事，有学者称之为内七篇中“最切实文字”（朱文熊语），可以认为此篇是中国最早的一篇残疾人专史或合传。限于这样一个主题，庄子并没有讨论形体健全的人的问题，他只是提出形体残缺的人依然可以有充实饱满的性命，而形体健全的人并不等于性命也健全。庄子只是要将形体与性命分开，形

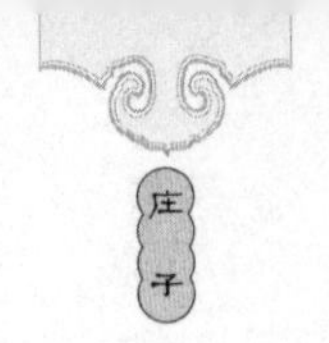

体残缺或者健全，短命或者长寿，都不能妨碍人们对于生命本质的把握，换言之，残缺与健全，短命与长寿，都与人们对生命的把握无关。实际上，除了对残疾人的关注，庄子甚至还说到生不如死和视死如归。即便是死去，仍然不妨碍人们对于生命的把握，何况是残疾。

5.1 鲁有兀者[①]王骀[②]，从之游者，与仲尼相若。常季[③]问于仲尼曰："王骀，兀者也，从之游者与夫子中分[④]鲁。立不教，坐不议[⑤]。虚而往，实而归[⑥]。固有不言之教，无形而心成者邪[⑦]？是何人也？"仲尼曰："夫子[⑧]，圣人也，丘也直后而未往耳[⑨]！丘将以为师，而况不若丘者乎！奚假[⑩]鲁国，丘将引天下而与从之。"

注释

①兀者：受过刖刑用一只脚走路的人。 ②王骀：骀音 tái。下文有"哀骀它"，似兀者王骀之骀亦有丑意，以其能"王孔子"，故姓王。则王骀亦当为庄子寓言人物。 ③常季：人名。 ④中分：犹言平分，即各占一半。 ⑤立不教二句：站立时不教导学问，坐着时也不讨论学问，意为任何时候都不指导学生。 ⑥虚而往二句：指学生跟随王骀学习，去时脑子里是空空的，回来时却满载学问。 ⑦固有不言之教二句：岂有不用开口教导，就能使学生在无形之中心领神悟的吗？固，乃、岂，表反问。成，形成，引申为领会，掌握。 ⑧夫子：此处为孔子对王骀的尊称。 ⑨丘也直后而未往耳：意为自己太迟后，还没有前去追随他。直，特、只是。 ⑩奚假：何止。

5.2 常季曰："彼兀者也，而王先生[①]，其与庸亦远矣[②]。

若然者，其用心[3]也独若之何？”仲尼曰：“死生亦大矣，而不得与之变[4]；虽天地覆坠，亦将不与之遗[5]。审乎无假[6]而不与物迁[7]，命物之化[8]而守其宗也[9]。”

注释

①王：读作wàng。高出，胜出。 ②其与庸亦远矣：超过平常人就更远了。庸，平庸、平常。 ③用心：运用心智。 ④死生亦大矣二句：言死生为一大变化，却不会影响到王骀。实则由于王骀与时俱变，故无所谓变。 ⑤虽天地覆坠二句：言即使天塌地陷，他也不会丧失。遗，丧失。 ⑥审乎无假：审，审视、洞悉、通晓。 ⑦不与物迁：意为不受外物的影响。 ⑧命物之化：言洞悉万物的变化。命解为“信”。 ⑨而守其宗：言通晓万物皆原于一之理。宗，根本。知万物皆原于一，才可以顺应万物的变化，而不受外物的影响。

5.3 常季曰：“何谓也？”仲尼曰：“自其异者视之，肝胆楚越也[1]；自其同者视之，万物皆一也[2]。夫若然者，且不知耳目之所宜[3]，而游心乎德之和[4]。物视其所一而不见其所丧[5]，视丧其足犹遗土也[6]。”

注释

①自其异者视之二句：从异的方面去看，肝胆、楚越虽相近而各有不同。肝胆相附而生，越灭吴则楚、越相邻，故有此喻。 ②自其同者视之二句：从同的方面去看，万物虽各不相同，实则无所不同。“同”，谓万物皆物，皆始于一。 ③且不知耳目之所宜：言已超出事物各自的局限。 ④而游心乎德之和：言当达于万物混和为一的境界。 ⑤物视其所一而不见其所丧：言王骀只看到了万物同为一体，而没有看到万物的缺失。 ⑥视丧其足犹

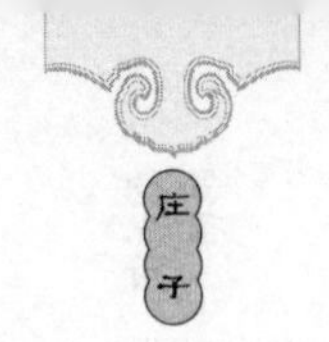

遗土也：言王骀看待失去了的一只脚，只当丢掉一块泥土。遗土言其轻微。

5.4 常季曰：“彼为己[①]，以其知得其心，以其心得其常心[②]。物[③]何为最[④]之哉?”仲尼曰：“人莫鉴[⑤]于流水而鉴于止水。唯止能止众止[⑥]。受命于地，唯松柏独也正[⑦]，在冬夏青青；受命于天，唯尧、舜独也正，在万物之首[⑧]。幸能正生，以正众生。夫保始之征，不惧之实[⑨]。勇士一人，雄入于九军[⑩]，将求名而能自要[⑪]者，而犹若是，而况官天地，府万物[⑫]，直寓六骸，象耳目[⑬]，一知之所知[⑭]，而心未尝死者乎！彼且择日而登假[⑮]。人则从是也，彼且何肯以物为事乎[⑯]！”

注释

①彼为己：言王骀只是自身一人之修养。为己，为己之学。②以其知得其心二句：以其才智获得心意，以其心意获得天道。③物：人物，指王骀的门徒。 ④最：聚，会集。 ⑤鉴：古代盛水取相的器皿，与铜镜功能相同，引申为借鉴、观照。 ⑥唯止能止众止：只有静止的心才能止住众人使众人停止。以鉴比喻人心。三“止”字分别为静止、止住、停止之意。 ⑦唯松柏独也正：“正”字，《阙误》据张君房本补。 ⑧在万物之首：此五字，《阙误》据张君房本补。 ⑨夫保始之征二句：言王骀有保持根本的原因，故有心无畏惧的结果。保始，即上文“守其宗”之意，始谓天地万物之始，即万物之根本。征，征兆，此处指起因。实，实质，此处指结果。 ⑩九军：谓军队人数众多。⑪自要：自己要求。要通“邀”，邀功。 ⑫官天地二句：言能囊括天地万物。官，主宰。府，府库、包藏。 ⑬寓六骸二句：以六骸为寄托，以耳目为物象。 ⑭一知之所知：将智慧所获得

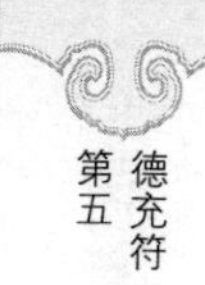

的知识视为同一。一，用作动词，同一。前一知字通“智”。⑮登假：又称“升遐”，谓将去往高远之道。登，升。假通“暇”，远。升暇相对天道而言，后道教解为“升天”。⑯人则从是也二句：言众人只有追随着他，他哪里肯把世俗的事情当作一回事。从，跟从、追随。肎，古文“肯”字。

5.5 申徒嘉[①]，兀者也，而与郑子产[②]同师于伯昏无人[③]。子产谓申徒嘉曰：“我先出则子止，子先出则我止[④]。”其明日，又与合堂同席而坐。子产谓申徒嘉曰：“我先出则子止，子先出则我止。今我将出，子可以止乎，其未邪？且子见执政而不违[⑤]，子齐执政乎[⑥]？”申徒嘉曰：“先生之门固有执政焉如此哉？子而说子之执政而后人者也[⑦]？闻之曰：‘鉴明则尘垢不止，止则不明也。久与贤人处则无过。’今子之所取大者，先生也[⑧]。而犹出言若是，不亦过乎！”

注释

①申徒嘉：人名，复姓申徒，名嘉。 ②郑子产：人名，复姓公孙，名侨，字子产，郑国主政大夫。 ③伯昏无人：庄子寓言中的人物，“无人”意即并非实有其人。 ④我先出则子止二句：言其不肯与申徒嘉同行。止，留下。 ⑤见执政而不违：执政，指子产自己。违通“讳”，回避。 ⑥子齐执政乎：谓申徒嘉把自己看得和执政者相等。齐，同等、看齐。 ⑦子而说子之执政而后人者也：说，通“悦”。后人，后字用作动词，以人为后，意即看不起别人。也，通“邪”，疑问词。 ⑧今子之所取大者二句：谓子产所最看重之事，当在贤人，而先生伯昏无人即贤人。取，选择、择取。大，重要。

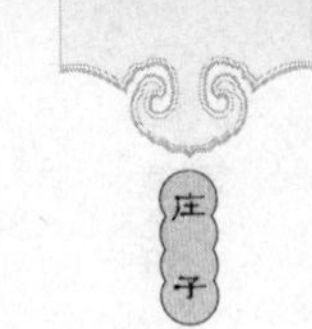

5.6　子产曰："子既若是矣，犹与尧争善[1]。计子之德，不足以自反邪[2]？"申徒嘉曰："自状其过以不当亡者众[3]，不状其过以不当存者寡[4]。知不可奈何而安之若命，唯有德者能之[5]。游于羿[6]之彀中[7]。中央者，中地也[8]，然而不中者，命也[9]。人以其全足笑吾不全足者众矣，我怫然[10]而怒。而适先生之所，则废然而反[11]。不知先生之洗我以善邪？吾之自寤邪[12]？吾与夫子游十九年矣，而未尝知吾兀者也。今子与我游于形骸之内[13]，而子索我于形骸之外[14]，不亦过乎！"子产蹴然[15]改容更貌曰："子无乃称[16]！"

注释

①子既若是矣二句：承前"贤人"一语而言，谓申徒嘉已受刖刑的刑罚，则不得向善。与尧争善，即上文与贤人为鉴之意。②计子之德二句：言申徒嘉之才智，尚不足以自知。计，度量。自反，反省、自省、自知。　③自状其过以不当亡者众：言有罪却不想死去的人多。自状其过，实即有过。自状，自知，谓尚有此自知之明。状，陈述。过，罪过。不当，自己认为不应该。④不状其过以不当存者寡：言无罪却不想活。不状其过，实即无过。存，与上句之"亡"相对，存亡谓生死。　⑤知不可奈何而安之若命二句：谓生死存亡不在于刖足，而在于性命。命，性命，意即天命。有德，意即有道。　⑥羿：后羿，又称夷羿、帝羿，上古有穷氏之君。世世以善射著名，帝喾以上，世掌射正。至喾，赐以彤弓素矢，封之于鉏，为帝司射，历虞、夏。　⑦彀中：射程之内。彀音 gòu，张弓。　⑧中央者二句：言射在中央者，则为射中。中央，正中间。中地，犹言射中，中读 zhòng。⑨然而不中者二句：言后羿所射，无有不中，然而不中，故曰万幸，此则由于天命。此处以后羿喻真宰，以射箭喻性命。性命因

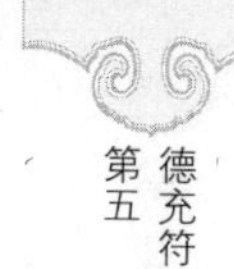

于自然，故有幸有不幸。幸与不幸皆由性命，故形体、生死可以置之度外。 ⑩怫然：生气的样子。怫音 fú，又音 fèi，又音 bó，通“勃”，勃然大怒。 ⑪废然而反：废然，怒气消除的样子。反，通“返”。 ⑫吾之自寤邪：此五字《阙误》据张君房本补。寤，觉悟。 ⑬形骸之内：指道与德。 ⑭形骸之外：指外貌、形体。 ⑮蹴然：不安的样子。蹴音 cù。 ⑯子无乃称：你不要再说了。

5.7 鲁有兀者叔山无趾[①]，踵见仲尼[②]。仲尼曰：“子不谨，前既犯患[③]若是矣。虽今来，何及矣！”无趾曰：“吾唯不知务而轻用吾身[④]，吾是以无足。今吾来也，犹有尊足者[⑤]存，吾是以务全之[⑥]也。夫天无不覆，地无不载，吾以夫子为天地，安知夫子之犹若是也！”孔子曰：“丘则陋[⑦]矣！夫子胡不入乎，请讲以所闻[⑧]！”无趾出。孔子曰：“弟子勉之！夫无趾，兀者也，犹务学以复补前行之恶，而况全德之人乎！”

注释

①叔山无趾：人名，字叔山，因受刖刑，无脚趾，故有此称。 ②踵见仲尼：谓欲拜孔子为师。踵，脚跟，此处意为用脚跟走路。 ③犯患：因犯法而蒙受患难，指刖刑。 ④不知务而轻用吾身：不知务，不懂世务。轻用吾身，视自己的身体为轻而不小心使用。 ⑤尊足者：意为尊于足者，即比足还尊贵的东西，指道德。 ⑥ 务全之：之，谓道德。 ⑦陋：固陋，浅陋。 ⑧夫子胡不入乎二句：夫子，孔子尊称叔山无趾。

5.8 无趾语老聃曰：“孔丘之于至人，其未邪？彼何宾宾以学子为[①]？彼且蕲[②]以諔诡[③]幻怪之名闻，不知至人之以是为己桎梏邪[④]?”老聃曰:“胡不直使彼以死生为一条,以可不可为一贯者[⑥],解其桎梏,其可乎?”无趾曰:“天刑之,安可解[⑤]!”

注释

①彼何宾宾以学子为:宾宾,恭敬的样子。 ②蕲:音 qí,企求。 ③諔诡:奇异,诡异。諔音 chù。 ④桎梏:音 zhì gù,镣铐,在脚为桎,在手为梏。此处指束缚。 ⑤天刑之二句:天刑,与人世之刑相对而言,天刑重于人世之刑;亦与道德之全相对而言,天刑犹言天缺。

5.9 鲁哀公[①]问于仲尼曰:“卫有恶人[②]焉,曰哀骀它[③]。丈夫[④]与之处者,思而不能去也。妇人见之,请于父母曰‘与为人妻,宁为夫子妾’者,十数而未止也[⑤]。未尝有闻其唱者也,常和人而已矣[⑥]。无君人之位以济乎人之死[⑦],无聚禄以望人之腹[⑧]。又以恶骇天下,和而不唱,知不出乎四域[⑨],且而雌雄合乎前[⑩]。是必有异乎人者也。寡人[⑪]召而观之,果以恶骇天下。与寡人处,不至以月数[⑫],而寡人有意乎其为人也[⑬];不至乎期年[⑭],而寡人信之。国无宰,寡人传国焉。闷然而后应,氾而若辞[⑮]。寡人丑[⑯]乎卒授之国,无几何[⑰]也,去[⑱]寡人而行。寡人恤焉[⑲]若有亡[⑳]也,若无与乐是国也[㉑]。是何人者也?”

注释

①鲁哀公:名蒋,鲁国第二十六代国君,《春秋》鲁十二公中的最后一位,定公之子,悼公之父,在位二十七年。在位期间,柔弱无道,鲁国日衰。与孔子同时,多有问答。 ②恶人:相貌丑陋的人。 ③哀骀它:庄子寓言中的人物。名它。骀音

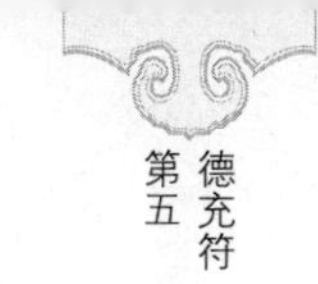

tái。它音 tuō。 ④丈夫：男人。 ⑤十数而未止：不止以十来计算，意思是很多。 ⑥未尝有闻其唱者也二句：谓哀骀它其人，只附和，不首倡。唱、和本为一种合唱形式，先唱的为唱，随应的为和。此处为引申义。唱，首倡；和，附和。 ⑦无君人之位以济乎人之死：君，君主。周代为分封制、宗法制，有天子、诸侯、大夫、庶人各等，凡在上位者均尊称为君。济，救济。 ⑧无聚禄以望人之腹：聚，积蓄。禄，粮食。望，本义为月满，此处引申为饱满，望人之腹意为使人吃饱肚子。 ⑨知不出乎四域：谓其名望不出四境之外。知，为人所知。四域，四境。 ⑩雌雄合乎前：谓丈夫、妇人一起聚合在其身边。雌雄，男女。 ⑪寡人：国君的自称、谦称。本义为寡德之人。 ⑫不至以月数：不到一个月。 ⑬有意乎其为人：言其为人之意趣有可称道处。意，意趣，郭象、成玄英解为意趣深远。 ⑭不至乎期年：不到一周年。期音 jī，一周年。 ⑮闷然而后应：闷然，无声的样子。氾，同“泛”，心不在焉的样子。若辞，好像拒绝一样。 ⑯丑：羞愧。 ⑰无几何：没有多久。 ⑱去：离开。 ⑲恤然：忧虑的样子。 ⑳若有亡：若有所失。亡，失。 ㉑若无与乐是国也：似乎这个国家里再也没有人和我共欢乐了。

5.10 仲尼曰：“丘也尝使于楚矣，适见㹠子[①]食于其死母者。少焉，眴若[②]，皆弃之而走[③]。不见己焉尔，不得类焉尔[④]。所爱其母者，非爱其形也，爱使其形者也[⑤]。战而死者，其人之葬也不以翣资[⑥]；刖者之屦，无为爱之[⑦]。皆无其本矣[⑧]。为天子之诸御[⑨]，不爪翦，不穿耳[⑩]；取妻者止于外，不得复使[⑪]。形全犹足以为尔[⑫]，而况全德之人乎！今哀骀它未言而信，无功而亲，使人授己国，唯恐其不受也，是必才全而德不形[⑬]者也。”

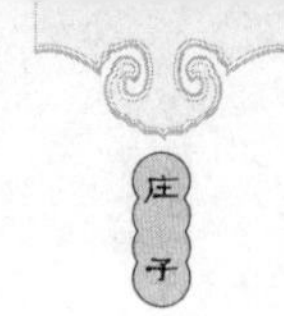

注释

①犱子食于其死母：犱子，猪崽。犱，通“豚”，有本作“豚”。食于其死母，指吃奶。 ②眴若：惊慌而目动的样子。眴音 shùn，通“瞬”，有本作“瞬”。 ③走：跑。 ④不见己焉尔二句：看不到自己的同类。言其精神已亡，形体虽在而无益于事。不见己、不得类同义反复。 ⑤爱使其形者也：使，主使、主宰。 ⑥战而死者二句：战死的人无须武饰送葬。翣音 shà，方扇形的武饰，放在车盖的两边。资，用。又通“赍”，送。⑦刖者之屦二句：受了刖刑的人的旧鞋，无人爱惜。屦音 jù，麻、葛等制成的鞋子。爱，爱惜。 ⑥ 皆无其本矣：翣失其武，屦失其足，故曰无本。 ⑨天子之诸御：天子的各种侍从。⑩不爪翦二句：言天子之女侍从，不穿耳洞，不剪指甲，以保全其形体。翦，通“剪”。 ⑪取妻者止于外二句：言天子之男侍从，必须以未婚者为之，已婚则只能任职于宫外，以其形体已不纯全。 ⑫形全犹足以为尔：言形体纯全，则其贵重尚且如此。⑬才全而德不形：言其道德充实而又不显露在外。才即德，才全亦即德全，德不形亦即才不形。

5.11 哀公曰：“何谓才全?”仲尼曰：“死生、存亡、穷达、贫富、贤与不肖、毁誉、饥渴、寒暑，是事之变[①]，命之行也[②]。日夜相代乎前，而知不能规乎其始者也[③]。故不足以滑和[④]，不可入于灵府[⑤]。使之和豫[⑥]，通而不失于兑[⑦]。使日夜无郤[⑧]，而与物为春[⑨]，是接而生时于心者也[⑩]。是之谓才全。”

注释

①事之变：事物的变化。 ② 命之行：天命的运行。 ③日

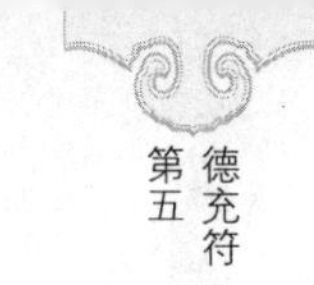

夜相代乎前：言昼夜交替，可得而见，始于何时，则人的才智不可得而知。 ④滑和：扰乱自然的和谐状态。滑音gǔ，乱。和，和谐。 ⑤灵府：心灵。古人认为心是精神的所在，故称为灵府。 ⑥和豫：和顺安乐。豫，快乐、和悦。 ⑦兑：音duì，喜悦。通“悦”，又写作“悦”或“说”。 ⑧日夜无郤：日夜运行、变化而不间断。郤，同“隙”。 ⑨与物为春：同万物一起生长。春，意为像春天一样有生气。 ⑩是接而生时于心者也：时，四时，即春夏秋冬四季。

5.12　“何谓德不形?”曰:“平者，水停之盛也[①]。其可以为法[②]也，内保之[③]而外不荡也[④]。德者，成和之修也[⑤]。德不形者，物不能离也[⑥]。”哀公异日以告闵子[⑦]曰:“始也吾以南面而君天下，执民之纪[⑧]而忧其死，吾自以为至通矣。今吾闻至人之言，恐吾无其实，轻用吾身，而亡其国。吾与孔丘，非君臣也，德友[⑨]而已矣!”

注释

①平者二句：水平静时，才算是平。水停，即上文所说“止水”。遗迹，因其久远，故不可追，叶公子高相见，一说为徽妙，从下句读， ②为法：取法。法字从水，古文写作“灋”，其本义亦与水平有关。 ③内保之：言水之本性清明。 ④外不荡：言不受外物影响。指水而言。 ⑤德者二句：修，修养。 ⑥德不形者二句：有德则人不离，暗指上文哀骀它“去寡人而行”言之。 ⑦闵子：姓闵，名损，字子骞，鲁国人，孔子弟子。有德行，能孝顺父母兄弟。不仕大夫，不食污君之禄。鲁国使闵子骞为费宰，辞谢不受。 ⑧执民之纪：操持治民的刑法。执，执掌。纪，纲纪。 ⑨德友：以道德相交的朋友。

5.13　闉跂支离无脤[①]说[②]卫灵公，灵公说之[③]；而视全人，其脰肩肩[④]。瓮㼜大瘿[⑤]说齐桓公，桓公说之；而视全人，其脰肩肩。故德有所长而形有所忘。人不忘其所忘而忘其所不忘[⑥]，此所谓诚忘[⑦]。

注释

①闉跂支离无脤：庄子寓言中的人物。闉音 yīn，曲，伛背。跂音 qí，用脚尖走路，脚跟不着地。脤音 shèn，臀；又音 chún，通“脣”，嘴唇。　②说：音 shuì，游说。　③灵公说之：悦其所说之理。说，通“悦”。　④而视全人二句：反观身体健全的人，脖子都很细小。全人，指形体没有残缺的人。脰音 dòu，颈项。肩肩，细小的样子。　⑤瓮㼜大瘿：庄子寓言中的人物。瓮，音 wèng，同“瓮”，陶罐。㼜音 àng，陶盆。瘿音 yǐng，肉瘤。　⑥人不忘其所忘而忘其所不忘：不忘其所忘，不忘其所当忘，指形体的缺与全。忘其所不忘，忘其所不当忘，指道德上缺与全。　⑦诚忘：真正的遗忘。

5.14　故圣人有所游。而知为孽[①]，约为胶[②]，德为接[③]，工为商[④]。圣人不谋，恶用知[⑤]？不斲，恶用胶[⑥]？无丧，恶用德[⑦]？不货，恶用商[⑧]？四者，天鬻[⑨]也。天鬻者，天食也。既受食于天，又恶用人！

注释

①知为孽：才智导致了为孽。知，通“智”。孽，妖异。②约为胶：信约是为了聚合。约，信约、誓约。胶，粘合、聚合、胶固。　③德为接：立德是为了引人。接，交接、引取。④工为商：工巧是为了经商。商，商贾、赢利。　⑤圣人不谋二句：言圣人不用阴谋，何用才智。恶音 wū，同“乌”，疑问词，

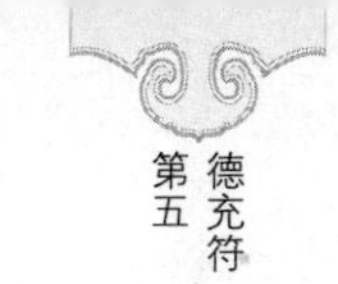

何。下同。 ⑥不斲二句：不分裂，何用聚合。斲音 zhuó，砍削、砍开，引申为散乱。 ⑦无丧二句：没有丧失，何用立德吸引别人。⑧不货二句：不交易，何用经商。 ⑨天鬻：谓自然已有禀赋，无须人为。鬻音 yù，贩卖、养育，此处解为禀赋。

5.15 有人之形[①]，无人之情[②]。有人之形，故群于人[③]；无人之情，故是非不得于身[④]。眇乎小哉，所以属于人也[⑤]；謷乎大哉[⑥]，独成其天[⑦]！

注释

①有人之形：言不得不有形体。 ②无人之情：言不当有人情。 ③群于人：与人为群。 ④是非不得于身：是非荣辱对其人毫无影响。 ⑤眇乎小哉二句：眇音 miǎo，细小、微小。⑥謷乎大哉：远大。謷音 áo，高大、远大。 ⑦独成其天：言合于天、合于自然。

5.16 惠子谓庄子曰："人故[①]无情乎？"庄子曰："然。"惠子曰："人而无情，何以谓之人？"庄子曰："道与之貌，天与之形，恶得不谓之人？"惠子曰："既谓之人，恶得无情？"庄子曰："是[②]非吾所谓情也。吾所谓无情者，言人之不以好恶内伤其身，常因自然而不益生[③]也。"惠子曰："不益生，何以有其身？"庄子曰："道与之貌，天与之形。无以好恶内伤其身。今子外乎子之神，劳乎子之精[④]，倚树而吟，据槁梧而瞑[⑤]。天选子之形[⑥]，子以坚白鸣[⑦]！"

注释

①故：原本，本来。 ②是：代词，此。 ③不益生：没有人为的添加。 ④外乎子之神二句：言惠子将其精神置之于外，

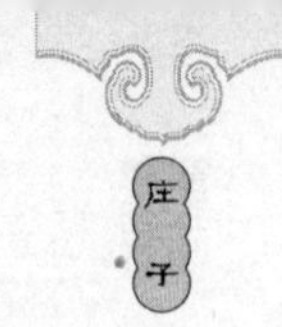

又使其精神操劳耗费。 ⑤据槁梧而瞑：靠着古琴睡着了，形容惠施与人辩论而疲倦的样子。一说据槁梧即上句所言“倚树”。一说槁梧代指几案。瞑音 mián，通“眠”；又音 míng，睡觉。

⑥天选子之形：意谓人的生命，本属天地自然。选，选择、决定。形，人形，此处指降生为人。 ⑦子以坚白鸣：谓惠子夸谈善辩。

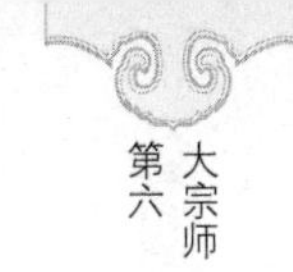

大宗师第六

解题

《人间世》言人世之难，《大宗师》这一篇是言人世之路。

从字义看，此篇讲师法，讲修习，讲认知。从内容看，此篇讲天地，讲道，讲命。

古人关于“师”有很深的传统，又十分讲究师道尊严。即便是帝王也要尊重老师，汉代天子到太学听讲，仍然如此。师道尊严，并不是因为老师如何，而是因为老师所讲的学问重要。老师不必有尊严，但是学问一定要尊严。学问中有“道”，“道”尊严。所以《大宗师》讲师法，讲学习，就一定要讲到学问，讲到“道”。

篇中两次讲到孔子。第一次子桑户、孟子反在子琴张的葬礼上鼓琴相和而歌，子贡不懂。孔子对他讲有两种人，有人游方之外，有人游方之内，人间之君子，却是天道之小人。第二次颜回向孔子陈述学问之进益，说到“坐忘”，孔子不懂了，蹴然惊悚，对颜回说：“丘也请从而后也。”孔子承认要反过来向颜回学习，这似乎正是暗示孔子的道路在“人间世”里行不通，而需要进入到“大宗师”里面。

《大宗师》全篇内容分为几个部分，都可以视为对前面几篇论述的递进。开篇讲“知天之所为，天而生也”，分析人的认知能力，“其一也一，其不一也一”，似《齐物论》。篇中第一次提出“真人”，说“古之真人，不知说生，不知恶死”。第一次提出“坐忘”的方法，说：“堕肢体，黜聪明，离形去知，同于大通”，

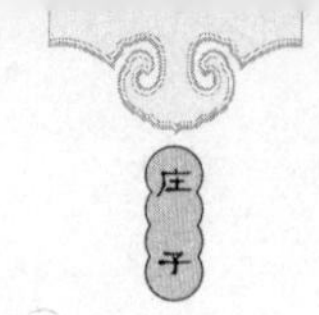

似《养生主》。篇中又说子祀、子舆、子犁、子来四人相与为友，子舆有病，而他的相貌“曲偻发背，上有五管，颐隐于齐，肩高于顶，句赘指天”，这与《德充符》中残疾人的相貌完全一致。但《德充符》讲“躯壳”，而《大宗师》讲性命。

6.1 知天之所为，知人之所为者，至矣[①]！知天之所为者，天而生也[②]。知人之所为者，以其知之所知，以养其知之所不知[③]，终其天年而不中道夭者[④]，是知之盛[⑤]也。虽然，有患[⑥]。夫知有所待而后当[⑦]，其所待者特未定也[⑧]。庸讵知吾所谓天之非人乎[⑨]？所谓人之非天乎[⑩]？

注释

①知天之所为三句：既知天所为，又知人所为，则臻于极致。天所为与人所为当是一事。但天、人又分别言之，则似二者又各不同。 ②天而生也：天，自然。 ③以其知之所知二句：知之所知谓人的感官感觉，知之所不知谓天地自然之道，非耳目所能知。以所知养不知，谓由耳目感官以达其常心。养解为培养、长成。由耳目感官以达其常心，亦即由人力以达天道。④终其天年而不中道夭者：由天道反观人事，如此则可以全生。⑤知之盛：智慧的最高境界。盛与上文“至矣”之“至”同义。⑥虽然，有患：虽然如此，却有忧患，此处指尚有难题，即下文之疑问。 ⑦知有所待而后当：待，所依赖的条件。当，对应、吻合。 ⑧其所待者特未定也：未定谓下文之疑问。 ⑨庸讵知吾所谓天之非人乎：天地不言，而人言之，故疑天道出于人为。庸讵，何以。 ⑩所谓人之非天乎：天道为一切存在的总名，凡天地所有，均出自然，则人事亦为自然。

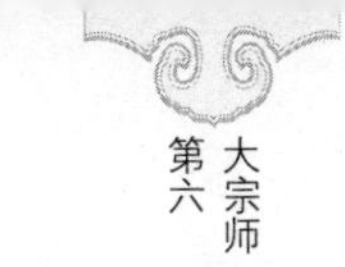

6.2　且有真人[①]而后有真知。何谓真人？古之真人，不逆寡[②]，不雄成[③]，不谟士[④]。若然者，过而弗悔，当而不自得[⑤]也。若然者，登高不栗[⑥]，入水不濡[⑦]，入火不热。是知之能登假[⑧]于道者也若此。

注释

①真人：天人、仙人，为道家特有的术语。　②不逆寡：不违逆于世俗而居于孤立。　③不雄成：不争雄于众人而出于独立。　④不谟士：不密谋而自居为高士。谟音 mó，谋。　⑤当而不自得也：处世恰当而不得意洋洋。自得，即洋洋自得。⑥栗：发抖，战栗。　⑦濡：沾湿。　⑧登假：升遐，升天。

6.3　古之真人，其寝不梦，其觉无忧，其食不甘，其息深深[①]。真人之息以踵[②]，众人之息以喉。屈服者[③]，其嗌言若哇[④]。其耆欲深者，其天机浅[⑤]。

注释

①其息深深：息，呼吸。深深，深沉静默的样子。　②踵：足跟。　③屈服者：谓性情急躁的人，呼吸不平顺，曲折起伏。④其嗌言若哇：谓其咽喉哽塞，呼吸不畅。嗌音 ài，咽喉窒塞。哇音 wā，　⑤其耆欲深者二句：言人类之欲望与天道之本质趋向相反。耆欲即嗜欲，耆通“嗜”。天机，此处为近道之机缘之意。

6.4　古之真人，不知说生，不知恶死[①]；其出不䜣，其入不距[②]。翛然而往，翛然而来而已矣[③]。不忘其所始，不求其所终[④]。受而喜之[⑤]，忘而复之[⑥]。是之谓不以心捐道，不以人助天[⑦]，是之谓真人。若然者，其心志[⑧]，其容寂[⑨]，其颡頯[⑩]。

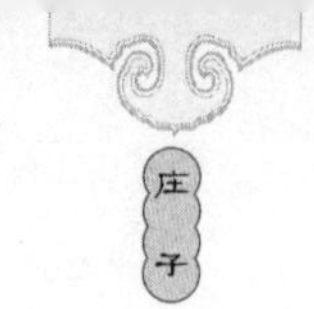

凄然似秋，煖然似春[11]，喜怒通四时[12]，与物有宜而莫知其极。

注释

①不知说生二句：说通“悦”，喜悦。 ②其出不䜣二句：出入指生死。䜣音 xīn，通“欣”，欣喜。距，违抗。 ③翛然而往二句：生死都自得无碍的样子。翛音 xiāo。又音 shū，同“儵”，有本作“儵”。往、来，指死生。 ④不忘其所始二句：生于自然，死又回归于自然。始、终，仍指生死。 ⑤受而喜之：言凡所禀赋皆喜而接受，知足常乐，无所挑剔。 ⑥忘而复之：按当作“复而忘之”。言死后复归自然，随所塑造，无论转生为何物，亦无所挑剔，浑如遗忘。受、复，亦指生死。受，得到，指得到生命。忘，失，指死亡。复之，复归天道。 ⑦不以心捐道二句：既不遗弃天道，也不助长天道。心，人心。捐，遗弃。 ⑧其心志：言其心安稳、专一。 ⑨其容寂：言其仪容宁静。 ⑩其颡頯：言其面色质朴无华。颡音 sǎng，面额。頯音 qiū。 ⑪煖然似春：煖音 xuān，温暖。 ⑫四时：四季。时之本义即总括春夏秋冬四季。时而又称四，重言之而有所专指也。

6.5　故圣人之用兵也，亡国而不失人心[1]。利泽施乎万世，不为爱人[2]。故乐通物，非圣人也[3]。有亲，非仁也[4]。天时，非贤也[5]。利害不通，非君子也[6]。行名失己，非士也[7]。亡身不真，非役人也[8]。若狐不偕[9]、务光[10]、伯夷[11]、叔齐[12]、箕子[13]、胥余[14]、纪他[15]、申徒狄[16]，是役人之役[17]，适人之适，而不自适其适者也[18]。

注释

①故圣人之用兵也二句：取之以武道，而守之以文德。亡国，灭亡敌对之国。 ②利泽施乎万世二句：言施惠于天下之

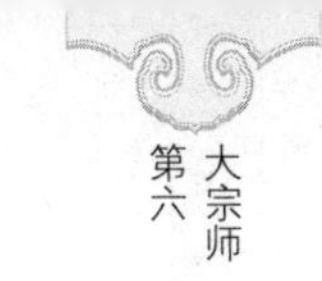

人，而不偏爱。 ③故乐通物二句：言乐于和合万物，使各得其所，但非有意为之。 ④有亲二句：亲近，而不偏私。亲、仁亦同义。 ⑤天时二句：天时，谓能顺四时之变化。能顺四时变化即贤人，而不必称贤。贤，指贤者的称号。 ⑥利害不通二句：通，解为通晓，不通犹言不知、不避。世俗之人趋利避害，不避利害则是君子，是君子而无须君子之名号，求其本而不求其末之意。 ⑦行名失己二句：失己犹言无己。行名失己意谓有此行名而隐蔽其姓氏，如此则为士者之道。合于为士之道，而无须士之称号，亦求其本而不求其末之意。 ⑧亡身不真二句：不真犹言不化。亡身不真，谓自裁身死者。自裁身死，古称烈士，烈士则为知己者死，是能使人者。役人即使人，此句言使人而不求使人之名。以上八事，皆求本不求末之意。 ⑨狐不偕：人名。姓狐，字不偕。偕、稽音同通用。 ⑩务光：人名。 ⑪伯夷：人名。 ⑫叔齐：人名。伯夷之弟。 ⑬箕子：商代诸侯名，周改封于朝鲜。马融、王肃以箕子为纣之诸父，服虔、杜预以为纣之庶兄。 ⑭胥余：人名。 ⑮纪他：人名，姓纪，名他。他音tuó。 ⑯申徒狄：人名。复姓申徒，名狄。又作申屠狄。 ⑰是役人之役：犹言使人之使、受人所使。役，使。 ⑱适人之适二句：为他人之所为，而不能为自己之所为。自适，即自得。

6.6 古之真人，其状义而不朋[①]，若不足而不承[②]。与乎其觚而不坚也[③]，张乎其虚而不华也[④]。邴邴乎其似喜也[⑤]，崔崔乎其不得已也[⑥]。滀乎进我色也[⑦]，与乎止我德也[⑧]。厉乎其似世也[⑨]，謷乎其未可制也[⑩]。连乎其似好闭也[⑪]，悗乎忘其言也[⑫]。以刑为体[⑬]，以礼为翼[⑭]，以知为时[⑮]，以德为循[⑯]。以刑为体者，绰乎其杀也；以礼为翼者，所以行于世也[⑰]；以知为时者，不得已于事也；以德为循者，言其与有足者至于丘

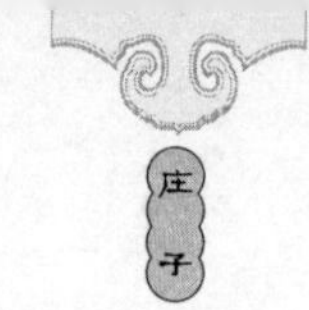

也，而人真以为勤行者也[18]。故其好之也一，其弗好之也一[19]。其一也一，其不一也一[20]。其一与天为徒，其不一与人为徒[21]，天与人不相胜也[22]，是之谓真人。

注释

①义而不朋：义，解为宜，随物所宜。朋，解为朋比、偏党。 ②若不足而不承：其状虽若不足，又无所承受。 ③与乎其觚而不坚也：虽举其坚，而并不显露棱角。与通“举”，举乎，坚挺的样子。觚音gū，多棱角的器皿，借为棱角。 ④张乎其虚而不华也：虽张大其虚怀，而并不浮华。张乎，宽大的样子。古代“华”叶韵读作fū，锺泰云与上句“觚”为韵。 ⑤邴邴乎其似喜也：邴音bǐng，邴邴，神情开朗的样子。 ⑥崔崔乎其不得已也：崔崔，运动的样子。 ⑦滀乎进我色也：温和地推动我，以他和颜悦色的面容。滀音chù，神情温和的样子。色，神色。 ⑧与乎止我德也：随和地打动我，以他中和的德行。与，闲适随和的样子。止，归依、归服。 ⑨厉乎其似世也：宽广的样子像是混同了世俗。厉，崔本作“广”。世，世人、世俗。 ⑩謷乎其未可制也：高远的样子不可以压制。謷音áo，高大、远大。制，裁度。 ⑪连乎其似好闭也：著力的样子好像慎戒周详。又谓“闭”当作“闲”。高亨亦云“闭”当作“闲”，形近而误。 ⑫悗乎忘其言也：不加思虑的样子好像忘记了要说的话。悗音mèn。 ⑬以刑为体：以法治为主。刑，刑法、法治。 ⑭以礼为翼：以礼治为辅。礼，礼法、礼治。 ⑮以知为时：按当作“以时为知”，下同。言谋议皆依于时令。知，通“智”。时，四时、四季。古人以时为政，称为“时政”。 ⑯以德为循：依循于仁惠。德，指仁惠。 ⑰所以行于世也：礼以辨人群，合事宜，故曰行于世。 ⑱言其与有足者至于丘也二句：譬喻言之，谓在真人相伴之下攀登山丘，因受真人勉励而到达山顶，而

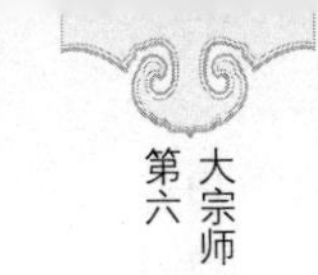

真人随和，使人自以为是由自己勤奋所致。有足者，譬喻真人。丘，山丘。⑲故其好之也一二句：真人喜欢时是这样，厌恶时也是这样。其，指真人。好、弗好，指真人之好恶。一，同一。真人无好、无恶，故能好恶同一。⑳其一也一二句：真人同一时是同一，不同一时也是同一。真人无己守无而任自然，常居中道，故能如此。㉑其一与天为徒二句：同一时与天道在一起，不同一时与人世在一起。真人视天道与人世为一体，本无所谓同与不同，故其言如此。㉒天与人不相胜也：言天道与人世完全一致，谁也不比谁多，谁也不比谁少。胜，胜出、超过。

6.7 死生，命也[①]。其有夜旦之常，天也[②]。人之有所不得与，皆物之情也[③]。彼特以天为父，而身犹爱之，而况其卓乎[④]！人特以有君为愈乎己，而身犹死之，而况其真乎[⑤]！

注释

①死生二句：死和生同为生命的体现。命，谓生命的长短、寿夭、吉凶、穷达。命出于天地自然，故又称性命。②其有夜旦之常二句：天，指自然。言死生出于命，命即自然；昼夜出于天，天即自然。故死生如昼夜，皆由自然而来。③人之有所不得与二句：人之有所不得，谓人世之事。皆物之情，犹言万物之理。此句言人事亦出于万物之理，与上文死生、昼夜无别。④彼特以天为父三句：以天为父，当作“以人为父”。人为父所生，故称之为父，而亲之爱之，何况超过父亲的呢！卓，小篆从“匕”，字形与“真”相近。⑤人特以有君为愈乎己三句：愈乎己者，则尊之为君主，而甘为其死，何况更加真实的君主呢！君主主宰人，天亦主宰人，是更加真实的主宰，故称之为真君、真宰。

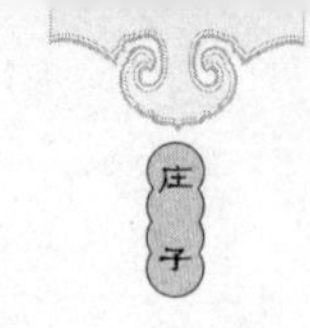

6.8 泉涸，鱼相与处于陆，相呴[①]以湿，相濡[②]以沫，不如相忘于江湖[③]。与其誉尧而非桀也，不如两忘而化其道[④]。夫大块载我以形，劳我以生，佚我以老，息我以死[⑤]，故善吾生者，乃所以善吾死也[⑥]。夫藏舟于壑，藏山于泽，谓之固矣！然而夜半有力者负之而走，昧者不知也[⑦]。藏小大有宜，犹有所遯[⑧]。若夫藏天下于天下，而不得所遯，是恒物之大情也[⑨]。特犯人之形而犹喜之，若人之形者，万化而未始有极也，其为乐可胜计邪！故圣人将游于物之所不得遯而皆存[⑩]。善夭善老，善始善终，人犹效之，而况万物之所系，而一化之所待乎[⑪]！

注释

①呴：音xǔ。 ②濡：音rú，沾湿。 ③不如相忘于江湖：言不如归本于自然。 ④不如两忘而化其道：言不如归一于道。 ⑤夫大块载我以形四句：言人生的各个阶段，包括死亡，同样都是生命的体现。大块，大地，此处指天地、自然。 ⑥故善吾生者二句：死亡为生命的一个阶段，则如果认为福寿是天地所赐，死亡亦为天地所赐。善，善待，指天地对人的禀赋而言。 ⑦昧者不知也：言所思不宏放，则不知天地之大变。藏舟于壑，与鱼相与处于陆，所喻相同，皆言不如归本于自然。 ⑧犹有所遯：承上“负之而走”而言。遯，同“遁”，逃遁。 ⑨若夫藏天下于天下三句：藏天下于天下，犹言藏自然于自然。万物无时不变，以万物同归自然，则无所变，不变故曰“恒”。如此则无得无失，故曰“不得所遯”。物之大情，犹言天地之心。恒，常、不变。物，指天地自然。 ⑩故圣人将游于物之所不得遯而皆存：言圣人则与天地为一，与变化俱变，则无所谓存亡，如此可以长存。 ⑪而况万物之所系二句：万物所系，即天道自然。一化，即与变化为一。

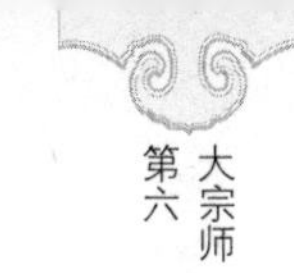

6.9　夫道，有情[①]有信[②]，无为[③]无形[④]。可传而不可受[⑤]，可得而不可见[⑥]。自本自根[⑦]，未有天地，自古以固存[⑧]。神鬼神帝[⑨]，生天生地[⑩]。在太极[⑪]之先而不为高，在六极[⑫]之下而不为深，先天地生而不为久，长于上古而不为老。狶韦氏得之，以挈天地[⑬]。伏戏氏得之，以袭气母[⑭]。维斗得之，终古不忒[⑮]。日月得之，终古不息[⑯]。勘坏得之，以袭昆仑[⑰]。冯夷得之，以游大川[⑱]。肩吾得之，以处大山[⑲]。黄帝得之，以登云天[⑳]。颛顼得之，以处玄宫[㉑]。禺强得之，立乎北极[㉒]。西王母得之，坐乎少广[㉓]，莫知其始，莫知其终。彭祖得之，上及有虞，下及五伯[㉔]。傅说得之，以相武丁，奄有天下，乘东维、骑箕尾而比于列星[㉕]。

注释

①有情：情，谓天情。庄子认为有天情，有人情，天情与人情不同。人有是非善恶，称为人情。天地有情而无形，称之为天情。天情就是天道对人及万物的无形无声的禀赋。　②有信：守命共时，有符契可验证，叫作信。　③无为：没有偏私，无所不为，故无所谓为。　④无形：自然的本质与天地万物的精粗大小无关，并且其精粗大小变化无常，故曰天道无形。　⑤可传而不可受：可以感知，而不可拥有。　⑥可得而不可见：可以心会，而不可目见。　⑦自本自根：道至大无外，无所不包，故其根据即其自身之存在。　⑧未有天地二句：道之先不可问，其自身之存在，即时间之所在。　⑨神鬼神帝：犹言生鬼生帝。“神”，解为“引出”，用为动词，与下文“生天生地”之“生”相对。⑩生天生地：锺泰 曰：‘生天生地者’者，天施地化而生万物。”⑪太极：阴阳未分，称为太极。　⑫六极：天地四方，又称六合。　⑬狶韦氏得之二句：狶音 shǐ。　⑭伏戏氏得之二句：伏

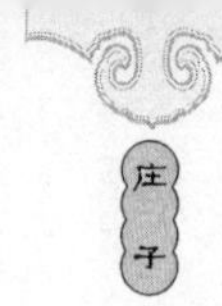

戏，上古帝王，三皇之一。伏又作宓、包，戏又作牺、羲。又称太昊或太皞，又称羲皇。史载伏戏观天地，画八卦。 ⑮维斗得之二句：维斗即北斗，共七星。北斗为古代“五列之神”之一，似古代天文有专职观测北斗之官，惟失其称号。古代曾观测北斗以决政事。终古不忒，即终古不差。 ⑯日月得之二句：上古日、月观测，各有专官。 ⑰勘坏得之二句：堪坏，昆仑山神名，《淮南子》称作“钦负”。坏音 pī，崔本写作“邳”。上古名山大川均有专官职掌，位同诸侯。古称山川诸侯为山川群神，其职掌与为政相关。昆仑，山名。 ⑱冯夷得之二句：冯夷，冯音 píng。为黄河神名，黄河神称为“河伯”，又称“河宗”，实亦山川诸侯。大川，即黄河。 ⑲肩吾得之二句：肩吾，泰山神名，实即职掌泰山之诸侯。大山，即泰山。 ⑳黄帝得之二句：古有黄帝升天之说，实则黄帝时之历法与观测云气相关，故曰“以登云天”。 ㉑颛顼得之二句：颛顼，上古五帝之一，死后尊为五方帝之一，为北方帝的神主。北方主水，上古水官称为水正，玄冥曾为水正。颛顼事迹与水文相关，故曰“以处玄宫”。 ㉒禺强得之二句：禺强，水神名。北极，即北方、北海。 ㉓西王母得之二句：西王母，上古西方邦国，汉代人常与东王公并称，分别掌管日月之出入，其事迹当与月或落日相关。少广，西域地名。史书所载西王母所在，地名甚多，大抵均在西方，即汉唐所说之西域。 ㉔彭祖得之三句：有虞，即虞舜之国，号有虞氏。五伯，昆吾为夏伯，大彭、豕韦为殷伯，齐桓公、晋文公为周伯，合称五伯。 ㉕傅说得之五句：傅说，商代相臣。武丁，商代国王，中兴之主，庙号高宗。奄，覆盖。傅说为相有功，故死后尊为星精。古代天文与人事对应，故傅说又为星名。乘、骑，言其相邻而同列。维，星名，箕、尾，星名，各为二十八宿之一，在东方七宿中。以上自豨韦氏至傅说共十三事，无论所说为

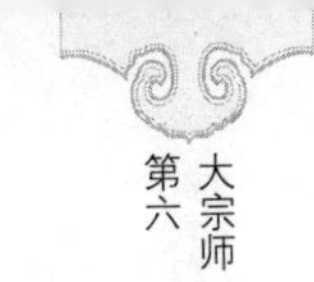

天帝或人王，其事迹均与天地自然的观测相关。此处即用以代指其所职掌之物，亦即天地自然之构成。

6.10　南伯子葵[①]问乎女偊[②]曰："子之年长矣，而色若孺子[③]，何也？"曰："吾闻道矣。"南伯子葵曰："道可得学邪？"曰："恶！恶可！子非其人也。夫卜梁倚[④]有圣人之才而无圣人之道[⑤]，我有圣人之道而无圣人之才。吾欲以教之，庶几其果为圣人乎？不然，以圣人之道告圣人之才，亦易矣。吾犹守而告之[⑥]。吾守之三日，而后能外[⑦]天下。已外天下矣，吾又守之，七日而后能外物。已外物矣，吾又守之，九日而后能外生。已外生矣，而后能朝彻[⑧]。朝彻而后能见独[⑨]，见独而后能无古今，无古今而后能入于不死不生[⑩]。杀生[⑪]者不死，生生者不生。其为物，无不将[⑫]也，无不迎也；无不毁也，无不成也。其名为撄宁[⑬]。撄宁也者，撄而后成者也。"

注释

①南伯子葵：即《齐物论》中的南郭子綦、《人间世》中的南伯子綦。葵，綦字之误。　②女偊：姓女，名偊。女音 rǔ，偊音 yǔ。　③孺子：稚子，童子。　④卜梁倚：复姓卜梁，名倚。⑤有圣人之才而无圣人之道：有圣人的才质，未必有圣人的道体。　⑥吾犹守而告之：先有所守，而后欲以告之。　⑦外：遗忘。　⑧朝彻：形容一旦而明彻。　⑨见独：形容道体无所不包又复归于一，"混成""独立"的状态。　⑩不死不生：无死无生，故不死不生。　⑪杀生：指灭亡、死亡。　⑫将：送。与"迎"相对。　⑬撄宁：言南伯子綦体道，由纷纭交错之后，终归宁静。撄音 yīng，扰动。宁，安定、宁静。

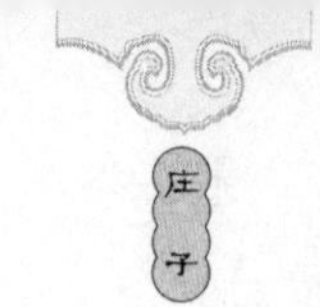

6.11　南伯子葵曰："子独恶乎闻之!"曰："闻诸副墨之子[①]，副墨之子闻诸洛诵[②]之孙，洛诵之孙闻之瞻明[③]，瞻明闻之聂许[④]，聂许闻之需役[⑤]，需役闻之於讴[⑥]，於讴闻之玄冥[⑦]，玄冥闻之参寥[⑧]，参寥闻之疑始[⑨]。"

注释

①副墨之子：副墨，庄子寓言中的人物，字义为翰墨，代指文字。副，副贰、副手。执翰墨之人的副手之子，言其若有若无之意。以下九人，实即闻道的九个阶段，由言之闻之最终趋于无言无闻。　②洛诵之孙：字义为诵读、背诵。　③瞻明：字义为诵读精熟，逐渐晓明。　④聂许：字义为心有所悟，窃语自许。⑤需役：字义为尚待勤行。　⑥於讴：字义为德行彰显，满路讴歌。於音wū。　⑦玄冥：字义为深远虚静。　⑧参寥：字义为高远旷绝。由玄冥至参寥，无而又无。　⑨疑始：字义为道体自无而始。

6.12　子祀、子舆、子犁、子来四人[①]相与语，曰："孰能以无为首，以生为脊，以死为尻[②]，孰知生死存亡之一体者，吾与之友矣。"四人相视而笑，莫逆于心，遂相与为友[③]。俄而子舆有病，子祀往问之。曰："伟哉！夫造物者将以予为此拘拘也[④]！"曲偻发背[⑤]，上有五管[⑥]，颐隐于齐[⑦]，肩高于顶，句赘[⑧]指天。阴阳之气有沴[⑨]，其心闲而无事，跰（足鲜）[⑩]而鉴于井，曰："嗟乎！夫造物者又将以予为此拘拘也[⑪]？"子祀曰："女恶之乎[⑫]？"曰："亡，予何恶！浸假[⑬]而化予之左臂以为鸡，予因以求时夜[⑭]。浸假而化予之右臂以为弹，予因以求鸮炙[⑮]。浸假而化予之尻以为轮，以神为马，予因以乘之，岂更驾哉[⑯]！且夫得者，时也[⑰]；失者，顺也[⑱]。安时而处顺，哀

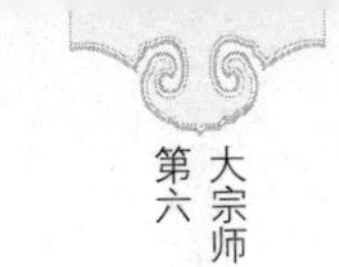

乐不能入也，此古之所谓县解[19]也。而不能自解者，物有结之[20]。且夫物不胜天[21]久矣，吾又何恶焉！”

注释

①子祀、子舆、子犁、子来四人：四人事迹无考。 ②以无为首三句：首、脊、尻，即下文所说之“一体”。尻音 kāo，臀部。 ③四人相视而笑：言道不可说之状。成语“莫逆之交”出此。 ④夫造物者将以予为此拘拘也：这句话为子舆所说，感叹此生的病态。造物者，指天道、自然。拘拘，痉挛曲缩的样子。也，通“邪”。 ⑤曲偻发背：因驼背而使背部露出。 ⑥五管：指脊背。 ⑦颐隐于齐：齐，通“脐”。 ⑧句赘：颈椎。 ⑨沴：音 lì，凌乱。 ⑩跰（足鲜）：带病拖着身体行走。 ⑪夫造物者又将以予为此拘拘也：此句为疑问，较上句多有“又”字，疑问来生是否依然如此。也，通“邪”。 ⑫女恶之乎：女，通“汝”。恶音 wù，嫌恶、厌恶。 ⑬浸假：浸，渐渐。假，假使。 ⑭时夜：司夜，司晨。 ⑮鸮炙：烤鸮肉。 ⑯岂更驾哉：言趋驰不停。 ⑰得者二句：得者，指出生。时，时遇、时运。 ⑱失者二句：失者，指死去。顺，顺序、次序。 ⑲县解：向秀曰：“县解，无所系也。”县同“悬”。 ⑳物不胜天：言人事不得超出天道。

6.13 俄而子来有病[1]，喘喘然[2]将死。其妻子[3]环而泣之。子犁往问之。曰：“叱！避[4]！无怛化[5]！”倚其户与之语曰：“伟哉造化[6]！又将奚以汝为？将奚以汝适？以汝为鼠肝乎？以汝为虫臂乎？”子来曰：“父母于子，东西南北，唯命之从。阴阳于人，不翅[7]于父母。彼近吾死而我不听，我则悍矣，彼何罪焉[8]？夫大块载我以形，劳我以生，佚我以老，息我以

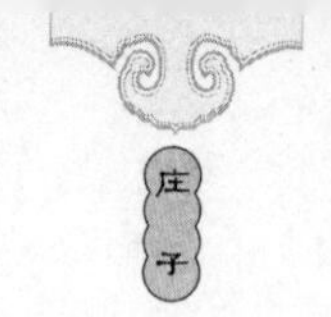

死，故善吾生者，乃所以善吾死也。今大冶铸金[9]，金踊跃曰：'我且必为镆铘[10]！'大冶必以为不祥之金。今一犯人之形而曰：'人耳！人耳！'夫造化者必以为不祥之人。今一以天地为大炉，以造化为大冶，恶乎往而不可哉！"成然寐，蘧然觉。

注释

①有病：病重。 ②喘喘然：喘气很急的样子。崔本作"惴惴"，惴惴，不安貌。 ③妻子：妻子和儿女。 ④叱避：此句为子来之语，呵斥其妻子儿女回避。叱，呵斥声。 ⑤无怛化：不得惊扰了变化。怛音 dá，惊吓。化，变化，此处指子来将死的过程。 ⑥造化：指天道、自然。 ⑦不翅：即不啻。 ⑧彼近吾死而我不听三句：彼，指造化。悍，有本作"捍"。捍，抵拒。⑨大冶铸金：铁匠熔铸金属。大冶，本为上古官名，称为"冶氏"。金，金属。 ⑩镆铘：宝剑名，又作莫邪。

6.14　子桑户[1]、孟子反[2]、子琴张[3]，三人相与友，曰："孰能相与于无相与，相与于无相为[4]？孰能登天游雾，挠挑[5]无极，相忘以生，无所终穷？"三人相视而笑，莫逆于心，遂相与友。莫然有间[6]，而子桑户死，未葬。孔子闻之，使子贡[7]往侍事焉。或编曲[8]，或鼓琴，相和而歌曰："嗟来[9]桑户乎！嗟来桑户乎！而已反其真[10]，而我犹为人猗[11]！"子贡趋而进曰："敢问临尸而歌，礼乎？[12]"二人相视而笑曰："是恶知礼意[13]！"子贡反，以告孔子，曰："彼何人者邪？修行无有，而外其形骸；临尸而歌，颜色不变。无以命之，彼何人者邪？"孔子曰："彼游方之外者也，而丘游方之内者也。外内不相及，而丘使女往吊之，丘则陋矣！彼方且与造物者为人，而游乎天地之一气。彼以生为附赘县疣[14]，以死为决疭溃痈[15]。夫若然

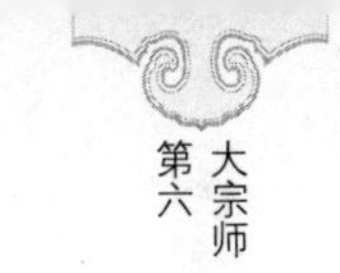

者，又恶知死生先后之所在！假于异物，托于同体[16]。忘其肝胆，遗其耳目。反覆终始[17]，不知端倪[18]。芒然彷徨乎尘垢之外，逍遥乎无为之业[19]。彼又恶能愦愦然为世俗之礼，以观众人之耳目哉！”

注释

①子桑户：人名。 ②孟子反：人名。 ③子琴张：孔子弟子，名牢。 ④相与于无相与二句：道家以天地万物为一大关联而存在，无相与、无相为实即最大的相与，最大的相为。相与，相亲。相为，相交。 ⑤挠挑：一为宛转，一为循环。 ⑥莫然有间：莫然即漠然，莫通“漠”。有间，有顷、片刻。 ⑦子贡：复姓端木，名赐，卫国人，孔子弟子。在孔门四科“言语”科中。利口巧辞，孔子常黜其辩。能与时转货赀，家累千金。曾相鲁卫，出使齐、晋、吴、越，使势相破，存鲁、乱齐、破吴、强晋而霸越，十年之中，五国各有变。 ⑧编曲：一说为编织竹器。一说为编写曲辞。 ⑨嗟来：歌中的咏叹。 ⑩而已反其真：而，通“尔”。反，通“返”。 ⑪猗：音 yī，叹词。 ⑫敢问临尸而歌二句：子贡意谓朋友死，当哭不当歌。 ⑬是恶知礼意：是，代词，此、此人。恶音 wū，疑问词，通“乌”。 ⑭附赘县疣：附赘，附生的赘肉，指肉瘤。县疣，悬挂而生的肉瘤。县，通“悬”。疣音 yóu，同“肬”。 ⑮决疣溃痈：脓疮破裂。疣音 huàn，痈音 yōng，脓肿。 ⑯托于同体：同为人身。 ⑰反覆终始：反覆，当作“反复”。反复即往返，古人以往返为天道，以往而不返为大悲。 ⑱端倪：头绪，边际。端，开端。倪，涯际。 ⑲芒然彷徨乎尘垢之外二句：芒然即“茫然”，芒通“茫”。业，事业，“无为之业”意谓以无为为事业。

6.15 子贡曰：“然则夫子何方之依？”孔子曰：“丘，天之戮民[①]也。虽然，吾与汝共之。”子贡曰：“敢问其方？”孔子曰：“鱼相造[②]乎水，人相造乎道。相造乎水者，穿池而养给；相造乎道者，无事而生定[③]。故曰：鱼相忘乎江湖，人相忘乎道术。”子贡曰：“敢问畸人[④]。”曰：“畸人者，畸于人而侔于天[⑤]。故曰：天之小人，人之君子；人之君子，天之小人也。”

注释

①天之戮民：言孔子所为不合天道，故为天道责罚。 ②造：诣，到，引申为成就。 ③相造乎水者四句：养给、生定，均谓生养充足。俞樾谓“足”与“定”，字形相似而误。穿池而养给，无事而生足，两句一律。给，亦足也。无事，谓不为事所累。 ④畸人：一说读 qí，解为奇。一说读 jī，解为不齐、不偶、残缺。 ⑤畸于人而侔于天：言不齐于人世，而齐于天道。齐于天道，则可称为天之畸人，与天之戮民相对。侔音 móu，相等。

6.16 颜回问仲尼曰：“孟孙才[①]，其母死，哭泣无涕[②]，中心不戚[③]，居丧不哀[④]。无是三者，以善丧盖鲁国[⑤]，固有无其实而得其名者乎？回一怪之[⑥]。”仲尼曰：“夫孟孙氏尽之矣，进于知矣[⑦]。唯简之而不得[⑧]，夫已有所简矣[⑨]。孟孙氏不知所以生，不知所以死。不知就先，不知就后。若化为物[⑩]，以待其所不知之化已乎[⑪]！且方将化，恶知不化哉？方将不化，恶知已化哉？吾特与汝，其梦未始觉者邪！且彼有骇形而无损心，有旦宅而无情死[⑫]。孟孙氏特觉，人哭亦哭，是自其所以乃[⑬]。且也相与吾[⑭]之耳矣，庸讵知吾所谓吾之乎[⑮]？且汝梦为鸟而厉[⑯]乎天，梦为鱼而没于渊。不识今之言者，其觉者乎？其梦者乎？造适不及笑[⑰]，献笑不及排[⑱]。安排而去化[⑲]，乃入

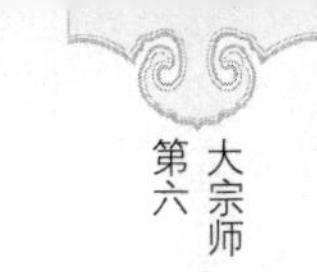

于寥天一[20]。”

注释

①孟孙才：复姓孟孙，名才。②涕：眼泪。③中心不戚：中心，内心。戚，悲伤。④居丧不哀：周礼，父母死，服丧三年，谓之居丧。哀，哀痛。⑤无是三者二句：三者，谓涕、戚、哀。善丧，即善居丧，有本作“善处丧”。盖，解为掩、覆、加。⑥一怪之：犹言甚怪之。一，副词，有本作“壹”。⑦进于知矣：比知更进一步，即达于不知。⑧唯简之而不得：言其事不可无。⑨夫已有所简矣：言礼在于心敬，而不在陈设。⑩若化为物：顺化为物。⑪以待其所不知之化已乎：所不知之化，指可能的各种变化。⑭有旦宅而无情死：旦宅，言生命寄寓于一旦。无情死，犹言无真死。情解为“真”，解为“实情”。⑮乃：如此。⑯相与吾：人们都互相在说“我如何我如何”。⑰庸讵知吾所谓吾之乎：怎么知道我说我如何的我，是真有一个我呢？⑱厉：借为“戾”，通“唳”，鸟鸣。⑲造适不及笑：言达于至道则忘怀哀乐。造适，谓达于至道。不及笑，谓忘怀。⑳献笑不及排：言强颜哀乐则有违自然。献笑，谓献与人之笑，勉强造作。排，解为推移，指自然。㉑安排而去化：安于自然的推排，顺随自然的变化而去。㉒寥天一：言天地广阔，而万物实为一体。

6.17　意而子[①]见许由，许由曰：“尧何以资[②]汝？”意而子曰：“尧谓我：汝必躬服仁义而明言是非。”许由曰：“而奚来为轵[③]？夫尧既已黥[④]汝以仁义，而劓[⑤]汝以是非矣，汝将何以游夫遥荡恣睢转徙之涂[⑥]乎？”意而子曰：“虽然，吾愿游于其藩[⑦]。”许由曰：“不然。夫盲者无以与乎眉目颜色之好，瞽者无以与乎青黄黼黻[⑧]之观。”意而子曰：“夫无庄[⑨]之失其美，据梁[⑩]之失其力，黄帝之亡其知[⑪]，皆在炉捶之间耳[⑫]。庸讵知夫造物者之不息我黥而补我劓，使我乘成以随先生邪？”许由曰：“噫！未可知也。我为汝言其大略：吾师乎！吾师乎！𩐋万物而不为义[⑬]，泽及万世而不为仁，长于上古而不为老，覆载天地、刻雕众形而不为巧。此所游已[⑭]。”

注释

①意而子：人名。按意而之字义为燕子，古代又称玄鸟。但燕或玄鸟古代均曾为邦国名。 ②资：资给，帮助。 ③而奚来为轵：你何为来此。而，通“尔”。奚来为是“为奚来”的倒装。轵，语助词。 ④黥：音 qíng，黥刑，在面部刺字并涂墨。⑤劓：音 yì，劓刑，割去鼻子。黥刑、劓刑，此处指伤残本性。⑥遥荡恣睢转徙之涂：谓向许由问道体道之路。遥荡，逍遥放纵。恣睢，纵任自得。转徙，指变化。涂，同“途”，路途。⑦藩：边界。 ⑧黼黻：音 fǔ fú。两种颜色交错的花纹。 ⑨无庄：人名。 ⑩据梁：人名。 ⑪知：同“智”。 ⑫皆在炉捶之间耳：言三人得道，均在于锤炼的作用。炉捶，冶炼、锤炼。捶同“锤”，有本作“锤”。 ⑬𩐋万物而不为义：成就万物而不自居“义”之名。𩐋音 jī。按齑与义相对，则齑当作齎（简体字作赍、赉），解为“资送”，此处引申为成就。 ⑭已：通“矣”。

6.18 颜回曰：“回益矣[①]。”仲尼曰：“何谓也？”曰：“回忘仁义矣。”曰：“可矣，犹未也。”他日，复见，曰：“回益矣。”曰：“何谓也？”曰：“回忘礼乐矣！”曰：“可矣，犹未也。”他日复见，曰：“回益矣！”曰：“何谓也？”曰：“回坐

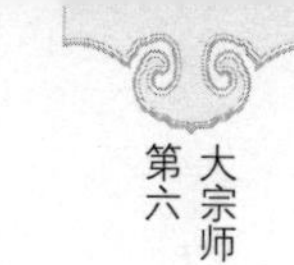

忘[②]矣。”仲尼蹴然曰：“何谓坐忘？”颜回曰：“堕肢体，黜聪明，离形去知，同于大通[③]，此谓坐忘。”仲尼曰：“同则无好也[④]，化则无常也[⑤]。而果其贤乎！丘也请从而后也。”

注释

①回益矣：言其所学已有进益。益，进益。 ②坐忘：字义为端坐而忘。 ③大通：即大道。 ④同则无好也：与万物同一，则无好恶，言无我。 ⑤化则无常也：与自然同变化，则无常，言同一而不滞守于一隅。

6.19　子舆与子桑友。而霖雨[①]十日，子舆曰：“子桑殆病矣[②]！”裹饭而往食[③]之。至子桑之门，则若歌若哭，鼓琴曰：“父邪！母邪！天乎！人乎！”有不任其声[④]而趋举其诗[⑤]焉。子舆入，曰：“子之歌诗，何故若是？”曰：“吾思夫使我至此极者而弗得也。父母岂欲吾贫哉？天无私覆，地无私载，天地岂私贫我哉？求其为之者而不得也！然而至此极者，命也夫！”

注释

①霖雨：久雨。有本作“淋雨”。 ②子桑殆病矣：殆，大概。病，病重。 ③食：音 sì，喂饭。 ④不任其声：不任，不堪。 ⑤趋举其诗：趋，音 cù，通“促”，急促。诗，诵诗，言琴声已止，惟有口诵诗句。

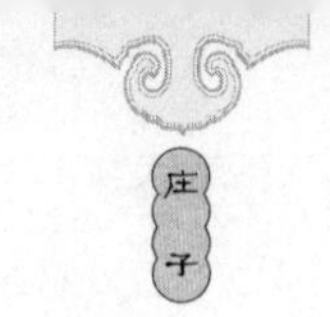

应帝王第七

解题

此篇以“应帝王”三字为题，其中“帝王”一语，原有一种很系统的论证和很高远的理想。“应帝王”的“应”字，有两种读音，所以有两种解释。读作平声，解为“应当”“应该”。这也有两种理解：其一，理解为“何人应为帝王?”其二，理解为“帝王应当如何?”作去声读，解为“应接”“应和”。

《应帝王》开篇就讲啮缺、王倪、蒲衣子的故事，这三人加上许由曾被合称“四子”，都是帝尧的老师，《应帝王》开篇所讲的三个贤人、隐士，其实仍然是讨论政治。

晚周诸子百家，其中最重要的三家道、儒、法各自提出过自己的政治蓝图，其最高理想都是援引历史作为说明，但所依据的历史时期各不相同。道家最早，老子援引黄帝，庄子援引“古十二君”；儒家其次，孔子法文武周公，孟子法先王尧舜，荀子法后王五伯(五霸)；法家最晚，法“今王”“新圣”，即将历史与现实重合。所以道、儒、法三家的历史观是呈阶梯状排列的，所引据的历史越早，其理想境界也越高。因而道家的政治理想最高。

今人有一误解，就是将老庄比较，认为庄子是出世的，没有政治主张。其实讲纯哲学的是老子、庄子，讲“内圣外王”和“黄老”的也是老子、庄子。今人用“纯哲学本体论”一条标准衡量，将老庄抬很高，而战国晚期和两汉的思想则被压得很低。其原因之一，就是截断了老庄的源头。老庄的源头是黄帝，黄帝否定之后，老庄被视为源头，所以有一个极高的以纯哲学为开端

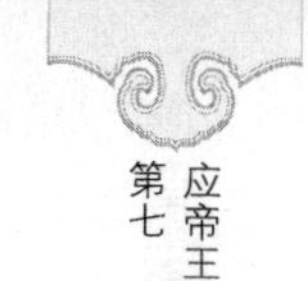

的假象。如果恢复黄帝等上古时代的文化，那就很容易看到古代学术从其真正的源头开始，就是富于政治性的，那么到了老庄这里，仍然涵括政治，就毫不奇怪了。

其实，古代的学术和学者，无不以政治为核心，无不期望通过政治而改进社会完善人群，这是一个常道。庄子应当就是这样，他谈论政治，不是以权力论政治，所以看起来不像政治家。他是以道术涵括政治，以道术引导政治。道术是内质，政治是外形；道术是本真，政治是余绪。总之，“帝王”“至治”在庄子思想中，确实占据着一个恰如其分的位置。

7.1　啮缺问于王倪，四问而四不知。啮缺因跃而大喜，行以告蒲衣子[①]。蒲衣子曰：“而乃今知之乎？有虞氏不及泰氏[②]。有虞氏，其犹藏仁以要人[③]；亦得人矣，而未始出于非人[④]。泰氏，其卧徐徐[⑤]，其觉于于[⑥]。一以己为马，一以己为牛。其知情信[⑦]，其德甚真，而未始入于非人。”

注释

①蒲衣子：即被衣。　②泰氏：“大”音“太”，古通“泰”。按“泰氏”二字可能传写残缺。　③藏仁以要人：要，邀约、求取。　④非人：人间是非之地。　⑤徐徐：安稳的样子。　⑥于于：音 xū xū，又作“盱盱”。无所知的样子。　⑦其知情信：言泰氏之知纯真似道。

7.2　肩吾见狂接舆。狂接舆曰：“日中始[①]何以语女[②]？”肩吾曰：“告我君人者以己出经式义度[③]，人孰敢不听而化诸[④]！”狂接舆曰：“是欺德也[⑤]。其于治天下也，犹涉海凿河而使蚊负山也[⑥]。夫圣人之治也，治外乎[⑦]？正而后行，确乎

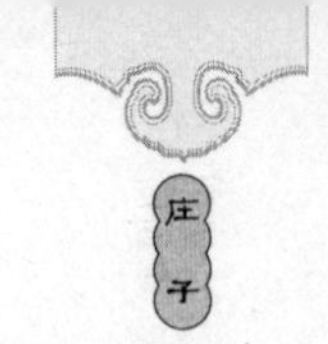

能其事者而已矣[⑧]。且鸟高飞以避矰弋[⑨]之害，鼷鼠深穴乎神丘之下以避熏凿之患，而曾二虫之无知[⑩]！”

注释

①日中始：即日官中始。日，官名，古称日官、日御。又称日者或天官，其职掌与史官相兼，为古代技艺一类官职，多以父子世袭，故又称为畴人。中始，人名。②女：同“汝”。③君人者以己出经式义度：言君主当自己颁行法度。君人者，即君主。以己出，谓法度出于自己一人之手。经式义度，通指法度。④诸：兼词，之乎、之于。⑤是欺德也：针对上文“以己出”而言。此则出于私智，故曰欺德。⑥犹涉海凿河而使蚊负山也：比喻不能胜任。⑦治外乎：疑问句，言不当治外而当治内。⑧确乎能其事者而已矣：能，解为“堪”，又与“耐”通。针对上文使蚊负山之喻而言。⑨矰弋：音 zēng yì，古代系着丝绳的短箭，用来射飞鸟。又称缴弋、弋射、缴射。矰、缴即丝绳。⑩而曾二虫之无知：曾，读作 céng，竟然。

7.3　天根[①]游于殷阳[②]，至蓼水[③]之上，适遭无名人[④]而问焉，曰：“请问为天下。”无名人曰：“去！汝鄙人也，何问之不豫[⑤]也！予方将与造物者为人，厌，则又乘夫莽眇之鸟[⑥]，以出六极之外，而游无何有之乡[⑦]，以处圹埌之野[⑧]。汝又何帠[⑨]以治天下感予之心[⑩]为？”又复问，无名人曰：“汝游心于淡，合气于漠，顺物自然而无容私焉，而天下治矣。”

注释

①天根：庄子寓言中人物，锺泰谓指欲为天下者。②殷阳：地名。③蓼水：水名。④无名人：庄子寓言中人物。⑤不豫：一说解为不快。一说解为不厌其烦。⑥莽眇之鸟：犹

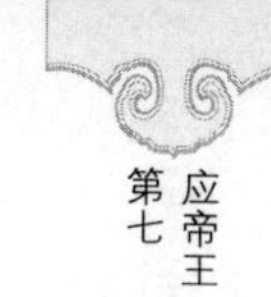

言无鸟之鸟。 ⑦无何有之乡：犹言无有之乡。 ⑧圹埌之野：犹言无野之野。圹埌，音 kuàng dàng。 ⑨帠：音 yì。 ⑩感予之心：感，通"撼"。

7.4 阳子居[①]见老聃，曰："有人于此，向疾强梁，物彻疏明，学道不倦。如是者可比明王乎？"老聃曰："是于圣人也，胥易技系，劳形怵心者也。且也虎豹之文来田[②]，猿狙之便、执斄之狗来藉[③]。如是者可比明王乎？"阳子居蹴然曰："敢问明王之治。"老聃曰："明王之治，功盖天下而似不自己[④]，化贷万物而民弗恃[⑤]；有莫举名，使物自喜；立乎不测，而游于无有者也。"

注释

①阳子居：即杨朱。 ②虎豹之文来田：来，招来。文，花纹，指虎豹的毛皮。田，田猎，亦作畋猎。 ③猿狙之便、执斄之狗来藉：便，便捷。斄，李颐谓读为狸。 ④不自己：不由己。 ⑤化贷万物而民弗恃：言万物自生而无所依赖。 ⑥立乎不测：不测谓变化。

7.5 郑有神巫曰季咸[①]，知人之死生、存亡、祸福、寿夭，期以岁、月、旬、日，若神[②]。郑人见之，皆弃而走。列子见之而心醉，归，以告壶子[③]，曰："始吾以夫子之道为至矣，则又有至焉者矣。"壶子曰："吾与汝既其文，未既其实[④]，而固得道与？众雌而无雄，而又奚卵焉[⑤]！而以道与世亢[⑥]，必信[⑦]，夫故使人得而相汝[⑧]。尝试与来，以予示之。"

注释

①季咸：人名，又称巫咸。巫，上古亦为官名。 ②期以岁月旬日二句：期，预期。 ③壶子：人名。 ④吾与汝既其文二

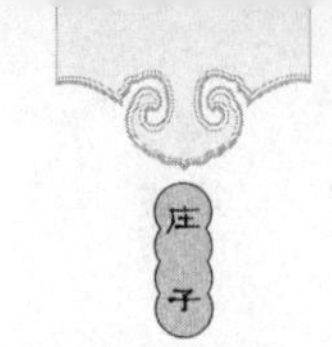

句：谓壶子授予列子道术，只尽文词，未至实功。 ⑤而又奚卵焉：卵谓孵化。 ⑥而以道与世亢：谓列子以其道术与世人相争。 ⑦必信：谓列子预存成见，意欲取信于人。 ⑧夫故使人得而相汝：言列子务必取信于人，从而使得他人有机会占相其吉凶。相读 xiàng，动词，占卜其相貌，即相面。

7.6 明日，列子与之见壶子。出而谓列子曰："嘻！子之先生死矣！弗活矣！不以旬数矣①！吾见怪焉②，见湿灰焉③。"列子入，泣涕沾襟，以告壶子。壶子曰："乡吾示之以地文④，萌乎不震不正⑤，是殆见吾杜德机⑥也。尝又与来。"

注释

①不以旬数矣：不超过十天。 ②吾见怪焉：锺泰曰："怪，异也。" ③见湿灰焉：形容壶子的命相如同湿灰。 ④乡吾示之以地文：乡，同"向"，又通"嚮"，有本作"嚮"，刚才。地文，大地之象。 ⑤萌乎不震不正：言大地之象，茫茫然，既不动，又不止。震，震动。正，崔譔本作"止"，《列子》亦作"止"。 ⑥杜德机：谓机变而至于闭德。杜，闭塞。机，机变，《列子》作"幾"，"机"（繁体作"機"）与"幾"通用，"幾"解为"幾微"。

7.7 明日，又与之见壶子。出而谓列子曰："幸矣！子之先生遇我也，有瘳①矣！全然有生矣！吾见其杜权矣②！"列子入，以告壶子。壶子曰："乡吾示之以天壤③，名实不入，而机发于踵。是殆见吾善者机④也。尝又与来。"

注释

①瘳：痊愈。 ②吾见其杜权矣：权，权变。 ③天壤：天象、乾象，与上文"地文"相对。 ④善者机：谓机变而至于

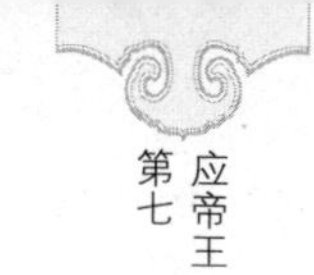

太初。

7.8　明日，又与之见壶子。出而谓列子曰："子之先生不齐[①]，吾无得而相焉。试齐，且复相之。"列子入，以告壶子。壶子曰："吾乡示之以太冲莫胜[②]，是殆见吾衡气机[③]也。鲵桓之审为渊[④]，止水之审为渊，流水之审为渊。渊有九名，此处三焉[⑤]。尝又与来。"

注释

①不齐：参差不齐，变化不定。按下文，壶子原本机变至于阴阳均平，混一无迹，而巫咸误以为不固定之不齐。　②太冲莫胜：太冲，太虚。　③衡气机：谓其机变至于阴阳均平。　④鲵桓之审为渊：鲵，大鱼名。桓，盘桓、盘旋。　⑤渊有九名二句：此处以九渊、三渊譬喻天道的变化。

7.9　明日，又与之见壶子。立未定，自失而走[①]。壶子曰："追之！"列子追之不及。反[②]，以报壶子曰："已灭矣，已失矣，吾弗及已。"壶子曰："乡吾示之以未始出吾宗。吾与之虚而委蛇，不知其谁何，因以为弟靡，因以为波流。故逃也。"然后列子自以为未始学而归，三年不出，为其妻爨[③]，食豕如食人[④]，于事无与亲。雕琢复朴，块然[⑤]独以其形立。纷而封哉[⑥]，一以是终。

注释

①自失而走：遑遽失意而奔逃。自失，内心空虚、迷茫失意、遑遽而无所适从。走，快跑。　②反：同"返"。　③为其妻爨：为其妻烧柴做饭。爨音 cuàn，烧火做饭。　④食豕如食人：谓人与猪豕均等。食音 sì，动词，喂养。　⑤块然：犹言浑

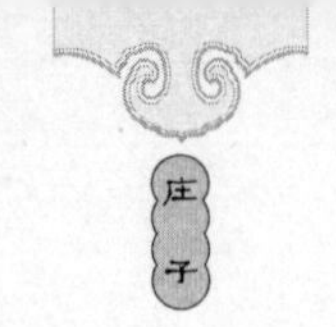

然。⑥纷而封哉：纷然散乱，言不加修饰。纷而，纷然。

7.10 无为名尸[①]，无为谋府，无为事任，无为知主。体尽无穷，而游无朕[②]。尽其所受乎天[③]，而无见得[④]，亦虚而已[⑤]！至人之用心若镜，不将不迎[⑥]，应而不藏[⑦]，故能胜物而不伤。

注释

①无为名尸：不要做名誉的主人。②无朕：无迹。③尽其所受乎天：天所授则受之，天所不授则不受，谓当知足。④而无见得：不见其得失，谓无非分之想。⑤亦虚而已：虚，谦虚。⑥不将不迎：不送不迎。将，送。⑦应而不藏：来者皆照，不遮蔽不隐藏。

7.11 南海之帝为儵，北海之帝为忽[①]，中央之帝为浑沌[②]。儵与忽时相遇于浑沌之地，浑沌待之甚善。儵与忽谋报浑沌之德，曰："人皆有七窍以视、听、食、息[③]，此独无有，尝试凿之。"日凿一窍，七日而浑沌死。

注释

①南海之帝为儵二句：儵、忽，庄子寓言中人物。儵音 shū，又写作"倏"，本义为犬奔跑，引申为迅速往来。②中央之帝为浑沌：浑沌，浑又写作混，沌又写作屯、敦。上古诸侯，即浑沌氏，为黄帝后裔。③人皆有七窍以视听食息：七窍，指人体面部鼻、眼、口、耳七个孔窍。视、听、食、息，指七窍的生理功能。此处以七窍譬喻人为的私智。

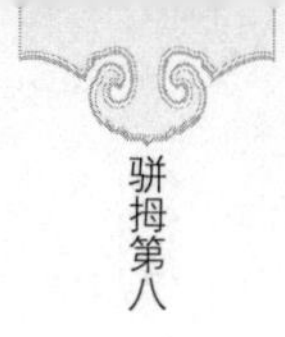

外篇

骈拇第八

解题

《骈拇》是外篇的第一篇。《庄子》全书分为内、外、杂篇三部分，这一分类或许有划分主次的意图。其实可以不拘泥于古人的划分，将内、外、杂篇视为一个整体。

《骈拇》的篇名，是选取文章的前两个字，所以并没有专门说明宗旨的意义。外篇、杂篇的篇名都是如此，或选二字，或选三字，或出于首句，或出于首章。

《骈拇》全文是一篇完整的议论，文章以骈拇、枝指设喻，说明仁义等五常是人为增减的事情，骈拇和枝指是无用、不必要的，所以仁义五常也是无用和不必要的。

庄子有个精彩的证明：事物的生长原本是平顺而和悦的，是生命就应当体会到生命的快乐，那么悲愁恰是不自然的症状表现。悲愁源于人为。什么算做自然，什么算做人为？庄子说，一只虫，它只是一只虫，它就代表着自然，体现着天道。牛马四足，奔驰在原野，人类络住马头，拴住牛鼻，就是不自然。在自然面前，人类与一只虫的意义是相等的。而人为的扰乱使得人类与自然的距离，比一只虫与自然更加遥远。

人类的情绪可以说是一边倒，喜新厌旧，趋利避害，庄子就说，善并不比恶更好，君子也并不比小人更好。他认为君子和小人是一样的。当然，庄子这样说，当然不是为了迎合小人，为小人开脱，他只是要让热心于君子的人猛醒。

庄子的观点是对儒家仁义思想的极大同时也是极有价值的

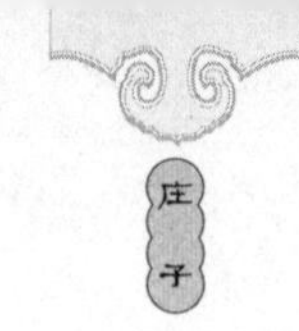

挑战。

有学者指出，《骈拇》中的主要思想就是以道德对抗仁义。事实上，关于道德与仁义，至少存在着三种不同的看法。一是道德与仁义平行，认为道德和仁义是同类的概念。二是道德与仁义对立，因为道德的本原是天德，即天道，而仁义的本原是人文，即人为，道德与仁义的对立亦即天道与人道的对立。三是道德与仁义呈阶梯状顺序排列，道德在前，仁义在后，道德是本原，而仁义则是衍生出来的，道德丧失之后才有仁义。后面二种看法才是道家的观点。

8.1　骈拇枝指①，出乎性哉？而侈于德②。附赘县疣③，出乎形哉？而侈于性④。多方乎仁义而用之者，列于五藏哉⑤？而非道德之正⑥也。是故骈于足者，连无用之肉也；枝于手者，树无用之指也；多方骈枝于五藏之情者，淫僻于仁义之行⑦，而多方于聪明之用也⑧。

注释

①骈拇枝指：骈，相并。拇，足大指。枝，旁生如树枝。指，手指。　②出乎性哉二句：意谓不出于性命，以其多于天道。性，性命。侈，多。德，道德，道家所说道德即天道。③附赘县疣：指肉瘤。　④出乎形哉二句：意谓不出于形体，以其多于性命。以上道德、性命、形体相次而言，道德决定性命，性命决定形体。　⑤多方乎仁义而用之者二句：谓仁义等五行为多出，故不得与五脏相配。多方，多出，即上文之“侈”，仁义，此处指仁义礼智信，儒家称为五行，又名无常。五藏，又称五脏。医家以心、肺、肝、脾、肾为五脏，五脏各有所藏，即神、魄、魂、意、志，但并非仁义礼智信。儒家则认为仁义礼智信与五脏相配，庄子反对这种匹配。　⑥道德之正：天道自然的常

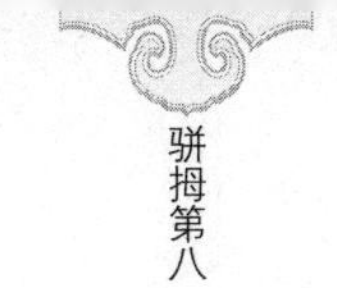

态。 ⑦淫僻于仁义之行：言仁义之行，则是淫僻。淫僻亦解为“多出”，雨水过度为“淫”。 ⑧而多方于聪明之用也：聪明，指耳目，此处代指五官，意谓形体、性命。

8.2 是故骈于明者，乱五色，淫文章[①]，青黄黼黻之煌煌非乎？而离朱是已[②]！多于聪者，乱五声，淫六律[③]，金石丝竹黄钟大吕之声非乎？而师旷是已[④]！枝于仁者，擢德塞性[⑤]以收名声，使天下簧鼓以奉不及之法[⑥]非乎？而曾、史[⑦]是已。骈于辩者，累瓦结绳窜句，游心于坚白同异之间[⑧]，而敝跬誉无用之言[⑨]非乎？而杨、墨[⑩]是已。故此皆多骈旁枝之道，非天下之至正[⑪]也。

注释

①是故骈于明者三句：骈于明，谓五色、文章多出于耳官。五色，又称五采（五彩），成玄英曰：“五色者，青、黄、赤、白、黑也”。文章，丝织品的色彩和图案。 ②青黄黼黻之煌煌非乎二句：上句“非乎”，谓岂非离朱乎？下句“是已”，谓确是离朱矣。已，通“矣”。离朱，古代以视力著称的人。 ③多于聪者三句：谓五声、六律多出于耳官。五声，又称五音，宫、商、角、徵、羽五个音级。六律，黄钟、太蔟、姑洗、蕤宾、夷则、无射六个音调，此处代指十二律。六律与六吕即林钟、仲吕、夹钟、大吕、应钟、南吕，合称十二律。 ④金石丝竹黄钟大吕之声非乎二句：金指钟，石指磬，丝指琴瑟，竹指箫管。此处代指八音。金石丝竹与匏土革木八种乐器合称八音。黄钟大吕，此处代指乐舞。师旷，古代以音乐著称的人。 ⑤擢德塞性：拔高天性，拥塞本性。德，天德、天性。 ⑥不及之法：难以企及的礼法。法解为“礼法”，古代礼、法相近。 ⑦曾史：

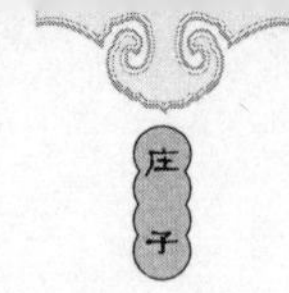

曾参和史鳝。曾参，字子舆，孔子弟子，鲁国人。史鳝，字子鱼，卫国大夫，亦以能孝著称。 ⑧游心于坚白同异之间：坚白，指公孙龙的论辩。同异，指惠施的论辩。 ⑨而敝跬誉无用之言：一说敝跬连读。一说跬誉连读。 ⑩杨、墨：杨朱和墨翟。 ⑪天下之至正：言不仅自己为正，而且事物皆正。

8.3 彼正正者[①]，不失其性命之情[②]。故合者不为骈，而枝者不为跂[③]；长者不为有馀，短者不为不足。是故凫[④]胫虽短，续之则忧；鹤胫虽长，断之则悲。故性长非所断，性短非所续，无所去忧也[⑤]。意[⑥]仁义其非人情乎？彼仁人何其多忧也？

注释

①彼正正者：正正，当作“至正”，承上文“非天下之至正也”而言。 ②性命之情：犹言性命之真。情，真情、真实。 ③故合者不为骈二句：虽有合，但不骈；虽有枝，但不歧。跂，当作“歧”，江南古本作“歧”。 ④凫：音 fú，又称鹜，野鸭。 ⑤无所去忧也：本无忧，故无须去其忧。 ⑥意：猜疑之词。

8.4 且夫骈于拇者，决[①]之则泣；枝于手者，龁[②]之则啼。二者或有馀于数，或不足于数，其于忧一也。今世之仁人，蒿目而忧世之患[③]；不仁之人，决性命之情而饕贵富[④]。故意仁义其非人情乎？自三代[⑤]以下者天下何其嚣嚣[⑥]也？

注释

①决：分开。 ②龁：音 hé，咬断。 ③蒿目而忧世之患：双目远望以忧虑时世的艰难困苦，成语“蒿目时艰”出此。 ④决性命之情而饕贵富：破裂天然的性命，而贪婪于富贵。决，

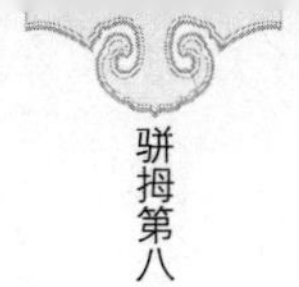

溃决、破裂。饕音 tāo，贪婪、贪财。 ⑤三代：夏、商、西周，合称三代。 ⑥罍罍：聒噪的样子。

8.5 且夫待钩绳规矩[①]而正者，是削其性也；待绳约胶漆[②]而固者，是侵其德者也。屈折礼乐[③]，呴俞仁义[④]，以慰天下之心者，此失其常然[⑤]也。天下有常然，常然者，曲者不以钩，直者不以绳，圆者不以规，方者不以矩，附离[⑥]不以胶漆，约束不以纆索[⑦]。故天下诱然[⑧]皆生，而不知其所以生；同焉[⑨]皆得，而不知其所以得。故古今不二[⑩]，不可亏也[⑪]。则仁义又奚[⑫]连连如胶漆纆索，而游乎道德之间为哉？使天下惑也！

注释

①钩绳规矩：钩，曲尺、半规。绳，墨斗。规，圆规。矩，矩尺、直角尺。 ②绳约胶漆：绳约，以绳索作约束。胶漆，胶工和漆工，古代漆出于漆树取汁，其性黏，故常以胶漆并称，如云“如胶似漆”即是。 ③屈折礼乐：言身躯弯曲，以符合礼乐。 ④呴俞仁义：言容貌和悦，言语温顺，以符合仁义。呴，音 xǔ。 ⑤常然：常态，与异常相对。 ⑥附离：依附，附着。又作“附丽”。离、丽均解为“依”。 ⑦纆索：绳索。 ⑧诱然：油然。 ⑨同焉：即“同然”。 ⑩古今不二：终始如一。⑪不可亏也：谓万物均平。 ⑫奚：疑问词，何。

8.6 夫小惑易方[①]，大惑易性[②]。何以知其然邪？自虞氏[③]招仁义以挠[④]天下也，天下莫不奔命于仁义，是非以仁义易其性与？故尝试论之，自三代以下者，天下莫不以物易其性[⑤]矣！小人则以身殉利，士则以身殉名，大夫则以身殉家[⑥]，

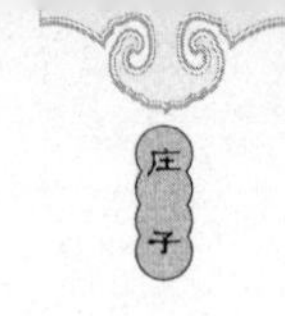

圣人则以身殉天下[7]。故此数子者[8]，事业不同，名声异号，其于伤性以身为殉，一也。臧与縠[9]，二人相与牧羊，而俱亡其羊[10]。问臧奚事，则挟筴[11]读书；问谷奚事，则博塞[12]以游。二人者，事业不同，其于亡羊均也。伯夷死名于首阳之下[13]，盗跖死利于东陵之上[14]。二人者所死不同，其于残生伤性均也，奚必伯夷之是而盗跖之非乎？天下尽殉也。彼其所殉仁义也，则俗谓之君子；其所殉货财也，则俗谓之小人。其殉一也，则有君子焉，有小人焉。若其残生损性，则盗跖亦伯夷已，又恶取君子小人于其间哉？

注释

①小惑易方：言常人所说的迷路尚只是“小惑”。惑，迷惑。易方，迷失方向，即迷路。易，改变。方，方向。 ②大惑易性：言尚有一种“大惑”，即迷失本性。 ③虞氏：虞舜，又称有虞氏。 ④挠：扰乱。 ⑤以物易其性：庄子认为万物皆物，物则应当归向天道，而不应当以物相物。以物易其性，则天性变为物情，物情则有是非好恶，贪图名利，不知休止。 ⑥大夫则以身殉家：家，谓世袭之家，世世有禄秩之家。 ⑦圣人则以身殉天下：圣人谓圣君、圣王。 ⑧此数子者：指上文所说的小人、士、大夫和圣人。 ⑨臧与毂：一说为奴婢之子与良家之子。臧，臧获，即奴婢。一说为善与恶。 ⑩亡其羊：遗失了羊。亡，遗失。 ⑪挟筴：携带竹简。挟音 xié，夹在腋下。筴，同“策”，竹简。 ⑫博塞：一说为古代一种五木棋，一说为一种掷骰的博弈。 ⑬伯夷死名于首阳之下：首阳，山名。 ⑭盗跖死利于东陵之上：盗跖，人名。一说为柳下惠之弟。一说本为黄帝时大盗，柳下惠之弟袭用其名。一说为秦人。“盗跖”之“跖”又写作“蹠”。1988 年湖北江陵张家山汉墓出土的《庄子》

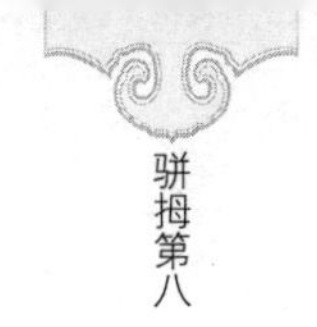

竹简，内有《盗跖》篇，跖字从“豸”旁，又写作“跮”。

8.7 且夫属[①]其性乎仁义者，虽通如曾、史，非吾所谓臧[②]也；属其性于五味，虽通如俞儿[③]，非吾所谓臧也；属其性乎五声，虽通如师旷，非吾所谓聪也；属其性乎五色，虽通如离朱，非吾所谓明也。吾所谓臧者，非所谓仁义之谓也，臧于其德而已矣[④]；吾所谓臧者，非所谓仁义之谓也，任其性命之情而已矣[⑤]；吾所谓聪者，非谓其闻彼也，自闻而已矣[⑥]；吾所谓明者，非谓其见彼也，自见而已矣[⑦]。夫不自见而见彼，不自得而得彼者，是得人之得而不自得其得者也，适人之适而不自适其适者也[⑧]。夫适人之适而不自适其适，虽盗跖与伯夷，是同为淫僻[⑨]也。余愧乎道德[⑩]，是以上不敢为仁义之操，而下不敢为淫僻之行也。

注释

①属：依附。 ②臧：善。 ③俞儿：人名，以擅长烹饪著称。 ④臧于其德而已矣：谓善保其天性而已。 ⑤任其性命之情而已矣：天性即其自性，故善保天性即依循自性。性命之情，性命之真。 ⑥自闻而已矣：自闻其本性而已。 ⑦自见而已矣：自见其本性而已。 ⑧是得人之得而不自得其得者也二句：即上文所说“以物易其性”。德者得也，天道所赐为德，万物所禀为得，得人之得谓唯知禀受，不知归返天道。适，往、到。适人之适而不自适其适，犹言无所适从。 ⑨同为淫僻：犹言过犹不及。淫僻，过度。 ⑩愧乎道德：谓天道不可及。

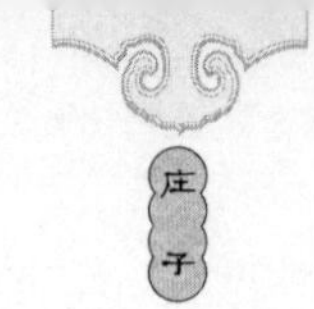

马蹄第九

解题

本篇取首句“马，蹄可以践霜雪，毛可以御风寒”的前两字做为篇名。和前面《骈拇篇》一样，全文是一篇完整的议论。由驯马、伯乐而引申到赫胥氏时代、至德之世。

伯乐故事实际上也是一个知音故事。常人所知关于伯乐与马最著名的论述，可能是唐宋八大家之首的韩愈所作《杂说·马说》中的名句：“世有伯乐，然后有千里马。千里马常有，而伯乐不常有。”

庄子没有纠缠于知音不遇的愤懑，而是将问题穷究到根本。人类原本和生物聚居在一起，两不猜疑，忽然人类开始驯服动物，穿牛鼻，络马首，不仅动物遭殃，人类自身的利益亦不知何在。杀伤人类最严重的正是人类自己，如果说其他动物的“进化”取决于它们与其他物种的竞争，那么人类的“进化”难道将取决于一些人与另一些人的竞争吗？庄子所阐发的实际上是一个“动物伦理”“生物伦理”的问题，其根本是生物的共同生存问题。问题的根源在于“人为”。

庄子之意，真正的千里马实际上只是自然生长的马，亦即野马。

9.1　马，蹄可以践霜雪，毛可以御风寒①，龁草饮水，翘足而陆②，此马之真性也。虽有义台路寝③，无所用之。及至伯乐④，曰：“我善治马。”烧之，剔之，刻之⑤，雒之⑥。连之

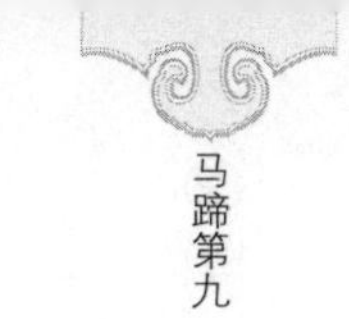

以羁馵[⑦]，编之以皁栈[⑧]。马之死者十二三矣！饥之，渴之，驰之，骤之，整之，齐之。前有橛饰[⑨]之患，而后有鞭筴[⑩]之威，而马之死者已过半矣！

注释

①蹄可以践霜雪二句：谓马之蹄与毛均有适宜的用途。②龁草饮水二句：言其自适与愉悦。龁音 hé，咬、嚼。陆，司马彪解为“跳也”。③义台路寝：义台，台名。路寝，殿名。④伯乐：伯乐为官名，其得名原由，或者官名在先，人名在后，或者人名在先，官名在后。⑤烧之，剔之，刻之：成玄英曰：“烧，铁炙之也。剔，谓翦其毛；刻，谓削其蹄。”⑥雒之：雒字，一说通“络”。一说当作“铬”，一说当作烙。⑦羁馵：羁，勒绳。馵音 zhí，绊绳。⑧皁栈：皁，马槽、马枥。栈，马棚、马床。⑨橛饰：橛，马口中所衔的木棍，又称马衔、马镳。饰，在马衔上再加饰物。⑩鞭筴：古称马杖，又称马檛。今通作“鞭策”，筴通“策”。

9.2　陶者[①]曰：“我善治埴[②]。圆者中规，方者中矩。”匠人[③]曰：“我善治木[④]。”曲者中钩，直者应绳。夫埴木之性，岂欲中规矩钩绳哉？然且世世称之曰伯乐善治马，而陶匠善治埴木，此亦治天下者之过也。

注释

①陶者：古称陶人，为上古王官之一守。②埴：抟埴。③匠人：亦为上古王官之一守。④治木：又称攻木。

9.3　吾意善治天下者不然。彼民有常性，织而衣，耕而食，是谓同德[①]。一而不党[②]，命曰天放[③]。故至德之世，其行

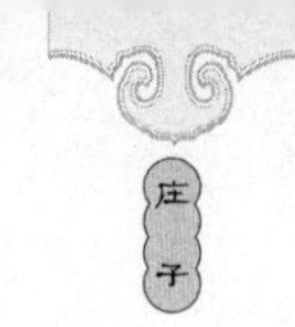

填填，其视颠颠[④]。当是时也，山无蹊隧[⑤]，泽无舟梁[⑥]。万物群生，连属其乡[⑦]。禽兽成群，草木遂长。是故禽兽可系羁而游，乌鹊之巢可攀援而窥[⑧]。

注释

①同德：谓与天地、万物、自然之道德同一。 ②不党：不偏私。党，解为偏私、偏袒。 ③天放：自然而放逸。 ④颠颠：意指专一。 ⑤蹊隧：道路。蹊，蹊径。隧，道路。 ⑥舟梁：船和桥。 ⑦连属其乡：连属，连接。属音 zhǔ，连缀。乡，此处与封邑、邦国相对。 ⑧是故禽兽可系羁而游二句：系羁，谓互相牵连。窥，窥视。

9.4　夫至德之世，同与禽兽居，族与万物并[①]，恶乎知君子小人哉！同乎无知[②]，其德不离[③]；同乎无欲，是谓素朴[④]。素朴而民性得矣[⑤]。及至圣人，蹩躠[⑥]为仁，踶跂[⑦]为义，而天下始疑[⑧]矣。澶漫[⑨]为乐，摘辟[⑩]为礼，而天下始分[⑪]矣。故纯朴不残，孰为牺尊[⑫]！白玉不毁，孰为珪璋[⑬]！道德不废，安取仁义！性情不离，安用礼乐！五色不乱，孰为文采！五声不乱，孰应六律！夫残朴以为器，工匠之罪也；毁道德以为仁义，圣人之过也。

注释

①同与禽兽居二句：谓人类所聚集与禽兽万物混杂而不分。②同乎无知：谓不用智巧。知同“智”。 ③其德不离：谓不离本性、天性。 ④素朴：言纯真而不加修饰。 ⑤民性得矣：此处谓人民纯真而不失本性，故其所得为真得。 ⑥蹩躠：蹩躠，音 bié xiè。蹩解为“蹩”，“蹩”解为“踏”。躠，马叙伦谓蹩躠为叠韵连绵词，则蹩、躠义近。 ⑦踶跂：踶跂，音 dì qí。踶跂

亦为叠韵连绵词。蹩躠、踶跂均为用力行走之貌，引申为用心于仁义。 ⑧始疑：谓互相怀疑。 ⑨澶漫：澶音 chán，澶漫为叠韵连绵词。 ⑩摘辟：叠韵连绵词。意为烦碎也。 ⑪始分：谓互相分裂。 ⑫纯朴不残二句：言牺尊的出现，本是纯朴被打破的结果。牺尊，祭祀用酒器名，铸刻为牛形。牺，用作牺牲的牛，又称牺牛。尊，又写作樽，酒器名。“孰为牺尊”谓其铸刻鲜丽，“纯朴不残”谓不染色，二句相对而言。 ⑬珪璋：音 guī zhāng，朝聘用玉器名。

9.5　夫马，陆居则食草饮水，喜则交颈相靡[①]，怒则分背相踶[②]。马知已此[③]矣！夫加之以衡扼，齐之以月题，而马知介倪闉扼鸷曼诡衔窃辔。故马之知而态至盗者，伯乐之罪也。

注释

①相靡：相摩。靡通“摩”。 ②相踶：相踢踏。参见前文“踶跂”注。 ③已此：止此。已，截止。

9.6　夫赫胥氏[①]之时，民居不知所为，行不知所之，含哺而熙，鼓腹而游[②]，民能以此矣。及至圣人，屈折礼乐，以匡天下之形；县跂仁义，以慰天下之心。而民乃始踶跂好知，争归于利，不可止也。此亦圣人之过也。

注释

①赫胥氏：上古帝王、诸侯。一说即炎帝，一说为华胥氏。②含哺而熙二句：言其纯真自得。哺，食物，含哺言口含食物。熙，同“嬉”，嬉笑。

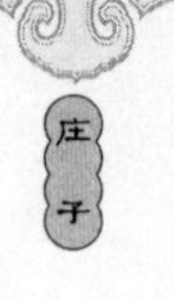

胠箧第十

解题

此篇以“胠箧”开端，“胠箧”意为盗窃，由盗窃箱箧的“小盗”而说到盗窃国家与仁义的“大盗”。在这一篇中，庄子并不反对仁义，但是他说仁义既能为圣人所施行，也能为大盗所利用，而“天下之善人少而不善人多”，所以施行的时候就少，而利用的时候居多，所以是“利天下也少，而害天下也多”。

防止小盗、大盗有什么办法？答案在《大宗师篇》中。庄子说道：“夫藏舟于壑，藏山于泽，谓之固矣，然而夜半有力者负之而走，昧者不知也。藏大小有宜，由有所遁，若夫藏天下于天下，而不得所遁，是恒物之大情也。”藏宝物在箱箧，叫做“藏小”。藏大物，叫做“藏大”。何为大物，《在宥篇》说：“夫有土者，有大物也”，“藏天下于天下”就是藏大物。

什么叫做天下？为天下人公共所有的就是天下。

“藏天下于天下”，也可以进而推演说，“藏万物于万物”“藏自然于自然”。最大限度的拥有其实就是最大限度的还原。庄子说：“昔者容成氏、大庭氏、伯皇氏、中央氏、栗陆氏、骊畜氏、轩辕氏、赫胥氏、尊庐氏、祝融氏、伏羲氏、神农氏，当是时也，民结绳而用之，甘其食，美其服，乐其俗，安其居，邻国相望，鸡狗之音相闻，民至老死而不相往来。”这段话如同是对《老子》的注解，是以“古十二君”具体解释了“小国寡民”。

庄子所引据的“古十二君”，近代以来学者多认为是无稽之谈，不作信史看待。但是在 2002 年公布的上海博物馆藏新出土战国楚竹书《容成氏》篇，记载了自容成氏以下历代上古君王的名号，从考古学和文献学上印证了庄子的记述，说明《庄子》书中的记载别有来历，绝非出于臆造。

10.1　将为胠箧[①]探囊发匮[②]之盗而为守备[③]，则必摄缄縢[④]，固扃鐍[⑤]，此世俗之所谓知[⑥]也。然而巨盗至，则负匮揭箧担囊而趋[⑦]，唯恐缄縢扃鐍之不固也。然则乡[⑧]之所谓知者，不乃为大盗积[⑨]者也[⑩]？

注释

①胠箧：开箱。胠音 qū，开。箧音 qiè，长方形竹箱。又称笥，又称簏。　②发匮：开柜。匮，通“柜”。　③守备：谓预防盗贼。　④摄缄縢：摄，动词，解为“收”“结”。缄縢，音 jiān téng。　⑤固扃鐍：扃鐍音 jiōng jué。成玄英曰：“扃，关钮也。鐍，锁钥也。”　⑥知：同“智”。　⑦负匮揭箧担囊而趋：负、揭、担均为用肩背载物。揭，解为负担。趋，快跑。⑧乡：同“向”，以前，从前。　⑨积：蓄积，聚积。　⑩也：同“邪”，疑问词。

10.2　故尝试论之，世俗之所谓知者，有不为大盗积者乎？所谓圣者，有不为大盗守者乎？何以知其然邪？昔者齐国邻邑相望，鸡狗之音相闻，罔罟[①]之所布，耒耨[②]之所刺，方二千馀里。阖四竟[③]之内，所以立宗庙社稷[④]，治邑屋州闾乡曲者[⑤]，曷尝不法圣人哉？然而田成子一旦杀齐君而盗其国[⑥]，所盗者岂独其国邪？并与其圣知之法而盗之。故田成子有乎盗贼之名，而身处尧舜之安，小国不敢非，大国不敢诛，十二世有齐国。则是不乃窃齐国，并与其圣知之法以守其盗贼之

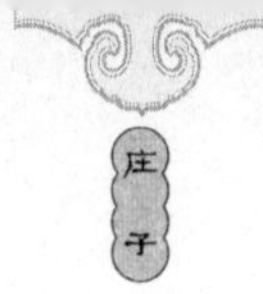

身乎？

注释

①罔罟：渔网。罔通“网”（网字繁体写作“網”）。罟音gǔ，罔罟亦可捕鸟，此处指捕鱼。 ②耒耨：耒音lěi，古代一种翻土的农具，形状像木叉。又称耜、耒耜，又称臿。耨音nòu，古代一种锄草的农具，即锄。李颐谓锄之木柄称为耨。耒耨代指农业。 ③四竟：四境。竟，通“境”。 ④所以立宗庙社稷：言齐国有君，有大夫，君臣皆备。宗庙即祖庙，祭祀自己祖先的场所。此处以社稷代指国君，以宗庙代指大夫。 ⑤治邑屋州闾乡曲者：言齐国城邑市井人口之盛。乡曲，乡村。 ⑥田成子一旦杀齐君而盗其国：田成子，名田常，又名陈恒，谥成子。齐国大夫。

10.3　尝试论之，世俗之所谓至知者，有不为大盗积者乎？所谓至圣者，有不为大盗守者乎？何以知其然邪？昔者龙逄[①]斩，比干[②]剖，苌弘胣[③]，子胥靡[④]，故四子之贤而身不免乎戮。故跖[⑤]之徒问跖曰：“盗亦有道乎？”跖曰：“何适而无有道邪？夫妄意[⑥]室中之藏，圣也；入先，勇也；出后，义也；知可否，知[⑦]也；分均，仁也。五者不备而能成大盗者，天下未之有也。”由是观之，善人不得圣人之道不立，跖不得圣人之道不行[⑧]；天下之善人少而不善人多，则圣人之利天下也少而害天下也多。故曰：唇竭则齿寒[⑨]，鲁酒薄而邯郸围[⑩]，圣人生而大盗起。掊击圣人，纵舍盗贼，而天下始治矣。夫川竭而谷虚，丘夷而渊实[⑪]。圣人已死，则大盗不起，天下平而无故矣。

注释

①龙逢：即关龙逢，又作关龙逄。 ②比干：即王子比干。 ③苌弘胣：苌弘，一说为周景王、敬王大夫，一说为周灵王贤臣。胣，音 chǐ，刳肠。 ④子胥靡：子胥，即伍员，字子胥。靡，通“糜”，糜烂。 ⑤跖：盗跖。 ⑥妄意：猜测。 ⑦知：通“智”。 ⑧善人不得圣人之道不立二句：言善人与恶人同资于仁义法度。 ⑨唇竭则齿寒：即“唇亡齿寒”。竭，解为“尽”，又解为“举”。 ⑩鲁酒薄而邯郸围：言楚国因“酒薄”而攻鲁，魏国借机而得以攻赵。 ⑪夫川竭而谷虚二句：丘夷，山丘被夷平。渊实，渊泉被填实。

10.4　圣人不死，大盗不止。虽重圣人而治天下，则是重利盗跖也[①]。为之斗斛[②]以量之，则并与斗斛而窃之；为之权衡[③]以称之，则并与权衡而窃之；为之符玺[④]以信之，则并与符玺而窃之；为之仁义以矫之，则并与仁义而窃之[⑤]。何以知其然邪？彼窃钩[⑥]者诛，窃国者为诸侯；诸侯之门，而仁义存焉。则是非窃仁义圣知邪？故逐于大盗[⑦]，揭诸侯，窃仁义并斗斛权衡符玺之利者，虽有轩冕之赏[⑧]弗能劝，斧钺之威[⑨]弗能禁。此重利盗跖而使不可禁者，是乃圣人之过也。

注释

①虽重圣人而治天下二句：重在圣人实则是重利盗跖，其原由即前文所说“天下之善人少而不善人多”。 ②斗斛：量器，十升为一斗，十斗为一斛。 ③权衡：称锤和称杆，古称称锤、称梁。 ④符玺：信物，符契和玉玺。 ⑤则并与仁义而窃之：以上言斗斛、权衡、符玺、仁义。 ⑥钩：带钩。带钩为小物。 ⑦逐于大盗：逐，追逐、追随。 ⑧轩冕之赏：轩，高车。冕，

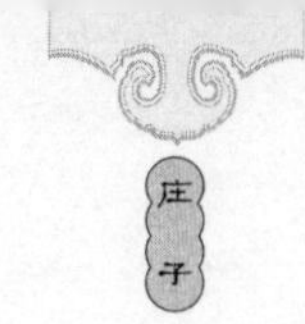

高冠。轩冕代指为官居高位。 ⑨斧钺之威：斧钺，又作鈇钺，钺音 yuè，大斧。斧钺代指天下诛杀大臣之刑法。

10.5 故曰："鱼不可脱于渊，国之利器不可以示人[①]。"彼圣人者，天下之利器也，非所以明天下也[②]。故绝圣弃知[③]，大盗乃止。擿玉毁珠，小盗不起[④]。焚符破玺，而民朴鄙[⑤]。掊斗折衡，而民不争[⑥]。殚残天下之圣法，而民始可与论议[⑦]。擢乱六律[⑧]，铄绝竽瑟[⑨]，塞瞽旷[⑩]之耳，而天下始人含其聪矣。灭文章，散五采，胶离朱之目，而天下始人含其明矣。毁绝钩绳而弃规矩，攦工倕之指[⑪]，而天下始人有其巧矣。

注释

①鱼不可脱于渊二句：脱，逃脱。利器，权柄，此处也指圣人的名义，仁义法度等。 ②非所以明天下也：言圣人之名义为利器，利器则非所以公之于天下者。 ③绝圣弃知：绝圣，谓弃绝圣人之名义，仁义法度之类。弃知，弃绝善恶是非之别。知，同"智"，智辨。 ④擿玉毁珠二句：擿音 zhì，同"掷"，投弃。⑤焚符破玺二句：鄙，朴野、简陋。 ⑥掊斗折衡二句，郭象曰："小平乃大不，平之所用也。" ⑦而民始可与论议：意为始可与言。 ⑧擢乱六律：擢解为"拔"。 ⑨铄绝竽瑟：铄解为以火烧毁。 ⑩瞽旷：即师旷。上古乐官以瞽者为之，故又称瞽旷。瞽音 gǔ。 ⑪攦工倕之指：攦音 lì，折断。工倕，即共工垂。共工，官称。

10.6 故曰："大巧若拙。"削曾、史之行[①]，钳杨、墨之口[②]，攘弃[③]仁义，而天下之德始玄同[④]矣。彼人含其明，则天下不铄矣[⑤]；人含其聪，则天下不累矣；人含其知，则天下不惑矣；

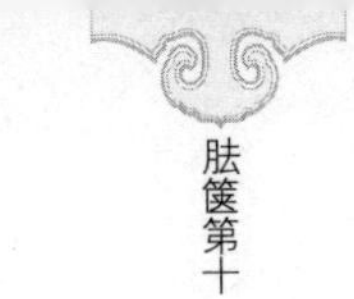

人含其德，则天下不僻[⑥]矣。彼曾、史、杨、墨、师旷、工倕、离朱者，皆外立其德，而以爚乱天下者也[⑦]，法之所无用也。

注释

①削曾、史之行：削除曾参、史鳝的孝行。削，解为“除”。②钳杨、墨之口：封闭杨朱、墨翟的口辩。钳，解为“闭”。③攘弃：抛弃。 ④玄同：玄同即同之又同，意谓与天道同一。损之又损，则至于无为；同之又同，则至于无异。 ⑤彼人含其明二句：含，谓含于其自身之内而不炫耀。 ⑥僻：邪僻。⑦皆外立其德二句：言此数人炫耀其才辨，而使世人丧失自我。爚音 yuè，炫耀。

10.7　子独不知至德之世乎？昔者容成氏[①]、大庭氏[②]、伯皇氏[③]、中央氏[④]、栗陆氏[⑤]、骊畜氏[⑥]、轩辕氏[⑦]、赫胥氏[⑧]、尊卢氏[⑨]、祝融氏[⑩]、伏牺氏[⑪]、神农氏[⑫]，当是时也，民结绳而用之，甘其食，美其服，乐其俗，安其居，邻国相望，鸡狗之音相闻，民至老死而不相往来[⑬]。若此之时，则至治已。今遂至使民延颈[⑭]举踵，曰“某所[⑮]有贤者”，赢粮而趣之[⑯]，则内弃其亲，而外去其主之事，足迹接乎诸侯之境，车轨结乎千里之外。则是上好知之过也。

注释

①容成氏：上古帝王、诸侯。 ②大庭氏：上古帝王、诸侯。 ③伯皇氏：上古帝王、诸侯。 ④中央氏：上古帝王。中央氏或即浑沌氏。 ⑤栗陆氏：上古帝王、诸侯。又作栗睦氏。⑥骊畜氏：上古帝王、诸侯。 ⑦轩辕氏：上古帝王。旧史多以为即黄帝，但古史多以黄帝在伏羲、神农之后，伏羲、神农等为三皇，黄帝则为五帝之首，此处轩辕氏在二者之前，当别有来

历。 ⑧赫胥氏：上古帝王、诸侯。 ⑨尊卢氏：上古帝王、诸侯。 ⑩祝融氏：上古诸侯名及官名。 ⑪伏牺氏：上古帝王，即太皞帝，三皇之一。 ⑫神农氏：上古帝王，即炎帝，三皇之一。 ⑬民结绳而用之八句：结绳，上古一种约定方式，与"契"相近，俗称"结绳记事"。 ⑭延颈：犹言引颈。 ⑮某所：某处。 ⑯赢粮而趣之：赢粮犹言裹粮，即负带干粮。趣，读作"促"，解为"趋"。

10.7 上诚好知而无道，则天下大乱矣。何以知其然邪？夫弓弩[①]毕弋[②]机变[③]之知多，则鸟乱于上矣。钩饵[④]罔罟[⑤]罾笱[⑥]之知多，则鱼乱于水矣。削格[⑦]罗落[⑧]罝罘[⑨]之知多，则兽乱于泽矣。知诈[⑩]、渐毒[⑪]、颉滑[⑫]、坚白、解垢[⑬]、同异之变多，则俗惑于辩矣。故天下每每大乱，罪在于好知。

注释

①弓弩：弓，弓箭。弩，古代一种可用足踏张弦、弩机发射的弓。 ②毕弋：毕，古代一种捕捉鸟的小型带柄网罗。繁体作"畢"，象形。 ③机变：机，机关，一说为弩机。 ④钩饵：卢文弨曰："钩，钓钩也。饵，鱼饵也。" ⑤罔罟：见本篇注。 ⑥罾笱：罾音 zēng，渔网。笱音 gǒu，捕鱼的竹篓。又名筌。 ⑦削格：古代一种捕兽装置，以长木为之，称为"擭"，下设陷阱。 ⑧罗落：网罗。落，通"络"。 ⑨罝罘：网罗。罝音 jū，兔网。罘音 fú，大网。罘又写作"罦"。 ⑩知诈：即智诈。 ⑪渐毒：渐解为"诈"。 ⑫颉滑："滑稽"之倒写，"颉"与"稽"音同相通。滑稽，古代解为"乱同""不正"。 ⑬解垢：音 xiè gòu。

10.8 故天下皆知求其所不知，而不知求其所已知者；皆

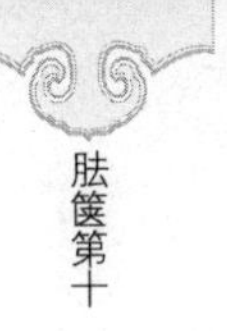

知非其所不善，而不知非其所已善者，是以大乱。故上悖日月之明[①]，下烁山川之精[②]，中堕四时之施[③]。惴耎之虫[④]，肖翘之物[⑤]，莫不失其性。甚矣夫好知之乱天下也！自三代以下者是已[⑥]！舍夫种种[⑨]之民，而悦夫役役之佞；释夫恬淡无为，而悦夫啍啍[⑦]之意，啍啍已乱天下矣！

注释

①上悖日月之明：言日食月食。悖，悖乱。明，光明。②下烁山川之精：言山川之崩竭。烁，销烁。精，精气。③中堕四时之施：堕，读为“隳”，毁坏。施，施化。④惴耎之虫：无足而蠕动的爬虫。惴读作“喘”，有本作“喘”，又从“虫”。耎，同“蝡”，音 ruǎn，解为“蠕”。⑤肖翘之物：会飞的昆虫。⑥是已：是矣。已同“矣”。⑦啍啍：即谆谆。

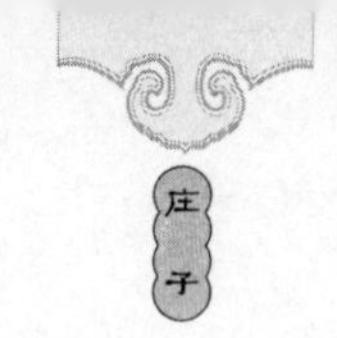

在宥第十一

解题

“在宥”二字，“在”一解为存在之“存”，一解为因任之“任”。“宥”一解为“察”，一解为“宽”，“宽然自得，以优容之”。所以“在宥”就有因任其存在而宽容之义，现代学者有人称庄子为自然主义、现代存在主义，也有几分道理。所以这一篇虽然依然是由篇首二字为题，但较之前几篇又有不同，篇题颇能代表全篇的主旨。

此篇一开始就说：“闻在宥天下，不闻治天下。”“治”，古文解为“理”。“理”，古文解为“治玉”。按照玉石的天然纹理加工成器，称为“治理”。其实三代帝王与儒家之治都是讲取法自然、天人合一的，但毕竟依靠了人为的力量，道家是加以反对的，所以庄子说“不闻治天下”。

接着讲唐尧治天下，不能使人恬愉。这“恬愉”是由道家的判断而言，道家以安和为“恬愉”。

又说到“大喜毗于阳，大怒毗于阴”和“中道不成章”，喜怒是就生理而言，所以“不成章”也应该是论人的生理。

下面说仁、义、礼、乐、圣、智与目之明、耳之聪同样，都有容易过分的弊端。

崔瞿问老聃一段，曾子为孔门最小弟子，到曾子成名与史鱼并称“曾、史”，老聃之死已久，所以崔瞿其人以及与老聃的问对是出于虚拟，但是这些话是庄子的正常陈述，所以并无疑问。

又说黄帝立为天子十九年，往见广成子问道于空同。

云将东游见鸿蒙一段，是庄子最精致的寓言之一。它是以云气拟为人物，文中所说天气不和、地气郁结、六气之精等事，是上古云气之学的表露；云之义近于风，“将”解为行，“云将”意为云行，云有依稀之形而风无形，故“云将”寓含依稀仿佛、似有似无之义，是抽象哲学概念的象形化；文中说鸿蒙、云将拊髀雀跃、浮游猖狂，形象生动，又是最佳的文学描写。

再下说世俗之人，其人生价值都在与众人的比较上产生，治国者也都如此，所以成功的可能性极小，失败的可能性极大。

此篇最后说到物、民、事、法、义、仁、礼、德、道、天十者，卑贱而不值得有为，又不得不为，又说有天道，有人道，“天道之与人道也相去远矣！”这是道家的一贯思想，而此篇则排比得最为整齐。

11.1　闻在宥天下，不闻治天下也①。在之也者，恐天下之淫其性也②；宥之也者，恐天下之迁其德也③。天下不淫其性，不迁其德，有治天下者哉④？昔尧之治天下也，使天下欣欣⑤焉人乐其性，是不恬⑥也；桀之治天下也，使天下瘁瘁⑦焉人苦其性，是不愉⑧也。夫不恬不愉，非德也⑨。非德也而可长久者，天下无之。

注释

①闻在宥天下二句：言当宽任天下，不当以私智治理天下。在宥解为宽任，即任之自然之意，与人为相对。一说“在宥”为“任宥”之误写。　②在之也者二句：在之也者，谓因任之而不加干扰。恐天下之淫其性，谓人性将极端过度，有此潜在危险。淫，过度。　③宥之也者二句：谓宽容之而不加勉强。恐天下之迁其德，谓人性将改变其自然禀赋。迁，迁流、变迁。德，天

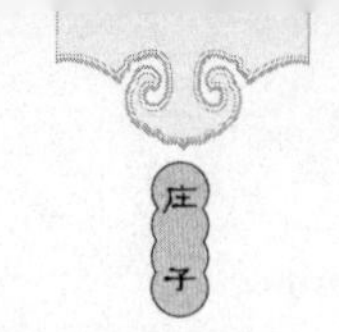

德，指人的自然本性。 ④有治天下者哉：言不治理天下，而天下自然已治。有，尚有、尚须。有……哉，意为何须有。 ⑤欣欣：喜笑貌。 ⑥恬：安静，静谧。道家以安和为乐。 ⑦瘁瘁：忧苦貌。 ⑧愉：安和。 ⑨夫不恬不愉二句：谓不恬与不愉均不合于天道，亦即尧之治与其乐、桀之乱与其苦均不合于天道。

11.2 人大喜邪？毗于阳；大怒邪？毗于阴[①]。阴阳并毗，四时不至，寒暑之和不成，其反伤人之形乎！使人喜怒失位，居处无常，思虑不自得，中道不成章[②]。于是乎天下始乔诘[③]卓鸷[④]，而后有盗跖、曾、史之行。故举天下以赏其善者不足，举天下以罚其恶者不给，故天下之大不足以赏罚。自三代以下者，匈匈焉终以赏罚为事，彼何暇安其性命之情哉[⑤]！

注释

①人大喜邪四句：毗音 pí，解为“伤”。一说解为“助”，一说解为“偏”。 ②中道不成章：言万物不能生成化育，半途而废。 ③乔诘：伪而慧，犹言智辩。乔读为矫，诘读为黠。④卓鸷：卓，古文又作趠、逴、踔。鸷，解为“猛”。 ⑤匈匈焉终以赏罚为事二句：言赏罚以外力匡范人性，赏善罚恶，而终至于偏离人性。

11.3 而且说明邪？是淫于色也[①]。说聪邪？是淫于声也。说仁邪？是乱于德也。说义邪？是悖于理也[②]。说礼邪？是相于技也。说乐邪？是相于淫也[③]。说圣邪？是相于艺也。说知邪？是相于疵也[④]。天下将[⑤]安其性命之情，之八者[⑥]存可也，亡可也。天下将不安其性命之情，之八者乃始脔卷怆囊而乱天下也。而天下乃始尊之惜之，甚矣天下之惑也！岂直过也而去之邪[⑦]，乃齐戒[⑧]以言之，跪坐[⑨]以进之，鼓歌以儛[⑩]之。吾若是何哉[⑪]？

注释

①而且说明邪二句：说明，对明察的偏好。说，同“悦”。淫，针对人的本性而言。 ②说仁邪四句：德、理指天德、天理。仁近于惠，故与德对，义近于行，故与理对。仁义一体，而仁近于名词，义近于动词，行仁为义。理亦近于动词，在庄子，天运即天理。 ③说礼邪四句：礼之末节则为仪，乐至世乱流于淫，故礼与技对，乐与淫对。相，助长。乐之淫，言淫于色。 ④说圣邪四句：古文圣解为“深通”，艺专指“六艺”，故圣与艺对。知，同“智”，疵，指疵。 ⑤将：解为“如”，如果。 ⑥之八者：之，代词，此。八者，聪、明、仁、义、礼、乐、圣、智。 ⑦岂直过也而去之邪：岂直，岂只。直，通“止”，今语作“只”。过，寄托而经过。去，离开。岂直……邪，意即“不……”。 ⑧齐戒：斋戒。古文“齐”通“斋”。“齐”繁体写作“齊”,“斋”繁体写作“齋”。 ⑨跪坐：又称危坐、长跪、跽坐、跪拜。有本在“危坐”。古书“跪坐”多写作“危坐”，跪，本又作危。古人席地而坐，跪、坐意近。 ⑩儛：同“舞”。 ⑪吾若是何哉：犹言吾奈之何哉。

11.4 故君子不得已而临莅天下，莫若无为。无为也而后安其性命之情。故贵以身于为天下，则可以托天下；爱以身于为天下，则可以寄天下[①]。故君子苟能无解其五藏[②]，无擢[③]其聪明，尸居而龙见[④]，渊默而雷声，神动而天随[⑤]，从容无为而万物炊累焉[⑥]。吾又何暇治天下哉！

注释

①故贵以身于为天下四句：贵以身于为天下，即以身贵于为天下。爱以身于为天下，即以身爱于为天下。言贵其身、爱其身甚于为天下。贵，珍贵。爱，爱惜。为天下，治理天下。贵爱其身即所以遵循天道，遵循天道则知贵爱万物。 ②无解其五藏：不离散其五脏。无，通"毋"。解，解为"散"。五藏，即五脏。脏繁体写作"臓"。 ③擢：擢乱。 ④尸居而龙见：言虽端立不动而可致神龙出现。 ⑤神动而天随：言心意所致，即天理所在，故一动念而天理随之。以上六句，均谓君子治天下无为而无不为之意。 ⑥从容无为而万物炊累焉：言君子治天下，从容无为而万物自可运动。

11.5 崔瞿[①]问于老聃曰："不治天下，安藏人心[②]？"老聃曰："女慎无撄人心[③]。人心排下而进上[④]，上下囚杀，淖约柔乎刚强[⑤]，廉刿雕琢[⑥]，其热焦火，其寒凝冰，其疾俛仰之间而再抚四海之外[⑦]。其居也渊而静，其动也县而天[⑧]。偾骄而不可系[⑨]者，其唯人心乎！"

注释

①崔瞿：人名，事迹无考。 ②安藏人心：怎么使人心为善。藏，有本作"臧"。"臧"解为"善"。 ③女慎无撄人心：言当慎之又慎，不要扰乱人心。女，通"汝"。无，通"毋"。撄音 yīng，扰乱。 ④排下而进上：言人心所为，或者排挤而使人居下，或者推进而使人居上。排，排挤、排斥。 ⑤淖约柔乎刚强：淖约，弱者。柔乎，屈服于。 ⑥廉刿雕琢：刿音 guì。 ⑦其疾俛仰之间而再抚四海之外：极言人心之快捷。疾，快捷。俛仰，即俯仰，俛同"俯"。抚，解为"拍"。再抚，犹言再至。 ⑧其居也渊而静

二句：极言人心居处动静变化之大。县，同“悬”。 ⑨偾骄而不可系：偾骄，不可禁之势。系，收束、禁制。

11.6 昔者黄帝始以仁义撄人之心，尧、舜于是乎股无胈，胫无毛[①]，以养天下之形[②]，愁其五藏[③]以为仁义，矜[④]其血气以规法度。然犹有不胜也，尧于是放讙兜于崇山，投三苗于三峗，流共工于幽都[⑤]，此不胜天下也。夫施及三王[⑥]而天下大骇矣。下有桀、跖，上有曾、史，而儒墨毕起。于是乎喜怒相疑，愚知相欺，善否相非，诞[⑦]信相讥，而天下衰矣。大德不同，而性命烂漫[⑧]矣。天下好知，而百姓求竭矣。于是乎斤锯[⑨]制焉，绳墨[⑩]杀焉，椎凿[⑪]决焉。天下脊脊[⑫]大乱，罪在撄人心。故贤者伏处大山嵁岩之下，而万乘之君忧栗乎庙堂之上[⑬]。

注释

①股无胈二句：股，大腿，又称髀，在膝以上。胫，小腿，在膝以下。胈，音 bá，一说为股上的肥膘，一说为肤毛。 ②以养天下之形：以保养天下所有人的形貌。 ③五藏：五脏。 ④矜：苦。 ⑤尧于是放讙兜于崇山三句：史载唐尧时，舜摄政，曾流放四族于四裔。讙兜，孔安国谓其“党于共工，罪恶同”，故流放。崇山，山名，在南裔。讙、音 huān。三苗，古国名。三峗，又作三危，山名，在西裔。峗音 wēi。共工，官名，上古历任共工的人非一，此时任共工者号为穷奇。幽都，又称幽州、幽陵，在北裔，唐代檀州有龚城。 ⑥三王：夏商周三代之王，即夏禹、商汤、周文武王。夏商周又合称三代。 ⑦诞：诞妄，欺诞。《说文》徐注：“诞，妄为大言也。” ⑧烂漫：可作散乱解。⑨斤锯：代指肉刑。虞舜时有五种肉刑，称为五刑，周以墨、劓、宫、刖、杀为五刑。斤音 jīn，同“斤”，斧钺。 ⑩绳墨：

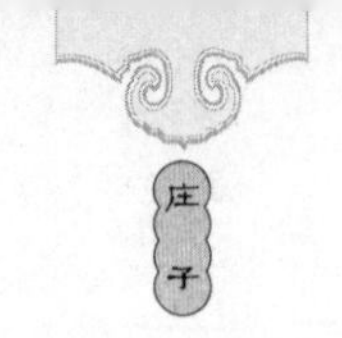

代指法典。 ⑪椎凿：代指肉刑。椎音 chuí，通“锤”。 ⑫脊脊：有本作“肴肴”。肴同“淆”，淆乱。一说读为“藉藉”。藉，践藉。 ⑬故贤者伏处大山嵁岩之下二句：谓仁义礼法出于君主，贤人恐获罪而避世，而君主亦不免于忧愁。大山，一说即泰山，大读为“太”，有本作“太”，古文“大”“太”“泰”通用。一说为山之大者。

11.7 今世殊死[①]者相枕也，桁杨[②]者相推也，刑戮者相望也，而儒墨乃始离跂攘臂[③]乎桎梏[④]之间。意[⑤]，甚矣哉！其无愧而不知耻也甚矣！吾未知圣知之不为桁杨椄槢[⑥]也，仁义之不为桎梏凿枘[⑦]也，焉知曾、史之不为桀、跖嚆矢也[⑧]！故曰：“绝圣弃知，而天下大治。”

注释

①殊死：殊读为“诛”，义同“诛”。 ②桁杨：古代的木制枷锁、镣铐。又称枷、械、桎梏。桁音 háng。 ③离跂攘臂：离跂，翘足。攘臂，犹言奋臂。 ④桎梏：古代的木制枷锁、镣铐。 ⑤意：同“噫”，叹词。 ⑥椄槢：音 jié dié。 ⑦枘音 ruì。 ⑧焉知曾史之不为桀跖嚆矢也：嚆矢，猛箭。嚆，有本作“嗃”，嚆、嗃音 hāo。

11.8 黄帝立为天子十九年，令行天下，闻广成子[①]在于空同[②]之山，故往见之，曰：“我闻吾子达于至道，敢问至道之精？吾欲取天地之精，以佐五谷[③]，以养民人。吾又欲官阴阳，以遂群生[④]。为之奈何？”广成子曰：“而所欲问者，物之质也；而所欲官者，物之残也[⑤]。自而治天下，云气不待族而雨，草木不待黄而落，日月之光益以荒矣[⑥]。而佞人[⑦]之心翦翦[⑧]者，

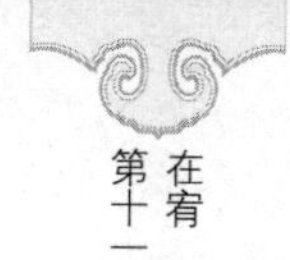

又奚足以语至道?”

注释

①广成子：人名。 ②空同：山名，又作“崆峒”“空桐”。③吾欲取天地之精二句：取天地阴阳之精气以助成五谷。佐，助。 ④吾又欲官阴阳二句：根据阴阳设官分职以成就万物。遂，顺遂、成就。 ⑤而所欲问者四句：而，通“尔”。质，本体。质又解为“朴”。残，残缺、残余。 ⑥日月之光益以荒矣：按荒解为“大”，解为“明”，为古代天文术语。古代岁名有“大荒落”，又作“大荒骆”。 ⑦佞人：有口才、有才辨而实则伪诈之人。 ⑧翦翦：善辩之意，一说为浅短、狭小之意。

11.9 黄帝退，捐[①]天下，筑特室[②]，席白茅[③]，闲居三月，复往邀之。广成子南首[④]而卧，黄帝顺下风[⑤]膝行而进，再拜[⑥]稽首[⑦]而问曰:“闻吾子达于至道，敢问治身奈何而可以长久?”广成子蹶然[⑧]而起，曰:“善哉，问乎！来，吾语女至道。至道之精，窈窈冥冥；至道之极，昏昏默默。无视无听[⑨]，抱神以静，形将自正。必静必清，无劳女形，无摇女精，乃可以长生[⑩]。目无所见，耳无所闻，心无所知，女神将守形，形乃长生。慎女内，闭女外[⑪]，多知为败。我为女遂于大明之上矣[⑫]，至彼至阳之原也；为女入于窈冥[⑬]之门矣，至彼至阴之原也。天地有官，阴阳有藏[⑭]。慎守女身，物将自壮[⑮]。我守其一以处其和[⑯]，故我修身千二百岁矣，吾形未常衰[⑰]。”黄帝再拜稽首曰:“广成子之谓天矣[⑱]!”

注释

①捐：舍弃。 ②特室：独室，特室。特本义为“一牛”，引申为“独特”。 ③白茅：茅草的一种，洁白有香气，古人用

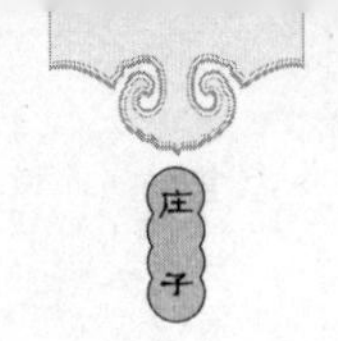

以包裹聘礼、筛酒祭祀及盖屋顶等，古书中屡屡言及。④南首：犹言南面、南向。南面以立或坐而言，此为卧姿，故曰南首。南面、南首谓面朝南，古人以居北面南为主人之位，居南面北为臣子之位。是知广成子所处为师之位。⑤顺下风：为顺服之意。风向的下方，以喻下位。⑥再拜：古代相见的礼仪。⑦稽首：古代相见的礼仪，拜礼之一。稽音qǐ。⑧蹶然：司马彪曰："疾起貌。"⑨无视无听：无，通"毋"。⑩必静必清四句：女，通"汝"。⑪慎女内二句：内谓精气与神，外谓形质。⑫我为女遂于大明之上矣：为女，女，通"汝。"遂，达。大明，日、太阳。⑬窈冥：幽深。⑭天地有官二句：官，解为"管"，上古官制本由取法天地而设。于天地阴阳、日月星辰、金木水火土五行，尤重其职守。但上古所谓"官"，并非勉强制物，而必顺物之性。⑮慎守女身二句：锺泰曰："'慎守女身'者，不为阴阳天地之贼也。'物将自壮'者，五谷自生，民人自养，群生自遂也。"⑯我守其一以处其和：一，谓元气。和，谓和气。⑰未常：常通"尝"。⑱广成子之谓天矣：谓广成子与天为一。

11.10　广成子曰："来！余语女。彼其物无穷，而人皆以为有终。彼其物无测，而人皆以为有极。得吾道者，上为皇而下为王[①]。失吾道者，上见光而下为土[②]。今夫百昌皆生于土而反于土[③]。故余将去女，入无穷之门，以游无极之野。吾与日月参光[④]，吾与天地为常[⑤]。当我，缗乎！远我，昏乎[⑥]！人其尽死，而我独存乎！"

注释

①得吾道者二句：言无为与有谓可随任而至，犹之三皇与三王。②失吾道者：言其人惟知被光耀所照，而终归于黄土，无

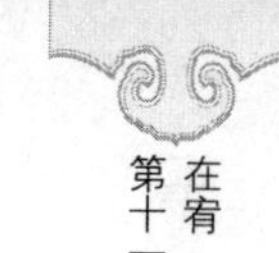

所见于道之大体。 ③今夫百昌皆生于土而反于土：言万物惟知承顺阴阳自然，而人则不同于万物。百昌，百物。百物犹言万物。 ④吾与日月参光：言能参错于日月之间。参，参错、配伍。古称两者相合为配、为匹、为偶，三者相合为参，同叁，五者相合为五，同伍。故有匹配、配伍、三五（参伍）之说，大意相近。 ⑤吾与天地为常：言能随任变化，能变化故能长久。常，恒常、长久。 ⑥当我，缗乎！远我，昏乎：当，解为“遇”。缗与昏古文同义，不同形而同义，以喻以体看待，当与远同其昏。缗，字从纟，本义为钓鱼之线，音 mín，古书可与“昏”通假，读作 hūn。

11.11 云将东游，过扶摇之枝②而适遭鸿蒙③。鸿蒙方将拊脾④雀跃⑤而游。云将见之，倘然⑥止，贽然⑦立，曰：“叟⑧何人邪？叟何为此？”鸿蒙拊脾雀跃不辍⑨，对云将曰：“游⑩！”云将曰：“朕⑪愿有问也。”鸿蒙仰而视云将曰：“吁⑫！”云将曰：“天气不和，地气郁结⑬，六气⑭不调，四时不节⑮。今我愿合六气之精，以育群生，为之奈何？”鸿蒙拊脾雀跃掉头⑯曰：“吾弗知！吾弗知！”

注释

①云将：庄子寓言中人物。云之义可近于雨，曰云雨；可近于风，曰风云。云行则有风义，篇中实际多摹写风云之状。风无形而云有依稀之形，故云将寓含依稀仿佛、似有似无之义，与《知北游篇》“中欲告而忘之”的“狂屈”相近。惟云将寓风教，偏于有；狂屈寓真是，偏于无。 ②扶摇之枝：庄子寓言中的树木，代指风，扶摇本为风名。参见《逍遥游》注。一说扶摇为东方神树名，《山海经》所载有扶桑，又名扶木、若木、榑桑、榑木，不名扶摇。

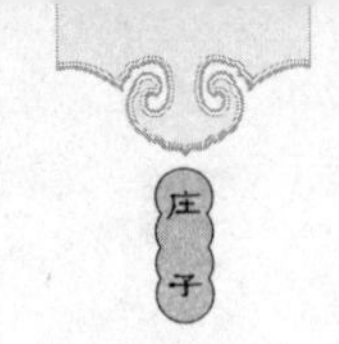

③鸿蒙：庄子寓言中人物。成玄英曰："鸿蒙，元气也。" ④拊脾：拍着大腿。拊音 fǔ，通"抚"。脾，有本作"髀"。髀音 bì。⑤雀跃：跳跃。拊髀、雀跃，以喻愉悦自得。 ⑥倘然：惊疑的样子。 ⑦贽然：不动的样子。⑧叟：长者之称。云属于气，故云将尊鸿蒙为长者。 ⑨不辍：不停。辍音 chuò。 ⑩游：不自知何人，不自知何为，漫游而已。元气本为游气，故言之。 ⑪朕：第一人称代词，我。自秦始皇二十六年始定制，天子自称曰"朕"。⑫吁：表惊疑。 ⑬郁结：有蕴结、阻滞、积聚、滞塞诸义。⑭六气：见《逍遥游》注。 ⑮四时不节：谓四季失序，或早或晚，不守其期。四时，四季。 ⑯掉头：不顾之意。

11.12 云将不得问。又三年，东游，过有宋之野[①]，而适遭鸿蒙。云将大喜，行趋而进曰："天忘朕邪？天忘朕邪[②]？"再拜稽首，愿闻于鸿蒙。鸿蒙曰："浮游[③]，不知所求。猖狂[④]，不知所往。游者鞅掌，以观无妄[⑤]。朕又何知！"

注释

①有宋之野：宋国之境。宋国为周初微子启所封，殷商之后，都睢阳，在今河南商丘。 ②天忘朕邪二句：言之再三，表庆幸之意。 ③浮游：漫游。 ④猖狂：放纵之意。按猖狂本为风名，即所谓狂风。 ⑤游者鞅掌二句：言其漫游自得而不拘容礼，所见则真实而无妄。

11.13 云将曰："朕也自以为猖狂，而民随予所往[①]。朕也不得已于民，今则民之放也[②]！愿闻一言。"鸿蒙曰："乱天之经，逆物之情，玄天[③]弗成。解兽之群，而鸟皆夜鸣[④]。灾及草木，祸及止虫[⑤]。意！治人之过也。"

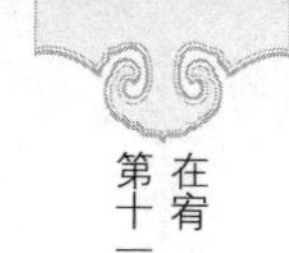

注释

①朕也自以为猖狂：言风云所到之处，则世人风气相随。云将本为云名，而风云一体，所谓“风从云”者。古人以风为天之使者。此文“朕也自以为猖狂”，即以喻风教上行而化下；“而民随予所往”，则谓风教之失，百姓盲从而忘其本性。 ②朕也不得已于民二句：二句倒装，意为于民之放有不得已也。民之放，即民之风。风，古方言作“放”。民之风即儒家之教化等。 ③玄天：谓深邃不测。 ④解兽之群二句：兽本群居，今则支解之使绝群，其余往往半夜惊起悲鸣。 ⑤止虫：有本作“昆虫”。

11.14 云将曰：“然则吾奈何？”鸿蒙曰：“意！毒哉[①]！仙仙乎[②]归矣。”云将曰：“吾遇天难[③]，愿闻一言。”鸿蒙曰：“意！心养[④]。汝徒处无为，而物自化[⑤]。堕尔形体，吐尔聪明，伦与物忘。大同乎涬溟[⑥]。解心释神[⑦]，莫然无魂[⑧]。万物云云，各复其根[⑨]。各复其根而不知。浑浑沌沌，终身不离[⑩]。若彼知之，乃是离之。无问其名，无窥其情[⑪]，物故自生。”云将曰：“天降朕以德[⑫]，示朕以默[⑬]。躬身求之，乃今也得[⑭]。”再拜稽首，起辞而行。

注释

①毒哉：慨叹天下受此荼毒之深。 ②仙仙乎：轻举的样子。 ③吾遇天难：云将为云，故其所难称天难。 ④心养：心忧之意。 ⑤汝徒处无为二句：自化，言万物自己能够生衍变化。万物自己能生，又称“自生”。万物自己变化，又称“物化”。 ⑥涬溟：自然之气。涬音 xìng。 ⑦解心释神：心神宽释。 ⑧莫然无魂：忘记自身的生死。莫然，即漠然。魂，人的魂魄。 ⑨万物云云二句：云云，同“芸芸”，众多貌。复其根，

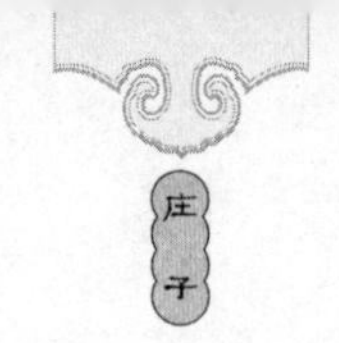

回归物质混一不分的原始状态。 ⑩浑浑沌沌二句：言物质原始本来浑沌混一，所以无知即与物质同一而不分。 ⑪无问其名二句：天道本来无名，万物本来无情。 ⑫天降朕以德：天地授予风云有此禀赋。 ⑬示朕以默：虽有禀赋，而未曾有所表白。示以默，犹言示以不示，实即无所示。默，沉默无言。 ⑭躬身求之二句：云将问道于鸿蒙，而道本不可传、不可授。云将躬身求之而得，即所谓“直觉”“体悟”。躬身，亲身。

11.15 世俗之人，皆喜人之同乎己而恶人之异于己也。同于己而欲之，异于己而不欲者，以出乎众为心也①。夫以出乎众为心者，曷常出乎众哉②！因众以宁，所闻不如众技众矣③。而欲为人之国④者，此揽乎三王之利而不见其患者也⑤。此以人之国侥幸也⑥。几何侥幸而不丧人之国乎⑦！其存人之国也，无万分之一⑧。而丧人之国也，一不成而万有馀丧矣⑨。悲夫，有土者⑩之不知也！

注释

①以出乎众为心也：以超出众人为心愿。出，超出。心，心愿。 ②夫以出乎众为心者二句：言如欲超出众人，则在己不在人。 ③因众以宁二句：言如果由于众人而获得安宁，则自己为一人，不如众人之处多多，必无法获得安宁。众矣之“众”为众多之意。 ④为人之国：为人之国君。 ⑤此揽乎三王之利而不见其患者也：言只见其利，不见其害。揽，有本作“览”。 ⑥此以人之国侥幸也：言为人之国君者，皆为侥幸之事。侥幸意为求取幸遇。侥解为求取、希求。 ⑦几何侥幸而不丧人之国乎：求取不丧亡众人的国家的幸遇，又有多少呢！几何，多少。 ⑧其存人之国也二句：保存众人的国家的机遇，不到万分之一。 ⑨而丧人之国也二

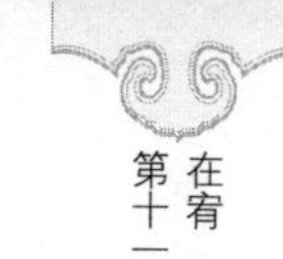

句：丧亡众人的国家的机会，如果不能获得万分之一的幸遇，却要有一万次还多。 ⑩有土者：犹言社稷之主，指封君。

11.16 夫有土者，有大物也[①]。有大物者，不可以物[②]。物而不物，故能物物[③]。明乎物物者之非物也[④]，岂独[⑤]治天下百姓而已哉！出入六合[⑥]，游乎九州[⑦]，独往独来，是谓独有[⑧]。独有之人，是之谓至贵[⑨]。

注释

①夫有土者二句：称土为大物，古人有此观念。土又称“大块”（“块”古文写作“凷”）。 ②有大物者二句：言己为大物，则不可以被物。不可以物之“物”，解为“物役”之“物”，意为役使。 ③物而不物二句：言自身为物而不受物役，则能役使众物。不物，不受役使。物物，前一“物”字解为役使，后一“物”字解为“众物”“万物”。 ④物物者之非物也：言役使众物者，并非真来役使众物，而是顺应众物，使其自得。如此则进而为道，而非物，故曰“非物”。如果役使众物，则自身仍然不免于是物。郭象曰：“夫用物者，不为物用也。不为物用，斯不物矣。不物，故物天下之物。（物天下之物，）使各自得也。” ⑤岂独：岂只。 ⑥六合：六合，天地四方，即宇宙。 ⑦九州：九个州的合称，代指全境，犹言天下、海内。 ⑧独有：犹言大有、全有。独有、独往独来之“独”与岂独之“独”字义不同，解为“单独”“独一”，即绝对之意。万物混一不分，故称独有。 ⑨独有之人二句：知万物混一之性，则知万物生存之道。人能由物而进于道，故称至贵。

11.17 大人[①]之教，若形之于影，声之于响[②]。有问而应

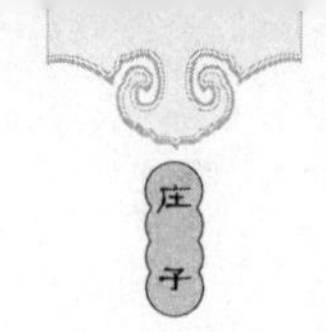

之，尽其所怀，为天下配[3]。处乎无响[4]，行乎无方[5]。挈汝适复之挠挠，以游无端[6]。出入无旁[7]，与日无始。颂论形躯[8]，合乎大同[9]。大同而无己[10]。无己，恶乎得有有[11]！睹有者，昔之君子[12]；睹无者，天地之友[13]。

注释

①大人：君主。 ②形之于影二句：言居于被动、应而后起之意。形影与声响，前者主动，或者被动。响，回响。 ③为天下配：谓天下有问，则有应对，不居主宰之位。配，解为“应对”，有居于客位之意。 ④处乎无响：安居则无声音。响，声响。 ⑤行乎无方：出行则无方向，言无成见在心。方，方向。⑥挈汝适复之挠挠二句：提携众人重返于无极。挈音 qiè，提携。汝，指众人。适解为“往”，复解为“往而又来”。 ⑦无旁：无旁亦即无端、无极，又称无方。又称无方。 ⑧颂论形躯：崔大华曰：“颂论，言谈也；形躯，举动也。谓大人之言与行。”王敔曰：“寓言寓形，释氏所谓动身发语也。” ⑨大同：全同、无所不同、一切皆同，即万物混同合一。道家言“大”，往往有“至”义，即绝对之意。如谓大白若辱、大方无隅、大音希声、大象无形、大成若缺、大盈若冲、大直若屈、大巧若拙、大辩若讷等皆是。道家追求绝对同一，故“大”又为“道”的别名。 ⑩无己：无我。 ⑪无己，恶乎得有有：既然无我，则亦无物、无有。有有，前一“有”字为有没有之“有”，后一“有”字为“有无”之“有”，与“无”相对。既然万物大同不分，则无物可称，无物可称即“无有”。 ⑫睹有者二句：睹有者，言惟见万物之有。昔之君子，指三王。 ⑬睹无者二句：睹无者，言能见万物之无。天地之友，谓与天地为一体。

11.18 贱而不可不任者物也，卑而不可不因者民也[1]。匿而不可不为者事也，粗而不可不陈者法也[2]。远而不可不居者义也，亲而不可不广者仁也[3]。节而不可不积者礼也，中而不可不高者德也[4]。一而不可不易者道也，神而不可不为者天也[5]。故圣人观于天而不助，成于德而不累[6]，出于道而不谋[7]，会于仁而不恃[8]，薄于义而不积[9]，应于礼而不讳[10]，接于事而不辞[11]，齐于法而不乱[12]，恃于民而不轻[13]，因于物而不去[14]。

注释

①贱而不可不任者物也二句：郭象谓物、民之所以卑贱，在于“因其性而任之则治，反其性而凌之则乱”。物，万物。民，百姓。任、因同义，即因任。 ②匿而不可不为者事也二句：匿，隐匿、微隐，事之微隐与法之粗显相对。陈，陈布、宣布。③远而不可不居者义也二句：言义虽远而不可不近，仁虽近而不可不远。利人为义，虽利于他人，却不得不居近而践履之。亲亲为仁，事亲虽为私情，却不得不推而广之。 ④节而不可不积者礼也二句：礼节乐和，礼之义本在于明其宜、守其分，及其弊则有繁文缛节，然亦不得不如此。德者得也，得之本义在于均平中和，“高者抑之，下者举之”，天道平如张弓，及其弊则务为崇高虚名，然亦无可奈何。 ⑤一而不可不易者道也二句：道原于一，但原于一并非固定于一、一成不变。道“无动而不变，无时而不移”，踪迹难明。易，变易。天地不测，不测故曰“神”，然“常与善人”“惟德是辅”，在所难信。故君子谓“天道远，人道迩”，天道而不得不辅以人道。以上所说物、民、事、法、义、仁、礼、德、道、天十项，两两相类，各有所长，皆有所短，又不可离，不可弃。故道家之学，要在不离不弃而因任自然。⑥成于德而不累：成就其德，而不受虚名之累。累，连累。⑦出于道而不谋：因任其变化，而不预谋，呈露智巧。 ⑧会于

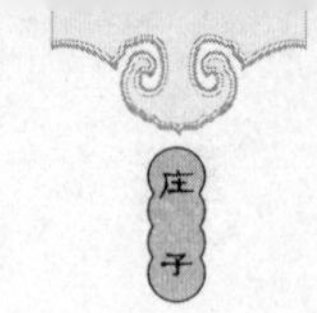

仁而不恃：通达于亲情而不依赖。会，会通。 ⑨薄于义而不积：接近于义而不滞泥。薄，通“迫”，“迫”解为“近”。积，解为积滞、滞泥。 ⑩应于礼而不讳：应接礼仪而不违背。应，应接、应对，“仁由中出，礼由外作”，故曰“应”。讳，违。 ⑪接于事而不辞：应接事务而不推辞。 ⑫齐于法而不乱：以法令为准而不加干犯。齐，解为“照准”“看齐”。 ⑬恃于民而不轻：因任百姓而不轻蔑。 ⑭因于物而不去：因任万物而不离弃。以上所说物、民、法、事、礼、义、仁、道、德、天十项，与上文为顶针回文句法，但具体次序略有不同，不知是否错简。诸义亦皆因任不离之意。因任不离，而十项事物各有等差。

11.19 物者莫足为也，而不可不为①。不明于天者，不纯于德②。不通于道者，无自而可③。不明于道者悲夫④！何谓道？有天道，有人道⑤。无为而尊者，天道也⑥。有为而累者，人道也⑦。主者，天道也⑧；臣者，人道也⑨。天道之与人道也相去远矣⑩，不可不察也。

注释

①物者莫足为也二句：二句承上文，总论物性。 ②不明于天者二句：言欲明物性，终须明了天性，而所谓德者只是天德，故不知天性则天德必不纯全。 ③不通于道者二句：言不究天道，则上述十项无一可行。无自而可犹言无路可行。 ④不明于道者悲夫：为不能进于天道者悲叹。 ⑤何谓道三句：道通为一，此处云道有两种，是不得已而言，悲叹人道对天道之背离。 ⑥无为而尊者二句：言天道之美。无为而尊。 ⑦有为而累者二句：言人道之难。有为而累。 ⑧主者天道也：言天道主动。 ⑨臣者人道也：言人道被动。 ⑩天道之与人道也相去远矣：言人道与天道截然相反，而以天道为会归，隐含以天道否定人道之愿望。

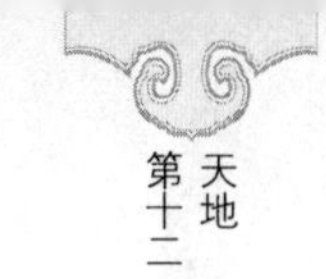

天地第十二

解题

《天地》这一篇，以及下面的《天道》《天运》，其篇名都是出自首章的第一句话，照说并没有特别的含义。但是《庄子》全书中除了名满天下的《天下篇》殿居最后之外，标明“天”字的就只有《天地》《天道》《天运》这蝉联的三篇，不仅凸显着尊天的主题，而且内容也前后相接，益显出其整齐有致。

《天地篇》一开篇就说出“其主君”“君天下”等话语，紧接着讲“君臣之义”“天下之官治”，后面又讲“圣治”，又论“孝子”，凡此都给人以与内七篇非常不同的感觉。

庄子说：无为为之之谓天，无为言之之谓德，爱人利物之谓仁，不同同之之谓大，行不崖异之谓宽，有万不同之谓富，执德之谓纪，德成之谓力，循于道之谓备，不以物挫志之谓完。他说君子要明于此十者，其中不仅天、德并称，爱、仁并称，而且富、备、物、力并称，大有囊括儒、法二家之势。

庄子并说君子不可以不“刳心”，使人惊惧。又说：“事求可，功求成。”这句借助子贡之口而引述的孔子之语，亦早成经典，并且对于描述在孔门学者身上体现最为突出的理想与现实的永恒冲突，最为适用。

但是所有这些论述，时刻都不离开“天道”这一核心，庄子所论述的道德、仁义、爱人利物等等，都是从“天道”中引申出来的概念，换言之，都由于以天道为依据而得以成立。但是，阅读此篇还是要从贯通无为与有为、道德与仁义入手。

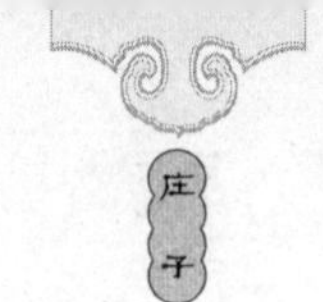

12.1　天地虽大，其化均也[①]。万物虽多，其治一也[②]。人卒虽众，其主君也[③]。君原于德而成于天[④]。故曰：玄古之君天下，无为也，天德而已矣[⑤]。

注释

①天地虽大二句：谓天地同其变化。　②万物虽多二句：谓天地同其治理。　③人卒虽众二句：谓人群当有君主。卒，徒众。　④君原于德而成于天：谓君主根源、生成于天道，亦即替天行道之意。"原"与"成"意近。"德"指天德，故"德"与"天"同义。　⑤故曰四句：谓上古之君主，其有为出于无为，其无为即是有为。因为天道本来如此。玄古，远古、邃古。

12.2　以道观言而天下之君正，以道观分而君臣之义明，以道观能而天下之官治，以道泛观而万物之应备[①]。故通于天地者，德也；行于万物者，道也[②]；上治人者，事也[③]；能有所艺者，技也[④]。技兼于事，事兼于义，义兼于德，德兼于道，道兼于天[⑤]。故曰：古之畜[⑥]天下者，无欲而天下足，无为而万物化，渊静[⑦]而百姓定。《记》[⑧]曰："通于一而万事毕[⑨]，无心得而鬼神服[⑩]。"

注释

①以道观言而天下之君正：谓君、臣、官三者有如万物，其根据均原于天道。言解为"名"，君之实在于名号，故以"言"称君。分解为"职分"，臣之实在于各当其职分，故以"分"称臣。能解为"技能"，官解为"管"，管谓管其事，官之实在于事，故以"能"称官。泛观，犹言"遍观"。应，应用，言万物各得其所应用，谓万物当更相为用、得其所用。备，完备。

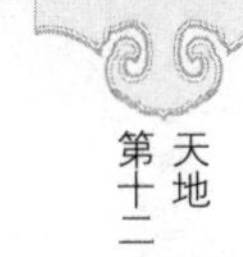

②故通于天地者四句：谓通行于天地万物者，才可以称之为道德。 ③上治人者二句：言能治理人群之事者，才可以称之为事，即可以称之为官。上治人者，谓以治人为上者。上又通“尚”，崇尚。 ④能有所艺者二句：言其技能足以有所建树者，才可以称之为技。艺，本义为种植，引申为建树。技，古代亦称为“官”，即工官，有“百工”“共工”之说。庄子此处似以管人事之官称为“事官”，以管技艺之官称为“技官”，二者略加区分。 ⑤技兼于事五句：言技官祈向于事官，事官祈向于君主，君主祈向于道德，道德祈向于天地自然。兼，本义为兼并，此处为前行、靠拢、向往之意。道对于技称为“进”，技对于道则称为“兼”，有所祈向，则必有所达至，故技兼于道，亦可上达于道。义，解为君主。天，天地自然。 ⑥畜：养育。 ⑦渊静：深邃而宁静，无为不扰之意。 ⑧记：古书名，为传记之属，与“经”相对，经为官书原典，传记是对经的注解。 ⑨通于一而万事毕：知道通于一之理，则万事皆得善始善终。毕，解为终、竟，谓终竟其性命与职分。 ⑩无心得而鬼神服：无心得，无成心。鬼神，指天地阴阳之变化。

12.3 夫子[1]曰：“夫道，覆载万物者也，洋洋乎大哉！君子不可以不刳心[2]焉。无为为之之谓天，无为言之[3]之谓德，爱人[4]利物之谓仁，不同同之之谓大[5]，行不崖异之谓宽[6]，有万不同之谓富。故执德之谓纪[7]，德成之谓立，循[8]于道之谓备，不以物挫志[9]之谓完。君子明于此十者，则韬乎其事心之大也[10]，沛乎其为万物逝也[11]。若然者，藏金于山，藏珠于渊[12]，不利货财，不近贵富。不乐寿，不哀夭，不荣通，不丑穷[13]。不拘一世之利以为己私分[14]，不以王天下为己处[15]。显显则明。万物一府，死生同状。”

注释

①夫子：一说指庄子，一说指老子，一说为孔子。 ②刳心：一解为去除心智，一解为刻苦用心。刳音 kū。 ③无为言之：无言言之。 ④爱人：施惠于人。 ⑤不同同之之谓大：感官中的事物，无一相同，以理性思考，其实同一，同一即称为道。大，"道"的别称。 ⑥行不崖异之谓宽：行不崖异，心无崖岸。宽，解为惠爱，古代有"宽政"之说。 ⑦纪：纲纪。 ⑧循：依循。 ⑨不以物挫志：不以物挫折道。挫，挫折。志于道，故挫志即是挫道。 ⑩则韬乎其事心之大也：韬乎，包容的样子。事心，解为"立心"。 ⑪沛乎其为万物逝也：沛乎，大貌，成玄英解为"滂沛"，滂沛，雨盛貌。为万物逝，与万物同逝。逝，流逝，谓变化。 ⑫藏金于山二句：谓不贪、不取。 ⑬不乐寿二句：寿亦不以为乐，夭亦不以为哀，通达亦不以为荣耀，穷困亦不以为羞惭。 ⑭不拘一世之利以为己私分：为一世兴利而不取为己有。 ⑮不以王天下为己处：不因治理天下而以君王自居。王，读 wàng，此处为动词。处解为"居"，己处犹言自居。

12.4 夫子曰："夫道，渊乎其居也[1]，漻乎其清也[2]。金石不得无以鸣[3]，故金石有声，不考不鸣[4]。万物孰能定之[5]！夫王德之人[6]，素逝而耻通于事，立之本原而知通于神[7]，故其德广。其心之出，有物采之。故形非道不生，生非德不明[8]。存形穷生[9]，立德明道，非王德者邪！荡荡乎！忽然出，勃然动，而万物从之乎！此谓王德之人。视乎冥冥，听乎无声[10]。冥冥之中，独见晓焉；无声之中，独闻和焉[11]。故深之又深而能物焉，神之又神而能精焉[12]。故其与万物接也，至无而供其

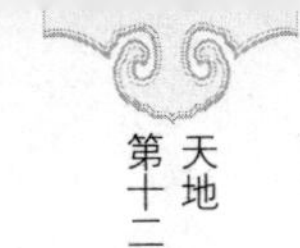

求，时骋而要其宿[13]，大小、长短[14]，修远[15]。”

注释

①渊乎其居也：渊乎，深静的样子。居，静处。 ②漻乎其清也：漻，音 liáo，意为深清。 ③金石不得无以鸣：承上句，道本渊静，但亦能应接万物，得时则鸣，虽不鸣而亦在。上句以水为喻，此以声音为喻。金石，指钟磬。金石不得，谓金石不得其用。无以鸣，犹言无须鸣。 ④故金石有声，不考不鸣：谓金石本来具有发声的功能，但不击打则不发声。考，击打。 ⑤万物孰能定之：定谓安其位、正其论。之谓道，万物具象，道抽象。万物各有生死而不能相互替代，道渊静而无所不能应接。故道贵而物贱，道生万物，而万物中任何一物均不足以认识道。 ⑥王德之人：有王天下之德的人，或有德而王天下的人，亦即圣人。 ⑦知通于神：知，通“智”。 ⑧故形非道不生二句：言万物各有形体、有生命，形体当有出生之原，生命当能自明其本，凡此均由于天道天德。 ⑨存形穷生：谓形体当善意保全之，生命亦当使其善终。 ⑩视乎冥冥二句：道应接万物而非一物，故无色无声。 ⑪冥冥之中四句：道抽象，不可见，不可闻，而道并非虚无。能晓明万物、和谐全体者，惟有道。故道是万物之全与万物之和，此非任何一物所能具备。 ⑫故深之又深而能物焉二句：按老庄言深之又深、神之又神、玄之又玄、损之又损，均为实词，非形容义。深之又深即通之又通，即同之又同，终至于道，至于道故曰物物。神字从申，引申为变化。精，解为精妙，精妙之本义均为细小，细小之物称为精气，精气称为神。神之又神即精之又精、小之又小、变之又变，以至于气，终亦至于道。 ⑬时骋而要其宿：随时驰骋，与万物相约而与其相会。时，随时。骋，驰骋，要，邀约。宿，相会。 ⑭大小、长短：言天道应接万物，可大可小，可长可短。 ⑮修远：言天道

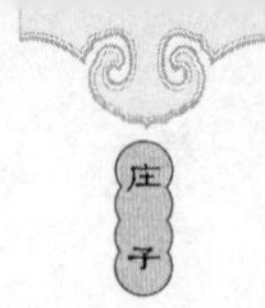

应接万物，直至久远。修，解为长、高、久。

12.5　黄帝游乎赤水之北，登乎昆仑之丘而南望，还归，遗其玄珠。使知[①]索之而不得，使离朱[②]索之而不得，使吃诟[③]索之而不得也。乃使象罔[④]，象罔得之。黄帝曰："异哉，象罔乃可以得之乎！"

注释

①知：庄子寓言中的人物，代表智慧。知通"智"。　②离朱：见《骈拇篇》注。　③吃诟：庄子寓言中的人物。一说为力士，一说为善辩之人，一说为敏捷之人。　④象罔：庄子寓言中的人物，其字义犹言"无象"。

12.6　尧之师曰许由[①]，许由之师曰啮缺[②]，啮缺之师曰王倪[③]，王倪之师曰被衣[④]。尧问于许由曰："啮缺可以配天[⑤]乎？吾藉王倪以要之[⑥]。"许由曰："殆哉圾乎天下[⑦]！啮缺之为人也，聪明睿知，给数以敏[⑧]，其性过人，而又乃以人受天[⑨]。彼审乎禁过[⑩]，而不知过之所由生。与之配天乎？彼且乘人而无天[⑪]。方且本身而异形[⑫]，方且尊知而火驰[⑬]，方且为绪使[⑭]，方且为物絯[⑮]，方且四顾而物应[⑯]，方且应众宜[⑰]，方且与物化而未始有恒[⑱]，夫何足以配天乎！虽然，有族[⑲]，有祖[⑳]，可以为众父，而不可以为众父父[㉑]。治，乱之率也，北面之祸也，南面之贼也[㉒]。"

注释

①许由：见《逍遥游篇》注。　②啮缺：见《齐物论篇》注。　③王倪：见《齐物论篇》注。　④被衣：即蒲衣子，见《应帝王篇》注。　⑤配天：指做天子。　⑥吾藉王倪以要之：

藉，通“借”。要，同“邀”。 ⑦殆哉圾乎天下：言为天下是一危险事业。殆、圾均为危险之意，圾通“岌”，有本作“岌”。⑧给数以敏：给音jǐ，敏捷。数音shuò，迅疾。 ⑨而又乃以人受天：林希逸曰：“修人事以应天理。” ⑩彼审乎禁过：言其能审慎而不过度。 ⑪彼且乘人而无天：言其能依循人性之自然，至于自然则不知有天，故不可以配天。乘人，依循人性。无天，不知有天，故曰无天。 ⑫方且本身而异形：言其虽自身为人类，而亦知晓形体之变化。异形，形体变化不居。方且，方将、正要去做。 ⑬方且尊知而火驰：言其智慧敏捷，如火驰之速，过人而不可及。知通“智”，尊知即上文所说之“聪明睿知”。火驰为比喻，即上文所说之“给数以敏”。全句之意即上文所说之“其性过人”。 ⑭方且为绪使：言其方将以人事为遗绪、为役使。绪，事之余末。使，役使。 ⑮方且为物絯：言其方将以人生为外物之约束。物，此处指外物。絯音gāi，拘束、挂碍。⑯方且四顾而物应：言其态度超然而因任万物。四顾，超然自得之意。物应，因应万物。 ⑰方且应众宜：言其方将顺应众物之所适宜。宜，适宜，谓其理应当如此。 ⑱方且与物化而未始有恒：言其方将与万物同其变化，而无始无终。物化，与物俱化，有复归大冶、随所铸造之意。未始有恒，谓不知有始，不知有终。按“彼且乘人而无天”一句，亦言啮缺才智之优。 ⑲有族：族指见在之家人，与下文“众父”对应。 ⑳有祖：祖指祖父，与下文“众父父”对应。 ㉑可以为众父二句：众父即父亲，喻为天下；众父父即祖父，喻为道。意谓可以治天下者，未必可以得道。 ㉒治，乱之率也四句：言治可以成为乱的根由。可以导致君主为祸，也可以导致大臣为害。率，原由。北面，指君主。南面，指大臣。贼，杀害、伤害。

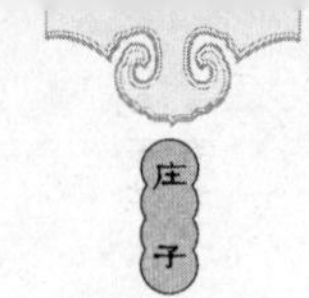

12.7　尧观乎华[1]。华封人[2]曰：“嘻，圣人！请祝圣人，使圣人寿。”尧曰：“辞[3]。”“使圣人富。”尧曰：“辞。”“使圣人多男子[4]。”尧曰：“辞。”封人曰：“寿、富、多男子，人之所欲也。女[5]独不欲，何邪？”尧曰：“多男子则多惧，富则多事，寿则多辱。是三者，非所以养德也[6]，故辞。”封人曰：“始也我以女为圣人邪，今然君子也[7]。天生万民，必授之职。多男子而授之职，则何惧之有！富而使人分之，则何事之有[8]！夫圣人鹑居而鷇食[9]，鸟行而无彰[10]。天下有道，则与物皆昌；天下无道，则修德就闲[11]。千岁厌世[12]，去而上仙[13]，乘彼白云，至于帝乡[14]，三患[15]莫至，身常无殃[16]。则何辱之有？”封人去之[17]，尧随之，曰：“请问。”封人曰：“退已[18]！”

注释

①华：地名，成玄英谓即唐代华州。　②封人：官名，掌守疆域。　③辞：辞让，辞谢。　④男子：儿子。古代儿子称为男，女儿称为女，通称为子。　⑤女：通“汝”。　⑥是三者二句：三者总括尘世之事，言尘世之事适足以为求道之累。　⑦始也我以女为圣人邪二句：圣人谓体道之人，君子谓君主，降圣人一等，不如圣人。　⑧多男子而授之职四句：言圣人体无而不离有。　⑨鹑居而鷇食：鹑，鹌鹑。鷇音 kòu，雏鸟。　⑩鸟行而无彰：鸟行，鸟的飞行。无彰，无痕迹显露。彰，彰显。　⑪天下有道；言可一进则进，可以退则退，进退有方。　⑫千岁厌世：寿至千岁而终。千岁，一千年，虚指，言其长寿之久。厌世，满足于人世，代指死去。厌，满足。　⑬去而上仙：离开人世而上天升仙。　⑭帝乡：天帝所居之地。谓与天地合一，与道合为一体。　⑮三患：指尧所辞让的多惧、多事、多辱。　⑯身常无殃：以上六句，僊、乡、殃为韵。　⑰去之：谓弃尧而离

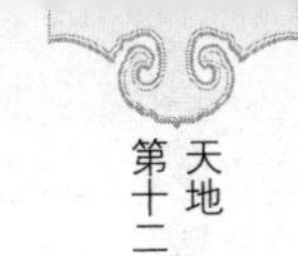

去。⑱退已：令其退去。已，同“矣”。

12.8　尧治天下，伯成子高[①]立为诸侯[②]。尧授舜，舜授禹，伯成子高辞为诸侯而耕。禹往见之，则耕在野。禹趋就下风[③]，立而问焉，曰：“昔尧治天下，吾子立为诸侯。尧授舜，舜授予，而吾子辞为诸侯而耕。敢问，其故何也？”子高曰：“昔者尧治天下，不赏而民劝，不罚而民畏。今子赏罚而民且不仁，德自此衰，刑自此立，后世之乱，自此始矣！夫子阖[④]行邪？无落吾事[⑤]！”俋俋[⑥]乎耕而不顾。

注释

①伯成子高：人名。　②立为诸侯：位为诸侯。　③趋就下风：小步快跑至下风处。　④阖：兼词，何不。　⑤无落吾事：落，废、败之意。　⑥俋俋：音 yì yì，耕地的样子。

12.9　泰初有无[①]，无有无名[②]。一之所起[③]，有一而未形[④]。物得以生，谓之德[⑤]。未形者有分，且然无间，谓之命[⑥]。留动而生物[⑦]，物成生理，谓之形[⑧]。形体保神，各有仪则，谓之性[⑨]。性修反德，德至同于初[⑩]。同乃虚[⑪]，虚乃大[⑫]。合喙鸣[⑬]。喙鸣合，与天地为合。其合缗缗[⑭]，若愚若昏[⑮]，是谓玄德[⑯]，同乎大顺[⑰]。

注释

①泰初有无：最初时候，只有“无”。泰同“太”，泰初犹言最初，谓宇宙最早的本原。　②无有无名：没有“有”，所以也没有名谓。　③一之所起：由“无”生出“有”，“有”是一混沦整体，故称为“一”。　④有一而未形：此时宇宙是一混沦整体，尚未有万物的分别。物质没有不同属性的区分，故称为“未形”。

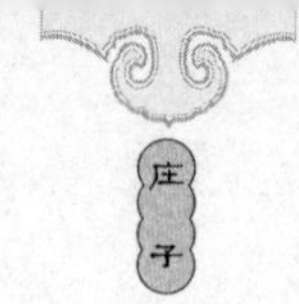

⑤物得以生二句：此时万物得以出生，得以出生之“得”就叫做“德”。 ⑥未形者有分三句：事物各有其位置，而又未离开整体，承接而不间断，叫做“命”。未形者，即上文“有一而未形”，谓事物本为一整体。有分，即上文“物得以生”，物质具有不同属性的区分。分音 fèn，职分、名分、位分。无间，没有间断，谓生命是一连续的过程。间，间隙、间断。 ⑦留动而生物：谓事物之出生，由一动一静而使然。 ⑧物成生理二句：言一切有形的事物，都各有其形态。理，本义为事物的纹理。以上论宇宙本原。 ⑨形体保神三句：言一切有形的事物，都能保有其精神，又都各有其生存之理，叫做“性”。 ⑩性修反德二句：言事物各自的生存，都修养而最终复归于天德，与事物出生时之混沦整体合一。初，有整体不分之义。胎即有形未兆之象。此句论万物之复归。 ⑪同乃虚：知万物皆为物，本质皆相同，则可以虚心包容。 ⑫虚乃大：能虚心包容，则可以宏大、广大。⑬合喙鸣：言当合于鸟鸣，无心而任之自然。喙音 huì，鸟口。⑭缗缗：即昏昏，古文缗与昏通假，故下文言“若愚若昏”。一说当作本义，解为“纶”。一说通假于“泯”。一说通假于“吻”。一说通假于“绵”，解为久远。 ⑮若愚若昏：昏昏默默，如若愚人，不当师心自用之意。 ⑯玄德：同于天地自然之德。玄，名词，解为“同”。老子所说损之又损，庄子所说深之又深、神之又神，均为“同之又同”之意。明于“不同同之”，方得谓之“众妙之门”。所说无我、无为均由“同”字而来。 ⑰同乎大顺：同谓完全同一，顺谓顺应自然。

12.10　夫子[①]问于老聃曰：“有人治道若相放[②]。可不可，然不然[③]，辩者有言曰：‘离坚白若县宇[④]。’若是则可谓圣人乎？”老聃曰：“是胥易技系劳形怵心者也。执留之狗成思，猿

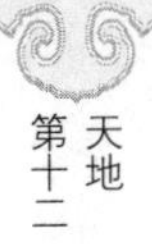

狙之便自山林来。丘，予告若，而所不能闻与而所不能言。凡有首有趾无心无耳者众，有形者与无形无状而皆存者尽无[⑤]。其动，止也；其死，生也；其废，起也[⑥]，此又非其所以也[⑦]。有治在人[⑧]忘乎物，忘乎天，其名为忘己。忘己之人，是之谓入于天[⑨]。"

注释

①夫子：孔子。 ②相放：即相仿，谓互相效仿。放，通"仿"。儒家祖述尧舜，宪章文武。 ③可不可二句：或可或不可，或者然或者不然。 ④辩者有言曰二句：谓如辩者辨别黑白，彰显无疑。辩者，指名家公孙龙等。县宇，高悬天际，言其彰显分明。指上句治道之可不可、然不然而言。 ⑤凡有首有趾无心无耳者众二句：言有首有趾，身为人类，实则无真心无真闻，不识万物与道体，如此者众多；明了有形之物与无形之物均是物而同存，如此者绝无仅有。 ⑥其动六句：谓其动静出于自然，死生如一，兴废一体。 ⑦此又非其所以也：犹言不知其所以。 ⑧有治在人：即有治之人。与上文"有人治道"相承而言。 ⑨入于天：同于天地万物而顺于自然。对上文"相仿"与明辩而言。

12.11 将闾葂[①]见季彻[②]曰："鲁君谓葂也曰：'请受教。'辞不获命，既已告矣，未知中否[③]。请尝荐之[④]。吾谓鲁君曰：'必服恭俭，拔出公忠之属[⑤]，而无阿私[⑥]，民孰敢不辑[⑦]！'"季彻局局[⑧]然笑曰："若夫子之言，于帝王之德，犹螳螂之怒臂以当车轶[⑨]，则必不胜任矣！且若是，则其自为处危。其观台多，物将往，投迹者众[⑩]。"将闾葂覤覤[⑪]然惊曰："葂也汒若[⑫]于夫子之所言矣！虽然，愿先生之言其风[⑬]也。"季彻曰：

“大圣之治天下也，摇荡民心，使之成教易俗[14]，举灭其贼心而皆进其独志。若性之自为，而民不知其所由然[15]。若然者，岂兄尧舜之教民，溟涬然弟之哉[16]？欲同乎德而心居矣[17]！”

注释

①将闾葂：人名，复姓将闾，名葂。葂一作菟。　②季彻：人名。　③未知中否：中读作 zhòng，允当。　④请尝荐之：荐解为“献”。将闾葂把自己对鲁君所说的话复述给季彻。　⑤拔出公忠之属：公指“公室”，相对“私家”而言。忠亦相对于“公事”而言，人不能无私事，以公事为首要则为忠，以私事为首要则为奸。　⑥阿私：阿，曲而不直。私，此处指鲁君自己有所偏爱。　⑦辑：和睦。　⑧局局：大笑的样子。　⑨犹螳螂之怒臂以当车轶：怒臂，奋臂。车轶，车辙、车轮。　⑩其观台多：观台，观望之高台。物，人物。投迹，犹言涉足。言闾葂对鲁君所说帝王之德，鲁君难于胜任，而自己却不免有高名之累，为众目所望，如此则甚危。　⑪觑觑：音 xì xì，惊惧的样子。⑫汒若：茫然。汒，同“茫”。　⑬风：风教。　⑭摇荡民心二句：摇荡民心，谓因任人心之摇荡。　⑮若性之自为二句：谓因任人性而致治，其说与慎子为近。　⑯岂兄尧舜之教民二句：谓无须以尧舜为兄、自居为弟而师法之。　⑰欲同乎德而心居矣：谓如欲上与尧舜同德同治，安于因任之心即得也。

12.12　子贡[1]南游于楚，反于晋[2]，过汉阴[3]，见一丈人[4]方将为圃畦[5]，凿隧而入井[6]，抱瓮而出灌，搰搰[7]然用力甚多而见功寡。子贡曰：“有械于此，一日浸百畦[8]，用力甚寡而见功多，夫子不欲乎？”为圃者卬而视之曰：“奈何？”曰：“凿木为机[9]，后重前轻，挈水若抽[10]，数如泆汤[11]，其名为槔[12]。”

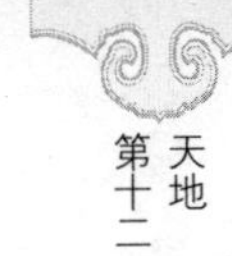

为圃者忿然作色，而笑曰："吾闻之吾师，有机械者必有机事，有机事者必有机心。机心存于胸中，则纯白不备[13]。纯白不备，则神生不定[14]。神生不定者，道之所不载也。吾非不知，羞而不为也。"

注释

①子贡：孔子弟子。 ②反于晋：返于晋。反，同"返"。 ③汉阴：汉水之南。其地春秋当属楚国。 ④丈人：老人，老者。又作杖人。 ⑤圃畦：菜田。圃，菜田。畦音 qí，亦为菜田。 ⑥凿隧而入井：隧，隧道。谓穿凿通道，倾斜而达井底。 ⑦搰搰：音 hú hú，用力貌。又作仡仡、矻矻。 ⑧百畦：百垄。畦又为量词。 ⑨机：机，机关。 ⑩挈水若抽：挈音 qiè，提挈。抽，抽引。 ⑪数如泆汤：言其度量迅疾如泉水之溢荡。数读作 shuò，迅疾。泆同"溢"，汤同"荡"。 ⑫槔：桔槔，音 jié gāo。又称辘轳。 ⑬纯白不备：不够纯粹。丝色不杂曰纯。备，完备。 ⑭神生不定：精神不安宁。

12.13 子贡瞒然[1]惭，俯而不对。有间[2]，为圃者曰："子奚为者邪？"曰："孔丘之徒也。"为圃者曰："子非夫博学以拟圣[3]，於于[4]以盖众，独弦哀歌以卖名声于天下者乎？汝方将忘汝神气，堕汝形骸，而庶几乎[5]！而身之不能治，而何暇治天下乎！子往矣，无乏[6]吾事。"

注释

①瞒然：瞒音 mán。 ②有间：有顷，俄顷。 ③拟圣：拟于圣人。 ④於于：音 xū xū，有本作"唹吁"。 ⑤而庶几乎：庶几近于道。庶解为"幸" "近"。几亦解为"近"。 ⑥乏：废缺。

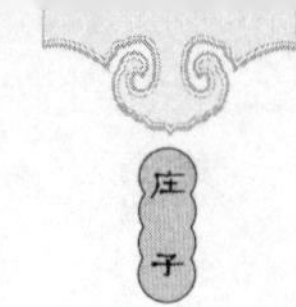

12.14　子贡卑陬[①]失色，顼顼[②]然不自得，行三十里而后愈[③]。其弟子曰："向之人何为者邪？夫子何故见之变容失色，终日不自反[④]邪？"曰："始吾以为天下一人耳，不知复有夫人也[⑤]。吾闻之夫子[⑥]，事求可，功求成[⑦]。用力少，见功多者，圣人之道[⑧]。今徒不然。执道者德全，德全者形全，形全者神全。神全者，圣人之道也。托生与民并行，而不知其所之[⑨]，汒乎[⑩]淳备[⑪]哉！功利机巧必忘夫人之心[⑫]。若夫人[⑬]者，非其志不之，非其心不为。虽以天下誉之，得其所谓，謷然不顾；以天下非之，失其所谓，傥然不受[⑭]。天下之非誉，无益损焉，是谓全德之人哉！我之谓风波之民[⑮]。"

注释

①卑陬：惭愧，愧惧。陬音 zōu。　②顼顼：音 xū xū。自失的样子。　③愈：平复，正常。　④不自反：返其常态。反同"返"。　⑤始吾以为天下一人耳二句：一人，指孔子。夫人，犹言此人，指丈人。　⑥夫子：指孔子。　⑦事求可二句：言事功当求其可行，期于必成。事、功同义，可、成同义。二句相对于政治理想而言，谓当折中于现实。后儒多以为孔子之言而有所申论。　⑧用力少三句：此所谓圣人之道，谓三代王道，相对于春秋霸道而言。　⑨托生与民并行二句：托生，犹言寄生。与民并行，与百姓混同。不知其所之，即与世偕行之意。　⑩汒乎：茫然。汒，同"茫"。　⑪淳备：纯粹而完备。承上文"纯白不备"而言。丝不杂曰纯，水清不杂曰淳。又纯、淳、醇古文通用。⑫功利机巧必忘夫人之心：忘，遗忘；一说忘通"亡"，解为丧失。夫，语助词。人之心，谓人类之真心、本心。承上文"机心存于胸中"而言。　⑬夫人：指丈人。　⑭虽以天下誉之六句：得其所谓，谓称道之；失其所谓，谓非毁之。謷然、傥然。謷音

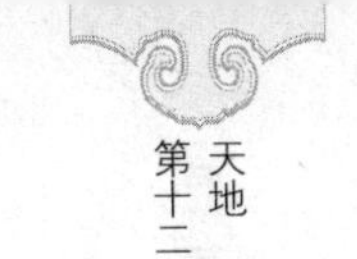

áo。傥音 tǎng。 ⑮风波之民：言其心性尚不免于随风波动。

12.15　反于鲁，以告孔子。孔子曰："彼假修浑沌氏之术者也[①]。识其一，不知其二；治其内，而不治其外。夫明白入素，无为复朴，体性抱神[②]，以游世俗之间者[③]，汝将固惊邪[④]！且浑沌氏之术，予与汝何足以识之哉[⑤]！"

注释

①彼假修浑沌氏之术者也：揭示丈人是寄托浑沌之道者。假，解为"借""寄"。浑沌氏之术，上古帝王之道，以天地万物为混一不分，故称浑沌氏。 ②明白入素三句：明白入素，言其纯粹不杂。明白即上文之"纯白"，入素当作"太素"，"入"当为"太"字之误。素与纯义近，纯谓丝不杂，素谓缯帛不染。无为复朴，言其能原始返一。体性抱神，言其能保全性命。术，即"道"。术繁体作"術"，道古文作"衜"，二字同义。三句均谓其能保全整体，保全整体即浑沌之道。 ③以游世俗之间者：言浑沌之道本无须避世。 ④汝将固惊邪：言丈人所修之道如此，宜使子贡惊叹也。 ⑤予与汝何足以识之哉：言浑沌之道尚别有境界，予与汝所知尚浅。

12.16　谆芒[①]将东之大壑[②]，适遇苑风[③]于东海之滨。苑风曰："子将奚之？"曰："将之大壑。"曰："奚为焉？"曰："夫大壑之为物也，注焉而不满，酌焉而不竭，吾将游焉！"苑风曰："夫子无意于横目之民[④]乎？愿闻圣治。"谆芒曰："圣治乎？官施而不失其宜，拔举而不失其能，毕见其情事而行其所为行，言自为而天下化。手挠顾指[⑤]，四方之民莫不俱至，此之谓圣治[⑥]。"

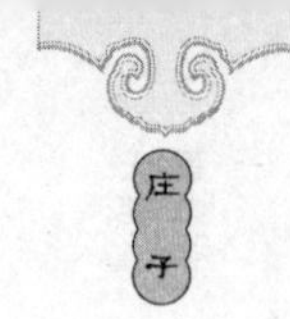

注释

①谆芒：庄子寓言中人物。上古有木官句芒，为东方之神，又称春神。 ②大壑：即东海。 ③苑风：庄子寓言中人物。苑，有本作“宛”。郭庆藩谓苑、宛字同，古音均读作 yuān。古代有八风及四方风之说。苑风或与上古四方风之鹓风有关。 ④横目之民：一说指人类。一说隐指众人，于鬯谓繁体“众”字作“衆”从横“目”，下从三人。按谆芒既曾为上古侯王，故可询以圣治，横目之民或与其时之民风有关。 ⑤手挠顾指：手挠，犹言手指。顾指，犹言目示。顾，顾盼；指，指挥。按手挠顾指，均为形容木正、春气之语。 ⑥四方之民莫不俱至二句：按此处所说圣治，以春气、东风为喻，即上古政治所说之“风教”。后世儒家推崇教化，而“风教”之本义固于道家无为之义相吻合也。

12.17 “愿闻德人[①]。”曰：“德人者，居无思，行无虑，不藏是非美恶。四海之内共利之之谓悦，共给之之谓安[②]。怊乎若婴儿之失其母也[③]，傥乎若行而失其道也[④]。财用有馀，而不知其所自来，饮食取足，而不知其所从[⑤]，此谓德人之容[⑥]。”

注释

①德人：即上文横目之民、圣治之人，惟有圣治乃能真有其德。 ②四海之内共利之之谓悦二句：没有自私之心。谓悦，为悦。 ③怊乎若婴儿之失其母也：言不知其有母。怊音 chāo。 ④傥乎若行而失其道也：言不知有道路。傥音 tǎng，成玄英解为“茫”，茫、莽音同。 ⑤财用有馀四句：所自来，谓所来之处，即来源；所从，谓所往之处，即将来之来源。 ⑥德人之容：犹

言德人之状。

12.18　“愿闻神人[①]。”曰：“上神乘光，与形灭亡[②]，是谓照旷。致命尽情[③]，天地乐而万事销亡，万物复情，此之谓混冥[④]。”

注释

①神人：神人亦即上文圣治之人。圣治言其治，德人言其财用所得，神人言其精神性命。　②上神乘光二句：言上古圣治之人，其精神可以腾跃而上，与天光、元气相会合，而其形体亦得随之而有所归宿。　③致命尽情：穷尽性命，善其终始。　④混冥：混冥，同一。

12.19　门无鬼[①]与赤张满稽[②]观于武王之师[③]，赤张满稽曰：“不及有虞氏乎！故离此患也[④]。”门无鬼曰：“天下均治而有虞氏治之邪？其乱而后治之与？[⑤]”赤张满稽曰：“天下均治之为愿，而何计以有虞氏为[⑥]！有虞氏之药疡[⑦]也，秃而施髢，病而求医[⑧]。孝子操药以修慈父，其色燋然，圣人羞之[⑨]。”

注释

①门无鬼：人名。成玄英谓姓门，名无鬼。司马彪作“门无畏”，姓门，字无畏。　②赤张满稽：人名，复姓赤张，名满稽。③观于武王之师：指周武王伐殷观兵孟津之事。史载周武王十一年、十三年，曾大会于孟津，讨伐商纣王，史称观兵孟津。④不及有虞氏乎二句：离，通“罹”，遭遇。故道家称武王伐纣为“罹患”。　⑤天下均治而有虞氏治之邪二句：由周武王进而论及虞舜。言虞舜有致治之名，问其是天下已治而后致治，还是天下大乱而后致治？　⑥天下均治之为愿：虞舜承唐尧禅让而有

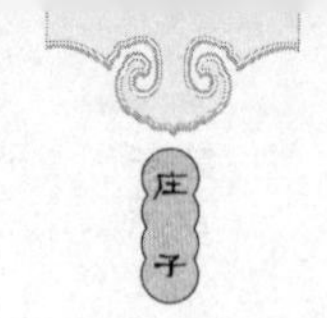

天下，则是天下已治而后致治。由此进而再问：天下已治，愿望已足，又何须虞舜再来致治？何计，犹言何须在乎，意谓算不上。 ⑦药疡：疗伤，治病。药，治疗。疡音yáng。 ⑧秃而施髢二句：言其病而能医，不能使人无病，治末不治本之意。髢音dí，假发。 ⑨孝子操药以修慈父三句：言其能治父病，不能使其父不病。修，治。燋然，憔悴貌。燋音jiāo，又音qiáo。

12.20 至德之世[①]，不尚贤，不使能[②]。上如标枝[③]，民如野鹿。端正[④]而不知以为义，相爱[⑤]而不知以为仁，实[⑥]而不知以为忠，当[⑦]而不知以为信。蠢动而相使，不以为赐[⑧]。是故行而无迹，事而无传[⑨]。”

注释

①至德之世：以下论至德之世，又举孝子为喻，不必为赤张满稽之言。 ②不尚贤二句：郭象曰：“贤当其位，非尚之也。能者自为，非使之也。”成玄英曰：“各当其分，不相夸企。” ③上如标枝：言至德之世，其人有如树木的枝梢，自由伸展，自然而然，不知用心。标，解为“末梢”，与“本”相对。 ④端正：方正。“端正”与“义”对应。 ⑤相爱：谓互相惠助、怜惜、牵挂。古文爱解为“惠”，惠解为“仁”，仁解为“亲”，亲解为“私”。故此处“爱”与“仁”对应。 ⑥实：诚实。故“实”与“忠”对应。 ⑦当：承当，担当。故“当”与“信”对应。 ⑧蠢动而相使二句：言其人之相助，均出于无心，故不知蒙赐，亦不知答谢。 ⑨是故行而无迹二句：行、事同义。行事无迹、无传，言其历史无记载与传述。

12.21 孝子不谀其亲，忠臣不谄其君，臣子之盛也。亲

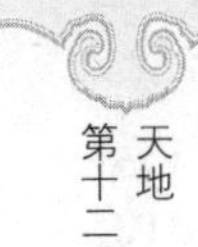

之所言而然，所行而善，则世俗谓之不肖[①]子；君之所言而然，所行而善，则世俗谓之不肖臣。而未知此其必然[②]邪？世俗之所谓然而然之，所谓善而善之，则不谓之道谀之人[③]也！然则俗故严[④]于亲而尊于君邪？谓己道人，则勃然作色；谓己谀人，则怫然[⑤]作色。而终身道人也，终身谀人也，合譬饰辞聚众也，是终始本末不相坐[⑥]。垂衣裳，设采色，动容貌，以媚一世[⑦]，而不自谓道谀。与夫人之为徒，通是非，而不自谓众人也，愚之至也。知其愚者，非大愚也；知其惑者，非不惑也。大惑者，终身不解；大愚者，终身不灵[⑧]。

注释

①不肖：肖解为“似”。古人重继承，天地、先祖、君师为生命所出之处，故人之立于世，能继承谓之肖，不能继承谓之不肖。古人又以能事父母为孝，否则为不孝。“肖”字从肉，“孝”字从子、从老省，不一类。但古文“学”字亦从子，“教”字则从“学”字而来，或谓教是学之半。古文“教”写作“斆”，解为“效”。古文“学”亦写作“斆”，又读作“教”，解为“效”。段玉裁《说文》注谓教、效叠韵。效字义为效法、仿效，是知“孝”字之义亦重在继承。不肖即为不孝，不孝亦可称之为不肖。 ②必然：于理当然。 ③道谀之人：即道人、谀人。道通“导”，有本作“导”。 ④严：敬。 ⑤怫然：生气的样子。怫音fú。 ⑥合譬饰辞聚众也二句：广喻饰辞以聚众，而终始本末不相符合。坐解为“因”。 ⑦垂衣裳四句：林希逸以为讥评儒者，垂衣裳是儒者之衣冠，循循善诱即媚一世。陆长庚以为讥评辩者，一时聚徒讲学之人惠施、公孙龙之辈。罗勉道以为讥评虞舜，史称舜垂衣裳而天下治。成玄英以为讥评黄帝，史称黄帝垂衣裳而天下治。 ⑧大惑者四句：大愚惑之人，终生不得觉

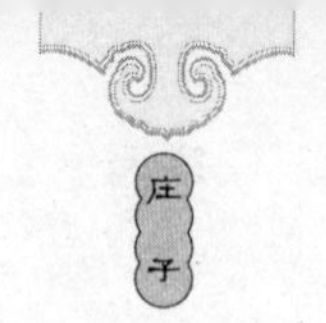

悟。不灵，麻木无知觉，医家又称为“不仁”。

12.22　三人行而一人惑，所适[①]者犹可致也，惑者少也。二人惑则劳而不至[②]，惑者胜[③]也。而今也以天下惑，予[④]虽有祈向[⑤]，不可得也。不亦悲乎！

注释

①所适：所往。　②劳而不至：犹言徒劳。　③胜：多出，超过。　④予：庄子自谓。　⑤祈向：祈求、向往。向，向往、方向。

12.23　大声[①]不入于里耳[②]，《折杨》《皇荂》[③]则嗑然[④]而笑。是故高言[⑤]不止于众人之心。至言不出，俗言胜也[⑥]。以二缶钟惑[⑦]，而所适不得矣。而今也以天下惑，予虽有祈向，其庸可得[⑧]邪！知其不可得也而强[⑨]之，又一惑也。故莫若释之而不推[⑩]。不推，谁其比忧[⑪]！厉之人夜半生其子，遽取火而视之，汲汲然唯恐其似己也[⑫]。

注释

①大声：雅乐。如《咸池》《大韶》之类。　②里耳：一说为乡里之里。一说里通“俚”。　③折杨皇荂：俗曲之名。荂音huā，同“华”，有本作“华”，读作“花”。　④嗑然：嗑音kē。一说为大笑。一说为哑然而笑。嗑有本作“嗌”。　⑤高言：高雅的见解。　⑥至言不出二句：至言，指论道之言。不出，不显。　⑦以二缶钟惑：二缶钟惑，疑为“二人惑”之讹。承上文“一人惑”“二人惑”而言，此则进而推论“二人惑”“天下惑”。⑧庸可得：岂可得。　⑨强：读作qiǎng，勉强。　⑩故莫若释之而不推：不如放弃而不勉强推行其意志。莫若，莫如、不如。

释，放弃。推，推行，指庄子个人的见解。 ⑪谁其比忧：谁其与忧。 ⑫厉之人夜半生其子三句：言丑厉女人夜半生子，不见其相貌，而唯恐其与己相似，故急于取火看视。此是庄子不知祈向，惶惑叹息，惆怅自喻。虽曰清正自正，然则有天道、有人道，相去远矣，可奈何！厉，丑恶的相貌。遽音jù，急切。

12.24 百年之木，破为牺尊[①]，青黄而文之[②]，其断[③]在沟中。比牺尊于沟中之断，则美恶[④]有间[⑤]矣，其于失性一也[⑥]。跖与曾、史，行义有间矣，然其失性均也。且夫失性有五：一曰五色[⑦]乱目，使目不明。二曰五声[⑧]乱耳，使耳不聪。三曰五臭[⑨]薰鼻，困惾中颡[⑩]。四曰五味[⑪]浊口，使口厉爽[⑫]。五曰趣舍滑心[⑬]，使性飞扬。此五者，皆生之害也。而杨、墨乃始离跂[⑭]自以为得，非吾所谓得也。

注释

①牺尊：刻绘为牛形用以祭祀的酒器。见《马蹄篇》注。 ②青黄而文之：谓加以纹饰。文，本字作“彣”，俗写作“纹”。 ③断：残余木料。 ④美恶：美丑。 ⑤有间：有别。间读作jiàn，隔阂、距离。 ⑥其于失性一也：其丧失树木之本性则相同。 ⑦五色：《礼记·月令》以青、赤、黄、白、黑为五色。 ⑧五声：宫、商、角、徵、羽，又称五音。 ⑨五臭：《礼记·月令》以羶、焦、香、腥、朽为五臭。朽又称作“腐”。臭同“嗅”。 ⑩困惾中颡：壅塞不通，中伤颡额。惾音zōng，壅塞。 ⑪五味：《礼记·月令》以酸、苦、甘、辛、咸为五味。 ⑫厉爽：厉，病。爽，伤。 ⑬趣舍滑心：取舍乱心。 ⑭离跂：翘足。

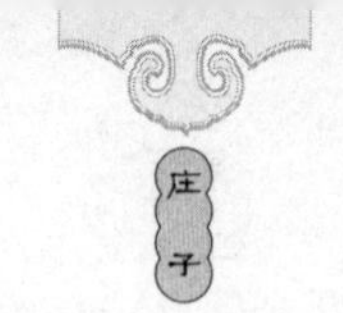

12.25　夫得者困，可以为得乎？则鸠鸮之在于笼也，亦可以为得矣。且夫趣舍声色以柴其内[①]，皮弁鹬冠搢笏绅修[②]以约其外。内支盈于柴栅，外重缧缴[③]，睆睆[④]然在缧缴之中而自以为得，则是罪人交臂历指[⑤]而虎豹在于囊槛，亦可以为得矣！

注释

①柴其内：好像木柴塞在心里。柴，木柴。内，内心。　②皮弁鹬冠搢笏绅修：皮弁，皮帽。鹬冠，以鹬鸟羽毛制作的冠戴。搢笏，音 jìn hù，大臣上朝记事用的手板，以竹木制作，后演变为礼器，多以玉或象牙制作。绅修，大带与长裙。　③内支盈于柴栅二句：内则壅塞充满柴栅，外则重重绳索缴绕。支解为“塞”。盈解为“满”。栅音 zhà，栅栏、藩篱。重读作 chóng，倍加。缧缴音 mò jiǎo。　④睆睆：音 huǎn huǎn，穷视，目出而视。　⑤交臂历指：交臂谓反缚、反绑。

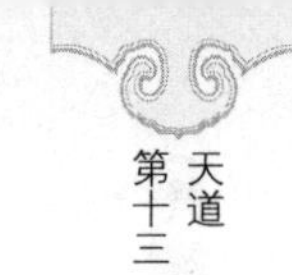

天道第十三

解题

《天道篇》以道德、仁义为首尾，阶梯递进，上下一体。

无为与有为，为一体之两面。可以说，理解无为与有为的关系，是阅读此篇的关键。

庄子明确表示："帝王之德，以天地为宗，以道德为主，以无为为常。"又说："明白于天地之德者，此之谓大本大宗。"这纯粹是道家的立场。

在此前提之下，庄子谈上下，谈本末。他说上无为，下有为，君无为，臣有为，"此不易之道也"。上下君臣的区分，也就是道与器的区分。

他说三军五兵、赏罚五刑、礼法度数形名、钟鼓羽旄、衰绖之服，五者都是"末"，意谓五者在形式之上都还有一个无形的"道"。道是本，兵刑礼乐是末。

他说由天而至道德，由道德而至仁义，由仁义而至分守，由分守而至形名，叫做"五变"。再由形名而至因任，由因任而至原省，由原省而至是非，由是非而至赏罚，叫做"九变"。"五变"与"九变"，越是向上越近于道，越是向下越近于器，但是道并不否定器，"五变""九变"尽皆包容，成为一体，这才叫做"大道"。

所以，《庄子》此篇特别重要的就是无为与无不为衔接，道德与仁义衔接。从现代学科划分而言，也可以说是哲学与政治学衔接。在老子与孔子的对答等处，有学者指出庄子批评仁义，但

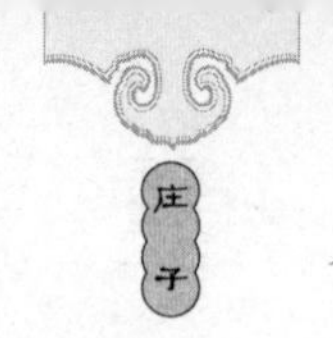

庄子并不否定仁义，他只是将仁义排列在了道德之下。可以说，由哲学到政治，这是道家的一贯做法，庄子并没有打破先例。

13.1　天道运而无所积[①]，故万物成。帝道运而无所积，故天下归。圣道运而无所积，故海内服[②]。明于天，通于圣，六通四辟[③]于帝王之德者，其自为[④]也，昧然无不静者矣[⑤]。圣人之静也，非曰静也善故静也[⑥]，万物无足以铙心[⑦]者故静也。水静则明烛须眉，平中准，大匠取法焉[⑧]。水静犹明，而况精神[⑨]。圣人之心静乎，天地之鉴也，万物之镜也[⑩]。夫虚静恬淡寂漠无为者，天地之平而道德之至也[⑪]，故帝王、圣人休焉[⑫]。休则虚，虚则实，实则伦矣[⑬]。虚则静，静则动，动则得矣[⑭]。静则无为，无为也，则任事者责矣[⑮]。无为则俞俞[⑯]。俞俞者，忧患不能处，年寿长矣。夫虚静恬淡寂漠无为者，万物之本也。

注释

①天道运而无所积：天道无时不动，无所不包。积，积滞、遗留。　②帝道运而无所积二句：帝道、圣道同义，天下、海内同义，归、服同义。帝可称天、可称君而不可称臣，圣可称君、可称臣而不可称天，故帝道更近于天，圣道更近于人。③六通四辟：谓一切开通顺畅。　④自为：承上“天道运”“帝道运”“圣道运”而言，所运者皆作运。⑤昧然无不静者矣：静谓不扰。无不动而自动，故曰静。昧然，即不察不扰有如不知之意。⑥非曰静也善故静也：并非出于圣人之私好。　⑦铙心：即扰心。马叙伦谓《太平御览》所引“铙”作“扰”。　⑧水静则明烛须眉三句：水静，言水之性本最善动，而又能静，其中有妙理。明烛须眉，指鉴，古代以器皿盛水作镜。平中准、大匠取

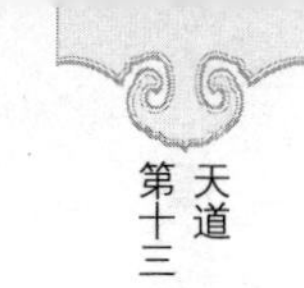

法，谓以水之平做为取平的标准，又做为法度之“法”的本义。“法”古文作“灋”。大匠，此处亦为官名，制作必须同其度量，故尤尊官学。汉官有将作大匠，后世称为大匠卿、将作寺大匠、将作监大匠。⑨而况精神：精神指内心、人心。⑩圣人之心静乎三句：言圣人之心，其静可以为天地万物取法。⑪夫虚静恬淡寂漠无为者二句：虚静、恬淡、寂漠、无为四者，总归为静。凡此即是天地之法度，道德之极至。至，极至。至又通“质”，解为“实”，即实质。⑫休焉：休止在此。休，休止、止息。焉，兼词，于之。⑬休则虚三句：伦，解为“理”。有本作“备”（繁体作“備”）。⑭虚则静三句：言虚怀才能宁静，宁静不扰才真能任物自动，万物自动才真能有所得，有所得即为“成德”。静则动，谓但凡有一些干扰，则动便不是真动，得亦不是真得，故动不能以动为动，而必出于静。⑮静则无为三句：言上无为则下有为之理。任事者谓大臣，责谓政事。⑯俞俞：俞俞即愉愉，意为恬淡，见《在宥篇》“愉”注。

13.2　明此以南乡，尧之为君也；明此以北面，舜之为臣也[①]。以此处上，帝王天子之德也；以此处下，玄圣素王[②]之道也。以此退居而闲游江海，山林之士服[③]；以此进为而抚世，则功大名显而天下一也[④]。静而圣，动而王[⑤]，无为也而尊[⑥]，朴素而天下莫能与之争美[⑦]。夫明白于天地之德者，此之谓大本大宗，与天和者也[⑧]。所以均调天下，与人和者也[⑨]。与人和者，谓之人乐；与天和者，谓之天乐[⑩]。

注释

①明此以南乡四句：言尧之为君是如此，舜之为臣亦如此。南乡，代指为君，乡通“向”。北面，代指为臣。舜先为臣后为

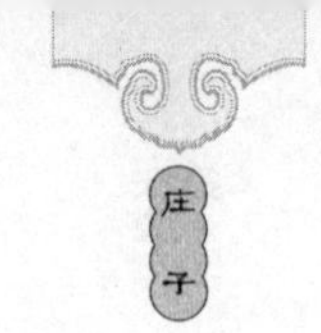

君。《史记·五帝本纪》载尧立七十年得舜，二十年而老，令舜摄行天子之政，辟位凡二十八年而崩。舜年三十尧举之，年五十摄行天子事，年六十一代尧践帝位。北面指舜为臣及摄政之时。②以此处上四句：言如此则上可以成就圣王，下可以成就圣人。玄圣，犹言圣人，玄代指道。素王，素封之王，谓百姓未曾受封而其功业地位实际上相当于君王。成玄英谓指老子与孔子。③以此退居而闲游江海二句：山林之士指隐者，服谓为隐者所推重，成玄英谓巢父、许由等是。 ④以此进为而抚世二句：抚世即扶世，天下一谓一统天下，成玄英谓伊尹、吕望等是。《汉书·艺文志》有《伊尹》五十一篇、《太公》二百三七十篇，列居道家之首。 ⑤静而圣二句：守其静则可以成为圣人，用其动则可以成为帝王。动静本为一体，此处以动静分指出处进退。王读作 wàng。 ⑥无为也而尊：无为则能无所不为，无所不为则为万物所尊仰。 ⑦朴素而天下莫能与之争美：朴素谓无名。美，谓美名、大名，与无名相对。美丑均指大小而言。上句言道虽无为而实有为，此句言道虽无名而实有名。无为而无不为，无名而无不名。天下莫能与之争美，谓其能尽有天下之美名，乃至不可失不可夺。 ⑧夫明白于天地之德者三句：言此为道之真、道之根本。如此则人类居于万物之中而同于万物，则不免为道之刍狗。 ⑨所以均调天下二句：言亦可以此为道之用，道之用则足以兼济天下，成就人文。均调与和皆为音乐术语，谓调和而使之有成。 ⑩与人和者四句：此谓有人乐，有天乐，然则人乐本于天乐，固不得谓有人道、有天道也。

13.3 庄子曰：“吾师乎，吾师乎！整万物而不为戾，泽及万世而不为仁，长于上古而不为寿，覆载天地刻雕众形而不为巧。此之谓天乐。故曰：‘知天乐者，其生也天行，其死也物化。静而与阴同德，动而与阳同波[②]。’故知天乐者，无天怨，无人非[③]，无物累，无鬼责。故曰：‘其动也天，其静也地[④]，一心定而王天下。其鬼不祟，其魂不疲[⑤]，一心定而万物服。’言以虚静推于天地，通于万物，此之谓天乐。天乐者，圣人之心，以畜天下也[⑥]。”

注释

①吾师乎六句：又见《大宗师篇》，作许由曰，戾作“义”，寿作“老”。韲与戾相对，戾解为暴戾，则韲读为齑，解为捣碎、切碎、粉碎。天地不仁，亦不为仁，故曰不为戾、不为仁。②静而与阴同德二句：阴静阳动本为一体，此则分而明之。波、德谓授受。德者得也。③无天怨二句：不怨天尤人。④其动也天二句：天地动静即阴阳动静，本为一体，故下文云“一心定”。⑤其鬼不祟二句：祟音 suì，解为灾祸。⑥天乐者三句：郭象谓为圣人之所以治天下者在于成此天乐之意。

13.4　夫帝王之德，以天地为宗，以道德为主，以无为为常。无为也，则用天下而有馀；有为也，则为天下用而不足[①]。故古之人贵夫无为也。上无为也，下亦无为也，是下与上同德，下与上同德则不臣。下有为也，上亦有为也，是上与下同道，上与下同道则不主[②]。上必无为而用天下，下必有为为天下用。此不易之道[③]也。故古之王天下者，知虽落天地[④]，不自虑也；辩虽雕万物[⑤]，不自说也；能虽穷海内，不自为也[⑥]。天不产而万物化，地不长而万物育，帝王无为而天下功。故曰：莫神于天[⑦]，莫富于地，莫大于帝王。故曰：帝王之德配天地[⑧]。此乘天地，驰万物，而用人群之道也[⑨]。

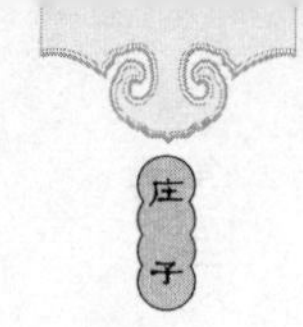

注释

①无为也四句：就存在之全体而言，最大的无为即是最大的有为，无为有为是一非二；就存在之一部分而言，部分有为必然导致更多部分的不能为，故曰不足于用。 ②上无为也八句：山下谓道与器、体与用，君象道，臣象器，君主动，臣被动，故判然有别。同德、同道，言其性质地位等同。不臣、不主，谓不成其为臣、不成其为主。 ③不易之道：谓常道。 ④知虽落天地：言其才智足以笼络天下。知，同“智”。落，同“络”。 ⑤辩虽雕万物：言其智辨足以修饰万物。雕，解为“饰”。 ⑥能虽穷海内二句：以上论古之王天下者之智、辩、能。 ⑦莫神于天：神言其微妙，谓天道亦是有亦是无也。 ⑧帝王之德配天地：配即配伍、参伍（叁伍）之配，与“参”同义，谓帝王与天地之对应，原系参配而来。⑨此乘天地三句：谓帝王任用群臣之法，仍须参配天地万物，乃得成立。不能上比天地，则此法亦难行也。

13.5 本在于上，末在于下[①]。要在于主，详在于臣。三军五兵之运，德之末也[②]。赏罚利害，五刑之辟，教之末也[③]。礼法度数，形名比详，治之末也[④]。钟鼓之音，羽旄之容，乐之末也[⑤]。哭泣衰绖，隆杀之服，哀之末也[⑥]。此五末者，须精神之运，心术之动，然后从之者也[⑦]。

注释

①本在于上二句：相对于下句主、臣而言，本末谓道器，上下谓形上形下。道器不离，则君臣两全。 ②三军五兵之运二句：兵之本义，用以止杀。“止戈为武”，“武有七德”，七德之德即德之末之德。止戈为本，相对于本而言，则军、兵为末。三军，上、中、下三军或中军、左军、右军三军。周制，天子六

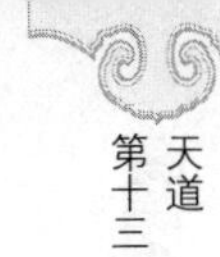

军，诸侯三军。 ③赏罚利害三句：赏罚、五刑与施教相对，施教为本，赏罚五刑为末。 ④礼法度数三句：礼制、名实与治世相对，治世为本，礼制名实为末。礼法谓礼制。度数谓天子诸侯大夫庶民各有等差。形名谓名实。比详，比勘、审议。 ⑤钟鼓之音三句：音、容与乐相对，乐为本，音、容为末。羽旄之容谓舞蹈。 ⑥哭泣衰绖三句：哀谓悲闵、伤怀，为七情之一。衰绖谓丧服。衰音 cuī，通“缞”，麻制丧衣。绖音 dié，麻制腰带。隆杀谓升降，隆解为“升”、解为“加多”，杀解为“降”、解为“减小”。丧服之制、升降之等与哀心相对，哀心为本，丧服为末。 ⑦此五末者四句：言五者有待于精神、心意而后方可施行运用。须，解为“待”。心术犹言心智、心意，解为心之道。

13.6 末学者，古人有之，而非所以先也[①]。君先而臣从，父先而子从，兄先而弟从，长先而少从，男先而女从，夫先而妇从。夫尊卑先后，天地之行也，故圣人取象焉[②]。天尊地卑，神明[③]之位也。春夏先，秋冬后，四时之序也。万物化作，萌区有状[④]。盛衰之杀，变化之流也[⑤]。夫天地至神，而有尊卑先后之序，而况人道乎！宗庙尚亲[⑥]，朝廷尚尊[⑦]，乡党尚齿[⑧]，行事尚贤[⑨]，大道之序也[⑩]。语道而非其序者，非其道也；语道而非其道者，安取道哉！

注释

①末学者三句：言古人对于末学，皆不使之先，而使之从。先谓主动，解为“前”，解为“导”。从谓被动。 ②夫尊卑先后三句：言天地之中，本来有居主动者，有居被动者，不可都居主动，亦不可都居被动。人事由取法天地而设。 ③神明：一说指天地。王博谓神明指日月。 ④万物化作二句：言春夏万物生

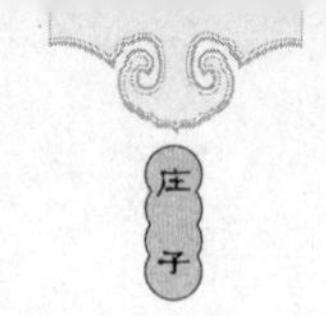

长，各有形状。区，通“句”（即“勾”），读作gōu。⑤盛衰之杀二句：言秋冬万物衰落，顺其流变。⑥宗庙尚亲：谓宗法之制，则以嫡亲为上。亲即嫡亲之亲，古云：“立子以嫡不以长，立嫡以长不以贤。”⑦朝廷尚尊：谓朝廷之制，则以高位为上。尊谓高位。⑧乡党尚齿：谓乡里之事，则以年齿为上。齿谓年寿。⑨行事尚贤：谓任事则以贤德为上。⑩大道之序也：序即上文所说本末先后。

13.7 是故古之明大道者，先明天而道德次之，道德已明而仁义次之①，仁义已明而分守②次之，分守已明而形名③次之，形名已明而因任④次之，因任已明而原省⑤次之，原省已明而是非⑥次之，是非已明而赏罚⑦次之。赏罚已明而愚知处宜⑧，贵贱履位⑨，仁贤不肖袭情⑩，必分其能，必由其名。以此事上，以此畜下，以此治物，以此修身。知谋不用，必归其天，此之谓太平，治之至也⑪。

注释

①道德已明而仁义次之：《老子》三十八章：“故失道而后德，失德而后仁，失仁而后义。”自然、天地、道德、仁义、礼法阶梯排列，逐一递减。②分守：分守谓礼。分读作fèn，谓职分、名分。礼之本在于各守其分。③形名：形名谓法。④因任：因任亦谓法家。⑤原省：原省谓原察、省察，亦近于形名之法。⑥是非：是非亦近于形名之法。⑦赏罚：法出于道，而赏罚则为法之末节。⑧愚知处宜：愚者、智者各处其宜。知通“智”。⑨贵贱履位：贵者、贱者各居其位。⑩仁贤不肖袭情：袭，依循。情，情实。⑪知谋不用四句：言以上九法，虽然各有本末先后等差，而皆终归于道，故可为太平良

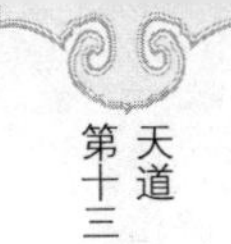

策。九法自仁义以下，多为形名法术之类，而与道家相通。

13.8　故书曰："有形有名。"形名者，古人有之，而非所以先也。古之语大道者，五变而形名可举，九变而赏罚可言也[①]。骤而语形名，不知其本也；骤而语赏罚，不知其始也。倒[②]道而言，迕[③]道而说者，人之所治也，安能治人！骤而语形名赏罚，此有知治之具，非知治之道[④]。可用于天下，不足以用天下。此之谓辩士，一曲之人也[⑤]。礼法数度，形名比详，古人有之，此下之所以事上，非上之所以畜下也。

注释

①五变而形名可举二句：五、九承上文而言。　②倒：倒置。　③迕：逆迕。　④骤而语形名赏罚三句：具即器，与"道"相对。　⑤此之谓辩士：辩士谓徒呈口辩，而不能明本。一曲谓偏执一隅，而不能得其全。

13.9　昔者舜问于尧曰："天王[①]之用心何如？"尧曰："吾不敖无告[②]，不废穷民[③]，苦死者[④]，嘉孺子而哀妇人[⑤]，此吾所以用心已。"舜曰："美则美矣，而未大也[⑥]。"尧曰："然则何如？"舜曰："天德而出宁，日月照而四时行，若昼夜之有经，云行而雨施矣[⑦]！"尧曰："胶胶扰扰乎[⑧]！子，天之合也；我，人之合也。"夫天地者，古之所大也，而黄帝、尧、舜之所共美也。故古之王天下者奚为哉？天地而已矣[⑨]！

注释

①天王：即天子。　②不敖无告：不侮慢顽愚之人。敖，通"傲"，侮慢。无告，顽愚。一说无告指鳏夫。　③不废穷民：不舍弃穷人。废，舍弃。　④苦死者：悲苦死去的人。　⑤嘉孺子

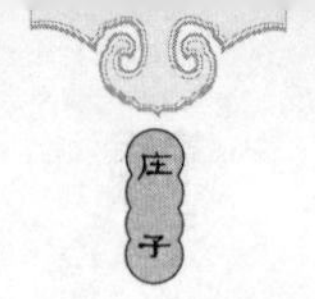

而哀妇人：抚养孤儿，怜悯寡妇。孺子，稚子，此处指孤儿。妇人，此处指寡妇。 ⑥美则美矣二句：言有宏大之美，而未为至大之美。美、大同义。此处之“美”已包含宏大之意，而“大”则为至大、极大之意，犹言“太”也。 ⑦若昼夜之有经：有经谓有常。以上宁、行、经为韵。 ⑧胶胶扰扰乎：美大貌，赞颂之辞。 ⑨故古之王天下者奚为哉二句：总论治世当本于天道。

13.10 孔子西藏书于周室。子路[①]谋曰：“由闻周之徵藏史有老聃者[②]，免而归居[③]，夫子欲藏书，则试往因焉。”孔子曰：“善。”往见老聃，而老聃不许[④]，于是繙[⑤]十二经[⑥]以说。老聃中其说[⑦]，曰：“大谩[⑧]，愿闻其要[⑨]。”孔子曰：“要在仁义[⑩]。”

注释

①子路：孔子弟子，姓仲，名由，字子路。卞之野人，性鄙，有勇力，好长剑，志伉直。又有才艺，以政事著名。曾为季氏宰，又为蒲大夫，死于卫国蒯聩之难。 ②由闻周之徵藏史有老聃者：由，子路自称。周，东周，都城雒邑，在今河南洛阳。徵藏史，官名，又称守藏室之史、柱下史。老聃，即老子。 ③免而归居：免，辞官。 ④许：赞许、赞同。 ⑤繙：音 fān，通“翻”。 ⑥十二经：陆德明、成玄英谓《诗》《书》《礼》《乐》《易》《春秋》六经，又加六纬，合为十二经。 ⑦中其说：中止其说。 ⑧大谩：言其说过于繁多。大，同“太”。谩音 mán，通“漫”，繁多。 ⑨要：要旨。 ⑩孔子曰二句：孔子之说要在仁义为当时学者的普遍认识。

13.11 老聃曰：“请问仁义，人之性邪？”孔子曰：“然。

君子不仁则不成，不义而不生。仁义，真人之性也，又将奚为矣？”老聃曰：“请问，何谓仁义？”孔子曰：“中心物恺[①]，兼爱[②]无私[③]，此仁义之情也。”老聃曰：“意[④]，幾乎后言[⑤]！夫兼爱，不亦迂夫[⑥]！无私焉，乃私也[⑦]。夫子若欲使天下无失其牧[⑧]乎？则天地固有常矣，日月固有明矣，星辰固有列矣，禽兽固有群矣，树木固有立矣。夫子亦放德而行[⑨]，遁遁而趋，已至矣，又何偈偈[⑩]乎揭仁义，若击鼓而求亡子焉？意，夫子乱人之性也！”

注释

①中心物恺：心中与人同乐。中心，心中。物，人物。恺音kǎi。 ②兼爱：兼爱谓将血亲之情进及他人。 ③无私：无私谓不顾念血亲之情，实际上为一视同仁之意。儒家言无私，亦由取法天地而来。 ④意：同“噫”，叹词。 ⑤幾乎后言：幾读作jī。 ⑥夫兼爱二句：言爱既不是，而又兼之，故曰迂远也。⑦无私焉二句：谓天地无私是真无私，真无私则不言，言无私则实为有私。 ⑧牧：生养，养育。 ⑨放德而行：放，同“仿”。⑩偈偈：音jié jié，用力的样子。

13.12　士成绮[①]见老子而问曰：“吾闻夫子圣人也，吾固不辞远道而来愿见，百舍[②]重趼[③]而不敢息。今吾观子，非圣人也。鼠壤有馀蔬，而弃妹，不仁也。生熟不尽于前，而积敛无崖[④]。”老子漠然不应。士成绮明日复见，曰：“昔者吾有刺[⑤]于子，今吾心正卻[⑥]矣，何故也？”老子曰：“夫巧知神圣之人，吾自以为脱焉[⑦]。昔者子呼我牛也而谓之牛，呼我马也而谓之马。苟有其实，人与之名而弗受[⑧]，再受其殃[⑨]。吾服也恒服，吾非以服有服[⑩]。”

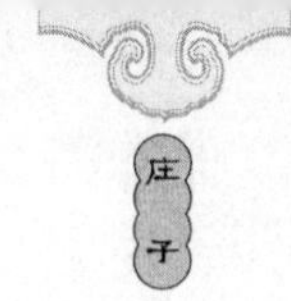

注释

①士成绮：人名，姓士，字成绮。一说复姓士成，名绮。②百舍：旅居百日，行三千里。舍，旅次。一宿为一舍。又三十里为一舍。③重趼：脚底生了两层茧。趼音 jiǎn，解作“胝”，俗作“茧”。④生熟不尽于前二句：言其食物无尽，而却积敛无已。无崖，同“无涯”，言无已。⑤刺：讥刺。⑥郤：一读为 xī，同“隙”，解为“空”“息”。一读为 què，同“却”，解为“退”。⑦夫巧知神圣之人二句：谓已退去智知神圣之名。知同“智”，脱读作 tuō，同“蜕”，退去。⑧苟有其实二句：言有其实，则他人所加之名可以不受其影响。⑨再受其殃：言如接受他人所加之名，则有毁有誉，必遭双重祸害。⑩吾服也恒服二句：言其容止自若，不为容止而修饰其容止。服谓仪容举止。

13.13 士成绮雁行避影，履行遂进而问：“修身若何？”老子曰：“而容崖然[①]，而目冲然[②]，而颡頯然[③]，而口阚然[④]，而状义然[⑤]。似系马而止也。动而持[⑥]，发也机[⑦]，察而审[⑧]，知巧而睹于泰[⑨]，凡以为不信[⑩]。边竟有人焉，其名为窃[⑪]。”

注释

①而容崖然：谓其容貌突兀不和。而，通“尔”，下同。不和物曰崖岸。②而目冲然：谓其目光冲动不安。③而颡頯然：谓其颡额高亢矜傲。頯音 kuí，颧骨。④而口阚然：谓其口角常如虎吼而不止。阚解为“虓”。虓音 xiāo，虎吼。⑤而状义然：谓其状貌常怀义愤。⑥动而持：谓当其动作之时而又僵持不舒放。⑦发也机：言其行动迅疾如同机括之发猛然突然。⑧察而审：言其明察是非而苛责于人。⑨知巧而睹于泰：谓其崇尚智巧而常流露骄态。睹解为流露外见。⑩凡以为不

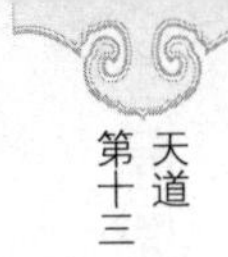

信：谓凡此种种均外在，而其内心不足于诚信。⑪边竟有人焉二句：谓士成绮有如边境之人，以窥伺为职守。边竟，即边境，竟同“境”。窃，此处指窥伺。

13.14　夫子[1]曰：“夫道，于大不终[2]，于小不遗，故万物备[3]。广广[4]乎其无不容也，渊渊[5]乎其不可测也。形德[6]仁义，神之末也[7]，非至人孰能定之！夫至人有世[8]，不亦大乎，而不足以为之累。天下奋棅而不与之偕[9]，审乎无假而不与利迁[10]，极物之真，能守其本。故外天地，遗万物，而神未尝有所困也。通乎道，合乎德，退仁义[11]，宾礼乐[12]，至人之心有所定矣[13]！”

注释

①夫子：指老子。②不终：犹言无穷。终，穷尽。③备：备谓完足、齐备。④广广：音 kuàng kuàng，广通“旷”。⑤渊渊：谓道渊深。⑥形德：同“刑德”，即上文所说“形名”，指生杀、赏罚。⑦神之末也：即“道之末也”。神谓道。⑧至人有世：谓帝王抚有天下。⑨天下奋棅而不与之偕：言天下人皆揭竿奋起，而己心不动。棅音 bǐng，同“柄”。⑩审乎无假而不与利迁：《德充符篇》作“审乎无假而不与物迁”。见《德充符篇》注。⑪退仁义：道德为本故在先，仁义为末故在后，言当退却仁义，以其本当在后也。⑫宾礼乐：谓以性情为主，礼乐为宾。宾与主相对，礼乐与性情相对。⑬至人之心有所定矣：言道德、仁义、礼法各有其本末次序，帝王当能确定此理。

13.15　世之所贵道者书也[1]。书不过语，语有贵也[2]。语之所贵者意也[3]。意有所随，意之所随者，不可以言传也[4]。

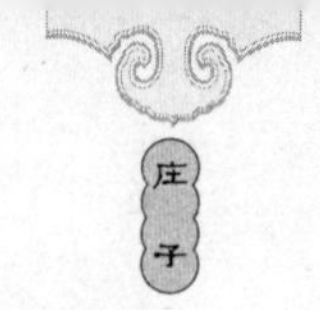

而世因贵言传书，世虽贵之，我犹不足贵也，为其贵非其贵也[⑤]。故视而可见者，形与色也；听而可闻者，名与声也。悲夫！世人以形色名声为足以得彼之情[⑥]，夫形色名声果不足以得彼之情，则知者不言，言者不知[⑦]，而世岂识之哉[⑧]！

注释

①世之所贵道者书也：言世人皆知书籍宝贵。道字疑衍。书，指简帛。 ②书不过语二句：言书籍只是记载语言，语言宝贵，书籍不宝贵。语，指文字。 ③语之所贵者意也：进而谓语言所表达者为心意，心意宝贵，语言不宝贵。 ④意有所随三句：进而谓心意有所追随，而所追随者实非语言所能表达。意之所随者，指道。 ⑤为其贵非其贵也：郭象曰："其贵恒在意言之表。" ⑥得彼之情：谓获得道之真实。彼，指道。情，实情。⑦则知者不言二句：谓认识道的人却不能讲述，讲述道的人却不认识道。 ⑧而世岂识之哉：感叹世人识道之难。陈仁锡（明卿）评曰："是真能贵书者。""叫醒不读书人。"

13.16　桓公[①]读书于堂上，轮扁[②]斲轮[③]于堂下，释椎凿而上[④]，问桓公曰："敢问公之所读者何言邪？"公曰："圣人之言也[⑤]。"曰："圣人在乎？"公曰："已死矣。"曰："然则君之所读者，古人之糟魄[⑥]已夫！"桓公曰："寡人读书，轮人安得议乎！有说则可，无说则死！"轮扁曰："臣也以臣之事观之。斲轮，徐则甘而不固，疾则苦而不入[⑦]，不徐不疾，得之于手而应于心，口不能言，有数[⑧]存焉于其间。臣不能以喻[⑨]臣之子，臣之子亦不能受之于臣，是以行年七十而老斲轮[⑩]。古之人与其不可传也死矣[⑪]，然则君之所读者，古人之糟魄已夫！"

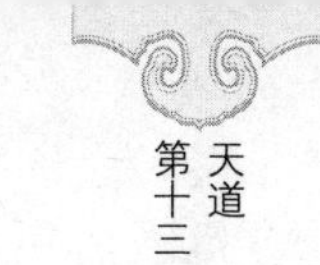

注释

①桓公：齐桓公。　②轮扁：古代匠人，名扁。轮即“轮人”，古代官名。　③斵轮：制造车轮。斵音 zhuó，砍削。④释椎凿而上：释，放下。椎音 chuí，古文椎、捶、槌、锤皆相通用。　⑤圣人之言也：指六经之类。　⑥糟魄：即糟粕，有本作“粕”。本义为酒糟。　⑦徐则甘而不固二句：二句如解为“砍木”，则不可谓之“徐则不固，疾则不入”。　⑧术：道术。即上文所说“意之所随”与“不可以言传”者。　⑨喻：晓谕，告诉。又通“谕”。　⑩是以行年七十而老斵轮：言其年已七十，已为老人，而仍斵轮。　⑪古之人与其不可传也死矣：言古人与其道术皆已死。

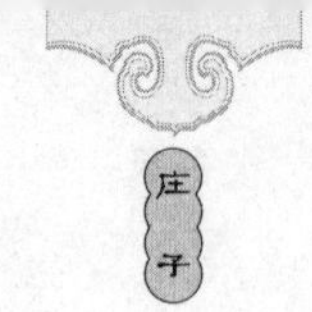

天运第十四

解题

《天运》这一篇，不仅主旨贯通整齐，而且各章各段无不精彩。

开篇“天其运乎？地其处乎”一段，就对天地日月云雨的运行提出连续十五个设问，它实际上是庄子的《天问》。下面巫咸一段，讲“六极五常”及“九洛之事”，这在晚周诸子书中也极少见。

再下一段，商太宰荡问仁于庄子，庄子回答：“虎狼，仁也。夫子相亲，何为不仁！”又问至仁，庄子回答：“至仁无亲。”庄子擅长使用极其精简的篇幅，阐述深刻的思辨，表达严谨的逻辑。

商太宰荡问庄子什么是“仁”，庄子按照“仁”的本义作了回答。“仁”字的本义为“亲”，即有直系血缘的双亲。商太宰荡问“仁”，按照儒家的标准，应该回答为“爱人”，但这却是不符合逻辑的独断。所以庄子按照“仁”的本义做了回答，坚守其本义，没有丝毫的逾越。

庄子以虎狼立论，虽然惊世骇俗，但逻辑上是严谨的。“仁”就是“亲”。既然“仁”就是指亲子关系，指父子相亲，那么许多具有亲子关系和父子相亲的生物就都符合“仁”。虎和狼虽然吃人，但虎和狼自己也是父子相亲，也都可以说是“仁”。儒家将亲子关系的“仁”推广到人类全体，却又把其他生物所具有的“父子相亲”排除在外，这个规定是独断的。庄子说“虎狼仁

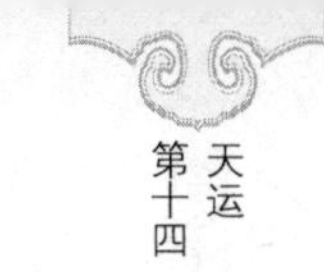

也”，确实是抓住了儒家仁学在逻辑上的这个缺陷，恰可以破除儒家以“爱人”为“仁”的独断。

接下讲北门成和黄帝谈论“咸池之乐”，以“天乐”明“天道”。中国关于音乐文字记载十分有限，所以《乐经》久已失传，只有《乐记》十一章保留下来。《庄子》书中论及音乐之处不少，并且其所关注均在“天乐”“至乐”，所以弥足珍贵。

文中论乐、论道，“充满天地，苞裹六极”“在谷满谷，在坑满坑”等语，也常令后人称道不置。

接下讲孔子弟子颜渊与师金的问答，孔子南之沛见老聃，阐明道德为本、仁义为末之旨，对于比较道、儒两家学说都是非常重要的。其中称“六经，先王之陈迹也，岂其所以迹”一语，足以震烁古今。

14.1　天其运乎？地其处乎①？日月其争于所乎②？孰主张是？孰维纲是③？孰居无事推而行是④？意者其有机缄而不得已邪？意者其运转而不能自止邪⑤？云者为雨乎？雨者为云乎⑥？孰隆施是⑦？孰居无事淫乐而劝是⑧？风起北方，一西一东，有上彷徨，孰嘘吸是⑨？孰居无事而披拂是⑩？敢问何故⑪？

注释

①天其运乎二句：天是运转的吗？地是静止的吗？运、处与天、地相对。　②日月其争于所乎：日月各自在争夺哪一处地方吗？所，处所。　③孰主张是二句：谁主宰其施张？谁维系其纲绳？张、纲同义，张谓张网。　④孰居无事推而行是：是谁闲居无事去推动它们？推而行是，锺泰谓为“而推行是”误倒。按“推行”之“行”又读 háng 音，上文主张、维纲、推行三句为

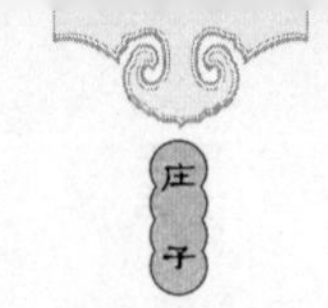

韵。⑤意者其有机缄而不得已邪二句：是它们受机械的控制不得已而运转？还是一旦运转就自己不能停止？意者，推测之辞。⑥云者为雨乎二句：云是因为雨呢？还是雨是因为云呢？为读作 wéi，因为，表原因。也可读作 wèi，为了，表目的，亦通。⑦孰隆施是：是谁在兴雨布雨？隆施，成玄英解为“兴废”，俞樾解为“降施”，云：“隆当作降，谓降施此云雨也。” ⑧孰居无事淫乐而劝是：是谁闲居无事作乐过度地劝勉它们？居无事淫乐，有无事而生事之意。淫乐，谓过度作乐。劝，劝勉、勉励。⑨风起北方四句：风从北方吹来，又往西方和东方吹去，又盘旋而上，是谁在那里呼吸吐纳？有，通“又”。 ⑩孰居无事而披拂是：是谁闲居无事在那里鼓荡煽动？ ⑪敢问何故：敢问总括上文天地、日月、云雨及四方风而言，推问其原因与目的何在。

14.2 巫咸[①]祒[②]曰：“来！吾语女[③]。天有六极五常[④]，帝王顺之则治，逆之则凶。九洛[⑤]之事，治成德备，监照下土[⑥]，天下戴之，此谓上皇[⑦]。”

注释

①巫咸：人名。商王太戊大臣。 ②祒：一说为“招”字之误。一说为巫咸之名。 ③吾语女：语读作 yù，动词，告诉。女，通“汝”。 ④天有六极五常：《洪范》为箕子所传殷商大法。《尚书·洪范》载洪范九畴，次九曰向用五福、威用六极。五福：一曰寿，二曰富，三曰康宁，四曰攸好德，五曰考终命。六极：一曰凶短折，二曰疾，三曰忧，四曰贫，五曰恶，六曰弱。 ⑤九洛：一说为九州。一说即《洪范》九畴。 ⑥监照下土：成玄英疏作“照临下土”，监为“临”之误。 ⑦上皇：上古帝王。

14.3 商大宰荡[1]问仁于庄子。庄子曰："虎狼，仁也[2]。"曰："何谓也?"庄子曰："父子相亲，何为不仁[2]!"曰："请问至仁[4]。"庄子曰："至仁无亲[5]。"大宰曰："荡闻之，无亲则不爱，不爱则不孝。谓至仁不孝，可乎?"庄子曰："不然。夫至仁尚矣，孝固不足以言之[6]。此非过孝之言也，不及孝之言也[7]。夫南行者至于郢[8]，北面而不见冥山[9]，是何也?则去之远也。"

注释

①商大宰荡：宋太宰荡。宋为殷商后裔，故宋国别称为商。大读作 tài，大宰即太宰，官名。太宰本为掌膳食之官，后为执政官，地位与宰相相近。诸侯各国也有太宰，如吴有大夫伯嚭为太宰而用事，鲁有公子羽父杀桓公将以求太宰，郑有太宰欣"上逼君，下乱治"。宋有华督、戴驩先后为太宰。华督杀大司马孔父嘉，弑殇公。戴驩为宋太宰，而皇喜重于君，二人争事而相害。荡，人名。荡有本作"盈"，故有学者以为荡又名盈。 ②虎狼二句：虎狼能杀人，故虎狼与仁二义似相背。 ③父子相亲二句：二句由文字训诂而言，"仁"字可与父母血缘之"亲"互释，二语并提频见于儒家及晚周诸子古书。庄子此处是对儒家自己所界定之"仁"提出质问，意谓其仁如此，则虎狼亦仁也。 ④至仁：最大的仁，犹言大仁。 ⑤至仁无亲：最大的仁，无所不亲；无所不亲则无所谓亲，无所谓亲则无亲。亲，私亲、偏爱。⑥夫至仁尚矣二句：仁解为"亲"，至仁解为"无亲"，孝解为"事亲"。不足与言谓至仁与孝不可相提并论。 ⑦此非过孝之言也：谓至仁与孝二者，孝不能胜过至仁，而是不及至仁。⑧郢：楚国都城，在今湖北江陵，代指南方之地。 ⑨冥山：代指北方之地。

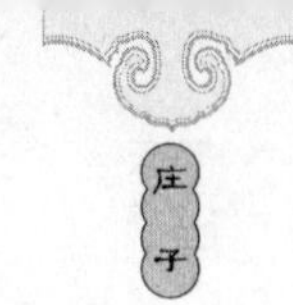

14.4 “故曰：以敬孝易，以爱孝难[①]。以爱孝易，以忘亲难[②]。忘亲易，使亲忘我难[③]。使亲忘我易，兼忘天下难[④]。兼忘天下易，使天下兼忘我难。夫德遗尧舜而不为也[⑤]，利泽施于万世，天下莫知也[⑥]，岂直大息而言仁孝乎哉[⑦]！夫孝悌仁义，忠信贞廉，此皆自勉以役其德者也[⑧]，不足多也。故曰：至贵，国爵并焉[⑨]。至富，国财并焉。至愿[⑩]，名誉并焉。是以道不渝[⑪]。”

注释

①以敬孝易二句：成玄英曰：“敬在形迹，爱率本心。” ②以爱孝易二句：爱孝谓孝出于本心，忘亲谓孝出于不知不觉。忘，并非没有，而指不知不察，即下文所说“莫知”。 ③忘亲易二句：谓本心出于不知不觉则易，使父母不知不觉承受则难。④使亲忘我易二句：谓忘亲而至于使亲忘我，则易；兼爱天下而不知不觉，则难。忘亲与忘天下相对，而非忘我与忘天下相对。⑤夫德遗尧舜而不为也：德遗尧舜，意谓仁德胜过尧舜。遗谓遗之在后。不为，不出于造作。 ⑥利泽施于万世二句：谓至仁则天下人不知不觉。 ⑦岂直大息而言仁孝乎哉：谓仁、孝之器局甚小。岂直，岂只。大息，太息。 ⑧夫孝悌仁义三句：谓孝、悌、仁、义、忠、信、贞、廉八者，其实劳扰德性，其功用只限于自勉自励。 ⑨国爵并焉：至贵则无位。国，成玄英解为“倾国”。爵，爵位。并，通“屏”，意为屏除。 ⑩愿：显字之讹。⑪是以道不渝：言至道不可变而趋下，以至浇薄。渝，渝薄，犹言浇薄。

14.5 北门成[①]问于黄帝曰：“帝张《咸池》之乐于洞庭之野[②]，吾始闻之惧，复闻之怠，卒闻之而惑，荡荡默默，乃不

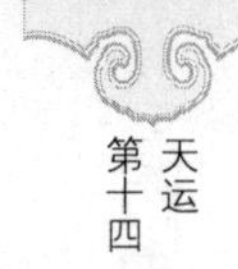

自得。”帝曰：“汝殆其然哉[③]！吾奏之以人，徵之以天，行之以礼义，建之以大清[④]。四时迭起，万物循生。一盛一衰，文武伦经[⑤]。一清一浊，阴阳调和，流光其声[⑥]。蛰虫始作，吾惊之以雷霆[⑦]。其卒无尾，其始无首，一死一生。一偾一起[⑧]，所常无穷[⑨]。而一不可待，女故惧也[⑩]。”

注释

①北门成：人名，复姓北门，名成。 ②帝张咸池之乐于洞庭之野：张，施张、施设。咸池，乐舞名，一说为黄帝乐舞，一说为舜时乐舞。 ③汝殆其然哉：言北门成大概应该如此。殆，大概、近于。 ④吾奏之以人四句：此言音乐本于天地自然。礼义，此处指仁义，谓四时生杀。大清犹言至清，大读作 tài，通“太”。音乐以清为贵，故曰太清。 ⑤四时迭起四句：言音乐本于阴阳四时。循生，谓万物顺序生长。盛衰，指阴阳。文武，指文乐、文舞与武乐、武舞。文乐、文舞执羽旄，武乐、武舞执干楯。伦经即“经纶”，因叶韵故倒置，谓纵横有序。 ⑥一清一浊三句：清浊谓天地，调和谓和气，流光谓日月星三光。 ⑦蛰虫始作二句：言音乐与节气物候相应。蛰音 zhé，昆虫蛰伏冬眠。今二十四节气中有“惊蛰”，此处指春声始发。 ⑧一偾一起：一仆一起。偾音 fèn，僵仆、仆倒、覆败。 ⑨所常无穷：以上各句清、生、经、声、霆、生、穷为韵。 ⑩而一不可待：二句解北门成惊惧之由来。以生死变化为常态，则生之为生与死之为死为异常态。一，谓固定于一，即以生为生，以死为死。此而不可待，故有惊惧。

14.6 “吾又奏之以阴阳之和，烛之以日月之明。其声能短能长，能柔能刚。变化齐一，不主故常。在谷满谷，在坑满

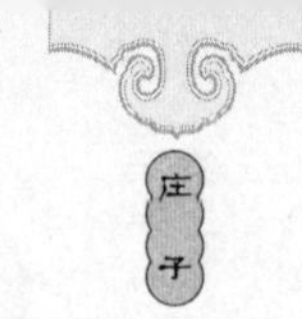

坑。涂郤守神[①]，以物为量[②]。其声挥绰，其名高明[③]。是故鬼神守其幽，日月星辰行其纪[④]。吾止之于有穷，流之于无止。予欲虑之而不能知也，望之而不能见也，逐之而不能及也[⑤]。傥然立于四虚之道[⑥]，倚于槁梧而吟[⑦]。目知穷乎所欲见，力屈乎所欲逐。吾既不及已夫，形充空虚[⑧]，乃至委蛇[⑨]。女委蛇，故怠。”

注释

①涂郤守神：闭塞聪明而内守其精神。郤音 xī，同“隙”，解为“孔窍”，指耳目。 ②以物为量：大小长短，随物自然。③其声挥绰二句：以上各句明、刚、常、坑、量、明为韵。④是故鬼神守其幽二句：言各当其位。 ⑤予欲虑之而不能知也三句：言至乐同于天道自然，故可传而不可受，可得而不可见。予，有本作“子”，指北门成。 ⑥傥然立于四虚之道：傥然，无心的样子。四虚之道，四方通达宽广之道。 ⑦倚于槁梧而吟：槁梧指古琴。 ⑧形充空虚：言空虚无我。 ⑨委蛇：舒缓宽闲，和顺。蛇音 yí。

14.7 “吾又奏之以无怠之声[①]，调之以自然之命[②]。故若混逐丛生，林乐而无形，布挥而不曳，幽昏而无声。动于无方，居于窈冥[③]。或谓之死，或谓之生。或谓之实，或谓之荣[④]。行流散徙，不主常声。世疑之，稽于圣人[⑤]。圣也者，达于情而遂于命也[⑥]，天机不张而五官皆备[⑦]，此之谓天乐，无言而心说[⑧]。故有焱氏[⑨]为之颂曰：‘听之不闻其声，视之不见其形，充满天地，苞裹六极[⑩]。’女欲听之而无接焉，而故惑也[⑪]。”

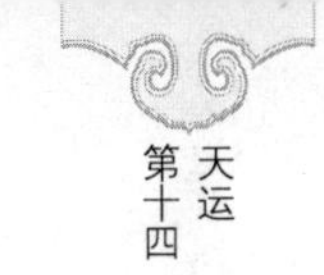

注释

①无怠之声：即下文所说“怠故遁”，言委蛇之迹遁灭，故曰无怠。②自然之命：万物各自的性命。③居于窈冥：言寂静无声，至于极至。④或谓之死四句：随物变化。实，结果。荣，开花。⑤世疑之二句：其人本无名，而世人出于疑惑，视同为圣。稽，解为“同”。⑥圣也者二句：言圣人则当如此。⑦天机不张而五官皆备：天机，自然之机。不张，不张而张，有天然之敷设之意。五官，五脏。⑧无言而心说：喜悦在心，而口难言。说，通“悦”。⑨有焱氏：成玄英谓即炎帝神农氏。焱音 yàn，同“炎”，有本作“炎”。⑩苞裹六极：苞，同“包”，有本作“包”。六极，又称六合。⑪女欲听之而无接焉二句：言其无所承接。

14.8 “乐也者，始于惧，惧故祟[①]。吾又次之以怠，怠故遁[②]。卒之于惑，惑故愚[③]。愚故道，道可载而与之俱也。”

注释

①惧故祟：慎惧故知警戒。②怠故遁：豫怠而形迹遁灭。③惑故愚：闇惑而有似愚昧。

14.9 孔子西游于卫[①]，颜渊[②]问师金[③]曰：“以夫子之行为奚如[④]？”师金曰：“惜乎！而夫子其穷哉！”颜渊曰：“何也[⑤]？”师金曰：“夫刍狗之未陈也，盛以箧衍，巾以文绣，尸祝[⑥]斋戒以将[⑦]之。及其已陈也，行者践其首脊，苏者[⑧]取而爨[⑨]之而已。将复取而盛以箧衍，巾以文绣，游居寝卧其下，彼不得梦，必且数眯焉[⑩]。今而夫子亦取先王已陈刍狗，聚弟子游居寝卧其下。故伐树于宋，削迹于卫，穷于商周[⑪]，是非

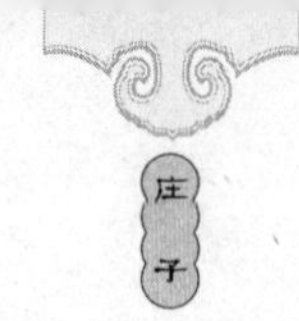

其梦邪？围于陈蔡之间，七日不火食，死生相与邻，是非其眯邪？”

注释

①西游于卫：卫，指卫国都城。春秋卫都楚丘，在今河南濮阳。 ②颜渊：孔子弟子，姓颜，名回，字子渊，鲁国人，以德行及好学著称。年二十九，发尽白，早死，孔子哭之恸。 ③师金：人名。官职太师，名金，故称。 ④以夫子之行为奚如：欲师金评论结果。成玄英曰：“言夫子行仁义之道以化卫侯，未知此术行用可否邪？” ⑤何也：请问其何以会如此。 ⑥尸祝：尸，祭祀中象征神位及主持礼仪之人。尸为临时选定，故无常任。祝，官名。《春官宗伯》有大祝、小祝、丧祝、甸祝、诅祝。⑦将：送。 ⑧苏者：采集柴草的人。 ⑨爨：音 cuàn，炊火。⑩彼不得梦二句：数音 shuò，频频、屡屡。眯 mǐ 音，魇梦。⑪穷于商周：商指宋，周为东周雒邑。

14.10 “夫水行莫如用舟，而陆行莫如用车。以舟之可行于水也，而求推之于陆，则没世不行寻常[①]。古今非水陆与？周鲁非舟车与？今蕲[②]行周于鲁，是犹推舟于陆也！劳而无功，身必有殃。彼未知夫无方之传[③]，应物而不穷者也。”

注释

①寻常：长度单位。此处相对于舟车当行千里而言。②蕲：同“祈”，祈求。 ③无方之传：犹言不传之传。方，方向、道路。传，传车、驿车。古代以车驾马，乘诣京师，谓之传车。

14.11 “且子独不见夫桔槔者乎？引之则俯，舍之则仰。

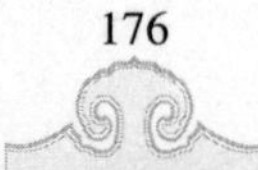

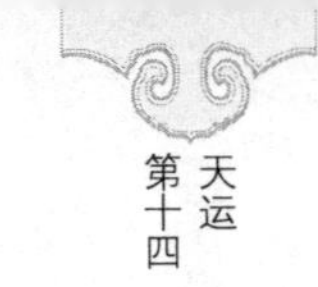

彼，人之所引，非引人者也。故俯仰而不得罪于人。故夫三皇五帝之礼义法度，不矜于同而矜于治[①]。故譬三皇五帝之礼义法度，其犹柤梨橘柚邪！其味相反而皆可于口。故礼义法度者，应时而变者也。今取猿狙而衣以周公之服，彼必龁啮挽裂，尽去而后慊[②]。观古今之异，犹猿狙之异乎周公也。故西施病心而矉其里[③]，其里之丑人见之而美之，归亦捧心而矉其里。其里之富人见之，坚闭门而不出；贫人见之，挈妻子而去走。彼知矉美而不知矉之所以美。惜乎，而夫子其穷哉！”

注释

①不矜于同而矜于治：矜，矜尚、矜美。 ②彼必龁啮挽裂二句：龁音 hé，啮音 niè，均为咬嚼之意。挽音 wǎn，解为拉、引。慊音 qiàn，满足。 ③故西施病心而矉其里：西施，古代美女，见《齐物论篇》注。病心，心痛之病。矉音 pín，又作“颦”。里，邻里。成语“东施效颦”出此。

14.12 孔子行年五十有一而不闻道，乃南之沛见老聃[①]。老聃曰：“子来乎？吾闻子，北方之贤者也，子亦得道乎？”孔子曰：“未得也。”老子曰：“子恶乎求之哉？”曰：“吾求之于度数，五年而未得也[②]。”老子曰：“子又恶乎求之哉？”曰：“吾求之于阴阳，十有二年而未得也[③]。”老子曰：“然，使道而可献，则人莫不献之于其君；使道而可进，则人莫不进之于其亲；使道而可以告人，则人莫不告其兄弟；使道而可以与人，则人莫不与其子孙。然而不可者，无佗[④]也，中无主而不止，外无正而不行[⑤]。由中出者，不受于外，圣人不出[⑥]；由外入者，无主于中，圣人不隐[⑦]。”

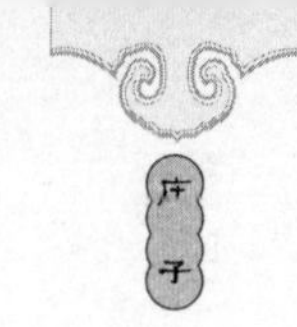

注释

①乃南之沛见老聃：老子为相人，沛、相相近，故孔子南之沛则可以见到老子。沛，地名。老子，一说为春秋陈国苦县人。一说为春秋陈国相县人。边韶为陈相，故所说“楚相县”汉代仍为陈地。沛地在今江苏沛县，春秋属宋，齐、楚、魏灭宋，属楚。秦建泗水郡，治所在沛。汉改泗水郡为沛郡，又称沛国郡，治所在相，在今安徽濉溪西北。沛郡之相又别称大沛，泗水郡之沛则别称小沛。 ②吾求之于度数二句：度数指黄道周期。③吾求之于阴阳二句：阴阳指天地历数，如十二地支等。古人称天文之道亦曰天道，谓孔子曾由此求之，故皆未得。 ④无佗：无他，没有其他原因。佗同“他”。 ⑤中无主而不止二句：心中没有主宰，则道不来停留；行为不能端正，则道不会通行。⑥由中出者三句：言心中有主宰，则不受外界左右，而圣人不必入世。圣人不出，谓可入世而不必入世。 ⑦由外入者三句：言外界的干扰，不会影响内心，而圣人亦不必归隐。圣人不隐，谓可归隐而不必归隐。

14.13　名，公器也，不可多取。仁义，先王之蘧庐也，止可以一宿而不可久处，觏而多责[①]。古之至人，假道于仁，托宿于义[②]，以游逍遥之墟，食于苟简之田，立于不贷之圃[③]。逍遥，无为也；苟简，易养也；不贷，无出也。古者谓是采真之游[④]。以富为是者，不能让禄；以显为是者，不能让名；亲权者，不能与人柄[⑤]。操之则栗，舍之则悲[⑥]，而一无所鉴，以窥其所不休者[⑦]，是天之戮民[⑧]也。怨、恩、取、与、谏、教、生、杀八者，正之器也[⑨]，唯循大变无所湮者为能用之[⑩]。故曰：正者，正也[⑪]。其心以为不然者，天门弗开矣[⑫]。”

注释

①仁义四句：谓仁义即名，即公器，故有似过客住宿于驿舍，一宿而皆离去，滞留一久必遭斥责。止，通“只”。觏，蘧庐，驿舍、传舍。蘧音jù，“遽”之假借。 ②假道于仁二句：言仁义之名，只可假借一时。假道，借道。托宿，借宿。 ③以游逍遥之墟三句：谓至人以道为最终境界。 ④古者谓是采真之游：采真谓求变。采，同“採”，解为“求取”。真，古文从“匕”，与“化”同部，“匕”即古文“化”字。谓能同于万物变化而见其本真。 ⑤以富为是者六句：以富为是，犹言以富为富。以显为是，即以名为名。禄，财富。显，名声。亲权，亲近权力。柄，权柄。 ⑥操之则栗二句：持之在手，唯恐失去，故战栗。舍去之，则生悲伤。 ⑦而一无所鉴二句：言不能借鉴其余，而只能窥见其所碌碌不止之事。 ⑧天之戮民：为天道所责罚的人。参见《大宗师篇》注。 ⑨怨恩取与谏教生杀八者二句：正之器，当作“政之器”，政谓治世。 ⑩唯循大变无所湮者为能用之：大变，指道，与上文之“八器”相对。湮，湮塞、淹留。 ⑪故曰三句：正者正也当作“政者正也”。言治世当归于大道之正。 ⑫其心以为不然者二句：言其心如不正，则大道之门不开。天门，指大道。

14.14　孔子见老聃而语仁义。老聃曰：“夫播穅眯目，则天地四方易位矣；蚊虻噆肤，则通昔不寐矣[①]。夫仁义憯然[②]，乃愤[③]吾心，乱莫大焉。吾子使天下无失其朴，吾子亦放风而动[④]，总德而立[⑤]矣！又奚傑然若负建鼓而求亡子者邪[⑥]！夫鹄不日浴而白，乌不日黔而黑。黑白之朴，不足以为辩[⑦]。名誉之观，不足以为广[⑧]。泉涸，鱼相与处于陆，相呴以湿，相濡

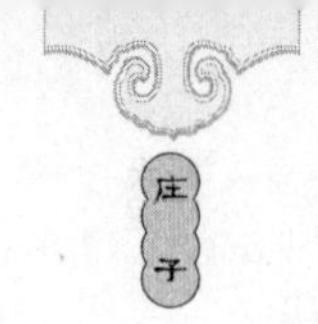

以沫，不若相忘于江湖[⑨]。”

注释

①夫播穅眯目四句：播穅，扬场。播，扬播。穅，同“糠”。眯目，犹言迷目。眯音 mí。噆音 cǎn，叮咬。通昔，通宵、彻夜。 ②憯然：惨毒。憯，同“惨”。 ③愦：扰乱。愦，有本作“愦”，愦音 kuì。 ④放风而动：犹言随风而动。 ⑤总德而立：总持大德而自立。 ⑥又奚傑然若负建鼓而求亡子者邪：傑然，用力的样子。建鼓，大鼓，又称植鼓，以木柱直贯鼓身支柱竖立，故称。 ⑦黑白之朴二句：谓黑白纯朴，自有区分，无须再加分辨。辩，通“辨”。 ⑧名誉之观二句：谓名誉出于观望喧嚷，本来虚妄，故不足以推广称道。观（繁体作“觀”），有本作“讙”，解为“喧”。 ⑨泉涸五句：言鱼在泉中，则有干涸陆处之忧，相呴相濡之难，不如置身江湖，广大长久，有相忘而自得之乐。

14.15 孔子见老聃，归，三日不谈[①]。弟子问曰：“夫子见老聃，亦得将何规[②]哉？”孔子曰：“吾乃今于是乎见龙！龙，合而成体，散而成章[③]，乘乎云气而养乎阴阳[④]。予口张而不能嗋[⑤]，予又何规老聃哉？”子贡曰：“然则人固有尸居而龙见，雷声而渊默，发动如天地者乎？赐亦可得而观乎？”遂以孔子声见老聃[⑥]。老聃方将倨堂，而应，微曰[⑦]：“予年运[⑧]而往矣，子将何以戒我乎？”子贡曰：“夫三王五帝[⑨]之治天下不同，其系声名一也。而先生独以为非圣人，如何哉？”老聃曰：“小子少[⑩]进！子何以谓不同？”对曰：“尧授舜，舜授禹。禹用力而汤用兵，文王顺纣而不敢逆，武王逆纣而不肯顺，故曰不同。”

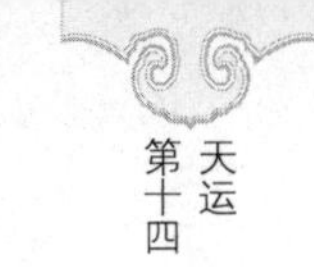

注释

①不谈：不言不语。有本作“不言”。　②规：规模。　③合而成体二句：章，文采，言其文采灿然，随处可观。　④乘乎云气而养乎阴阳：言其与天地同德。　⑤予口张而不能嗋：《阙误》引江南古藏本，下有“舌举而不能讱”六字。讱音 rèn。嗋音 xié，闭合。　⑥遂以孔子声见老聃：谓以孔子为名义，称为孔子弟子。孔子声，谓孔子之名。　⑦老聃方将倨堂三句：“方将倨堂”言其随意而无拘束。倨，倨坐。“而应”言其恭敬。应，起而应接宾客。“微曰”言其谦卑，微，隐微。　⑧年运：犹言年迈。　⑨三王五帝：夏商周三代之王。此句三王在五帝前，是由近而远追溯。有本作“三皇”，陆德明谓作三王是。　⑩少：稍稍。

14.16　老聃曰：“小子少进，余语女三王五帝之治天下[①]。黄帝之治天下，使民心一，民有其亲死不哭而民不非也。尧之治天下，使民心亲，民有为其亲杀其服而民不非也[②]。舜之治天下，使民心竞[③]，民孕妇十月生子，子生五月而能言，不至乎孩而始谁[④]，则人始有夭[⑤]矣。禹之治天下，使民心变，人有心而兵有顺[⑥]，杀盗非杀，人自为种而天下耳[⑦]。是以天下大骇，儒墨皆起。其作始有伦，而今乎妇女[⑧]。何言哉！余语汝，三皇五帝之治天下，名曰治之，而乱莫甚焉。三皇之知，上悖日月之明，下睽[⑨]山川之精，中堕[⑩]四时之施。其知憯于蛎虿之尾[⑪]，鲜规之兽[⑫]，莫得安其性命之情者，而犹自以为圣人，不可耻乎？其无耻也！”子贡蹴蹴[⑬]然立不安。

注释

①余语女三皇五帝之治天下：语读作 yù，动词，告诉。女，通“汝”。三皇，有本作“三王”，陆德明谓古本当作三皇，但仍

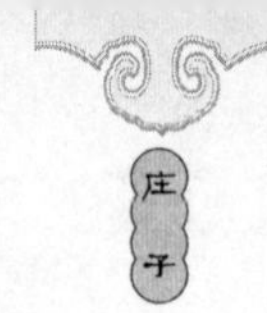

以作三王，上下文意较为通顺。成玄英谓黄帝为三皇之一，而《大戴礼记·五帝德》及《史记·五帝本纪》均以黄帝为五帝之首。②民有为其亲杀其服而民不非也：杀其服，降丧服之等。杀解为“降”。③竞：争先。④不至乎孩而始谁：谓不出婴孩之龄而已赋予名义使有分别。故有名则有信义德类，是有分别。孩，古文从口，写作“咳”。谁，犹言谁何，始谁即始有名称。⑤夭：夭折。⑥人有心而兵有顺：人有杀人之心，兵有杀人之名。⑦人自为种而天下耳：指夏禹家天下、西周分封同姓之事。种，种族。⑧其作始有伦二句：言其开始尚有秩序，其后则失序，以至于乱伦。伦，秩序。妇，动词，娶妻。女，女儿。郭象、成玄英谓妇女意为“以女为妇”。⑨睽：音 kuí，乖离，反目。⑩堕：音 duǒ，又音 huī。毁坏，败坏。⑪蛎虿之尾：蛎虿音 lì chài，即蝎子。⑫鲜规之兽：犹言野兽。鲜规，野兽名。⑬蹴蹴：音 cù cù，惊悚的样子。

14.17　孔子谓老聃曰：“丘治《诗》《书》《礼》《乐》《易》《春秋》六经，自以为久矣，孰知其故矣[①]。以奸者七十二君[②]，论先王之道而明周、召之迹[③]，一君无所钩用[④]。甚矣夫！人之难说也？道之难明邪[⑤]？”老子曰：“幸矣，子之不遇治世之君也！夫六经，先王之陈迹[⑥]也，岂其所以迹[⑦]哉！今子之所言，犹迹也。夫迹，履之所出，而迹岂履哉！夫白鶂之相视，眸子不运而风化[⑧]。虫雄鸣于上风，雌应于下风而风化[⑨]。类自为雌雄，故风化[⑩]。性不可易，命不可变[⑪]，时不可止，道不可壅[⑫]。苟得于道，无自而不可；失焉者，无自而可[⑬]。”孔子不出三月，复见，曰：“丘得之矣。乌鹊孺，鱼傅沫，细要者化，有弟而兄啼[⑭]。久矣，夫丘不与化为人[⑮]！不与化为人，安能化人。”老子曰：“可，丘得之矣！”

注释

①孰知其故矣：孰知，熟知。孰，通“熟”。故，事理。②以奸者七十二君：即孔子周游列国干谒诸侯求仕之事。奸读作gān，同“干”，解为“干犯”。孔子为布衣，于礼不得见诸侯，而见之，故曰干犯。 ③周、召之迹：周公、召公之事迹。周，周公旦，周文王之子，武王之弟，鲁国始封国君，辅佐武王、成王，摄政当国，制礼作乐，天下安宁，史称“成康之治”。召，召公奭（召读作shào，奭音shì），与周同姓，辅佐周武王灭商，封于燕，为燕国始封之君，又赐食邑于召，故称召公。成王时，为三公，自陕以西召公主之，自陕以东周公主之，史称“召公之治西方，甚得兆民和”。 ④一君无所钩用：即无一君所钩用。⑤人之难说也二句：也，通“邪”。说，读作shuì，游说、说服。⑥陈迹：犹言旧迹。迹，足迹，引申为事迹。凡前人所遗留者曰迹，凡功业可见者亦曰迹。此处以足迹为喻。 ⑦所以迹：谓先王之所以有此事迹之事因。 ⑧夫白鶂之相视二句：言白鶂雌雄互相凝目注视，即可以生育。鶂音yì，水鸟名。眸子不运，定睛注视。风化，谓随风气而生化。化谓生命之转化、变化。 ⑨虫雄鸣于上风二句：言昆虫雌雄互相鸣叫即可以生育。 ⑩类自为雌雄二句：言“师类”“奇类”等鸟兽，雌雄同体，而可以生育。⑪性不可易二句：道德常存，故性命常存。 ⑫时不可止二句：时世变化，道德亦变化。壅，滞塞。 ⑬苟得于道四句：无自，犹言无往。 ⑭乌鹊孺四句：鱼傅沫，言鱼雌雄相互涂抹水沫而生育。傅，涂抹、附着，又同“敷”。细要者化，言蜂类可以寄托而生。按“有弟而兄啼”学者均解为人类，则是与《知北游》所言“九窍者胎生”意近。而上古民俗有“杀首子”之说，或即“有弟而兄啼”所本。杀兄而宜弟，亦人类生育之一法也。⑮与化为人：即与人为化。

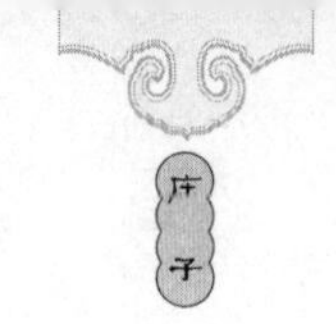

刻意第十五

解题

《刻意》一开篇就讲五种士人：山谷之士、平世之士、朝廷之士、江海之士、导引之士，认为这五种士人都未达极致。庄子提出了一种境界，可以超越所有五种士人，叫做“不刻意而高，无仁义而修，无功名而治，无江海而闲，不导引而寿”，这种境界就是“道”，庄子说，“天道之道，圣人之德”，可以如此。以圣人兼容五家之长，而又超于五家之上。

接着出现在篇中的，有句经典话语：“夫恬淡寂漠虚无无为，此天地之平而道德之质也。”这句话已见于《天道篇》，文字略有小异：“夫虚静恬淡寂漠无为者，天地之平而道德之至。”这八个字蝉联排比，是道家一种典型叙述。

篇中还说：“静而与阴同德，动而与阳同波。”这句话已见《天道篇》，也是道家的经典叙述。

后面说到水。道家讲水之处独多，不仅以水喻道，甚至水与道同原。水下可以取为法度，上可以象征天德，既具有物理品质，又具有道德品质，其内涵较之现代人的理解益深。

这一篇篇幅简短，但文章亦足可观。庄子对五种士人的描写，颇有其生动之处，可以试作揣摩。

15.1　刻意尚行[①]，离世异俗[②]，高论怨诽，为亢而已矣[③]。此山谷之士，非世之人，枯槁赴渊者之所好也。语仁义忠信，恭俭推让，为修[④]而已矣。此平世之士[⑤]，教诲之人[⑥]，

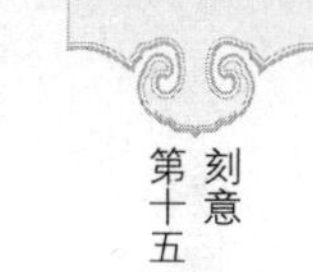

游居学者之所好也[7]。语大功，立大名，礼君臣，正上下，为治而已矣。此朝廷之士，尊主强国之人，致功并兼者之所好也[8]。就薮泽，处闲旷，钓鱼闲处，无为而已矣[9]。此江海之士，避世之人，闲暇者之所好也[10]。吹响呼吸[11]，吐故纳新[12]，熊经鸟申，为寿而已矣[13]。此道引之士，养形之人，彭祖寿考者之所好也[14]。

注释

①刻意尚行：刻，刻苦。意，意志。尚行，崇尚操行。②离世异俗：远离人世，耻与世俗之好尚相同。③为亢而已矣：亢，清高。④为修：修身。⑤平世之士：太平之时安居世间的人。⑥教诲之人：以教师为业的人。⑦游居学者之所好也：指儒家一派。儒家以教师为业。⑧此朝廷之士三句：指朝廷大臣。⑨无为而已矣：无为，此处指不任世事。⑩此江海之士三句：巢父、许由、公阅休之类。⑪吹响呼吸：呼吸精气的养生方法。响音 xǔ，又写作煦，意为开口出气。⑫吐故纳新：吐故气，纳新气。⑬为寿而已矣：意谓只可以延年益寿，而无关于性命之理。⑭此道引之士三句：道引，即导引，道通“导”。指依循经脉导气的养生方法。养形，指保养形体、身体。彭祖，人名，以长寿著称，见《逍遥游》注。寿考，即寿老。以上历数山谷之士、平世之士、朝廷之士、江海之士、道引之士五种，《徐无鬼篇》又论知士、辩士、察士，以及招世之士、中民之士、筋力之士、勇敢之士、兵革之士、枯槁之士、法律之士、礼教之士、仁义之士，可参看。

15.2　若夫不刻意而高，无仁义而修，无功名而治，无江海而闲，不道引而寿。无不忘也，无不有也。澹然无极而众美

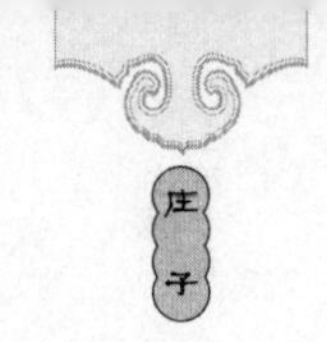

从之[①]。此天地之道，圣人之德也。

注释

①澹然无极而众美从之：言其境界无限而不拘于一偏。无极解为“无限”，包括时间无限与空间无限。极字本义为屋栋，在正中至高处。老庄所说“无极”均为无限之意。但老庄所说“无极”，其根据仍在于天地自然本原的“至无”“大无”。

15.3　故曰：夫恬惔[①]寂漠[②]，虚无[③]无为[④]，此天地之平[⑤]而道德之质[⑥]也。

注释

①恬惔：即恬淡，解为安静、安闲。惔解为“忧”，又解为“恬”。恬惔为双声词，古书多写作恬淡，但当以恬惔为本字。下文“虚无恬惔，乃合天德”亦同。　②寂漠：又写作寂寞，当以寂寞为本字。　③虚无：谓虚静。锺泰曰：“‘恬惔寂漠，虚无无为’，《天道篇》作‘虚静恬淡，寂寞无为’。”　④无为：谓不加人为，不加成见。恬惔、寂漠、虚无亦均为此意。　⑤天地之平：恬惔、寂漠、虚无、无为，则万物自然，万物自然称之为“平”。平又称为“平均”，《达生篇》：“是以天下平均”。　⑥道德之质：道德出于天地，亦即天之道、天之德，故道德与天地并称。质，解为“实”，实质。

15.4　故曰：圣人休休焉则平易矣[①]，平易则恬惔矣。平易恬惔，则忧患不能入，邪气不能袭[②]，故其德全而神不亏[③]。

注释

①圣人休休焉则平易矣：俞樾谓“休休焉”当作“休焉休”，传写误倒。碧虚子校引张本作：“圣人休焉，休则平易矣。”休，

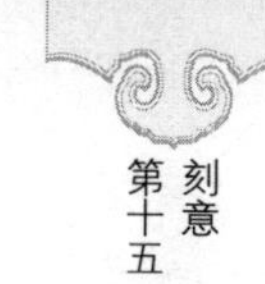

休息。平易，简易。郭象曰："休乎恬惔寂漠，息乎虚无无为，则虽历乎阻险之变，常平夷而无难。" ②则忧患不能入二句：谓忧患不能侵袭其心，邪气不能侵袭其五脏。 ③故其德全而神不亏：德全谓与天地万物为一，神不亏谓其精神纯粹不杂。

15.5 故曰，圣人之生也天行，其死也物化。静而与阴同德，动而与阳同波。不为福先，不为祸始[①]。感而后应[②]，迫而后动，不得已而后起[③]。去知与故[④]，循天之理。故无天灾，无物累，无人非，无鬼责。其生若浮，其死若休[⑤]。不思虑，不豫谋。光矣而不耀，信矣而不期[⑥]。其寝不梦，其觉无忧。其神纯粹，其魂不罢[⑦]。虚无恬惔，乃合天德。

注释

①不为福先二句：随任万物，祸福皆无系于心。祸福、先始互文，谓祸福均不为其先，亦不为其始。 ②感而后应：机缘已见，然后响应。 ③迫而后动二句：迫而后动即不得已而后起。迫，逼迫，谓迫不得已。 ④去知与故：知，通"智"。故，解为"巧"。 ⑤其生若浮二句：无心而随任变化之意。 ⑥光矣而不耀二句：有光明而不显耀，有信义而不期许。 ⑦其神纯粹二句：罢读作pí，通"疲"，劳累。

15.6 故曰：悲乐者，德之邪。喜怒者，道之过。好恶者，德之失[①]。故心不忧乐，德之至也[②]。一而不变，静之至也[③]。无所于忤，虚之至也[④]。不与物交，淡之至也[⑤]。无所于逆，粹之至也[⑥]。

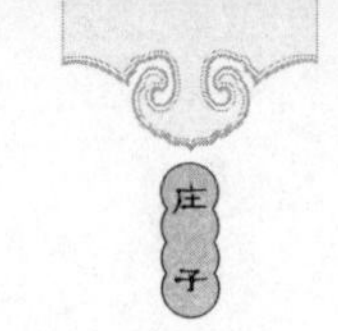

注释

①悲乐者六句：谓喜怒哀乐好恶出于人心，出于人心则与天道天德相违背。悲乐，即哀乐。喜怒哀乐好恶，合称六情。六情出于天性，但不加节制则乱性。 ②故心不忧乐二句：心中无私忧，无私乐，中和平易，则近于天道。 ③一而不变二句：谓内心纯粹守一，合于自然，无所迁越，则称之为静。 ④无所于忤二句：谓内心谦卑虚怀，无所抵忤，宽容万物，则称之为虚。⑤不与物交二句：谓等待万物皆相等，无偏私，则称之为淡。⑥无所于逆二句：谓能顺应万物，无所滞碍，则称之为粹。

15.7 故曰：形劳而不休则弊[①]，精用而不已则劳[②]，劳则竭[③]。水之性，不杂则清，莫动则平[④]。郁闭而不流，亦不能清[⑤]，天德之象也[⑥]。

注释

①形劳而不休则弊：形体操劳不停则疲弊。 ②精用而不已则劳：精神使用不停则劳损。 ③劳则竭：精神劳损则枯竭。④水之性三句：以水喻心性，谓当不杂不扰。莫动，谓不扰动。⑤郁闭而不流二句：言水之性清澈，由于通达流畅。郁闭，压抑、堵塞、不舒畅。 ⑥天德之象也：天德之象即天道之象。道家往往以水喻道。

15.8 故曰：纯粹而不杂，静一而不变，淡而无为，动而以天行，此养神之道也[①]。夫有干越之剑者，柙而藏之，不敢用也，宝之至也[②]。精神四达并流[③]，无所不极[④]，上际于天，下蟠于地[⑤]，化育万物，不可为象[⑥]，其名为同帝[⑦]。纯素之道，唯神是守[⑧]。守而勿失，与神为一[⑨]。一之精通，合于

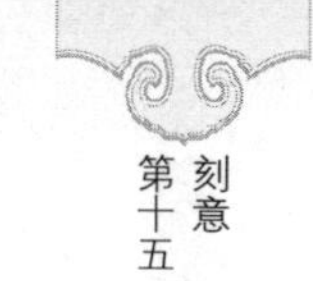

天伦[⑩]。

注释

①此养神之道也：养神之道与篇首“养形之人”相对。②夫有干越之剑者四句：以宝剑喻精神。干越之剑，宝剑名。一说得名于干溪越山。一说得名于国名， ③四达并流：通达四方，一齐奔流。并流，同流、齐流。 ④无所不极：无所不至其极。极，极至。 ⑤上际于天二句：言精神可以上至于天，下至于地。蟠，音 pán，解为“委”。 ⑥不可为象：言精神变化莫测，无所取象。 ⑦其名为同帝：言精神可与天道同一。帝，天帝，即天道。 ⑧纯素之道：谓道家之道，重在精神，而不在形体。道纯素，故称为纯素之道。 ⑨与神为一：不杂不扰，故称为一。 ⑩一之精通二句：能守一则能通达，能通达则能合于天道。

15.9 野语[①]有之曰：“众人重利，廉士重名，贤士尚志，圣人贵精。”故素也者，谓其无所与杂也。纯也者，谓其不亏其神也。能体纯素，谓之真人[②]。

注释

①野语：谚语。 ②能体纯素二句：纯素、真人均就其精神境界而言，而与众人、廉士、贤士有别，亦即与篇首山谷之士、平世之士、朝廷之士、江海之士、道引之士有别。

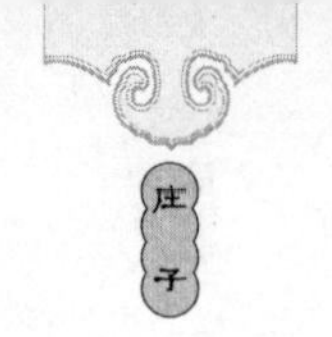

缮性第十六

解题

此篇开篇一句话说："缮性于俗，学以求复其初。"缮，解为修治。俗，指世俗。二句意谓在世俗中修治性命，学习以期回复其本性。

中国古代总是很重视学习，认为人类之所以区别于其他动物而成为人类，就在于学习。学习是要将自己的本性提升起来，勿使坠落于俗情，所以对于世俗，一定要撄逆而上，不能顺从俗情，一泄而下。顺从俗情是很容易的，无需学习，但是由此而往，人也就不成其为人了，所谓与禽兽无别。西方进化论是讲顺从俗情的，但是中国人总是强调厉行修治，所以历朝历代总是有一些自我约束的人，以其高雅的修养领导大众，使得整个民族始终站在文明的高处。所以此篇虽然题为"缮性"，其实正是"矫俗"。

为了区别本真与世俗，庄子列举了二段古史。他说"古之人，与一世而得淡漠焉"，这叫做"至一"，叫做"自然"。这时候"阴阳和静，鬼神不扰，四时得节，万物不伤，群生不夭"。后来人被自己的私欲牵引，澆淳散朴，逐渐走向了世俗。如尧舜在孔子的政治理想中，处于"大同"的地位，而在庄子看来，已经不够纯粹了。庄子认为人类历史的过程，就是世俗化的一个过程。

自然离开了世俗，世俗离开了自然。不仅如此，双方的趋向而且越来越远，远而又远，不可能愈合了。所以，虽然后世往往有人提倡回归自然、回复人类的纯洁心性，但庄子却早已看出这

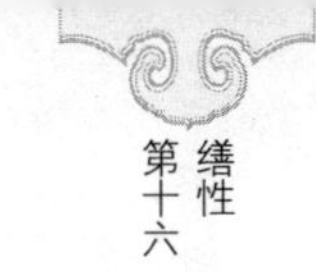

不可能，言之者仅仅是在自我安慰而已。

那么紧接着庄子就说到归隐。天道无法兴建世俗，世俗也无法兴建天道，既然两相背离，圣人只有归隐。

当然庄子所说的归隐，并不是简单的隐居，钓鱼闲处，避世不见人，那样就成了《刻意篇》所说的“江海之士”了。庄子确实不是主张与世隔绝的人，他所说的当其时命则大行天下，或者不当时命而深根宁极，都仍然是安处世间，所谓道不离物、物不离道。在道家看来，不仅不能与世隔绝，而且还要遍在万物才是。

16.1　缮性于俗，学以求复其初①。滑欲于俗，思以求致其明②。谓之蔽蒙之民③。古之治道者，以恬养知④。生而无以知为也，谓之以知养恬⑤。知与恬交相养，而和理出其性⑥。夫德，和也⑦。道，理也⑧。德无不容，仁也⑨。道无不理，义也⑩。义明而物亲，忠也⑪。中纯实而反乎情，乐也⑫。信行容体而顺乎文，礼也⑬。礼乐遍行，则天下乱矣⑭。彼正而蒙己德，德则不冒⑮。冒则物必失其性也⑯。

注释

①缮性于俗二句：在世俗中修治性命，学习以期回复其本性。缮，修治。俗，世俗。初，指性命之本。　②滑欲于俗二句：在世俗中混同欲望，思考以期求得聪明。滑，混同。欲，欲望。　③谓之蔽蒙之民：谓为世俗所蒙蔽，而不见道体，不得要领，适得其反。蔽蒙即蒙蔽，晦暗、蔽塞。　④以恬养知：用恬静之心培养其智慧。恬，安静。知，同“智”。　⑤生而无以知为也二句：自始就不以追求智慧为目的，称之为用智慧培养其恬静之心。生而，从一出生开始。无以知为，不追求智慧。不追求

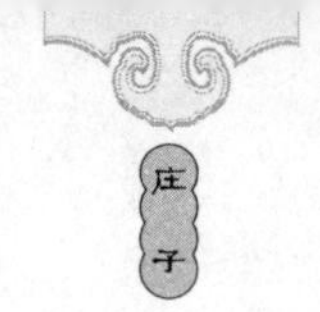

智慧的智慧，指无心而知、任其自知。 ⑥和理出其性：和理，即下文所说“德、道”，即道德。道德中和而有条理。天道中和，人性也中和，则人性同于天性。 ⑦和也：中和之道。 ⑧理也：自然之理。 ⑨德无不容二句：无亲疏远近之分，无人类万物之别，天道无不宽容。此为道家之“仁”，而与儒家不同。⑩道无不理二句：义解为“宜”。天道无所不宜，无所不理此为道家之“义”。儒家则以出于亲亲之仁者为义，故道家与儒家不同。 ⑪义明而物亲二句：万物无所不宜，无所不亲，此为道家之“忠”，与儒家不同，可谓最大之“忠”。忠字从心，解为诚敬。 ⑫中纯实而反乎情二句：内心纯一诚实，大仁大义，反映在性情上面，此为道家之“乐”。中，心中、内心。纯，纯一、平等。实，忠诚。反，同“返”，回归、反映。 ⑬信行容体而顺乎文二句：言行有信，体貌有容，而能依循自然之文采，此为道家之“礼”。信行，言行举止有信。有信谓有期有序。容体，体貌有容，谓体貌当合乎容止。顺乎文，文指文采，泛指衣服、礼器之饰。 ⑭礼乐遍行二句：此处礼乐指世俗之礼乐，出于人为，往往僭越，故曰大乱。孔子叹息礼崩乐坏，亦有“自大夫以下皆僭离于正道”之说。 ⑮彼正而蒙己德二句：平正其性情，而蒙感以自己之所宜，则其心性不会冒失僭越。正，平正、持正。蒙，蒙被、感化。己德，自己之所得所宜、职分名分，德解为“得”。德则不冒，此德指性情、心性、禀赋，冒谓冒失，即僭越。 ⑯冒则物必失其性也：谓冒失、僭越，则事物必将违背天性、偏失本性。即《人间世篇》“若与予也皆物也，奈何哉其相物也”之意。冒解为蒙蔽、贪蔽、冒失、冒犯。

16.2　古之人，在混芒之中[①]，与一世而得澹漠焉[②]。当是时也，阴阳和静，鬼神不扰[③]，四时得节，万物不伤，群生不夭，人虽有知[4]，无所用之，此之谓至一[5]。当是时也，莫之为而常自然[6]。

注释

①在混芒之中：谓浑沌无知觉。 ②与一世而得澹漠焉：与一世，犹言举世。得澹漠，谓能保全其纯真。 ③鬼神不扰：鬼神与生民各得其位。 ④知：通“智”。 ⑤此之谓至一：至一，最大的一，绝对的一，谓纯然合为一体，无处不一，无所不一。⑥莫之为而常自然：莫之为，即无为。无为与自然并言，指不加人为。

16.3 逮德下衰[1]，及燧人[2]、伏羲[3]始为天下，是故顺而不一[4]。德又下衰，及神农、黄帝始为天下，是故安而不顺[5]。德又下衰，及唐、虞始为天下，兴治化之流[6]，澆淳散朴[7]，离道以善[8]，险德以行[9]，然后去性而从于心[10]。心与心识[11]，知[12]而不足以定天下，然后附之以文[13]，益之以博[14]。文灭质，博溺心，然后民始惑乱，无以反其性情而复其初。

注释

①逮德下衰：逮，及。下衰，下降、衰弱。 ②燧人：上古帝王。 ③伏羲：上古帝王。又作“伏牺”，参见《胠箧篇》“伏牺氏”注。 ④是故顺而不一：谓不能纯一，但尚能顺应时变。 ⑤是故安而不顺：谓不能顺应时变，但尚能安于其治。⑥兴治化之流：谓尧舜所为多人为、人治之事。 ⑦澆淳散朴：即浇散淳朴。澆音 jiāo，有本作“浇”，浮薄。 ⑧离道以善：以善恶之分离散天道之纯全。 ⑨险德以行：以行操名节引导天德于险境。 ⑩然后去性而从于心：谓遗弃天性、本性而依循人类之成心。 ⑪心与心识：言是非善恶相争，而成心与成心互相

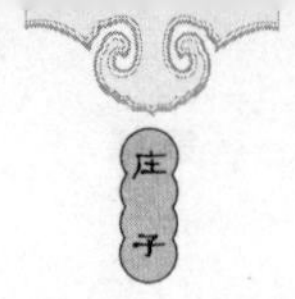

役使。识，向本作“职”，陆德明谓当作“职”。职，解为役使。⑫知：才智。知，通“智”。 ⑬附之以文：言以制度为附庸。文指文华，泛指一切典章制度。 ⑭益之以博：言以博识为增赘。博指博识、博学。

16.4 由是观之，世丧道矣，道丧世矣，世与道交相丧也①。道之人何由兴乎世，世亦何由兴乎道哉②！道无以兴乎世，世无以兴乎道，虽圣人不在山林之中，其德隐矣③。

注释

①世丧道矣三句：言天道与人世分离。世谓人世，即人文，即人道。道谓天道。丧，丧亡、失去。世与道交相丧，即天道与人道交相离异。天道本无所不包，故人世本在天道之内，而不得有独立于天道之人道。所谓人道为不得已之称。 ②道之人何由兴乎世二句：深慨人世与天道之分离，人世不能纯全，天道亦复不能纯全。道之人，明道之人。世，人世。 ③道无以兴乎世四句：言人世与天道分离，则即使圣人当朝，其治化亦无济于事。不在山林之中，谓在朝中。其德，指治化。

16.5 隐，故不自隐①。古之所谓隐士者，非伏其身而弗见也，非闭其言而不出也，非藏其知而不发也，时命大谬也②。当时命而大行乎天下，则反一无迹③。不当时命而大穷乎天下，则深根宁极而待④。此存身之道也⑤。

注释

①隐故不自隐：谓凡隐居之士，皆出于不得已者。不自隐，谓隐居非出己愿。 ②古之所谓隐士者五句：言隐士之所以隐居的原因，实在于时命之背谬。时命，犹言时运，又称时势、时

世。古人论世，有盛世、衰世、叔世、季世、末世、乱世诸说。谬，背谬，谓失道、不道。 ③当时命而大行乎天下二句：逢其时命，则可以畅行天下，尽其所为。当，逢、遇。大行，犹言畅行。反，同“返”。一，谓天道与人世合一。无迹，谓无山林隐居之迹。 ④不当时命而大穷乎天下二句：不逢其时命，天下之路尽，则深沉安宁于道之根本，而等待时命之反复。穷，谓路尽。深根宁极，谓深沉静守于天道之本原。待，谓等待时命之转变。 ⑤此存身之道也：言此时当以存身为意。道家有“生贵于天下”之说。

16.6 古之行身者，不以辩饰知[①]，不以知穷天下[②]，不以知穷德[③]，危然处其所而反其性已[④]，又何为哉[⑤]！道固不小行[⑥]，德固不小识[⑦]。小识伤德，小行伤道[⑧]。故曰：正己而已矣[⑨]。

注释

①古之存身者二句：谓古人不以口辩修饰其才智。行身，有本作“存身”。知，通“智”。 ②不以知穷天下：谓古人不以其才智困累天下之人。 ③不以知穷德：谓古人不以其才智困累其道德。德，指其自身之道德，即其自身之本性。 ④危然处其所而反其性已：危然，独立的样子。处其所，谓处其所当处之地。反其性，返回其本性，反同“返”。已，同“矣”。 ⑤又何为哉：谓无须作为，亦即无须人为。 ⑥道固不小行：道无所不包，故无偏私。 ⑦德固不小识：无所不包，故不是此非彼。⑧小识伤德二句：谓小识小行，执于一偏，不见全体，不见久远，故有损于大道。“大”为道之别名，至大则绝对，小则为相对，故古人尚大而耻小。 ⑨正己而已矣：平正其本性，使合于道。道正大无私。

16.7 乐全之谓得志[①]。古之所谓得志者，非轩冕[②]之谓也，谓其无以益其乐而已矣[③]。今之所谓得志者，轩冕之谓也。轩冕在身，非性命也[④]，物之傥来[⑤]，寄者也[⑥]。寄之，其来不可圉[⑦]，其去不可止。故不为轩冕肆志[⑧]，不为穷约趋俗[⑨]，其乐彼与此同，故无忧而已矣[⑩]！今寄去则不乐，由是观之，虽乐，未尝不荒也[⑪]。故曰：丧己于物，失性于俗者，谓之倒置之民[⑫]。

注释

①乐全之谓得志：乐全，乐得其全体，谓以通达万物之全体为快乐。得志，得意、满意。 ②轩冕：轩车、冠冕，代指爵禄。 ③谓其无以益其乐而已矣：言其意愿至于通达万物之全体而后止。无以益其乐，谓其所乐之大之全，无以复加。 ④非性命也：《阙误》引张君房本作“非性命之有也”。 ⑤物之傥来：物，外物。傥来，傥然而来，倏忽不可期。傥，音 tǎng。 ⑥寄者也：谓暂时寄寓。寄，寄寓，谓有必行之势。 ⑦圉：有本作“御”，解为扞御、抵御。圉、圄、御字同音皆可通假。 ⑧不为轩冕肆志：谓不因为获得爵禄而极尽其志意。肆，解为极尽。又解为“舍”，即寄寓之所，亦通。 ⑨不为穷约趋俗：谓不因为穷困俭约而趋同世俗。约，解为俭约、贫穷。 ⑩其乐彼与此同二句：其乐彼与此同一句倒装，谓彼与此同，则其乐惟在于无忧。彼与此同。 ⑪今寄去则不乐四句：言所寄寓之物离去则不乐，故知当其未离之时未尝不空虚。荒，解为荒芜、空虚，此处相对庐舍、寄寓而言。 ⑫故曰四句：针对篇首“缮性于俗，滑欲于俗，谓之蔽蒙之民”而再论。谓因外物而丧失自己，因世俗而丧失本性，本末颠倒，故曰倒置之人。

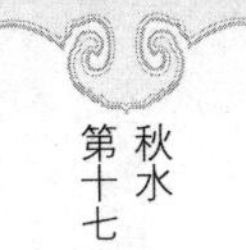

秋水第十七

解题

《秋水》这一篇，按次序是排在外篇的中间，但是地位很高，历代都有极好的评价。

此篇开始是河伯和北海若的七次对答，篇幅将近二千字。开篇说河伯欣然自喜，以及望洋向若而叹，自称见笑于大方之家，已十分精彩。然后承接《逍遥游》“小大之辨”的话题，讲井蛙不可以语于海的道理。紧接着又否定数量上的大小差别，由万物的“量”讨论到万物的“质”。最后由讨论万物进而阐述天道，天道涵括万物、超越万物，同时道又遍在于万物，因循万物。由此而切入《齐物论》的主题。文中譬喻、说理交错，韵文、散文间杂，确能令人生目不暇接之感。

需要指出的是，庄子关于道与物的关系的论述，并非简单的讲“共性寓于个性之中，个性与共性相联系而存在”之类。庄子对物性的关注，是透过“量”看到“质”，认为物性到其终极其实与“量”无关。明明是一些物质存在，庄子则提出不能用“量”加以衡定。

这无关乎精粗小大的物究竟是些什么物质，处于什么样的状态，具有怎样的属性，都引人遐想。到了《庚桑楚篇》，我们又可见到庄子提出了一个非常独特的“宇宙”定义，其中心思想仍然是强调物质的质，而否定物质的外在属性。《秋水》和《庚桑楚》这两处文字内容相互关联，而其他篇中的表述不如这两篇完整，所以是特别宝贵的。

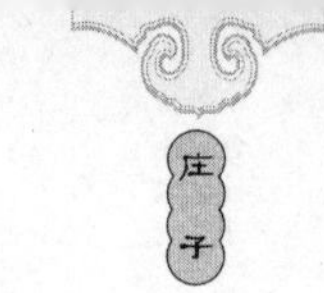

17.1　秋水时至[①]，百川灌河[②]。泾流[③]之大，两涘[④]渚崖[⑤]之间，不辩牛马[⑥]。于是焉河伯[⑦]欣然自喜，以天下之美[⑧]为尽在己。顺流而东行，至于北海[⑨]，东面而视，不见水端。于是焉河伯始旋其面目[⑩]，望洋[⑪]向若[⑫]而叹曰："野语有之曰：'闻道百，以为莫己若[⑬]'者，我之谓也。且夫我尝闻少仲尼之闻，而轻伯夷之义者[⑭]，始吾弗信。今我睹子之难穷[⑮]也，吾非至于子之门则殆[⑯]矣，吾长见笑于大方之家[⑰]。"

注释

①秋水时至：秋季之水，应时而至。　②河：黄河。古代河为黄河专名，黄河及其支流均专称为河。　③泾流：水流。泾，繁体作"涇"。　④两涘：两岸。涘，岸。　⑤渚崖：河洲与河岸。渚，水中山岛或小洲。　⑥不辩牛马：言以牛马之大，已分辨不清。辩，通"辨"。　⑦河伯：黄河神名，实为上古山川诸侯，名冯夷。参见《大宗师》"冯夷"注。　⑧天下之美：天下之大。美丑相对，丑亦有小义。下文"观于大海，乃知尔丑"，丑解为"小"。　⑨北海：黄河入海处，在东海之北，故名。古代黄河入海处在今地北，成玄英谓为唐代莱州。　⑩于是焉河伯始旋其面目：旋，回转、反转。　⑪望洋：仰视貌。司马彪、崔譔本作"盳洋"。　⑫若：北海神名。下文称作"北海若"。⑬闻道百二句：谓道不只百，闻道百以为莫若己，为不自量之意。物之数不只百，百之上尚有千、万、亿、兆。对兆而言，百仅为万分之一。道，指物之数。下文"号物之数谓之万"亦此意。莫己若，莫若己之倒装。百古音bó，郭庆藩、锺泰谓"百"与"若"叶韵。　⑭且夫我尝闻少仲尼之闻二句：二句为当时共识，学者均以孔子之学最博，伯夷之义最著，故举为喻。

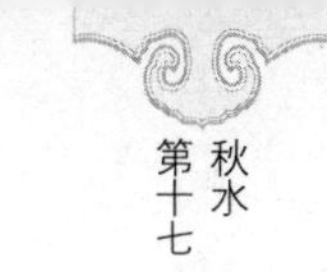

⑮穷：穷尽。 ⑯殆：危困。 ⑰吾长见笑于大方之家：见笑，被嘲笑。见，古汉语中被动表示法。大方之家，明于大道之学者。方，家，家派，学有所承称为家。成语“贻笑大方”出此。

17.2 北海若曰：“井蛙不可以语于海者，拘于虚也[①]。夏虫不可以语于冰者，笃于时也[②]。曲士不可以语于道者，束于教也[③]。今尔出于崖涘[④]，观于大海，乃知尔丑，尔将可与语大理矣[⑤]。天下之水，莫大于海，万川归之，不知何时止而不盈。尾闾[⑥]泄之，不知何时已而不虚。春秋不变，水旱不知。此其过江河之流，不可为量数[⑦]。而吾未尝以此自多者，自以比形于天地，而受气于阴阳，吾在于天地之间，犹小石小木之在大山也。方存乎见小，又奚以自多！计四海之在天地之间也，不似礨空[⑧]之在大泽乎？计中国之在海内，不似稊米之在大仓乎？号物之数谓之万，人处一焉[⑩]。人卒九州，谷食之所生，舟车之所通，人处一焉[⑪]。此其比万物也，不似豪末[⑫]之在于马体乎？五帝之所连[⑬]，三王之所争，仁人之所忧，任士之所劳[⑭]，尽此矣！伯夷辞之以为名，仲尼语之以为博[⑮]。此其自多也，不似尔向之自多于水乎？”

注释

①井蛙不可以语于海者二句：井蛙，井中之蛙。有本作“井鱼”，王引之谓当作“鱼”。拘，局限。虚，有本作“墟”，读为“居”，居处。 ②夏虫不可以语于冰者二句：夏虫，生长在夏季的昆虫。笃于时，笃信只有夏季。笃，笃信。时，四季，此处指夏季。 ③曲士不可以语于道者二句：曲士，偏于一曲之士。乡曲之士则是束于地，而非束于教，不取。 ④崖涘：有本作“涯涘”。 ⑤观于大海三句：大海、大理与丑相对，丑为“小”义。

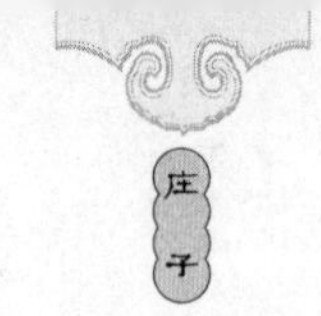

美丑亦相对，上文“以天下之美为尽在己”，美解为“大”。大理，犹言大道。 ⑥尾闾：地名。 ⑦不可为量数：不可用数量计算。 ⑧礨空：蚁穴。礨音lěi。 ⑨不似稊米之在大仓乎：稊米，小米。稊音tí。大仓，即太仓，大当作“太”。周、汉中央及诸侯均有太仓，《周礼》：“仓人掌粟入之藏，辨九谷之物，以待邦用。” ⑩号物之数谓之万二句：物有万物，而人类仅为万分之一。号，称谓。 ⑪人卒九州四句：人卒九州，人聚集在九州。卒解为“聚”。九州，此处当指大九州。谷食之所生，舟车之所通，极言人类足迹所能至之地。人处一焉，谓人之居处，不过为九州之一，即九分之一，与上文万分之一对言。 ⑫豪末：即毫末，又称秋毫。秋天牛马所生细毛的末梢，喻其细小。 ⑬五帝之所连：连，有本作“运”，运解为承接、延续。 ⑭任士之所劳：任士，治世之人。 ⑮伯夷辞之以为名二句：谓伯夷所辞让，与孔子所讲论，不过五帝三王之事。孔子“游文于六经之中”，六经即先王之政典。

17.3 河伯曰：“然则吾大天地而小豪末，可乎[①]？”北海若曰：“否。夫物，量无穷，时无止，分无常，终始无故[②]。是故大知观于远近，故小而不寡，大而不多，知量无穷[③]。证曏今故，故遥而不闷，掇而不跂，知时无止[④]。察乎盈虚，故得而不喜，失而不忧，知分之无常也[⑤]。明乎坦涂，故生而不说，死而不祸，知终始之不可故也[⑥]。计人之所知，不若其所不知[⑦]。其生之时，不若未生之时[⑧]。以其至小求穷其至大之域，是故迷乱而不能自得也。由此观之，又何以知毫末之足以定至细之倪，又何以知天地之足以穷至大之域[⑨]！”

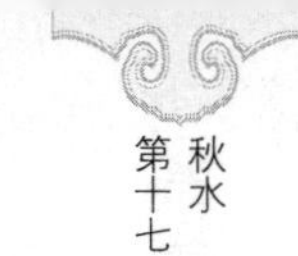

注释

①然则吾大天地而小豪末二句：言以大者为大，以小者为小，可否。　②夫物五句：言不知何者为大，何者为小。量无穷，言物之为物，不可仅以数量计算。时无止，言物质之生死存亡，永不停止。分无常，言物质之分化、变化，无一定之规。终始无故，言物质不知其何处为终、何处为始，　③是故大知观于远近四句：谓以大智，自高远处观之，则小者不小，大者不大，故曰“量无穷”。大知，即大智，知通“智”。　④证向今故四句：谓以大智，自远古处观之，长久者不郁闷，短暂者不企望，故曰“时无止”。曏，音 xiàng。　⑤察乎盈虚四句：谓以大智，自生死存亡处观之，得者、失者，皆能自适，故曰“分无常”。⑥明乎坦涂四句：谓以大智，自变化处观之，生者、死者，皆能自安，故曰“终始无故”。　⑦计人之所知二句：言人类所知者少，而所不知者多，多者多得道之大体，故当更加关注。即上文所说“万分之一”“九分之一”之意。　⑧其生之时二句：言人之时短，而死之时长，长者多得道之大体，故当更加关注。庄子以死为回归天地，由大冶重新铸造，为道之大用，即“视死如归”之意。　⑨由此观之三句：言大者未必大，小者未必小，世俗所谓大小未足以为定论。

17.4　河伯曰：“世之议者[①]皆曰：‘至精无形，至大不可围[②]。’是信情[③]乎？”北海若曰：“夫自细视大者不尽，自大视细者不明[④]。夫精，小之微也。垺，大之殷也。故异便[⑤]。此势之有也[⑥]。夫精粗者，期于有形者也[⑦]。无形者，数之所不能分也；不可围者，数之所不能穷也[⑧]。可以言论者，物之粗也；可以意致者，物之精也[⑨]。言之所不能论，意之所不能察

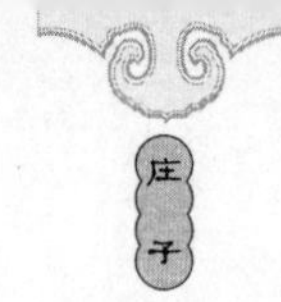

致者，不期精粗焉[10]。是故大人[11]之行，不出乎害人[12]，不多仁恩[13]。动不为利，不贱门隶[14]。货财弗争，不多辞让[15]。事焉不借人，不多食乎力[16]。不贱贪污[17]。行殊乎俗，不多辟异[18]。为在从众，不贱佞谄[19]。世之爵禄不足以为劝，戮耻不足以为辱。知是非之不可为分，细大之不可为倪[20]。闻曰：'道人不闻[21]，至德不得[22]，大人无己[23]。'约分之至也[24]。"

注释

①世之议者：成玄英谓为世俗之议论。 ②至精无形二句：谓至小、至大皆无穷无限。精与大对言，谓小与大。无形、不可围皆无穷、无限之意。 ③信情：真实可信。信，可信。情，情实。 ④夫自细视大者不尽二句：谓自小而视大，或自大而视小，不尽不明，似乎无穷无限。 ⑤夫精五句：谓小大不同，故有别。垺，音 fū，同"郛"，城郭。殷，盛大。便，高亨谓为"辨"之假借。 ⑥此势之有也：谓有此情势，而未必有此道理。⑦夫精粗者二句：谓有形之物，方可以论其大小。 ⑧无形者四句：谓无形之物，不可以用数量计算。 ⑨可以言论者四句：谓有形之物，可以用语言描述。 ⑩言之所不能论三句：谓有一种物质，不能用语言描述，也不能用数量计算。 ⑪大人：犹言至人。此篇以美丑大小开篇，故称大人。 ⑫不出乎害人：《阙误》引张君房本作"不出乎害人之涂也"。 ⑬不多仁恩：不为多余之恩惠。行仁谓之恩。 ⑭不贱门隶：不以守门之仆隶为卑贱。⑮不多辞让：不以辞让为多为尚。 ⑯事焉不借人二句：有事不假借他人帮助，亦不多出体力。 ⑰不贱贪污：不以贪污为卑贱，责亦不以清廉为高尚。 ⑱行殊乎俗二句：其行止不同于世俗，亦不以孤僻奇异为多为尚。辟，通"僻"，偏邪。 ⑲为在从众二句：其所作为务于顺从众人，不以佞谄为卑贱。以上五事

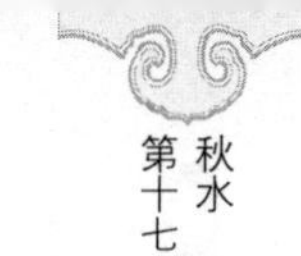

均相对而言，谓大人行于中道，不取两端。 ⑳知是非之不可为分二句：谓万物为一，是非、大小本不可分而分之。细大，即小大。倪，分际。 ㉑道人不闻：言大道则归于无有。有道之人所从之道，本当可见而实不可见，本当可言而实不可言，本当可闻而实不可闻。 ㉒至德不得："德者，得也"，德、得同义。言至大之得，则无所得。 ㉓大人无己：大人犹言最大之人，最大之人而无己，亦为"大有则无"之意。 ㉔约分之至也：约分犹言守分，所守之分即中道，即大有、大无之道。

17.5 河伯曰："若物之外，若物之内[①]，恶至而倪贵贱？恶至而倪小大[②]？"北海若曰："以道观之，物无贵贱[③]。以物观之，自贵而相贱[④]。以俗观之，贵贱不在己[⑤]。以差观之[⑥]，因其所大而大之，则万物莫不大；因其所小而小之，则万物莫不小[⑦]。知天地之为稊米也，知豪末之为丘山也[⑧]，则差数睹矣。以功观之[⑨]，因其所有而有之，则万物莫不有；因其所无而无之，则万物莫不无[⑩]。知东西之相反而不可以相无，则功分定矣[⑪]。以趣观之[⑫]，因其所然而然之，则万物莫不然；因其所非而非之，则万物莫不非[⑬]。知尧、桀之自然而相非[⑭]，则趣操睹矣。"

注释

①若物之外二句：或物之外，或物之内。若，不定之辞。 ②恶至而倪贵贱二句：如何而分贵贱，如何而分小大。恶，读作"乌"，疑问词。倪，分际、分界。 ③以道观之二句：天道平等齐一，故视万物皆无贵贱之分。 ④以物观之二句：言万物则有贵贱之分，此为物性之本然。 ⑤以俗观之二句：言世俗以贵贱由人不由己，则又违背物性。 ⑥以差观之：差谓差别、差距。

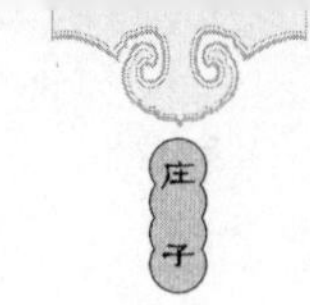

⑦因其所大而大之四句：言事物均有其大处，又有其小处，由大处观之则皆大，由小处观之则皆小。因，由。 ⑧知天地之为稊米也二句：言天地之大，可以成为稊米之小；豪末之小，可以成为丘山之大。 ⑨以功观之：功即德，亦即得。 ⑩因其所有而有之四句：言事物均有所获得，又有其丧失。有、无，此处指普通意思上的有和没有。 ⑪知东西之相反而不可以相无二句：言事物双方虽然彼此对立，却以对方的存在为自己存在的前提。事物彼此对立，古称“对待”，今称“相对”。 ⑫以趣观之：趣通“取”，谓是非取舍。成玄英解为“情趣”，锺泰解为“趋向”（趣又通“趋”），亦通。 ⑬因其所然而然之四句：从对的方面看，万物都对；从非的方面看，万物都非。 ⑭自然而相非：自是而互非。

17.6 “昔者尧、舜让而帝[①]，之、哙让而绝[②]；汤、武争而王[③]，白公争而灭[④]。由此观之，争让之礼，尧、桀之行，贵贱有时，未可以为常也。梁丽可以冲城，而不可以窒穴，言殊器也[⑤]；骐骥、骅骝一日而驰千里，捕鼠不如狸狌，言殊技也[⑥]；鸱鸺夜撮蚤、察毫末，昼出瞋目而不见丘山，言殊性也[⑦]。故曰：盖师是而无非，师治而无乱乎[⑧]？是未明天地之理，万物之情也[⑨]。是犹师天而无地，师阴而无阳[⑩]，其不可行明矣！然且语而不舍[⑪]，非愚则诬也！帝王殊禅，三代殊继[⑫]。差其时，逆其俗者，谓之篡夫；当其时，顺其俗者，谓之义之徒[⑬]。默默[⑭]乎河伯！女恶知贵贱之门，小大之家[⑮]！”

注释

①昔者尧舜让而帝：指帝尧、帝舜禅让之事。 ②之、哙让而绝：周赧王元年，燕王哙将王位禅让给其相臣子之，齐国借机

征伐，杀王哙、子之，燕国大乱。事见《史记·燕召公世家》。③汤、武争而王：指商汤王灭夏兴商、周武王灭商兴周之事。④白公争而灭：白公名胜，楚平王之孙，太子建之子。封于白邑，故称白公（县令、县大夫称公）。起兵作乱，攻入郢都，杀令尹子西、大夫子期，劫楚惠王。后为叶公子高打败，白公奔山自缢而死。事见《左传》哀公十六年。 ⑤梁丽可以冲城三句：梁丽，梁丽之材。 ⑥骐骥、骅骝一日而驰千里三句：骐骥、骅骝，均为古代良马之名。骐骥为伯乐所相之千里马。骅骝为周穆王八骏之一。骐骥骅骝，音 qí jì huá liú。 ⑦鸱鸺夜撮蚤察毫末三句：鸱鸺，音 chī xiū，即鸱鸮、鸱枭，又名鸺鹠，又有茅鸱、鵵鸱、怪鸱、隻狐、土枭等名类。撮，捉取。蚤，蚤虫。瞋目，有本作“瞑目”。 ⑧盖师是而无非二句：谓师法是而未必是，师法治而未必治。师，师法、效法。 ⑨是未明天地之理二句：天地之理指道，即上文“物无贵贱”之道。万物之情指物，即上文“自贵而相贱”之物。道、物之别即道、器之别，一为形上，一为形下。不明于形上，则亦不能明于形下。 ⑩是犹师天而无地二句：谓执于一物之偏，而不能见道之全。此处天地、阴阳指具体的天地、阴阳，即形下之物的天地、阴阳。 ⑪然且语而不舍：然而尚且谈论不休。 ⑫帝王殊禅二句：帝王，五帝、三王。三代，夏商周。殊禅、殊继，言其更替、继承各有不同。禅音 shàn，字又写作“嬗”，更替。 ⑬差其时六句：差，解为“不相值也”。俗，犹言“世”。篡，逆取。义，解为“宜”。⑭默默：谓河伯昧于大道。成玄英谓默默为诫其沉默勿言之意，而下文尚有问答，似不确。 ⑮女恶知贵贱之门二句：贵贱之门指上文所论贵贱之有无，小大之家即小大之学、小大之道。女，通“汝”。恶，通“乌”。

17.7 河伯曰："然则我何为乎？何不为乎？吾辞受趣舍[①]，吾终奈何？"北海若曰："以道观之，何贵何贱，是谓反衍[②]；无拘而志，与道大蹇[③]。何少何多，是谓谢施；无一而行，与道参差[④]。严乎若国之有君，其无私德[⑤]；繇繇乎若祭之有社，其无私福[⑥]；泛泛乎其若四方之无穷，其无所畛域[⑦]。兼怀万物，其孰承翼，是谓无方[⑧]。万物一齐，孰短孰长[⑨]。道无终始，物有死生，不恃其成[⑩]。一虚一满，不位乎其形[⑪]。年不可举，时不可止[⑫]。消息[⑬]盈虚，终则有始。是所以语大义之方，论万物之理也。物之生也，若骤若驰[⑭]。无动而不变，无时而不移。何为乎，何不为乎？夫固将自化[⑮]。"

注释

①辞受趣舍：辞，推辞。受，接受。趣舍，即取舍，趣通"取"。 ②反衍：有本作"畔衍"，又作"叛衍"。 ③无拘而志二句：谓河伯当勿拘于思虑，否则于道将有险阻。而，通"尔"，指河伯。志，思虑。蹇，险阻。以上衍、蹇为韵。 ④无一而行二句：谓河伯当勿偏执，否则于道将有抵牾。一，偏执于一。参差，抵牾不齐。锺泰曰："与道大蹇，蹇者阻塞难行。与道参差，参差者龃龉而不合。"上句"与道大蹇"之"蹇"，崔本作"浣"，章太炎解为"准"，则参差可解为不离左右。以上施、差为韵。 ⑤严乎若国之有君二句：言似乎有君，却无偏爱。严，通"俨"，音 yǎn，俨然，庄敬之貌。私德，私亲、偏爱。有国君则当有臣妾、有亲疏，此则无。 ⑥繇繇乎若祭之有社二句：言似乎有社神，却无偏私之福佑。繇繇，音 yáo yáo，通"遥遥"，解为"悠悠"，福佑绵长之意。社，土地神。祭神可以求福，此则无偏私之福降临。 ⑦泛泛乎其若四方之无穷二句：言宇宙四方泛漫无边如可长往，其实未有边界。泛泛，泛漫、充

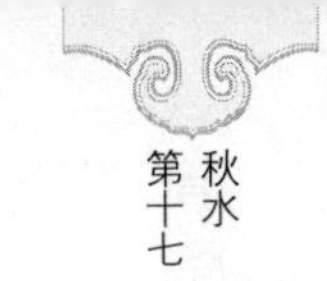

满之义。字又写作“汎”。四方之无穷，言四方路途之远，可以长往。畛域，边界。 ⑧兼怀万物三句：揽怀万物，却无所承载羽翼。仍为一视同仁、无所偏私之意。孰，疑问词，谁。承，承载。翼，羽翼。无方，无一定之方向。 ⑨万物一齐二句：谓万物平等，无长无短。 ⑩道无终始三句：道一贯而常往，而事物则有生死。事物之生死无关于天道之长存，即无关于宇宙之本质。成，与毁相对，有成则有毁，故不足恃。 ⑪一虚一满二句：言天道或盈或虚，不固定于一处。 ⑫年不可举二句：年寿不可增高，时光不可停止。年、时，指年寿。举，增高。 ⑬消息：古称事物死生为消息。 ⑭物之生也二句：言事物生死倏忽，变化之快，如马之迅疾奔驰。 ⑮自化：言万物自己能够生衍变化，无须人为。

17.8　河伯曰：“然则何贵于道邪①？”北海若曰：“知道者必达于理，达于理者必明于权，明于权者不以物害己②。至德者，火弗能热，水弗能溺，寒暑弗能害，禽兽弗能贼③。非谓其薄之也④，言察乎安危，宁于祸福，谨于去就，莫之能害也。故曰：天在内，人在外，德在乎天⑤。知天人之行本乎天，位乎得⑥，蹢躅而屈伸⑦，反要而语极⑧。”

注释

①然则何贵于道邪：承上文，既然万物自化，则道有何尊贵。 ②知道者必达于理三句：自化则万物自化，知万物自化即是通达道理，通达道理则可以明变而避害。所说道、理，即指万物自化而言。权，权变，亦即万物之化。 ③贼：读作 zéi，伤害。 ④非谓其薄之也：并非至德之人可以迫近水火寒暑禽兽。薄，读作 bò，同“迫”，接近。 ⑤天在内三句：锺泰谓“天在

内”即下文“本乎天”之意，则“内”当解为“本”，“外”当解为“外应”。天，即道理、万物自化之理，此为本。人外应，即依循、顺应万物之自化。德在乎天，谓得失出于自然。“德者，得也。” ⑥知天人之行本乎天二句：“知天人之行本乎天”，《阙误》引江南古藏本作“知乎人之行本乎天”。位乎得，谓能安于所得，即安于上文所说之美丑小大贵贱。 ⑦蹢躅而屈伸：谓行步不进，常随事物之伸屈而伸屈。成玄英曰：“至人应世，随物污隆，或屈或伸，曾无定执。”蹢躅，音 zhí zhú，又写作踯躅，行步不进之貌，义近踟蹰。 ⑧反要而语极：反要，返回本原。反，同“返”。要，枢要，即万物之本。语极，言语至而穷。

17.9　曰：“何谓天？何谓人[①]？”北海若曰：“牛马四足，是谓天[②]。落马首，穿牛鼻，是谓人[③]。故曰：无以人灭天[④]，无以故灭命[⑤]，无以得殉名[⑥]。谨守而勿失，是谓反其真[⑦]。”

注释

①何谓天二句：承上文“知乎人之行本乎天”而有此问。谓天道无所不包，人在天道之内，人之所为出于人抑或出于天，将如何分辨。 ②牛马四足二句：言牛马天生有此四足。 ③落马首三句：言络首、穿鼻是人类所加于牛马者，故曰人为。落，通“络”，马络，又称络头、马羁。 ④无以人灭天：勿以人为灭亡天然。无，通“毋”。 ⑤无以故灭命：勿以人事灭亡天命。故、命二字义相近，均解为“使为之”。 ⑥无以得殉名：勿以天地禀赋之道德，殉葬人类虚幻之名位。得，解为“德”。无以德殉名，亦即无以名灭德。 ⑦是谓反其真：天性即本性。返于人类之本真，亦即返于天地自然之本真。反，同“返”。

17.10　夔[①]怜蚿[②]，蚿怜蛇，蛇怜风，风怜目[③]，目怜

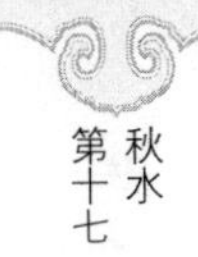

心[④]。夔谓蚿曰："吾以一足趻踔[⑤]而行，予无如矣[⑥]。今子之使万足[⑦]，独奈何？"蚿曰："不然。子不见夫唾者乎？喷则大者如珠，小者如雾，杂而下者不可胜数也[⑧]。今予动吾天机[⑨]，而不知其所以然。"蚿谓蛇曰："吾以众足行，而不及子之无足，何也？"蛇曰："夫天机之所动，何可易邪[⑩]？吾安用足哉！"蛇谓风曰："予动吾脊胁而行，则有似也[⑪]。今子蓬蓬[⑫]然起于北海，蓬蓬然入于南海，而似无有[⑬]，何也？"风曰："然，予蓬蓬然起于北海而入于南海也，然而指我则胜我，䲡我亦胜我[⑭]。虽然，夫折大木，蜚大屋者，唯我能也[⑮]。故以众小不胜为大胜也[⑯]。为大胜者，唯圣人能之[⑰]。"

注释

①夔：音 kuí，动物名，传说仅有一足。　②蚿：音 xián，爬虫，多足。　③目：指目光，可以随意流盼。　④心：指心意，可以神游幽明。　⑤趻踔：音 chěn chuō。　⑥予无如矣：省略句，谓无如其乐、其乐无如。言其自得不过如此。　⑦万足：极言其多。　⑧子不见夫唾者乎四句：唾、喷当指喷嚏。喷嚏之来甚突然，所谓大者如珠，小者如雾，而不知其所以如此，故以为喻。　⑨今予动吾天机：谓其天机自张。天机，天然的机关。　⑩何可易邪：言不可变更。易，更替、变更。　⑪予动吾脊胁而行二句：谓脊胁非足而似足。　⑫蓬蓬：风声。　⑬而似无有：犹言无所似。　⑭然而指我则胜我二句：言夔、蚿、蛇均有手足，而风无形。一手一足即可以破风之无形，而风不能折手足。指，手指。䲡，有本作"蹭"，解为"蹴"。　⑮虽然四句：言其亦有自得之处。蜚，同"飞"。　⑯故以众小不胜为大胜也：谓虽天机自张，而无形胜于有足。　⑰为大胜者二句：为大胜者，言至无，即至道。目、心近之，惜庄子止而不言。

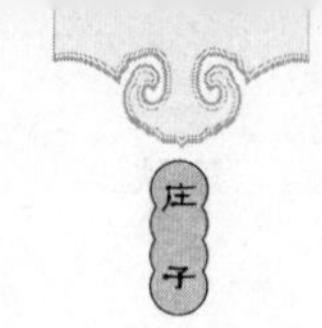

17.11　孔子游于匡，宋人围之数匝[①]，而弦歌不辍[②]。子路入见，曰："何夫子之娱[③]也？"孔子曰："来，吾语女。我讳穷久矣[④]，而不免，命也；求通久矣[⑤]，而不得，时也。当尧、舜而天下无穷人，非知得也；当桀、纣而天下无通人，非知失也。时势适然[⑥]。夫水行不避蛟[⑦]龙者，渔父之勇也。陆行不避兕[⑧]虎者，猎夫之勇也。白刃交于前，视死若生者，烈士之勇也。知穷之有命，知通之有时，临大难而不惧者，圣人之勇也。由，处矣[⑨]！吾命有所制矣[⑩]！"无几何，将甲者[⑪]进，辞曰："以为阳虎也，故围之；今非也，请辞而退。"

注释

①孔子游于匡二句：《史记·孔子世家》载孔子去卫适陈。匡，地名，司马贞索隐："宋邑也。"数匝，数周。匝音 zā。②不辍：不停。辍音 chuò，停止。③娱：即乐。④我讳穷久矣：讳，解为"违"。穷，谓无爵位。⑤求通久矣：通，解为"达"，亦指入仕。⑥时势适然：时势即时命。⑦蛟：音 jiāo，类似鳄鱼的动物。⑧兕：音 sì，犀牛。⑨由，处矣：由，子路之名。处，安处、安居。⑩吾命有所制矣：言已知时命所在。⑪将甲者进：统领甲士之人，即将军。甲，甲士。

17.12　公孙龙[①]问于魏牟[②]曰："龙少学先王之道，长而明仁义之行[③]。合同异，离坚白[④]。然不然，可不可。困百家之知，穷众口之辩。吾自以为至达已。今吾闻庄子之言，茫然异之。不知论之不及与？知之弗若与？今吾无所开吾喙[⑤]，敢问其方。"公子牟隐机[⑥]大息，仰天而笑曰："子独不闻夫埳井[⑦]之蛙乎？谓东海之鳖曰：'吾乐与！吾跳梁[⑧]乎井干[⑨]之上，入休乎缺甃[⑩]之崖。赴水则接腋持颐[⑪]，蹶泥则没足灭跗[⑫]。还虾、蟹与科斗[13]，莫吾能若也。且夫擅[14]一壑之水，而跨跱[15]埳井之乐，此亦至矣。夫子奚不时来入观乎？'东海之鳖左足未入，而右膝已絷[16]矣。于是逡巡而却[17]，告之海曰：'夫千里之远，不足以举其大；千仞之高，不足以极其深。禹之时十年九潦，而水弗为加益；汤之时八年七旱，而崖不为加损。夫不为顷久推移，不以多少进退者[18]，此亦东海之大乐也。'于是埳井之蛙闻之，适适然惊，规规然自失也[19]。"

注释

①公孙龙：孔子弟子，名家学者，与平原君、邹衍同时。②魏牟：魏国公子，故下文称公子牟。封于中山，又称中山公子牟。 ③少学先王之道二句：先王之道、仁义之行，指儒家之学。《史记·仲尼弟子列传》载孔子弟子中有公孙龙，字子石。④合同异二句：合同异，指名家之正名实。离坚白，指坚白论。⑤今吾无所开吾喙：言无以应答。开吾喙，开吾口。喙，解为"口"。 ⑥隐机：靠在几案上。又作隐几。隐，凭、靠。几，几案。 ⑦埳井：一读埳为"坎"，埳井解为"浅井"。一读埳为"陷"，埳井解为"坏井"。 ⑧跳梁：跳踉、跳跃，梁通"踉"。⑨井干：井栏。 ⑩甃：音 zhòu，井中砖壁。 ⑪赴水则接腋持颐：赴水，跳水。卢文弨曰："赴，疑是仆字"。腋、颐，成玄英曰："腋，臂下也。颐，开下也"。 ⑫蹶泥则没足灭跗：蹶音 jué，解为"跳"，又解为"仆"。跗音 fū，脚背。 ⑬还虷蟹与科斗：还，读作"旋"，回视。虷音 hán，井中的一种虫子。科斗，即蝌蚪。 ⑭擅：专擅、独占。 ⑮跨跱：跨，渡。跱音 zhì，解为"踞立"。 ⑯絷：音 zhí，绊住。 ⑰逡巡而却：逡巡，却行、徘徊。却，后退。 ⑱夫不为顷久推移二句：不因时间的长短而改变，不因水旱的多少而增减。 ⑲适适然惊二句：

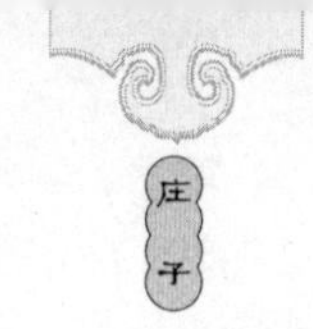

适适，惊怖的样子。规规，自失的样子。

17.13 “且夫知不知是非之竟[①]，而犹欲观于庄子之言，是犹使蚊负山，商蚷驰河也[②]，必不胜任矣。且夫知不知论极妙之言，而自适一时之利者，是非埳井之蛙与？且彼方跐黄泉而登大皇[③]，无南无北[④]，奭然四解[⑤]，沦于不测；无东无西[⑥]，始于玄冥[⑦]，反于大通[⑧]。子乃规规然而求之以察，索之以辩，是直用管窥天，用锥指地也[⑨]，不亦小乎？子往矣！且子独不闻夫寿陵余子之学于邯郸与？未得国能，又失其故行矣，直匍匐而归耳[⑩]。今子不去，将忘子之故，失子之业。”公孙龙口呿[⑪]而不合，舌举而不下，乃逸而走[⑫]。

注释

①且夫知不知是非之竟：谓公孙龙之才智，不知是非之境域。前一“知”字通“智”，解为才智。后一“知”字为知晓之知。竟，通“境”，解为境域。 ②是犹使蚊负山二句：蚷音jù。山，指泰山。河，指黄河。负，背负。驰，跃过“驰”解为“跃过”。 ③且彼方跐黄泉而登大皇：犹言上天入地。跐音cī，逾越。 ④无南无北：犹言无论南北，无所不至之意。下文“无东无西”亦同。 ⑤奭然四解：言南北东西四方，无所不解脱。奭，陆德明曰读作“释”。释与解并言。 ⑥无东无西：王念孙谓此句误倒，当作“无西无东”。上句北、解、测为韵，此句东、冥、通为韵。 ⑦始于玄冥：玄冥解为幽微，宇宙万物初始之状。 ⑧反于大通：大通即大冶、造化。返于宇宙之初始，则万物为一体。由万物之一体而重新铸造，则有无限之可能性，故称大通。反，同“返”。 ⑨是直用管窥天二句：成语“以管窥天”出此。 ⑩且子独不闻夫寿陵余子之学于邯郸与四句：寿陵，燕

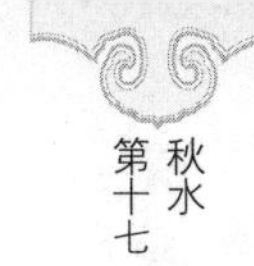

国城邑。余子，少年。邯郸，赵国都城。国能，谓赵国人有擅长行步之才能。故行，谓燕国少年自己原有的行步方法。匍匐，爬行。成语“邯郸学步”出此。 ⑪呿：音 qù，张口貌。 ⑫乃逸而走：逸，奔。走，趋。

17.14　庄子钓于濮水①。楚王使大夫二人往先②焉，曰：“愿以竟内累矣③！”庄子持竿不顾，曰：“吾闻楚有神龟，死已三千岁矣。王巾笥而藏之庙堂之上。此龟者，宁其死为留骨而贵乎？宁其生而曳尾于涂中乎？”二大夫曰：“宁生而曳尾涂中。”庄子曰：“往矣！吾将曳尾于涂中。”

注释

①濮水：黄河的支流，出濮阳，入钜野。 ②先：先导。言正使未至，副使先导致意。副使为大夫二人，正使又当在其上。 ③愿以竟内累矣：以境内累，意为举国托付之，谓聘庄子为相。竟，通“境”。

17.15　惠子相梁①，庄子往见之。或谓惠子曰：“庄子来，欲代子相。”于是惠子恐，搜于国中②三日三夜。庄子往见之，曰：“南方有鸟，其名鹓鶵，子知之乎？夫鹓鶵，发于南海而飞于北海，非梧桐不止，非练实不食，非醴泉③不饮。于是鸱得腐鼠④，鹓鶵过之，仰而视之曰：‘嚇⑤！’今子欲以子之梁国而吓我邪？”

注释

①惠子相梁：给梁惠王做宰相。梁，即魏。魏国都于大梁，故又别称梁。 ②国中：城中，即大梁城中。 ③醴泉：像醴一样甜的泉水。醴音 lǐ，甜酒。 ④于是鸱得腐鼠：于是，此时。

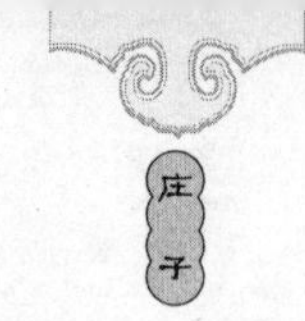

鸱，鸱鸮，古人称之为恶鸟。腐鼠，死鼠。 ⑤吓：一读作“吓”，一读作“赫”，有本作“呼”。

17.16 庄子与惠子游于濠梁[1]之上。庄子曰：“鯈鱼[2]出游从容，是鱼之乐也。”惠子曰：“子非鱼，安[3]知鱼之乐？”庄子曰：“子非我，安知我不知鱼之乐？”惠子曰：“我非子，固不知子矣；子固非鱼也，子之不知鱼之乐，全矣！”庄子曰：“请循其本[4]。子曰‘汝安知鱼乐’云者，既已知吾知之而问我。我知之濠上也[5]。”

注释

①濠梁：濠水的石。濠音 háo，濠水，在汉钟离，唐宋濠州。②鯈鱼：鱼名，又名白鯈、白鲦。鯈音 tiáo。 ③安：疑问词，何。 ④请循其本：谓返回惠子初始之语。循，解为“由”。本，解为“初”。 ⑤我知之濠上也：此句并非“安知鱼之乐”的真解，庄子似在表明一种直觉感悟。

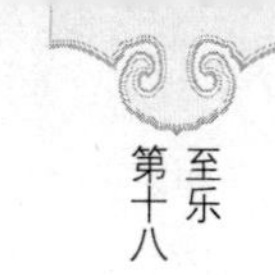

至乐第十八

解题

《至乐》的乐，解为快乐。礼乐的乐，读作音乐的乐。二者读音不同，意思却是相通的，礼乐的乐，还可以解为喜悦的悦。所以庄子这一篇也可以看作是他的乐学，而乐学的最终目的应该是身心的快乐和喜悦。“至乐”意为最大的快乐。此篇一开始就提出问题：“天下有至乐无有哉？有可以活身者无有哉？”

庄子说，有人籁，有地籁，有天籁。有一种音乐，它奏之以阴阳之和与日月之明，其声能短能长，能柔能刚。它听之不闻其声，视之不见其形，但是充满天地，苞裹六极，在谷满谷，在坑满坑。这样的音乐可以带给人真正的快乐，庄子称之为“至乐”“至美”，又称之为“天乐”“天籁”。“大音希声”，所以至乐也就是无乐。曲高和寡，所以至高也就意味着其和者至寡。庄子说：“至乐无乐”。这当然也是一个矛盾，庄子总是在最后揭示出人生的矛盾。

音乐在使人快乐。庄子问“天下有至乐无有哉”，这一问接着的是“有可以活身者无有哉”。

人生是苦难还是欢乐？这个问题关联着另外一个问题：什么是苦难，什么是欢乐？庄子的妻子死了，惠子前往吊唁，看到庄子正箕踞鼓盆而歌。又庄子快要死了，他的弟子欲厚葬之。面对接连的死丧，庄子却能快乐地唱歌，说明他所理解的快乐有足以超越生死的地方。有成语说“视死如归”，归于何处？归于道。归于道所以要快乐了。

庄子遇见一具骷髅，提议让其复生，被骷髅深深拒绝。列子也遇见一具骷髅，他就指着骷髅说：到底谁生谁死，到底谁更加骷髅呢？

说到生死变化，庄子最后留给读者的是一段难于理解的叙述。他说物种都有其幾微、机缄的变化，出于机缄，入于机缄。物种的起源，始于水草。生物的变化，终于人类。

18.1 天下有至乐[①]无有哉？有可以活身[②]者无有哉？今奚为奚据[③]？奚避奚处？奚就奚去？奚乐奚恶[④]？

注释

①至乐：最大的快乐，绝对的快乐。至，至大、极致。 ②活身：活解为“生”，活身即养身。 ③奚为奚据：奚，疑问词，何。据，疑为“拒”字之误，为、拒犹取舍。成玄英解为“依据”，但下文避与处、就与去、乐与恶均取义相反。锺泰谓为、据以动静言，“据”犹言所安，但“据”有安义仍由依据之“依”而来，不得与“为”字相反。 ④奚乐奚恶：乐、恶犹言好恶。恶读作 wù。

18.2 夫天下之所尊[①]者，富贵寿善[②]也。所乐者，身安厚味美服好色音声[③]也。所下者，贫贱夭恶[④]也。所苦者，身不得安逸，口不得厚味，形不得美服，目不得好色，耳不得音声。若不得者，则大忧以惧[⑤]，其为形[⑥]也亦愚哉！

注释

①尊：尊尚，推崇。 ②富贵寿善：富谓多财，贵谓高位，寿谓长寿，善谓美名。 ③身安厚味美服好色音声也：身安，谓身体安逸。厚味，谓饮食丰厚。美服，谓衣服美好。好色，谓五

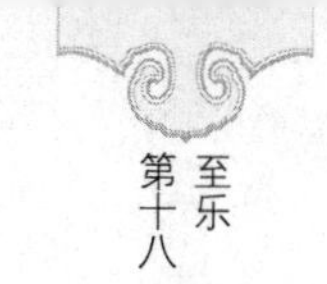

色悦目。音声，谓五音悦耳。 ④贫贱夭恶：谓无财、无位、短命、恶名。 ⑤大忧以惧：忧愁以至惶恐。 ⑥为形：养身。

18.3 夫富者，苦身疾作，多积财而不得尽用，其为形也亦外矣①。夫贵者，夜以继日，思虑善否，其为形也亦疏矣②。人之生也，与忧俱生，寿者惛惛③，久忧不死，何之苦也，其为形也亦远矣。烈士为天下见善矣，未足以活身④。吾未知善之诚善邪？诚不善邪？若以为善矣，不足活身；以为不善矣，足以活人。故曰："忠谏不听，蹲循勿争⑤。"故夫子胥⑥争之，以残其形；不争，名亦不成⑦。诚有善无有哉⑧？

注释

①多积财而不得尽用：富谓有财，有余财也。 ②其为形也亦疏矣：疏，疏远。 ③惛惛：音 hūn hūn，心神迷乱。犹言愦愦，懵懵。 ④烈士为天下见善矣二句：烈士，忠烈之士。 ⑤蹲循勿争：郭象谓守于中庸之德。林希逸、林云铭、郭庆藩、锺泰均谓蹲循即逡巡，意为退却。 ⑥子胥：即伍员，字子胥。 ⑦名亦不成：谓不争则无善。 ⑧诚有善无有哉：不争则无善，争则成善，成善则杀身，则此杀身之善是否真实存在，便成疑问。

18.4 今俗之所为与其所乐，吾又未知乐之果乐邪？果不乐邪？吾观夫俗之所乐，举群趣者①，诬诬②然如将不得已③，而皆曰乐者，吾未之乐也，亦未之不乐也④。果有乐无有哉？吾以无为诚乐矣⑤，又俗之所大苦也。故曰："至乐无乐，至誉无誉⑥。"

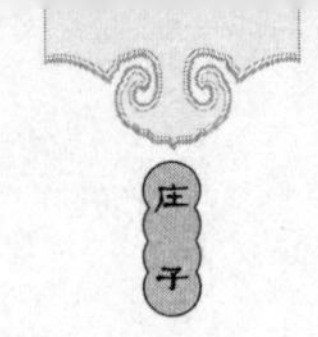

注释

①举群趣者：言全数成群趋往其处。举，解为“全”。趣，通“趋”。 ②硁硁：音 kēng kēng，坚定不移的意思。 ③不得已：不能自己停止，无法控制，喻盲从、丧己之意。 ④吾未之乐也：言富贵寿善与贫贱夭恶，皆为事物所当有之事，自然而然，得失皆无关于大道。 ⑤吾以无为诚乐矣：“无为”与世俗之趋利避害拘于一偏之物性相对，下学上达，由形下之器上至形上之道。言能同于万物之全，顺于大道之行。 ⑥至乐无乐二句：至乐、至誉均就万物全体而言。一己之所乐，未必万物之所乐。至乐之乐、至誉之誉，无所不包，上达大道，则不拘于一己之得失。故曰至乐无乐，无乐而无所不乐。

18.5 天下是非果未可定也[①]。虽然，无为可以定是非[②]。至乐活身，唯无为几存[③]。请尝试言之：天无为以之清，地无为以之宁[④]。故两无为相合[⑤]，万物皆化生。芒乎芴乎，而无从出乎。芴乎芒乎，而无有象乎[⑥]。万物职职[⑦]，皆从无为殖[⑧]。故曰：天地无为也，而无不为也。人也孰能得无为哉！

注释

①天下是非果未可定也：是非，指上文“诚有善无有哉”“果有乐无有哉”。 ②无为可以定是非：无为，即无乐、无誉之类，故可以定是非。 ③至乐活身二句：言至乐可以养身，而唯有无为庶几可以致于至乐。几，庶几。 ④天无为以之清二句：天地为一，则可以无为而无不为。 ⑤两无为相合：天地相合。⑥芒乎芴乎四句：陆德明谓二芒字读作“荒”，二芴字读作“忽”。荒忽又写作怳忽，怳忽又写作恍惚。荒忽又可倒写作忽荒、忽怳。无从出，谓无始。无有象，谓无形。 ⑦职职：职职

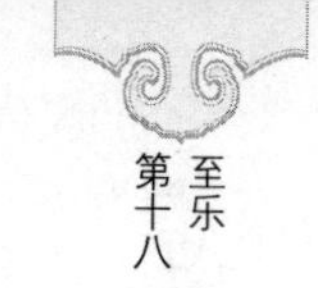

犹言芸芸、云云。 ⑧殖：生。

18.6 庄子妻死，惠子吊之，庄子则方箕踞[①]鼓盆[②]而歌。惠子曰："与人居[③]，长子老身，死不哭亦足矣，又鼓盆而歌，不亦甚乎！"庄子曰："不然。是其始死也，我独何能无概[④]然！察其始而本无生。非徒无生也，而本无形。非徒无形也，而本无气。杂乎芒芴之间[⑤]，变而有气，气变而有形，形变而有生。今又变而之死。是相与为春秋冬夏四时行也[⑥]。人且偃然寝于巨室[⑦]，而我噭噭[⑧]然随而哭之，自以为不通乎命，故止也。"

注释

①箕踞：伸两脚如簸箕形，一种随便的坐姿。正式的坐姿为跪坐。 ②鼓盆：即击缶。 ③与人居：与人同其居室，指为夫妻。 ④概："慨"之假借，解为"感"。 ⑤杂乎芒芴之间：处于万物原始状态之中。芒芴，见上文注。 ⑥是相与为春秋冬夏四时行也：言生死并非相反的二种状态，而是性质相同的多种状态之二，并且周而复始，循环不已，如同春夏秋冬四季之运行。 ⑦人且偃然寝于巨室：偃然，安息。巨室，以天地为室。 ⑧噭噭：音 jiào jiào，哭声、叫呼声。

18.7 支离叔与滑介叔[①]观于冥伯之丘[②]，昆仑之虚[③]，黄帝之所休。俄而柳生其左肘[④]，其意蹶蹶然恶之。支离叔曰："子恶之乎？"滑介叔曰："亡，予何恶！生者，假借也。假之而生生者，尘垢也[⑤]。死生为昼夜[⑥]。且吾与子观化而化及我，我又何恶焉！"

注释

①支离叔与滑介叔：支离叔、滑介叔，庄子寓言中的人名。支离，谓其形体离析。滑介，滑稽。叔，喻叔世，即末世。②冥伯之丘：冥伯喻万物之始。③昆仑之虚：又称昆仑之丘，传为黄帝所居。此处以喻变化之始，生死之原。④俄而柳生其左肘：此谓生前之化。⑤假之而生生者二句：生生，谓使此形体，有此生命。尘垢，言生命如附着，轻微不足道。⑥死生为昼夜：言其循环不已，皆天道之常。

18.8 庄子之楚，见空髑髅[①]，髐[②]然有形。撽以马捶[③]，因而问之，曰："夫子贪生失理，而为此乎[④]？将子有亡国之事，斧钺之诛，而为此乎[⑤]？将子有不善之行，愧遗父母妻子之丑，而为此乎[⑥]？将子有冻馁之患，而为此乎[⑦]？将子之春秋故及此乎[⑧]？"于是语卒，援[⑨]髑髅，枕而卧。夜半，髑髅见梦曰："子之谈者似辩士，视子所言，皆生人之累也，死则无此矣。子欲闻死之说乎？"庄子曰："然。"髑髅曰："死，无君于上，无臣于下[⑩]，亦无四时之事[⑪]，从然[⑫]以天地为春秋，虽南面王乐[⑬]，不能过也。"庄子不信，曰："吾使司命[⑭]复生子形，为子骨肉肌肤，反[⑮]子父母、妻子、闾里、知识，子欲之乎？"髑髅深矉蹙頞[⑯]曰："吾安能弃南面王乐而复为人间之劳乎！"

注释

①髑髅：音 dú lóu，头骨。②髐：音 xiāo，空枯貌。③撽以马捶：撽音 qiào，敲击。马捶，马杖。④夫子贪生失理二句：贪图生人之嗜欲，因而悖逆天理，夭折而死。⑤将子有亡国之事三句：将，或然之辞。斧钺之诛，谓死于战事。⑥将子有不善之行：谓作恶而使父母妻子蒙羞，陷于刑法而死。

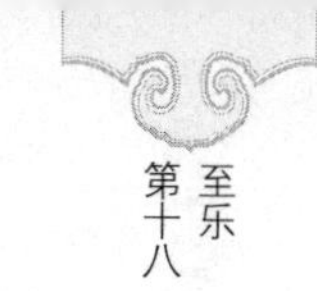

⑦将子有冻馁之患二句：谓饥寒而死。 ⑧将子之春秋故及此乎：春秋，谓年寿。故，通“固”，固然。 ⑨援：引取。⑩无君于上二句：谓物皆平等。 ⑪亦无四时之事：无春夏秋冬四季之循环变化。 ⑫从然：从容。 ⑬南面王乐：南面称王之乐。⑭司命：古代天神，主年寿长短。文昌宫六星：一曰上将，二曰次将，三曰贵相，四曰司命，五曰司中，六曰司禄。 ⑮反：同“返”。 ⑯深矉蹙頞：深，深重。矉音 pín，又作“颦”。蹙鸱，疑诡字即“额”之误。曰深矉，又曰蹙额，反复申之。

18.9　颜渊[①]东之齐，孔子有忧色。子贡[②]下席而问曰：“小子敢问：回东之齐，夫子有忧色，何邪？”孔子曰：“善哉女问！昔者管子[③]有言，丘甚善之，曰：‘褚[④]小者不可以怀大，绠[⑤]短者不可以汲深。’夫若是者，以为命有所成而形有所适也，夫不可损益[⑥]。吾恐回与齐侯[⑦]言尧、舜、黄帝之道，而重以燧人、神农之言。彼将内求于己而不得[⑧]，不得则惑，人惑则死[⑨]。”

注释

①颜渊：孔子弟子，见《天运篇》注。 ②子贡：孔子弟子，见《大宗师篇》注。 ③管子：管仲，名夷吾，又名敬仲，字仲。齐桓公之相。 ④褚：装衣之囊。 ⑤绠：井绳。 ⑥夫不可损益：谓命与形不可人为增减。 ⑦齐侯：孔子与齐景公同时，此处当指齐景公。 ⑧彼将内求于己而不得：内，相对于外而言，内指德行，外指事功。 ⑨人惑则死：谓将杀颜渊。亦以其有“危言”而不能持“衡命”也。

18.10　“且女独不闻邪？昔者海鸟止于鲁郊[①]，鲁侯御

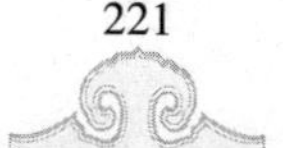

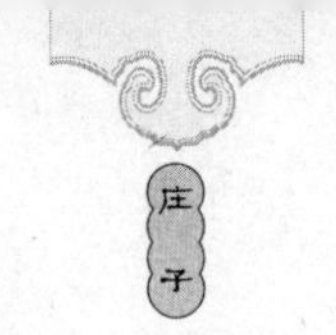

而觞之于庙[2]，奏《九韶》[3]以为乐，具太牢[4]以为膳。鸟乃眩视忧悲，不敢食一脔[5]，不敢饮一杯，三日而死。此以己养养鸟也，非以鸟养养鸟也。夫以鸟养养鸟者，宜栖之深林，游之坛陆，浮之江湖，食之鳅鲦，随行列而止[6]，委蛇而处。彼唯人言之恶闻，奚以夫谠谠[7]为乎！《咸池》[8]《九韶》之乐，张之洞庭之野，鸟闻之而飞，兽闻之而走，鱼闻之而下入，人卒闻之，相与还而观之[9]。鱼处水而生，人处水而死。彼必相与异，其好恶故异也。故先圣不一其能，不同其事。名止于实，义设于适[10]，是之谓条达而福持[11]。"

注释

①昔者海鸟止于鲁郊：海鸟谓爰居，又名杂县。　②鲁侯御而觞之于庙：鲁侯，此处指鲁僖公。御，解为"迎"。觞，宴之以酒，实即祭祀。觞音 shāng，本义为酒器。庙，指鲁国之太庙。　③九韶：虞舜时乐名。又称《大韶》《九招》《箫韶》。　④太牢：牛羊豕三牲全备。　⑤脔：音 luán，切成小块的肉。　⑥随行列而止：飞则成行，止则成群。　⑦谠谠：音 náo náo。喧聒之意。　⑧咸池：乐名，见《天运篇》注。　⑨人卒闻之二句：还，回旋环绕。⑩名止于实二句：名至于符实而止，义期于适宜而设。　⑪条达而福持：条达，谓条理通顺，指《九韶》之乐而言。

18.11　列子行，食于道，从[1]见百岁髑髅，攓蓬[2]而指之曰："唯予与汝知而未尝死未尝生也[3]。若果养乎？予果欢乎[4]？"

注释

①从：有本作"徒"，郭庆藩谓当作"徒"。《列子》作"从者"，故知"从"当解为"徒者"，指列子之弟子。（从字繁体作

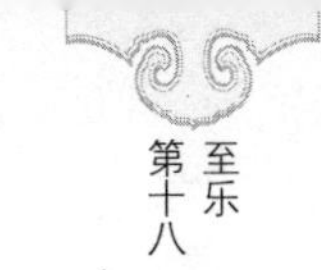

"從"） ②攓蓬：攓音 qiān，解为"拔"。蓬，蓬蒿。 ③唯予与汝知而未尝死未尝生也：汝，指髑髅。《列子》文为顾谓弟子曰，故称"彼"。而，通"尔"，亦指髑髅。未尝死未尝生，言生死循环，本无定限。 ④若果养乎二句：生死无定限，则死者未必死，生者未必生，故死者未必忧，而生者未必乐。

18.12 种有幾[①]。得水则为㡭[②]，得水土之际则为蛙蠙之衣[③]，生于陵屯则为陵舄，陵舄得郁栖则为乌足，乌足之根为蛴螬，其叶为胡蝶[④]。胡蝶胥也化而为虫，生于灶下，其状若脱，其名为鸲掇[⑤]。鸲掇千日为鸟，其名为干馀骨[⑥]。干馀骨之沫为斯弥[⑦]，斯弥为食醯[⑧]。颐辂[⑨]生乎食醯，黄軦生乎九猷[⑩]，瞀芮生乎腐蠸[⑪]。羊奚比乎不箰[⑫]，久竹生青宁[⑬]，青宁生程[⑭]，程生马，马生人，人又反入于机。万物皆出于机，皆入于机。

注释

①种有幾：种，物种、种类。 ②得水则为㡭：㡭，一说读为"绝"。一说读为"继"（繁体作"繼"）。 ③蛙蠙之衣：植物名。一说为陆地植物，一说为水生植物。蠙音 bīn，河蚌。 ④乌足之根为蛴螬二句：蛴螬，音 qí cáo，司马本作螬蛴，虫名。胡蝶，即蝴蝶，又称蛱蝶。 ⑤鸲掇：音 qú duō，昆虫名。 ⑥干馀骨：昆虫名。 ⑦斯弥：昆虫名。 ⑧食醯：昆虫名，又称蚀醯、醯鸡，即蠛蠓，生酒瓮中。醯音 xī。 ⑨颐辂：昆虫名。 ⑩黄軦生乎九猷：黄軦、九猷，昆虫名。軦音 kuàng。 ⑪瞀芮生乎腐蠸：瞀芮音 mào ruì，昆虫名。腐蠸，萤火虫，又称粉鼠虫。蠸音 huàn。 ⑫羊奚比乎不箰：羊奚、不箰，草名。箰，即笋。 ⑬久竹生青宁：久竹，草名。青宁，虫名。 ⑭程：动物名。

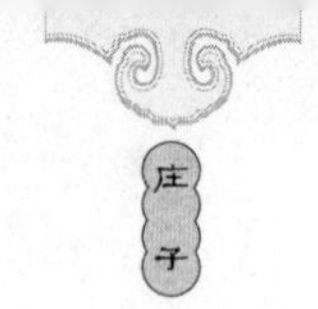

达生第十九

解题

“通晓生命真情的人，不致力于对生命没有意义的事；通晓性命真情的人，不致力于人的智慧无可奈何的事。养身必须先有物质上的准备，物质上的准备有馀而身体却没能保养的人是有的；生命的存在必须先不离开身体，身体没有离开而生命却已死亡的人是有的。生命的来临不能拒绝，生命的逝去不能阻止。悲哀啊！世人以为保养身体就足以保存生命；但保养身体真的不足以保存生命，那么世人所做的又怎么值得去做呢！”

这是庄子此篇一开始所讲的话。

养生本是庄子的主要概念之一。

《大宗师》中讲过一个故事：子桑家贫，大雨接连下了十天，他的朋友子舆去看他，听到他正在鼓琴唱歌：“父邪母邪？天乎人乎？”歌中问道：创造生命的是自己的父母，还是天地呢？父母生育子女，并不是为了要使他们贫困，那么就是天地决定着这一切了？其实这是庄子对于个体生命的追问。庄子认为，人的生命并不是父母所赋予的，因为父母没有选择，他们甚至不得不生。庄子指出，人的生命其实是天地所赋予的。人不为人自己所拥有。人的身体是天地形态的委托，人的诞生是天地和谐的委托，人的生命是天地变动的委托，人的子孙后代是天地代谢的委托。

所以人生应当遵从天道。既然天道赋予人以形体和生命，人就应当保护自己的身体，保全自己的生命。

但是养生又绝不等于养身、养形，庄子提出了“达生”。“达生”可以理解为是较“养生”更深一层的概念。养生可以使人长生长寿，但是人生的意义并不仅在于长生长寿，而更在于体道，这是比养生更有价值的人生，从这个意义上来了解生命的价值就叫做“达生”。

人不仅应当养生，还应当体道，使生命具有意义的是“道”，养形只是工具，目的达到了，工具就被忘弃了，这叫做“达生”。

《达生篇》中有不少精辟的话，如说“不开人之天，而开天之天”，“用志不分，乃凝于神”，“善游者忘水”，以及“以鸟养养鸟”而不“以己养养鸟”之类。梓庆削木为鐻而惊鬼神，还有纪省子养斗鸡，其鸡呆若木鸡，都是篇中的传神之作。

19.1　达生之情者，不务生之所无以为①；达命之情者，不务知之所无奈何②。养形必先之以物，物有余而形不养者有之矣③；有生必先无离形，形不离而生亡者有之矣④。生之来不能却，其去不能止⑤。悲夫！世之人以为养形足以存生，而养形果不足以存生，则世奚足为哉⑥！虽不足为而不可不为者，其为不免矣⑦。夫欲免为形者，莫如弃世⑧。弃世则无累，无累则正平⑨，正平则与彼更生⑩，更生则几矣⑪！事奚足弃而生奚足遗？弃事则形不劳，遗生则精不亏⑫。夫形全精复⑬，与天为一。天地者，万物之父母也⑭。合则成体，散则成始⑮。形精不亏，是谓能移⑯。精而又精，反以相天⑰。

注释

①达生之情者二句：达，通达、通晓。生，生命、性命。情，情实、真情。务，急切、勉强所从事。生之所无以为，指性命以外之事。　②达命之情者二句：命，亦即生命、性命。知，通“智”，智力。智之所无奈何，谓智力所不及之处。　③养形

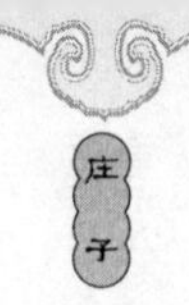

必先之以物二句：养生与物资有关，但有物资并不等于能养生。养形，保养形体、养生。物，资生之物，衣食之类。④有生必先无离形二句：性命与身体有关，但有身体并不等于有性命。形，指形体、身体。亡，遗失、死亡。⑤生之来不能却：谓生命之来，自有始终，不由人力。生，生命，此处偏重指身体。却，辞却。止，留止。⑥世之人以为养形足以存生三句：重申身体与性命为二，深慨世人唯知养身，而不知全生。世奚足为，谓世人所为实不足为。⑦虽不足为而不可不为者二句：道家有贵生之义，故曰不可不为。不可不为，而亦能免。不能免，所以沉迷于世俗也。⑧夫欲免为形者二句：为形即养形，"免为形"谓不重形体而重性命。养形为世俗之所为，重性命则当免于世俗，免于世俗故曰"弃世"。⑨正平：与物平等，与道为一。⑩更生：新生。⑪更生则几矣：几，解为"近"，谓近于道。近于道则生命不为形体所限，而始具有性命之意义。⑫遗生则精不亏：生，养生，指形体之奉养，衣食嗜欲之类。遗生与养生相对。精不亏，谓其精神可存，即其性命可存也。⑬形全精复：形可全，精可复，即更生之意。⑭天地者二句：知天地为万物之父母，则是通晓生命之情实，则是具有性命之意义。父母双亲之生与个体之成年自立，均须赖此而获得意义。⑮合则成体二句：谓形体出于合和，而形体之死亡则是复归于新生之开始。合，即合和、和合。散，谓死亡。始，即更生、新生之意。⑯形精不亏二句：能移犹言能化，谓随移随化。⑰精而又精二句：精，精一，即"与天为一"之"一"。反，同"返"，复返。相，辅助。天，天地。二句言人生当与天地为一，与天地为一则可以辅助万物之生化。

19.2　子列子问关尹[①]曰："至人潜行[②]不窒，蹈火不热，行乎万物之上[3]而不栗。请问何以至于此?”关尹曰:“是纯气之守也,非知巧果敢之列[4]。居,予语女!凡有貌象声色者皆物也,物与物何以相远[5]?夫奚足以至乎先?是色而已[6]。则物之造乎不形,而止乎无所化[7]。夫得是而穷之者,物焉得而止焉[8]!彼将处乎不淫之度[9],而藏乎无端之纪[10],游乎万物之所终始[11]。壹其性,养其气,合其德[12],以通乎物之所造[13]。夫若是者,其天守全[14],其神无郤[15],物奚自入焉!”

注释

①关尹:道家学者,名喜。曾任关令,或称关尹、关令尹。所守之关一说为函谷关,一说为散关。 ②潜行:潜于水。 ③行乎万物之上:言位居高处。 ④是纯气之守也二句:知通“智”。纯气,纯一之气。 ⑤凡有貌象声色者皆物也二句:凡动物之属均是物,其物性则相近,其意义则相等。有貌象声色者,今语为动物。 ⑥夫奚足以至乎先二句:凡动物之属均是物,则不足以区分先后,其差别只在于形色而已。 ⑦则物之造乎不形二句:凡物性相同者,亦同为物性所限制,故当上及于道。乎,解为“于”。物之造乎不形,谓有形色之物出于无形色,而事物之变化出于无变化。无形色、无变化均指道。 ⑧夫得是而穷之者二句:得是,谓上及于道。穷之,谓穷极万物之变化。物焉得而止焉,《阙误》引张君房本作“物焉得而正焉”,谓将不受形色之物所限制。 ⑨不淫之度:犹言不度之度,即随任所宜之意。淫,过度,《列子·黄帝》作“深”。 ⑩无端之纪:犹言无纪之纪,即与物俱化之意。端,端绪、端涯。纪,纲纪、约束。 ⑪游乎万物之所终始:即游于道。 ⑫壹其性三句:专一其性情,培养其元气,而合和于天道。德即道之用。 ⑬以通乎物之所造:上文谓由物性上及天道,此句谓由天道下通于万物。造,

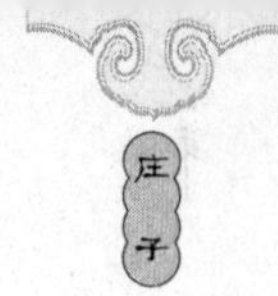

解为“到”“至”。⑭其天守全：言其人能得天道之守御，使其保全。⑮其神无郤：言其人之精神没有间隙。郤，同“隙”，间隙。

19.3 夫醉者之坠车，虽疾[①]不死。骨节与人同，而犯害与人异，其神全也[②]。乘亦不知也，坠亦不知也，死生惊惧不入乎其胸中，是故遻物而不慴[③]。彼得全于酒而犹若是，而况全于天乎？圣人藏于天，故莫之能伤也。

注释

①疾：快速。②其神全也：言其精神完满、完全。③是故遻物而不慴：遻，同“迕”“逜”“忤”“牾”“啎”，又写作“午”，均解为“逆”。有本作“還”，字之误。慴，同“慑”。

19.4 复雠者不折镆、干[①]，虽有忮心者不怨飘瓦[②]，是以天下平均。故无攻战之乱，无杀戮之刑者，由此道也。

注释

①复雠者不折镆干：复雠，报仇。雠，同“仇”。折，折断。镆干，镆铘、干将，宝剑名。②虽有忮心者不怨飘瓦：忮音zhì，怨恨。飘瓦，为飘风所吹落的瓦。飘风谓旋风、疾风。

19.5 不开人之天，而开天之天[①]。开天者德生，开人者贼生[②]。不厌其天，不忽于人[③]，民几乎以其真[④]。

注释

①不开人之天二句：人之天，人类所理解的天。天之天，天道自然的天。庄子认为人类有本性，本性出于天然，故本性即天性。人类又有人情，人情指是非好恶之心，出于后天人为，故与

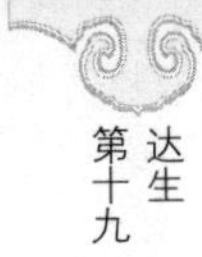

本性、天性相违背。人之天即出于人情之天，故下文称“开人”。开，谓开通而成就之。 ②开天者德生二句：开天者谓天道，天道寓于万物，而得万物之全体。万物全体之获得称之为“德”。开人者谓人道，人亦物，但只为万物之一体。故人类之德、之仁、之爱均当解为“偏私”，偏私则有害于万物之全体。贼读作zé，伤害。 ③不厌其天二句：不厌其天，亦即不厌万物，厌解为“压伏”。厌、胜同义。人类亦为万物之一体，故曰“不忽于人”。 ④民几乎以其真：谓如此则人类近乎可返其本性。几乎，近乎。真，真性、本性。

19.6 仲尼适楚，出于林中，见佝偻者承蜩[①]，犹掇之也[②]。仲尼曰：“子巧乎，有道邪[③]？”曰：“我有道也。五六月[④]累丸[⑤]二而不坠，则失者锱铢[⑥]，累三而不坠，则失者十一[⑦]。累五而不坠，犹掇之也。吾处身也，若厥株拘[⑧]。吾执臂[⑨]也，若槁木之枝。虽天地之大，万物之多，而唯蜩翼之知。吾不反不侧[⑩]，不以万物易蜩之翼[⑪]，何为而不得！”孔子顾谓弟子曰：“用志不分，乃凝于神，其佝偻丈人之谓乎！”

注释

①见佝偻者承蜩：佝偻，音 gōu lóu，驼背。承，获取。蜩音 tiáo，蝉。 ②犹掇之也：掇音 duō，拾取。承蜩犹掇，言其轻巧容易。 ③子巧乎二句：巧，技巧。巧之本义为技。 ④五六月：历时五六月。 ⑤累丸：累丸于竿头。 ⑥则失者锱铢：锱铢音 zī zhū，重量单位，八铢为锱，三锱为两。锱铢连语，比喻轻微。此句解为承蜩时失手不多。 ⑦十一：十分之一。⑧厥株拘：断树、枯树。 ⑨执臂：举臂。 ⑩吾不反不侧：即下文“用志不分”之意。 ⑪不以万物易蜩之翼：不以其他事物

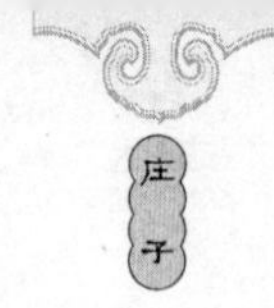

取代蜩翼。易，改变、更替。

19.7 颜渊问仲尼曰："吾尝济乎觞深[①]之渊，津人[②]操舟若神。吾问焉，曰：'操舟可学邪？'曰：'可。善游者数能[③]。若乃夫没人则未尝见舟，而便操之也[④]。'吾问焉而不吾告[⑤]，敢问何谓也？"仲尼曰："善游者数能，忘水也。若乃夫没人之未尝见舟而便操之也，彼视渊若陵，视舟之覆犹其车却也[⑥]。覆却万方陈乎前而不得入其舍[⑦]，恶往而不暇[⑧]！以瓦注者巧，以钩注者惮，以黄金注者殙[⑨]。其巧一也，而有所矜，则重外也[⑩]。凡外重者内拙[⑪]。"

注释

①觞深：渊名。 ②津人：摆渡的人。津人其初亦为王官。③善游者数能：数能，解为"多能"。观上下文意，能游而轻水，善游而忘水，至于"若神"则不见舟，此章以能游、善游、若神为学舟之三境界，以轻水、忘水、忘舟与之相对。则"善游"之意当胜于"能游"，"数能"当胜于"能"，故解为"多能"。④若乃夫没人则未尝见舟二句：没，没入水中。未尝见舟，依下文"忘水"而言，此处可解为"忘舟"。便操，言操舟自如。便，解为"习"，意为熟练。 ⑤吾问焉而不吾告：上文"吾问焉"而告，所问由"若神"而问可学否，此处则不同。津人答以能游、善游、没人，而解以轻水、忘水、未尝见舟，所学愈多，所忘愈甚，所以有问。 ⑥彼视渊若陵二句：渡水操舟如在陆地行车，言其易也。 ⑦覆却万方陈乎前而不得入其舍：覆却，翻船。万方，万船。方，本义为两头船。陈乎前，陈列于眼前。不得入其舍，不入心、不入怀。舍，犹言神舍。但此句"覆却万方"，只是假设而言，谓津人精神安定之极，并非真有颠覆万船

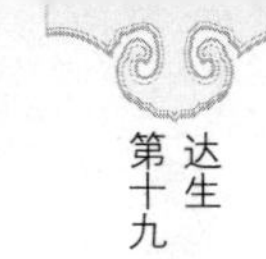

之事。 ⑧恶往而不暇：言所在皆宽闲自得。暇，宽暇逸豫之意。 ⑨以瓦注者巧三句：谓以投射为博戏，而以瓦器、带钩及黄金为胜负之资，其资愈重，其心愈惧。瓦，瓦器。巧，灵巧。钩，带钩。惮，畏惧。黄金，东周黄金可作为货币流通。殙音hūn，通“昏”，昏迷；又音mèn，气绝。 ⑩则重外也：言外物之影响往往甚重。 ⑪凡外重者内拙：言易于受到外物影响的人，其心昏拙难通。不以外物为怀，乃近于道。

19.8 田开之[①]见周威公[②]，威公曰：“吾闻祝肾[③]学生[④]，吾子与祝肾游[⑤]，亦何闻焉？”田开之曰：“开之操拔篲[⑥]以侍门庭，亦何闻于夫子[⑦]！”威公曰：“田子无让，寡人愿闻之。”开之曰：“闻之夫子曰：‘善养生者，若牧羊然，视其后者而鞭之。’”威公曰：“何谓也？”田开之曰：“鲁有单豹[⑧]者，岩居而水饮，不与民共利，行年七十而犹有婴儿之色，不幸遇饿虎，饿虎杀而食之。有张毅[⑨]者，高门县薄，无不走也[⑩]，行年四十而有内热之病以死。豹养其内而虎食其外，毅养其外而病攻其内。此二子者，皆不鞭其后者也。”

注释

①田开之：人名，姓田，名开之。 ②周威公：崔譔本作“周威公灶”。东周后期周王所封东周公、西周公之一。《史记·周本纪》载，周考王封其弟揭于河南，都王城，在今河南洛阳，称为桓公。桓公卒，子威公代立。威公卒，子惠公班代立。惠公又封其少子于巩，在今河南巩义。于是有东西二周，史称惠公长子在王城的一系为西周公，少子在巩的一系为东周公。周威公之名史书失载，学者谓崔本名灶可补史阙云。 ③祝肾：人名，姓祝名肾，锺泰曰祝是以官为姓，则其先祖曾世袭祝官。 ④学

生：学习养生。 ⑤吾子与祝肾游：谓田开之跟从祝肾游学，为其弟子。 ⑥拔篲：范应元、锺泰谓拔读为“拂”，拂尘。篲即帚，扫帚。 ⑦亦何闻于夫子：意即未闻。 ⑧单豹：人名，姓单，名豹。 ⑨张毅：人名，姓张，名毅。 ⑩高门县薄二句：高门县薄，一说解为高门大户。一说解为大家与小户。

19.9 仲尼曰：“无入而藏[①]，无出而阳[②]，柴立其中央[③]。三者若得，其名必极[④]。夫畏塗[⑤]者，十杀一人[⑥]，则父子兄弟相戒也，必盛卒徒而后敢出焉，不亦知乎[⑦]！人之所取畏[⑧]者，衽席之上，饮食之间[⑨]，而不知为之戒者，过也[⑩]！”

注释

①无入而藏：无，通“毋”。入，谓修治其内。藏，谓深藏不出。 ②无出而阳：出，谓修治其外。阳，解为显露。 ③柴立其中央：柴立，犹言木立。中央，谓当守中。 ④三者若得二句：三者，指三句韵语。名必极，言其修治可臻于极致。名，解为“命”，二字通假。 ⑤畏塗：险路。塗，今写作“途”。 ⑥十杀一人：言十人之中，被杀一人。 ⑦不亦知乎：亦可谓明智。知，通“智”。 ⑧取畏：《阙误》引江南古藏本作“最畏”。 ⑨衽席之上二句：衽席之上指男女之事。二句谓食色之欲。 ⑩而不知为之戒者二句：当戒而不戒，故曰过失。

19.10 祝宗人[①]玄端[②]以临牢筴[③]，说彘[④]曰：“汝奚恶死！吾将三月豢[⑤]汝，十日戒，三日齐[⑥]，藉白茅[⑦]，加汝肩尻乎雕俎[⑧]之上，则汝为之乎？”为彘谋[⑨]，曰：“不如食以糠糟，而错[⑩]之牢筴之中。”自为谋[⑪]，则苟生有轩冕[⑫]之尊，死得于腞楯之上、聚偻之中[⑬]，则为之。为彘谋则去之，自为谋则取之，

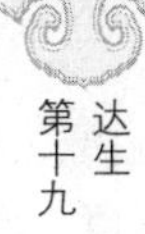

所异彘者何也！

注释

①祝宗人：祝官和宗官。　②玄端：礼服。　③牢筴：牢，本义为牛马圈，亦指祭祀专用的牺牲圈。　④彘：音 zhì，猪。古又称豕、豚。　⑤豢：音 huàn，养。　⑥齐：通“斋”。（齐字繁体作“齊”，斋字繁体作“齋”。）　⑦藉白茅：藉以白茅。藉，祭祀语，谓包裹铺垫以引荐于鬼神。　⑧雕俎：雕以纹饰的俎案。俎音 zǔ，盛肉的椹版。　⑨为彘谋：为猪设想。　⑩错：错通“厝”，厝又通“措”，解为措置。有本作“措”。　⑪自为谋：指世俗之所为。自指人类自身。　⑫轩冕：轩车、冠冕，代指爵禄。　⑬腞楯之上、聚偻之中：腞楯，即上文所说加彘其上之雕俎。腞字，此处以外古书希见，疑为“豚”字之别体。楯，通作“盾”，即椹版。聚偻，指群聚之蝼蚁。偻字疑为“蝼”之误。句谓人死则亦如牺牲之猪，肉则加于俎案之上，骨则弃为蝼蚁所食，故下文曰与彘无异。

19.11　桓公田于泽[①]，管仲[②]御，见鬼焉。公抚管仲之手曰：“仲父[③]何见？”对曰：“臣无所见。”公反[④]，诶诒[⑤]为病，数日不出。齐士有皇子告敖[⑥]者，曰：“公则自伤，鬼恶能伤公！夫忿滀之气[⑦]，散而不反，则为不足[⑧]。上而不下，则使人善怒。下而不上，则使人善忘。不上不下，中身当心，则为病[⑨]。”桓公曰：“然则有鬼乎？”曰：“有。沈有履[⑩]，灶有髻。户内之烦壤，雷霆处之。东北方之下者，倍阿鲑蠪跃之[⑪]。西北方之下者，则泆阳[⑫]处之。水有罔象[⑬]，丘有峷[⑭]，山有夔[⑮]，野有彷徨[⑯]，泽有委蛇[⑰]。”公曰：“请问委蛇之状何如？”皇子曰：“委蛇，其大如毂，其长如辕，紫衣而朱冠。其为物也，恶闻雷车之声[18]，则捧其首而立。见之者殆乎霸[19]。”桓公𧡾[20]然而笑曰：“此寡人之所见者也。”于是正衣冠与之坐，不终日而不知病之去也。

注释

①桓公田于泽：桓公，齐桓公。田，田猎，又作“畋猎”。②管仲：即管子。③仲父：齐桓公对管仲的尊称。④反：同“返”。⑤诶诒：音 āi tái。⑥皇子告敖：人名，复姓皇子，字告敖。⑦忿滀之气：愤懑积聚之气。忿，同“愤”，愤懑。滀，同“蓄”，蓄积、积聚。⑧则为不足：不足，谓魂魄有亏，神气不全。⑨上而不下七句：上、下、中指人体部位。⑩沈有履：沈，同“沉”。履，司马彪本作“漏”。⑪鲑蠪：音 guī lóng。⑫泆阳：神名。泆音 yì。⑬罔象：水神名。⑭峷：音 shēn，有本作“莘”。⑮夔：山神名。⑯彷徨：神名。司马彪本作“方皇”。⑰委蛇：神名。⑱恶闻雷车之声：恶，读作 wù，厌恶。雷车，车声如雷响。⑲殆乎霸：近乎为霸主。殆，解为“近”。⑳𧡾：音 zhěn。大笑的样子。

19.12　纪渻子[1]为王[2]养斗鸡。十日而问：“鸡已[3]乎？”曰：“未也，方虚憍而恃气。”十日又问，曰：“未也，犹应向景[4]。”十日又问，曰：“未也，犹疾视而盛气。”十日又问，曰：“几矣[5]。鸡虽有鸣者，已无变矣，望之似木鸡[6]矣，其德全矣[7]。异鸡[8]无敢应者，反走[9]矣。”

注释

①纪渻子：人名，姓纪，名渻。渻音 shěng。有本作“消”。②王：司马彪、成玄英谓“齐王”。③已：卒事之辞。④犹应向景：向，同“响”。景，读作“影”。⑤几矣：几，庶几。

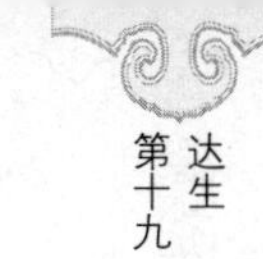

⑥木鸡：木鸡，即《齐物论篇》南郭子綦“形如槁木”之意。成语“呆若木鸡”出此，本为褒义，转为贬义。 ⑦其德全矣：谓其精神完足。 ⑧异鸡：他鸡。 ⑨反走：逃回。反，同“返”。走，疾趋。

19.13　孔子观于吕梁[①]，县水三十仞，流沫四十里[②]，鼋鼍[③]鱼鳖之所不能游也。见一丈夫[④]游之，以为有苦而欲死也，使弟子并流而拯之[⑤]。数百步而出，被发行歌而游于塘下[⑥]。孔子从而问焉，曰：“吾以子为鬼，察子则人也。请问：蹈水[⑦]有道乎？”曰：“亡[⑧]，吾无道[⑨]。吾始乎故，长乎性，成乎命。与齐[⑩]俱入，与汩[⑪]偕出，从水之道而不为私焉。此吾所以蹈之也。”孔子曰：“何谓始乎故，长乎性，成乎命？”曰：“吾生于陵而安于陵，故也[⑫]；长于水而安于水，性也[⑬]；不知吾所以然而然，命也[⑭]。”

注释

①吕梁：地名。吕梁有二，一在黄河岸上。一在泗水岸上。 ②县水三十仞二句：县水，悬水，县同“悬”。仞，周制八尺为一仞，一说七尺为一仞。 ③鼋鼍：音 yuán tuó。 ④丈夫：男子。 ⑤使弟子并流而拯之：使弟子夹岸而救之。 ⑥被发行歌而游于塘下：被发，披发。被，同“披”。行歌，且行且歌。塘下，成玄英曰：“塘，岸也。” ⑦蹈水：游水。 ⑧亡：通“无”。 ⑨吾无道：有道而不知，故曰无道。 ⑩齐：旋涡。齐通“脐”。 ⑪汩：音 gǔ，涌波。 ⑫吾生于陵而安于陵二句：谓当安于故习。 ⑬长于水而安于水二句：谓当安于水性。 ⑭不知吾所以然而然二句：谓当顺于自然。

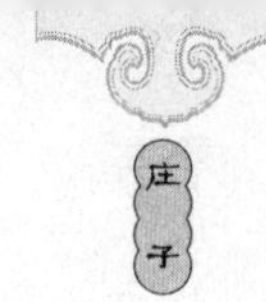

19.14　梓庆[①]削木为鐻[②]，鐻成，见者惊犹鬼神[③]。鲁侯[④]见而问焉，曰："子何术以为焉？"对曰："臣工人[⑤]，何术之有[⑥]！虽然，有一焉[⑦]。臣将为鐻，未尝敢以耗气[⑧]也，必齐[⑨]以静心。齐三日，而不敢怀[⑩]庆赏爵禄。齐五日，不敢怀非誉巧拙。齐七日，辄然忘吾有四枝形体也[⑪]。当是时也，无公朝[⑫]。其巧专而外骨消[⑬]，然后入山林，观天性[⑭]。形躯至矣[⑮]，然后成见鐻[⑯]。然后加手焉。不然则已[⑰]。则以天合天[⑱]，器之所以疑神[⑲]者，其是与？"

注释

①梓庆：人名。又称匠庆，李颐、成玄英曰："鲁大匠也。"匠、梓均以官为姓，名庆。李颐曰："梓，官名。庆，其名也。"俞樾曰："《春秋》襄四年左传：'匠庆谓季文子'，杜注：'匠庆，鲁大匠'，即此梓庆。"按梓人本为官名，《周礼·冬官考工记》："攻木之工：轮、舆、弓、庐、匠、车、梓。"又曰："梓人为筍虡""梓人为饮器""梓人为侯"。　②削木为鐻：鐻音jù，乐器名，《集韵》曰："似钟"，司马彪、成玄英曰："似夹钟"。按此处鐻当解为"虡"。筍、虡亦乐器名。虡音jù，悬钟之木架，横曰筍，竖曰虡。《周礼》郑玄注："乐器所县，横曰笋，植曰虡。"《周礼·春官》"典庸器掌藏乐器庸器及祭祀，帅其属而设筍虡"，陆德明曰："鐻，今或作虡"。《资治通鉴·秦纪》"销以为钟鐻"，胡三省注："鐻与虡同"。锺泰曰："鐻，同簴（原注：簴亦作虡）。"按音乐之"乐"字（繁体作"樂"）与"虡"同源，象鼓在"虡"上，《说文》："乐，五声八音之总名，象鼓鞞木虡也"。　③鐻成二句：成玄英曰："鐻似虎形，刻木为之。雕削巧妙，不类人工，见者惊疑，谓鬼神所作也。"按《周礼·冬官考工记·梓人》所载，筍虡之雕饰有大兽之类，以贵野声："天下

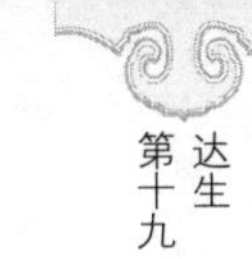

之大兽五：脂者，膏者，蠃者，羽者，鳞者。宗庙之事，脂者、膏者以为牲；蠃者、羽者、鳞者以为笱虡。”（郑玄注：“贵野声也。脂，牛羊属。膏，豕属。蠃者，谓虎豹貔螭为兽浅毛者之属。羽，鸟属。鳞，龙蛇之属。”）又有小虫之属，以博庶物：“外骨、内骨，卻行、仄行、连行、纡行。以脰鸣者，以注鸣者，以旁鸣者，以翼鸣者，以股鸣者，以胷鸣者。谓之小虫之属，以为雕琢。”（郑玄注：“刻画祭器，博庶物也。外骨，龟属。内骨，鳖属。卻行，螾衍之属。仄行，蟹属。连行，鱼属。纡行，蛇属。脰鸣，蛙黾属。注鸣，精列属。旁鸣，蜩蜺属。翼鸣，发皇属。翼鸣，蚣蝑动股属。胷，荣原属。”）不只限于虎形。其雕饰之旨，又有“厚唇弇口，出目短耳，大胸燿后，大体短脰，若是者谓之蠃属，恒有力而不能走，其声大而宏。锐喙决吻，数目顅脰，小体骞腹，若是者谓之羽属，恒无力而轻，其声清阳而远闻”等说，不只限于形似。　④鲁侯：据俞樾说，当为鲁襄公。⑤工人：百工之人，古代均属王官，父子相教，职业世袭。《周礼·冬官考工记》：“国有六职，百工与居一焉”，“知者创物，巧者述之，守之世，谓之工”。贾公彦曰：“以百工定造器物之人。”《考工记》百工（实为六十工）有轮人、舆人、辀人，及筑氏、冶氏、桃氏等，郑玄曰：“其曰某人者，以其事名官也。其曰某氏者，官有世功，若族有世业，以氏名官者也。”　⑥何术之有：术即道。百工之职实可兼于道，本篇“子巧乎，有道邪？”“请问：蹈水有道乎？”均作道。但《考工记》明言：“国有六职，百工与居一焉。或坐而论道，或作而行之，或审曲面埶以饬五材、以辨民器。坐而论道谓之王公，作而行之谓之士大夫，审曲面埶以饬五材、以辨民器谓之百工。”故梓庆有此谦辞。　⑦有一焉：一谓精一，心守一事，绝无杂虑，如大马之捶钩者及文惠君之庖丁。《在宥篇》广成子曰：“我守其一以处其和。”　⑧耗气：耗损

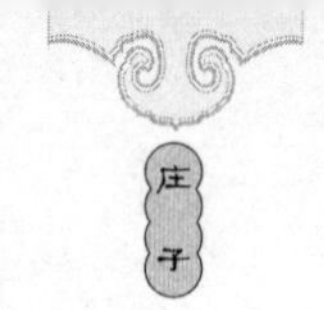

气力。 ⑨齐：同“斋”。 ⑩不敢怀：不敢心怀此念。 ⑪辄然忘吾有四枝形体也：辄然，陆德明曰：“不动貌。”四枝，今作“四肢”。 ⑫无公朝：郭象曰：“视公朝若无，则跂慕之心绝矣。” ⑬其巧专而外骨消：骨，同“滑”，有本作“滑”，均读作gū，解为“乱”。成玄英曰：“专精内巧之心，消除外乱之事。” ⑭观天性：成玄英曰：“观看天性好木。”锺泰曰：“观天性，观木之性也。”即《周礼·冬官考工记》所说“审曲面埶，以饬五材”。 ⑮形躯至矣：谓所雕饰动物之形躯与木材相合。⑯然后成见鐻：谓所雕饰之鐻已可显现于心。宣颖曰：“察木之质，木质宛然恰可为鐻，恍乎一成鐻在目。”王敔曰：“木之天成，适如其形躯，确然见鐻于胸中。”见，读作“现”，显现。⑰不然则已：以上所说，有一不合，则止而不为。 ⑱以天合天：林希逸曰：“以我之自然，合其物之自然，故曰以天合天。”天，指自然。 ⑲疑神：疑为神助。针对上文“惊犹鬼神”而言。

19.15 东野稷[①]以御[②]见庄公[③]，进退中绳[④]，左右旋中规[⑤]。庄公以为文弗过也。使之钩百而反，颜阖[⑥]遇之，入见曰：“稷之马将败。”公密而不应。少焉，果败而反[⑦]。公曰：“子何以知之?”曰：“其马力竭矣，而犹求焉，故曰败[⑧]。”

注释

①东野稷：人名，复姓东野，名稷。 ②御：驾车。 ③庄公：李颐谓是鲁庄公。陆德明谓是卫庄公。 ④进退中绳：言其直。中，读作zhòng。绳，准绳、绳墨。 ⑤左右旋中规：言其圆。旋，旋转。规，圆规。 ⑥颜阖：鲁之贤人，见《人间世篇》注。 ⑦果败而反：《孔子家语·颜回篇》云：“东野毕之马佚，两骖曳两服入于厩。” ⑧其马力竭矣三句：《荀子·哀公

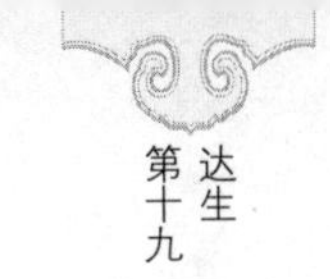

篇》载颜渊对曰："昔舜巧于使民，而造父巧于使马；舜不穷其民，造父不穷其马；是以舜无失民，造父无失马。今东野毕之驭，上车执辔衔，体正矣；步骤驰骋，朝礼毕矣；历险致远，马力尽矣；然犹求马不已，是以知之也。"

19.16　工倕[①]旋而盖规矩[②]，指与物化[③]，而不以心稽[④]，故其灵台一而不桎[⑤]。忘足，履之适也；忘要，带之适也[⑥]；知忘是非，心之适也[⑦]。不内变，不外从，事会之适也[⑧]。始乎适而未尝不适者，忘适之适也[⑨]。

注释

①工倕：见《胠箧篇》"攦工倕之指"注。　②旋而盖规矩：言工倕之巧，其手指旋转，即可以胜过规矩。旋，旋转，又下文可知所旋者为指。盖，解为"掩"，解为"上"。　③指与物化：言其手指所以巧于规矩，为能应物变化。　④而不以心稽：言其手指旋转，不出于成心。　⑤故其灵台一而不桎：言其心灵守一，而不桎梏。　⑥忘足四句：鞋履之舒适，则可以至于忘足。腰带之舒适，则可以至于忘腰。忘足忘腰，乃得称之为适。适，解为宜，此处正可解为舒适。要，同"腰"。　⑦知忘是非二句：言心之于智，犹鞋履、腰带之于足、腰，无所知觉，乃得谓之适宜。觉有是否，恰由不适。知，通"智"。　⑧不内变三句：不内变，不外从，谓内外不扰。言百工之事，不觉内外之扰，则恰得其宜。会，通"绘"。事会即绘事。　⑨始乎适而未尝不适者二句：无所不适，故曰无适。忘适之适，犹言无适之适。

19.17　有孙休[①]者，踵门[②]而诧[③]子扁庆子[④]曰："休居乡不见谓不修[⑤]，临难不见谓不勇[⑥]。然而田原不遇岁，事君不

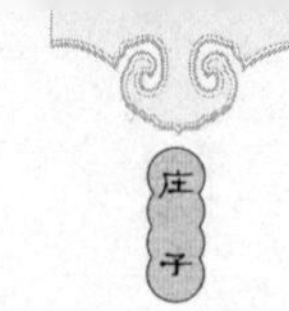

遇世[7]，宾于乡里，逐于州部[8]，则胡罪乎天哉？休恶遇此命也[9]？”扁子曰：“子独不闻夫至人之自行邪？忘其肝胆，遗其耳目。芒然彷徨乎尘垢之外，逍遥乎无事之业。是谓为而不恃，长而不宰。今汝饰知以惊愚，修身以明污[10]，昭昭乎若揭日月而行也[11]。汝得全而[12]形躯，具而九窍，无中道夭于聋盲跛蹇而比于人数[13]，亦幸矣，又何暇乎天之怨哉[14]！子往矣！”

注释

①孙休：人名，姓孙，名休。　②踵门：犹言登门。③诧：《集韵》：“诧，告也。”林云铭曰：“诧，怪而问之也。”　④子扁庆子：人名，姓扁，名子庆。前一“子”字为对本师的尊称，后一“子”字为对长者的尊称。　⑤休居乡不见谓不修：孙休自言，乡党之事，不见其人，则被人称论为不善。居乡，谓乡党之事。　⑥临难不见谓不勇：谓危难之事，不见其人，则被人称论为不勇。　⑦田原不遇岁二句：谓耕稼不收，出仕无功。上文居乡、临难二事由乎人力，此二事则由乎外力。田原，耕地。岁，指收获。收获称岁，又称年，义相近。“年”字古文写作“秊”，从禾。“岁”字本为星名，分二十八宿为十二次，岁星每行一次为一岁，十二年行一周天。故“岁”字有周期循环之义。不遇世，犹言不逢时。世，时世，二字均有循环义，古称三十年为一世。　⑧宾于乡里二句：宾，同“摈”，摈弃。乡里，犹言乡党。逐，驱逐、放逐。州部，犹言州邑。　⑨则胡罪乎天哉二句：天、命，针对上文岁、世而言。胡、恶，疑问词。⑩今汝饰知以惊愚二句：饰知，修饰才智。知，同“智”。惊愚，惊动愚人。明污，显明他人之污秽。据“明污”之言，“惊愚”亦有显明愚人之意。　⑪昭昭乎若揭日月而行也：言其炫耀名声，如举日月。昭昭，本义指日月之明。成语“昭然若揭”出

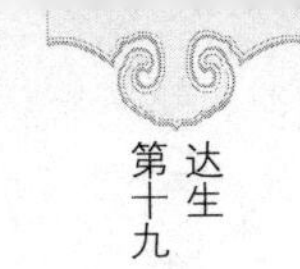

此，已失本义。 ⑫而：通“尔”。 ⑬比于人数：列于人类之数。 ⑭又何暇乎天之怨哉：此句倒装。天之怨，即怨天。

19.18 孙子出，扁子入。坐有间，仰天而叹。弟子问曰：“先生何为叹乎?”扁子曰：“向者休来，吾告之以至人之德，吾恐其惊而遂至于惑也。”弟子曰：“不然。孙子之所言是邪?先生之所言非邪?非固不能惑是。孙子所言非邪?先生所言是邪?彼固惑而来矣，又奚罪焉!”扁子曰：“不然。昔者有鸟止于鲁郊，鲁君说之，为具太牢以飨之，奏九韶以乐之。鸟乃始忧悲眩视，不敢饮食。此之谓以己养养鸟也。若夫以鸟养养鸟者，宜栖之深林，浮之江湖，食之以委蛇，则平陆而已矣。今休，款启寡闻之民也，吾告以至人之德，譬之若载鼷[①]以车马，乐鴳[②]以钟鼓也，彼又恶能无惊乎哉!”

注释

①鼷：音 xī。 ②鴳：音 yàn。斥鴳之类，小雀。

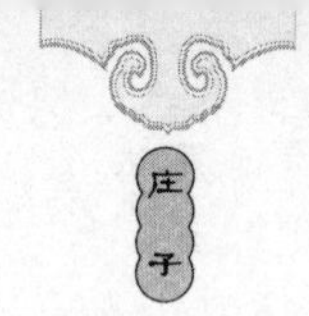

山木第二十

解题

《山木篇》讲述了庄子、孔子和杨朱的亲身感受。

庄子布大衣而补之，正緳系履而过魏王。魏王问何惫，庄子回答说："贫也，非惫也。士有道德不能行，惫也；衣弊履穿，贫也，非惫也，此所谓非遭时也。"这段描述和《让王篇》所说原宪的状况相近，二人的心志容有共同之处。

在"非遭时也"的限定之下，庄子不得不另辟蹊径。

庄子行于山中，见大木，无所可用，他说："此木以不材得终天年。"舍于故人之家，故人杀雁之不能鸣者而享之。弟子问："山木以不材得终其天年，雁以不材死，先生将何处？"庄子笑曰："周将处乎材与不材之间。"

庄子游于雕陵之樊，蹇裳躩步，欲射异鹊。忽然看见螳螂欲捕蝉，又看见异鹊欲捕螳螂，转身则看见掌管园林的虞官正欲追逐他问罪。

孔子围于陈蔡之间，七日不火食，于是反省："吾再逐于鲁，伐树于宋，削迹于卫，穷于商周，围于陈蔡之间。吾犯此数患，亲友益疏，徒友益散。吾何以至此？"这件记载于《史记》中的故事是庄子反复例举的，当时文士所处的境地亦容有共同之处。

阳朱（杨朱）去宋国，途中住宿。逆旅主人有二妾，一美一丑，丑者贵而美者贱。问其缘故，则只是"其美者自美，其恶者自恶"。阳朱感叹说："要去自贤之名！"

篇中"鲁侯有忧色"一段也颇为精到。这个鲁侯，锺泰认为

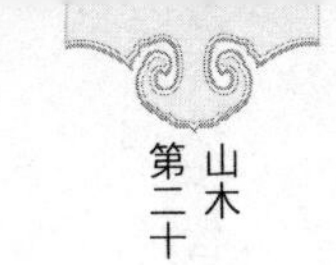

是指受到三桓侵逼的鲁哀公。鲁哀公也是历史上以“不知忧惧”著称的君主。孔子“循循善诱”，引导鲁哀公感受忧惧。而篇中庄子的做法则是使君王化解忧惧。市南宜僚建议鲁哀公不顾道远途险和江山之限，迁往南越的“建德之国”。市南子说：“君其涉于江而浮于海，望之而不见其崖，愈往而不知其所穷，送君者皆自崖而反，君自此远矣！”

对于这样一种意境，陈明卿评道：“此一幅送行图也！”

20.1　庄子行于山中，见大木，枝叶盛茂。伐木者止其旁而不取也，问其故①，曰：“无所可用。”庄子曰：“此木以不材②得终其天年。”夫子③出于山，舍于故人④之家。故人喜，命竖子杀雁而烹之⑤。竖子请曰：“其一能鸣，其一不能鸣，请奚杀？”主人曰：“杀不能鸣者。”明日，弟子问于庄子曰：“昨日山中之木，以不材得终其天年。今主人之雁，以不材死。先生将何处？”庄子笑曰：“周将处夫材与不材之间。材与不材之间，似之而非也，故未免乎累⑥。若夫乘道德而浮游则不然⑦。无誉无訾⑧，一龙一蛇⑨，与时俱化⑩，而无肯专为⑪。一上一下，以和为量⑫，浮游乎万物之祖⑬。物物而不物于物，则胡可得而累邪⑭！此神农、黄帝之法则也⑮。若夫万物之情，人伦之传，则不然⑯。合则离⑰，成则毁⑱，廉则挫⑲，尊则议⑳，有为则亏㉑，贤则谋㉒，不肖则欺㉓。胡可得而必乎哉㉔？悲夫，弟子志㉕之，其唯道德之乡乎㉖！”

注释

①问其故：庄子问伐木者何故。　②不材：无材，不成材。③夫子：此处指庄子。　④故人：故旧相识之人。　⑤命竖子杀雁而烹之：竖子，童仆。雁，候鸟，似鹅，俗称大雁、天鹅。此

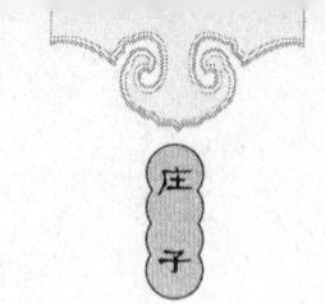

处为家养者，当是鹅。 ⑥材与不材之间三句：由“似之而非”一语，可知“材与不材之间”为庄子戏言，材与不材皆不取也。未免乎累，累指“物累”，相对于道德而言，故下文归本于道德。⑦若夫乘道德而浮游则不然：道德相对于物累而言。凡物皆有累，由一物而至于万物，亦即由形下而至于形上，谓之道，即所谓“乘道德而浮游”。 ⑧无誉无訾：犹言无誉无毁。訾音zī。⑨一龙一蛇：龙、蛇一义，皆曲屈能变之物。一龙一蛇犹言或龙或蛇，无非随任。 ⑩与时俱化：化有循环义，而无进退义。⑪而无肯专为：专为，谓专为一物。 ⑫一上一下二句：谓或上或下，惟以和合万物为准。 ⑬浮游乎万物之祖：上下均能和合万物，则与万物齐一，齐一即万物之原，亦即天道之本。 ⑭物物而不物于物二句：谓当上达天道，不当拘于一物。物物，即形上之道。物于物，即形下之器。 ⑮此神农、黄帝之法则也：谓能无为而治，随任天下。 ⑯若夫万物之情三句：万物之情，谓事物各自之情，即事物各自之局限。传，传习，人伦之传即世俗之习。此皆偏于一曲，故不合于天道。 ⑰合则离：合则必离。⑱成则毁：成则必毁。 ⑲廉则挫：清廉则必挫伤之。 ⑳尊则议：尊高则必讥议之。 ㉑有为则亏：有为则必缺损之。 ㉒贤则谋：贤能则必图谋之。 ㉓不肖则欺：不合于俗众则必排挤欺辱之。不肖，不似，此处指不合世俗。 ㉔胡可得而必乎哉：必乎，省略宾语，谓必乎免于物累。胡可得，倒装句，句谓必乎免于物累而胡可得哉。 ㉕志：同“识”，解为“记住”。 ㉖其唯道德之乡乎：谓欲免于物累，唯有上达于道。

20.2 市南宜僚[①]见鲁侯[②]，鲁侯有忧色。市南子曰：“君有忧色，何也？”鲁侯曰：“吾学先王之道，修先君之业。吾敬鬼尊贤[③]，亲而行之，无须臾离，居然不免于患[④]。吾是

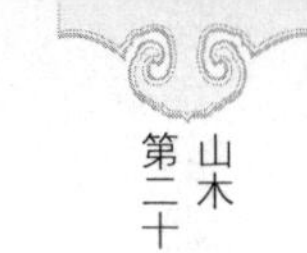

以忧。”

注释

①市南宜僚：人名，姓熊，名宜僚。居市南，因以为号。②鲁侯：据《左传》，此鲁侯当为鲁哀公。 ③敬鬼尊贤：敬鬼，鬼即上文之先王、先君。 ④无须臾离二句：无须臾离，谓无片时离身。居然，谓居处于室中。崔譔本无“离”字，断句作“无须臾居，然不免于患”，居解为“安”，然解为“然而”，亦通。

20.3 市南子曰：“君之除患之术浅矣！夫丰狐文豹①，栖于山林，伏于岩穴，静也②。夜行昼居，戒也③。虽饥渴隐约，犹且胥疏于江湖之上而求食焉，定也④。然且不免于罔罗机辟之患，是何罪之有哉？其皮为之灾也。今鲁国独非君之皮邪⑤？吾愿君刳形去皮，洒心去欲，而游于无人之野。南越有邑焉，名为建德之国。其民愚而朴，少私而寡欲，知作而不知藏，与而不求其报。不知义之所适，不知礼之所将，猖狂妄行，乃蹈乎大方⑥。其生可乐，其死可葬⑦。吾愿君去国捐俗⑧，与道相辅而行⑨。”

注释

①丰狐文豹：丰、文均指狐、豹之皮毛而言。丰，解为丰茸之丰，草盛貌。又解为丰满之丰，容色美好貌。文，同“纹”，花纹。 ②静也：其寂静如此。 ③戒也：其慎戒如此。 ④定也：言其隐忍定心如此。 ⑤今鲁国独非君之皮邪：谓哀公之有鲁国，犹之狐豹之有毛皮，皆足以致灾，故不免于忧患。 ⑥蹈乎大方：行于大道。蹈，履践。方，解为“道”，道也。 ⑦其生可乐二句：谓能善始善终。 ⑧去国捐俗：离国弃俗。去，离去。 ⑨与道相辅而行：即随道而行。相辅，相助。

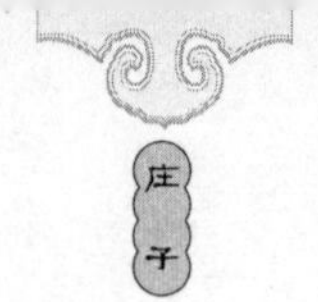

20.4　君曰：“彼其道远而险，又有江山[①]，我无舟车，奈何？”市南子曰：“君无形倨，无留居，以为君车[②]。”

注释

①江山：江，古称江水，即长江。山，当指五岭，又称南岭。　②君无形倨三句：谓忘形可以当车。倨音 jù，骄傲不逊。

20.5　君曰：“彼其道幽远而无人，吾谁与为邻？吾无粮，我无食，安得而至焉？”市南子曰：“少君之费，寡君之欲，虽无粮而乃足[①]。君其涉于江而浮于海，望之而不见其崖，愈往而不知其所穷。送君者皆自崖而反，君自此远矣！故有人者累，见有于人者忧[②]。故尧非有人，非见有于人也[③]。吾愿去君之累，除君之忧，而独与道游于大莫之国[④]。方舟[⑤]而济于河，有虚船[⑥]来触舟，虽有惼心之人不怒[⑦]。有一人在其上，则呼张歙之[⑧]。一呼而不闻，再呼而不闻，于是三呼邪则必以恶声随之。向也不怒而今也怒，向也虚而今也实。人能虚己以游世，其孰能害之！”

注释

①虽无粮而乃足：谓无欲可以自足。　②故有人者累二句：有人者，役使别人的人。见有于人者，被别人役使的人。有，解为“役使”。见，变动表示法。　③故尧非有人二句：谓尧能无为而治。　④大莫之国：即上文所说“建德之国”。　⑤方舟：并舟。成玄英曰：“两舟相并曰方舟。”　⑥虚船：无人之船。⑦虽有惼心之人不怒：虽有性急之人而不怒，无所用其怒也。惼心之人，心地狭隘急躁之人。惼音 biǎn。　⑧则呼张歙之：谓其呼声一张一歙而不止。张歙，开合。歙音 xī。

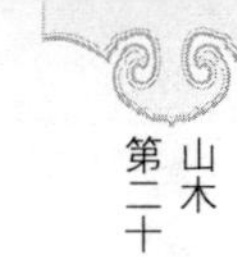

20.6　北宫奢[①]为卫灵公[②]赋敛以为钟[③]，为坛[④]乎郭门之外，三月而成上下之县[⑤]。王子庆忌[⑥]见而问焉，曰："子何术之设[⑦]？"奢曰："一之间，无敢设也[⑧]。奢闻之：'既雕既琢，复归于朴[⑨]。'侗乎其无识，傥乎其怠疑[⑩]。萃乎芒乎，其送往而迎来[⑪]。来者勿禁，往者勿止。从其强梁，随其曲傅[⑫]，因其自穷[⑬]。故朝夕赋敛而毫毛不挫[⑭]，而况有大涂者乎[⑮]！"

注释

①北宫奢：人名，复姓北宫，名奢。卫国大夫。　②卫灵公：卫国国君，见《人间世篇》注。　③赋敛以为钟：赋敛铜材以铸造编钟。　④坛：祭坛。　⑤三月而成上下之县：言三月而编钟齐备。县，同"悬"。　⑥王子庆忌：人名，周王之子，名庆忌，仕周为大夫。俞樾谓亦可仕卫为大夫。　⑦子何术之设：何术，郭嵩焘、锺泰谓指赋敛之术。　⑧一之间二句：一，谓抱一。无敢设，设有图谋用智之意，故曰不敢。　⑨既雕既琢二句：此处指赋敛铜材而言。　⑩侗乎其无识二句：言其赋敛铜材，能使人不知不觉，迟疑不动。　⑪萃乎芒乎二句：言其送往迎来，匆促芴芒。萃，通"卒"，又通"猝"。芒，芴芒，亦为不知不觉之意。　⑫从其强梁二句：强梁者则从其强梁，曲傅者则随其曲傅。　⑬因其自穷：因任百姓，使其各尽己意。　⑭故朝夕赋敛而毫毛不挫：毫毛不挫，谓毫毛无损。　⑮而况有大涂者乎：谓大道亦不过如此。大涂，大道，此处指治民。涂，通"途"。

20.7　孔子围于陈蔡之间，七日不火食[①]。大公任[②]往吊之，曰："子几[③]死乎？"曰："然。""子恶[④]死乎？"曰："然。"

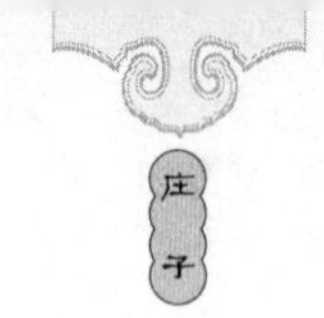

任曰："予尝言不死之道。东海有鸟焉，其名曰意怠[⑤]。其为鸟也，翂翂翐翐[⑥]，而似无能；引援而飞，迫胁而栖。进不敢为前，退不敢为后。食不敢先尝，必取其绪[⑦]。是故其行列不斥，而外人卒不得害，是以免于患。直木先伐，甘井先竭。子其意者饰知以惊愚，修身以明污，昭昭乎如揭日月而行，故不免也。昔吾闻之大成之人曰：'自伐者无功，功成者堕，名成者亏。'孰能去功与名而还与众人[⑧]！道流而不明居，得行而不名处[⑨]。纯纯常常，乃比于狂。削迹捐[⑩]势，不为功名。是故无责于人，人亦无责焉。至人不闻，子何喜哉[⑪]！"孔子曰："善哉！"辞其交游，去其弟子，逃于大泽，衣裘褐，食杼栗[⑫]。入兽不乱群，入鸟不乱行[⑬]，鸟兽不恶，而况人乎[⑭]！

注释

①孔子围于陈蔡之间二句：见《天运篇》注。 ②大公任：人名，俞樾谓复姓大公，名任。大读作"太"。 ③几：几乎。 ④恶：读作wù，厌恶。 ⑤意怠：鸟名，即家燕。燕古称玄鸟，又称鳦，或重名燕燕、鳦鳦。鳦读作yǐ，又写作乙。 ⑥翂翂翐翐：音fēn fēn zhì zhì。 ⑦绪：通"序"，次序。 ⑧还与众人：与，交好。 ⑨道流而不明居二句：言道德之流行，不居处其名。道流，道流行。不明居，即不居名，倒装，明通"名"。得行，即德流行，得即德。不名处，倒装，即不处名。从锺泰断句，二句正相对。 ⑩捐：弃。 ⑪至人不闻二句：至人不闻，谓至人不闻于名。子何喜哉，子何喜于名哉。 ⑫食杼栗：杼，音xù。锺泰谓与《齐物论篇》"狙公赋芧"之"芧"同。芧，橡子。 ⑬入兽不乱群二句：郭象曰："若草木之无心，故为鸟兽所不畏。" ⑭鸟兽不恶二句：郭象曰："盖寄言以极推至诚之信，任乎物而无受害之地也。"

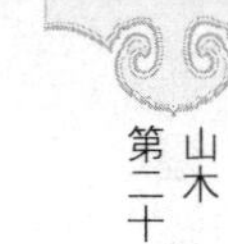

20.8　孔子问子桑雽[①]曰："吾再逐于鲁，伐树于宋，削迹于卫，穷于商周，围于陈蔡之间。吾犯此数患，亲交益疏，徙友益散，何与？"子桑雽曰："子独不闻假人[②]之亡与？林回[③]弃千金之璧[④]，负赤子而趋[⑤]。或曰：'为其布[⑥]与？赤子之布寡矣。为其累与？赤子之累多矣。弃千金之璧，负赤子而趋，何也？'林回曰：'彼以利合，此以天属[⑦]也。'夫以利合者，迫穷祸患害相弃也[⑧]；以天属者，迫穷祸患害相收也[⑨]。夫相收之与相弃亦远矣。且君子之交淡若水，小人之交甘若醴；君子淡以亲，小人甘以绝。彼无故以合者，则无故以离[⑩]。"孔子曰："敬闻命矣！"徐行翔佯[⑪]而归，绝学捐书，弟子无揖于前，其爱益加进[⑫]。异日，桑雽又曰："舜之将死，真泠[⑬]禹曰：'汝戒之哉！形莫若缘，情莫若率[⑭]。缘则不离，率则不劳[⑮]。不离不劳，则不求文以待形[⑯]。不求文以待形，固不待物[⑰]。'"

注释

①子桑雽：人名，俞樾谓即《大宗师篇》之子桑户。雽音hù，户、雽同音。李颐、成玄英谓姓桑，名雽，隐者。　②假人：吴汝纶、锺泰谓为"殷人"之误。　③林回：世传林姓出自殷末王子比干，林回或是殷商王族。　④千金之璧：价值千金的玉璧。　⑤负赤子而趋：赤子，婴儿。即林回之子。此处谓赤子贵于千金，或者亦有保存王族血统之意。　⑥布：货币。古代丝麻布帛可作为货币使用，故货币又别称为布。　⑦天属：谓父子相亲，出于天性。　⑧夫以利合者二句：以利合，谓以外物而合。此处子桑雽所言，不专指玉璧。　⑨以天属者二句：以天属，谓由天道而合，不专指林回父子。　⑩彼无故以合者二句：谓无故以合，则无故可使之离，亦即不可离。无故，指天性、自然，相对于外物而言。由外物以合，则是有故而合，有故而合则

有故可离。⑪翔佯：倘佯。⑫弟子无挹于前二句：按即所谓君子之交、由道而合也。挹，通“揖”，谓揖让之礼。⑬真泠：焦竑、方以智、陆长庚、锺泰谓当作“其命”，形近而讹。⑭形莫若缘二句：形谓治身，情谓治心。缘，解为“循”，因循。率亦解为“循”，遵循。⑮不劳：不累。⑯不求文以待形：谓治身不求文饰。文即繁文缛节之文。⑰不待物：不依赖于外物。物即物议、物论之物，针对上文再逐于鲁、犯此数患而言。不待物即不为人也。

20.9　庄子衣大布[①]而补之，正緳系履[②]而过魏王[③]。魏王曰：“何先生之惫[④]邪？”庄子曰：“贫也，非惫也[⑤]。士有道德不能行，惫也；衣弊履穿，贫也，非惫也，此所谓非遭时也[⑥]。王独不见夫腾猿[⑦]乎？其得楠梓豫章[⑧]也，揽蔓其枝而王长其间[⑨]，虽羿、蓬蒙[⑩]不能眄睨[⑪]也。及其得柘棘枳枸[⑫]之间也，危行侧视，振动悼栗[⑬]，此筋骨非有加急而不柔也[⑭]，处势不便，未足以逞其能也。今处昏上乱相[⑮]之间，而欲无惫，奚可得邪？此比干之见剖心徵也夫[⑯]！”

注释

①大布：粗布也。②正緳系履：端正腰带，系住鞋子，谓腰带、鞋子均残破不完好。緳音 xié。③魏王：司马彪曰：“魏惠王。”④惫：疲惫。⑤贫也二句：贫、惫对言，惫谓身心之事，贫谓财物之事。贫从贝。⑥此所谓非遭时也：谓贫而无财，由于时世。时世之首，在于时政，即下文“昏上乱相”之类。非遭时，不逢时。⑦腾猿：擅长腾空跳跃的猿。⑧楠梓豫章：楠树、梓树和樟树。豫章，即樟树。⑨王长其间：谓在树间为王为长。王、长，读作 wàng、zhàng，名词动用。⑩蓬

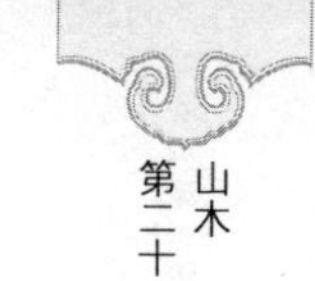

蒙：羿之弟子。又作逢门、逄蒙、蓬蒙、蠭蒙。 ⑪眄睨：音miǎn nì，斜视。 ⑫柘棘枳枸：均为低矮有刺灌木。 ⑬振动悼栗：振动，即震动，振通“震”。悼，解为惧。 ⑭此筋骨非有加急而不柔也：急，与不柔相对，解为紧急之紧，意为僵硬。⑮昏上乱相：君主昏庸，宰辅乱政。上，指君主。 ⑯此比干之见剖心徵也夫：言此时世即比干被剖心之时世，已可察见其征兆。比干，见《胠箧篇》注。见剖心，被剖心。徵，征兆。

20.10 孔子穷于陈蔡之间，七日不火食。左据槁木，右击槁枝[①]，而歌猋氏之风[②]，有其具而无其数，有其声而无宫角[③]，木声与人声犁然有当于人之心[④]。颜回端拱还目而窥之[⑤]。仲尼恐其广己而造大也，爱己而造哀也[⑥]，曰：“回，无受天损易，无受人益难[⑦]。无始而非卒也[⑧]，人与天一也[⑨]。夫今之歌者其谁乎[⑩]！”

注释

①左据槁木二句：槁木，枯木。槁枝，枯枝。以枯枝击打枯木。击槁枝，击以槁枝。 ②猋氏之风：猋有本作“焱”。焱氏即炎帝，神农氏，参见《天运篇》“焱氏为之颂”注。 ③有其具而无其数二句：言虽有枯木枯枝充作琴具而无律度，虽可发声而五音不完备。五音宫、商、角、徵、羽，无宫、角，谓仅有商、徵、羽也。 ④木声与人声犁然有当于人之心：木声与人声，击打枯木之声与孔子之歌声。犁然，悚栗的样子，司马彪曰：“犁然，犹栗然。”当，解为合。有合于人之心，人之心即穷通在厄之心。《史记·孔子世家》云：陈蔡大夫相与发徒役围孔子于野，不得行，绝粮，从者病，莫能兴。孔子讲诵弦歌不衰，弟子有愠心。 ⑤颜回端拱还目而窥之：正身拱手回目窥视。谓

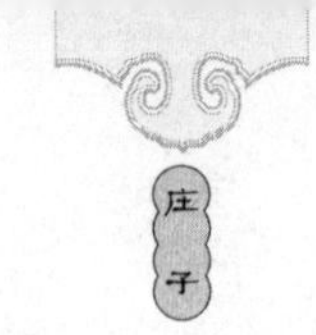

不敢失敬，亦不敢显露。⑥广己而造大也二句：或者服膺颂扬孔子而至于夸大，或者同情怜爱孔子而至于悲观。造，至、至于。⑦无受天损易二句：不受天地损伤的影响容易，不受人世利益的影响困难。⑧无始而非卒也：有始则有终，言事物皆有始终。始终喻生死之意。⑨人与天一也：言人终须一死而回归于自然。⑩夫今之歌者其谁乎：自天地自然而视之，一身之际遇与歌声不必伤怨，故不必传载其名。既然人与天为一，由形体而言，歌者为孔子，由性命而言，歌者即天地也。郭象曰："任其自尔，则歌者非我也。"成玄英曰："我既非我，歌是谁歌？我乃无身，歌将安寄也？"

20.11　回曰："敢问无受天损易。"仲尼曰："饥渴寒暑，穷桎不行[①]，天地之行也，运物之泄也[②]，言与之偕逝之谓也[③]。为人臣者，不敢去之[④]，执臣之道犹若是，而况乎所以待天乎[⑤]？""何谓无受人益难？"仲尼曰："始用四达[⑥]，爵禄并至而不穷[⑦]。物之所利，乃非己也，吾命有在外者也[⑧]。君子不为盗，贤人不为窃[⑨]，吾若取之，何哉[⑩]？故曰：鸟莫知于鷾鸸[⑪]。目之所不宜处，不给视[⑫]。虽落其实，弃之而走[⑬]。其畏人也，而袭诸人间[⑭]，社稷存焉尔[⑮]！""何谓无始而非卒？"仲尼曰："化其万物而不知其禅之者[⑯]，焉知其所终？焉知其所始？正而待之而已耳[⑰]。""何谓人与天一邪？"仲尼曰："有人，天也；有天，亦天也[⑱]。人之不能有天，性也[⑲]。圣人晏然体逝而终矣[⑳]！"

注释

①穷桎不行：桎，通"窒"。不行，不通，即"穷"。②天地之行也二句：天地之运行，万物之运动与退落。泄，退落。

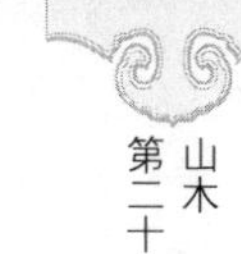

③言与之偕逝之谓也：万物之衰亡如此，人事之衰亡亦当如此，故曰“偕逝”。安于“偕逝”即安于“天损”，安于“天损”则“无受天损”。 ④不敢去之：不敢离弃君命。 ⑤而况乎所以待天乎：天地之于人类，更甚于君主之于臣子。 ⑥始用四达：已仕而见用，则四方可通。 ⑦爵禄并至而不穷：爵禄同至而不已。 ⑧物之所利三句：然则爵禄等财利，均为身外之物。 ⑨君子不为盗二句：谓邦有道，则当取爵禄；邦无道而取爵禄，犹之盗窃。 ⑩吾若取之二句：吾若取爵禄，则我成何人哉。言当时邦无道，如出仕则情同盗窃。 ⑪鷾鸸：音 yì ér，家燕。见本篇“意怠”注。 ⑫目之所不宜处二句：不当看则不看。 ⑬虽落其实二句：实，收获，指食物。 ⑭其畏人也二句：畏惧人类，而又入居人家。袭，解为“入”。 ⑮社稷存焉尔：言家燕筑巢，在社稷中尤多。社稷，天地神庙与百谷神庙。此处借燕设喻。 ⑯禅之者：更替、代换者。禅，解为“代”。 ⑰正而待之而已耳：言唯有平正静待生死之变。 ⑱有人四句：疑当作“有天，天也；有人，亦天也”。言天与人均为天所有，人并不在天之外与天对立。 ⑲人之不能有天二句：人不能拥有天，是由于人类由天所生，其生性如此。性，本义为生命起源。 ⑳圣人晏然体逝而终矣：相对上文“偕逝”而言，谓圣人当安然体会天地“偕逝”之义，而终其一生。晏然，安然。

20.12　庄周游于雕陵之樊[①]，睹一异鹊自南方来者，翼广七尺，目大运寸[②]，感周之颡[③]，而集于栗林。庄周曰：“此何鸟哉！翼殷不逝[④]，目大不睹[⑤]。”蹇裳躩步[⑥]，执弹而留之[⑦]。睹一蝉，方得美荫而忘其身。螳螂执翳[⑧]而搏之，见得而忘形[⑨]。异鹊从而利之，见利而忘其真[⑩]。庄周怵然[⑪]曰：“噫！物固相累，二类相召也[⑫]。”捐弹而反走，虞人逐而谇之[⑬]。

注释

①雕陵之樊：雕陵，司马彪谓为山陵名，成玄英谓为栗园名。樊，同“藩”，藩篱。 ②目大运寸：谓其目圆径一寸。运，通“员”（员古音 yún），即圆。 ③感周之颡：触及庄子的额头。感，通“撼”，解为触动。颡音 sǎng，额头。 ④翼殷不逝：翅膀虽大却不能远飞。殷，解为大。逝，解为远。 ⑤目大不睹：眼睛虽大却看不清楚。 ⑥蹇裳躩步：揭起上衣，疾步上前。蹇音 qiān，通“褰”，有本作“褰”，揭起。躩音 jué，疾行貌。 ⑦执弹而留之：执弓弹待发。 ⑧执翳：执草叶掩蔽自己。翳，遮掩。 ⑨见得而忘形：只见将得之蝉，而忘记了自身。 ⑩见利而忘其真：只见将得之利，而忘记了性命。 ⑪怵然：惊惧警惕。 ⑫物固相累二句：言事物均互相连累，之所以有连累则是由于以利益互相招引。 ⑬捐弹而反走二句：丢弃弓弹跑回去，则已见虞人正在追逐查问他。捐，丢弃。反，同“返”。虞人，官名，掌管山林。谇音 suì，责备、责问。

20.13 庄周反入，三日不庭[①]。蔺且[②]从而问之：“夫子何为顷间[③]甚不庭乎？”庄周曰：“吾守形而忘身[④]，观于浊水而迷于清渊[⑤]。且吾闻诸夫子[⑥]曰：‘入其俗，从其令[⑦]。’今吾游于雕陵而忘吾身，异鹊感吾颡，游于栗林而忘真，栗林虞人以吾为戮[⑧]，吾所以不庭也。”

注释

①庄周反入二句：返回其家中，三日不出门庭，言其后怕犹然如此。三日，有本作“三月”。 ②蔺且：人名，姓蔺，名且。③顷间：有倾之间，今语近来。 ④守形而忘身：守形，指养生，欲弹异鹊，以此养生。忘身，忘其性命。身，身命。 ⑤观

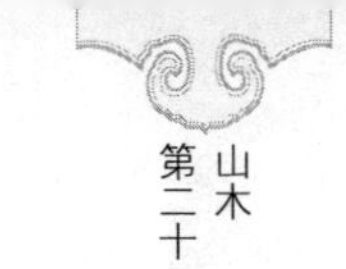

于浊水而迷于清渊：言见于世俗之利，而迷失天道之贵。浊水，喻世俗。清渊，喻天道。 ⑥夫子：对老师的尊称。 ⑦入其俗二句：人在世俗之中，则当遵从世俗之禁令。喻指人在天地之中，亦当遵从天地之禁令，自珍其性命。 ⑧游于栗林而忘真二句：言不当以物捐道。

20.14 阳子[①]之宋，宿于逆旅[②]。逆旅人[③]有妾二人，其一人美，其一人恶[④]，恶者贵而美者贱。阳子问其故，逆旅小子[⑤]对曰："其美者自美，吾不知其美也；其恶者自恶，吾不知其恶也。"阳子曰："弟子记之！行贤而去自贤之行[⑥]，安往而不爱哉[⑦]！"

注释

①阳子：杨朱。 ②逆旅：旅舍。 ③逆旅人：掌逆旅之官，犹《周礼》掌客之类。 ④恶：丑。 ⑤小子：少子。 ⑥行贤而去自贤之行：言当有贤之实，无贤之名。 ⑦安往而不爱哉：爱，爱重，即上文"恶者贵"之贵。

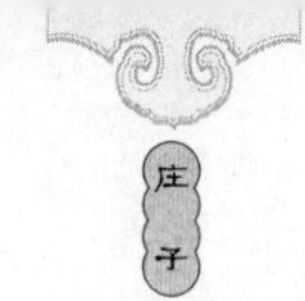

田子方第二十一

解题

田子方史载其为子贡或子夏的弟子，孔子的再传弟子。韩愈又谓田子方为庄子之师。

篇中一开始就是田子方对魏文侯称道谿工，说他“其为人也真”“缘而葆真”。

接着有许多讨论孔子以及周文王的论述，还有老子和孔子的对话。其中借助温伯雪子而说出的“中国之君子，明乎礼义而陋于知人心”一句，可以说是对儒家学说的整体概括。

文中颜渊称道孔子为不言而信，不比而周，无器而民滔乎前，而不知所以然，颜渊自称：“奔逸绝尘，而回瞠若乎后矣!”与《徐无鬼篇》称道天下马之“超轶绝尘，不知其所”，后来都成为传神的成语。

文中借助孔子对颜渊之语，说人们对于万物的变化与生命的生死存亡，虽曾交臂相守，却又不可挽留，“终身交一臂而失之”。哀感生命的短促与无奈，成为最富情感的成语。

文中宋元君画图，一史后至，不趋不立，视之则“解衣般礴蠃”。其“真画者”的象形被学者称之为最为珍贵和稀缺的精神状态与艺术创作境界。

文中所说“智者不得说，美人不得滥，盗人不得劫，伏戏黄帝不得友”，其人格精神与孟子的名言“富贵不能淫，贫贱不能移，威武不能屈”亦有异曲同工之比。

此篇最后一段以简短六十余字讲述楚王与凡君的对答，不仅

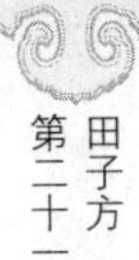

义理充溢，逻辑精密，而神情话语亦曲折有致，尤足引为晚周名辩的范例。

21.1　田子方[①]侍坐于魏文侯[②]，数称谿工[③]。文侯曰："谿工，子之师邪？"子方曰："非也，无择之里人[④]也。称道数当[⑤]，故无择称之。"文侯曰："然则子无师邪？"子方曰："有。"曰："子之师谁邪？"子方曰："东郭顺子[⑥]。"文侯曰："然则夫子何故未尝称之？"子方曰："其为人也真[⑦]，人貌而天虚[⑧]，缘而葆真[⑨]，清而容物[⑩]。物无道，正容以悟之[⑪]，使人之意也消。无择何足以称之！"子方出，文侯傥然终日不言。召前立臣而语之曰："远矣，全德之君子！始吾以圣知之言[⑫]、仁义之行为至矣。吾闻子方之师，吾形解而不欲动，口钳而不欲言[⑬]。吾所学者，直土埂耳[⑭]！夫魏真为我累耳！"

注释

①田子方：人名，姓田，名无择，字子方。孔子弟子子夏的弟子，魏文侯的老师。　②魏文侯：魏桓子之子，魏武侯之父。文侯以李克为相，西门豹治西河，乐羊伐中山，吴起击秦。二十二年，魏、赵、韩列为诸侯，三十八年卒。在位期间，以卜子夏、田子方、段干木三人为师，史称"是时独魏文侯好学""文侯由此得誉于诸侯"。　③谿工：人名，姓谿，名工。　④里人：同里之人。里，邻里。　⑤数，读作 shuò，频频。　⑥东郭顺子：人名，田子方之师。居在郭东，因以为氏。字顺，子为尊称。　⑦其为人也真：真谓纯粹。　⑧人貌而天虚：虽有人类的相貌，却有天地的内心。从俞樾句读。虚，解为"心"。　⑨缘而葆真：缘，因循随顺。葆真，保藏本性。葆音 bǎo，保藏。⑩清而容物：清澈无私而包容万物。清谓无私。物，包括事物与

人物。⑪物无道二句：他人无道，己则正容，以感悟之。⑫圣知之言：先圣、先王之言。圣知，即圣智，犹言圣哲、圣睿。知同“智”。 ⑬吾形解而不欲动二句：不欲动、不欲言，不能动、不能言，即傥然自失之意。 ⑭直土埂耳：土埂谓模仿形象，未得其精神。直，同“止”，今作“只”。

21.2 温伯雪子①适齐，舍于鲁。鲁人有请见之者，温伯雪子曰：“不可。吾闻中国②之君子，明乎礼义而陋于知人心③，吾不欲见也。”至于齐，反舍于鲁，是人也又请见。温伯雪子曰：“往也蕲④见我，今也又蕲见我，是必有以振⑤我也。”出而见客，入而叹。明日见客，又入而叹。其仆曰：“每见之客也，必入而叹，何耶？”曰：“吾固告子矣：‘中国之民，明乎礼义而陋乎知人心。’昔之见我者，进退一成规一成矩，从容一若龙一若虎⑥。其谏我也似子，其道⑦我也似父。是以叹也⑧。”仲尼见之，而不言。子路曰：“吾子欲见温伯雪子久矣，见之而不言，何邪？”仲尼曰：“若夫人者，目击而道存矣⑨，亦不可以容声矣⑩！”

注释

①温伯雪子：人名，姓温，字雪，伯为排行，子为尊称，楚国人。 ②中国：中原各国，此处指鲁国。 ③明乎礼义而陋于知人心：言中原鲁国，明于人事，陋于天道。礼义指人事、人治。人心指本性、天性。鲁为周公孔子之国，儒家礼义所兴。温伯雪子为楚人，此语为道家立场。 ④蕲：音 qí，通“祈”，祈求。 ⑤振：振起，收整。 ⑥进退一成规一成矩二句：进退或成规而圆，或成矩而方，举止或似龙而逶蛇，或似虎而盘旋。⑦道：通“导”。 ⑧是以叹也：规矩、龙虎、父子皆非出于自

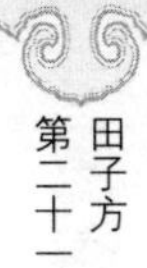

然本性，故叹其矫情。 ⑨目击而道存矣：谓相视之间，无须言语，已明大道。 ⑩亦不可以容声矣：谓言语为多余。

21.3 颜渊问于仲尼曰："夫子步亦步，夫子趋亦趋，夫子驰亦驰。夫子奔逸绝尘[①]，而回瞠若乎后[②]矣！"夫子曰："回，何谓邪?"曰："夫子步，亦步也。夫子言，亦言也。夫子趋，亦趋也。夫子辩，亦辩也。夫子驰，亦驰也。夫子言道，回亦言道也。及奔逸绝尘而回瞠若乎后者，夫子不言而信，不比而周[③]，无器而民滔乎前[④]，而不知所以然而已矣。"仲尼曰："恶[⑤]！可不察与[⑥]！夫哀莫大于心死，而人死亦次之[⑦]。日出东方而入于西极，万物莫不比方[⑧]。有目有趾者，待是而后成功[⑨]。是出则存，是入则亡[⑩]。万物亦然，有待也而死，有待也而生[⑪]。吾一受其成形，而不化以待尽[⑫]。效物而动，日夜无隙，而不知其所终[⑬]。薰然其成形，知命不能规乎其前[⑭]。丘以是日徂[⑮]。吾终身与女交一臂而失之[⑯]，可不哀与？女殆著乎吾所以著也。彼已尽矣，而女求之以为有，是求马于唐肆也[⑰]。吾服女也甚忘，女服吾也甚忘[⑱]。虽然，女奚患焉！虽忘乎故吾，吾有不忘者存[⑲]。"

注释

①奔逸绝尘：形容境界高远，超过群类。绝，远离。 ②瞠若乎后：谓可望而不可及。瞠音 chéng，直视貌。 ③不比而周：比，解为亲近、跟从，有贬义。周，解为周密、和洽，有褒义。④无器而民滔乎前：器，指禄位。滔，同"蹈"。 ⑤恶：同"乌"，疑问词。 ⑥可不察与：言当深察。可，疑当作"何"，益顺。 ⑦夫哀莫大于心死二句：言万物之生，即在于体道，如心死而不能体道，则最可哀也。万物如此，人之生死亦如此，故

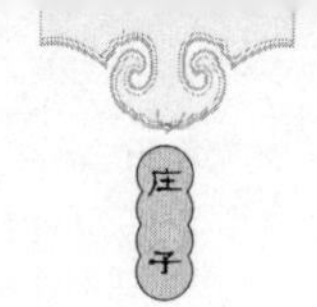

曰“次之”。次，序次而至于此。 ⑧日出东方而入于西极二句：言日东出西入而成生死，万物亦皆准此而有生死。古人以天干序次十日，甲日入而乙日出，丙日死而丁日生，日之出入称为生死。方，解为向，又解为道，东西方向由日影而得，天地之道亦由黄道而得。 ⑨有目有趾者二句：言生物之属，皆准此而成立。有目有趾者，指生物，但“生物”二字不确，依庄子本义，有生亦有死。 ⑩是出则存二句：是，代词，此处指日。日之出入，即日之生死。 ⑪有待也而死二句：言死生皆是待。 ⑫吾一受其成形二句：言一旦而成为人，则暂不化而待，待尽则化。⑬效物而动三句：言不知将化为何物，唯知顺从万物而同其运动。日夜无隙，言时光不停，年寿日尽。以上方、功、亡、生、尽、终为韵。 ⑭熏然其成形二句：言成为人则自然而成为人，此后之性命变化虽近在眼前，而不能有所规度经营。熏然，成玄英曰：“自动之貌。” ⑮丘以是日徂：日徂，疑当作“日沮”，言日益沮丧也。 ⑯吾终身与女交一臂而失之：言自己与颜渊二人，均偶尔成形为人，于逗待之中而得以相识，深慨时日短暂，如同交臂。交一臂而失之，意谓两臂刚一相触即已错肩而过。成语“失之交臂”出此。 ⑰彼已尽矣三句：谓颜渊所注重，只是孔子之旧迹。彼，指“不言而信”等事。 ⑱吾服女也甚忘二句：言彼此二人，不如及早相忘。 ⑲虽忘乎故吾二句：言能忘于生死，则可以存于大道。故吾，谓人间往事。有不忘者存，存指大道。此章论生死，而归本于大道。

21.4 孔子见老聃，老聃新沐[①]，方将被发而干[②]，慹然似非人[③]。孔子便而待之。少焉见，曰：“丘也眩[④]与？其信然与？向者先生形体掘若槁木，似遗物离人而立于独[⑤]也。”老聃曰：“吾游心于物之初[⑥]。”孔子曰：“何谓邪？”曰：“心困焉而不能知，口辟焉而不能言[7]。尝为女议乎其将[8]。至阴肃肃，至阳赫赫。肃肃出乎天，赫赫发乎地，两者交通成和而物生焉[9]，或为之纪而莫见其形[10]。消息满虚[11]，一晦一明，日改月化[12]，日有所为，而莫见其功[13]。生有所乎萌，死有所乎归[14]，始终相反乎无端而莫知乎其所穷[15]。非是也，且孰为之宗[16]！"

注释

①沐：古代专指洗发。 ②被发而干：披发而使之干。被，同"披"。 ③慹然似非人：慹音 zhé，意为不动的样子。④眩：音 xuàn，视觉幻惑。 ⑤立于独：浑然独立，谓与天地为一体。 ⑥吾游心于物之初：言游心于天地之本原。 ⑦心困焉而不能知二句：谓意不可传，道不可言。辟，同"闢"，闭合。⑧尝为女议乎其将：谓只可勉强讲论大道之去向。尝，解为尝试。将，解为行将、去向。 ⑨肃肃出乎天三句：言肃肃之阴气上达于天，赫赫之阳气下至于地，天阳地阴两者合为和气，和气生育了万物。 ⑩或为之纪而莫见其形：可见其纲纪，而不见的形象。 ⑪消息满虚：满虚，即盈虚。 ⑫日改月化：即日变月化、日月变化，谓变化不已也。 ⑬而莫见其功：犹言"神人无功"，谓无人收其功。 ⑭生有所乎萌二句：言生死明白可见。⑮始终相反乎无端而莫知乎其所穷：然而生死何以相反、何以无端、终极何在，则一切莫能知。始终，指生死。无端，谓不知生为死之端，抑或死为生之端。穷，终极。 ⑯非是也二句：如果不是大道，谁还可以成为万物的宗主，言天地万物皆本原于道。是，代词，指道。宗，宗主、本原，即上文"游心于物之初"之"初"。以上形、功、穷、宗为韵。

21.5 孔子曰："请问游是[1]。"老聃曰："夫得是，至美至

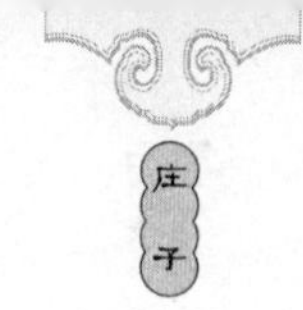

乐也。得至美而游乎至乐，谓之至人。”孔子曰：“愿闻其方。”曰：“草食之兽不疾易薮，水生之虫不疾易水[②]，行小变而不失其大常也，喜怒哀乐不入于胸次[③]。夫天下也者，万物之所一也[④]。得其所一而同焉，则四支百体将为尘垢，而死生终始将为昼夜，而莫之能滑，而况得丧祸福之所介乎[⑤]！弃隶者若弃泥涂，知身贵于隶也，贵在于我而不失于变[⑥]。且万化而未始有极也，夫孰足以患心[⑦]！已为道者解乎此[⑧]。”

注释

①请问游是：文游心于道将如何。是，代词，仍指道。②草食之兽不疾易薮二句：草食之兽不以变更泽薮为患，水生之虫不以变更河湖为患。疾，忧患。易，变更。 ③行小变而不失其大常也二句：行止虽然稍有不同，而未失其常性，故喜怒哀乐不侵其内心。不入于胸次，即不入于胸际，言不得而侵。 ④夫天下也者二句：言万物在天下之中，犹如草食之兽在泽薮，水生之虫在河湖。万物之所一，即万物之所同。 ⑤得其所一而同焉五句：言人类与万物相同，其生命居于天下，而不居于身体，知此则身体可轻视如尘垢，生死可等同，如昼夜之交替，无事可以乱心，何况得失祸福更不足以介怀。四支，即四肢。百体，百骨，指形骸。滑，读作gǔ，解为“乱”。介，介意、介怀。⑥弃隶者若弃泥涂三句：言当重视生命，不当重视身外之物。隶，谓喜怒哀乐、得丧祸福一切隶属之物。寄托隶属之物，弃之如泥土。我之身贵，隶属之物不足贵也。泥涂，泥土。身贵于隶、贵在于我。 ⑦且万化而未始有极也二句：言生命在于道，生死常变，而道不变，知此而无忧患。万化，万物之变化。未始有极，“极”即上文“莫知乎其所穷”之“穷”，谓终极。万物变化未有终极，而未有终极者即道，变化常在，故道常在。生命在

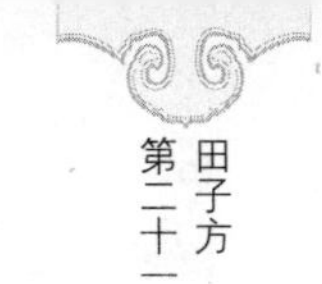

于道，故生命亦常在。 ⑧已为道者解乎此：大道之意，已陈其解说如此。承上文“尝为女议乎其将”而言。

21.6 孔子曰：“夫子德配天地，而犹假至言以修心[①]。古之君子，孰能脱焉[②]！”老聃曰：“不然。夫水之于汋[③]也，无为而才自然矣[④]。至人之于德也，不修而物不能离焉[⑤]。若天之自高，地之自厚，日月之自明，夫何修焉[⑥]！”孔子出，以告颜回曰：“丘之于道也，其犹醯鸡[⑦]与！微夫子之发吾覆[⑧]也，吾不知天地之大全也。”

注释

①假至言以修心：借助高论修养内心。假，借助。至言，高明精微之言，此处指论道之言。 ②孰能脱焉：孰能免于此。 ③汋：音 zhuó，井水。 ④无为而才自然矣：不加人为而其才性自然如此。才，才性、本性。自然，自己如此。 ⑤物不能离焉：物不离于至人，至人亦不离于物。 ⑥夫何修焉：针对上文“至言”“修心”二事而言。 ⑦醯鸡：又称食醯，见《至乐篇》“食醯”注。 ⑧发吾覆：揭开其蒙覆，引申为启蒙、开悟、纠谬之意。醯鸡生酒瓮中，故曰发覆。

21.7 庄子见鲁哀公[①]。哀公曰：“鲁多儒士，少为先生方者[②]。”庄子曰：“鲁少儒。”哀公曰：“举鲁国而儒服，何谓少乎？”庄子曰：“周闻之，儒者冠圜冠[③]者，知天时；履句屦[④]者，知地形；缓佩玦[⑤]者，事至而断。君子有其道者，未必为其服也；为其服者，未必知其道也。公固以为不然，何不号[⑥]于国中曰：‘无此道而为此服者，其罪死！’”于是哀公号之五日，而鲁国无敢儒服者。独有一丈夫，儒服而立乎公门。公即召而问以国事，千转万变而不穷。庄子曰："以鲁国而儒者一人耳，可谓多乎？"

注释

①庄子见鲁哀公：此为庄子寓言，而其事理则实。 ②少为先生方者：少有学先生之道术者。方，道术。 ③圜冠：圆冠。 ④句屦：方屦。 ⑤缓佩玦：缓，司马彪本作"绶"，丝带。佩玉中的一种，如环而有缺，取义为决。 ⑥号：号令。

21.8 百里奚[①]爵禄不入于心，故饭牛而牛肥[②]，使秦穆公忘其贱，与之政也。有虞氏死生不入于心，故足以动人。宋元君[③]将画图[④]，众史[⑤]皆至，受揖而立，舐笔和墨，在外者半。有一史后至者，儃儃[⑥]然不趋，受揖不立，因之舍。公使人视之，则解衣般礴赢[⑦]。君曰："可矣，是真画者也。"

注释

①百里奚：人名，复姓百里，名奚，奚作又傒。 ②故饭牛而牛肥：饭牛，喂牛。 ③宋元君：宋国国君，宋平公之子，景公之父，在位十五年。 ④画图：由宋元君画图，可知此处"图"指宋君宫内后妃之图，故精细传神尤难。 ⑤众史：史泛指掌书之人。 ⑥儃儃：音 tǎn tǎn，舒闲的样子。 ⑦解衣般礴赢：解衣箕坐裸露。般，有本作"槃""盘"。赢，同"裸"。

21.9 文王观于臧[①]，见一丈夫钓，而其钓莫钓[②]。非持其钓有钓[③]者也，常钓也[④]。文王欲举而授之政[⑤]，而恐大臣父兄之弗安也；欲终而释之，而不忍百姓之无天也。于是旦而属[⑥]之大夫曰："昔者寡人梦见良人，黑色而頿[⑦]，乘驳马而偏朱蹄[⑧]，号曰：'寓而政于臧丈人，庶几乎民有瘳乎[⑨]！'"诸大夫蹴然[⑩]曰："先君王也[⑪]。"文王曰："然则卜之[⑫]。"诸大夫曰："先君之命，王其无它[⑬]，又何卜焉。"遂迎臧丈人而授之政。典法无更，偏令无出。三年，文王观于国，则列士坏植散群[⑭]，长官者不成德[⑮]，斔斛不敢入于四竟[⑯]。列士坏植散群，则尚同也[⑰]；长官者不成德，则同务也[⑱]，斔斛不敢入于四竟，则诸侯无二心也[⑲]。文王于是焉以为大师[⑳]，北面而问曰："政可以及天下乎？"臧丈人昧然[㉑]而不应，泛然而辞[㉒]，朝令而夜遁，终身无闻。

注释

①臧：地名。 ②其钓莫钓：其钓无钓，即以无钓为钓。③持其钓有钓：持其钓而钓。 ④常钓也：钓鱼则有时钓到，有时钓不到。以无钓为钓，则无一不在可能钓到范围之内，而得其全，故曰"常钓"。 ⑤举而授之政：举国而授之政。 ⑥属：通"嘱"。 ⑦黑色而頔：面色黑而多髯。頔，同"髯"。 ⑧乘驳马而偏朱蹄：驳马，毛色斑驳的马。偏朱蹄，一只马蹄为红色。 ⑨寓而政于臧丈人二句：寄尔政于臧之丈人，在位民可救治。寓，解为寄。而，通"尔"。瘳音 chōu，治愈。 ⑩蹴然：惊惧而敬穆的样子。有本作"愀然"。 ⑪先君王也：成玄英谓指周文王之父季历。 ⑫然则卜之：卜其可否。 ⑬无它：无可疑之处。它，本义为虫名，通假为"佗""他"。 ⑭列士坏植散群：众士自坏其行列，解散其门徒。士即"士大夫"之"士"，爵位低于大夫一等。 ⑮长官者不成德：长官即大夫，亦可称为列卿。 ⑯斔斛不敢入于四竟：斔斛，音 zhōng hú，即钟斛，容量单位，十斗为一斛，六斛四斗为一钟，此处指粮谷。 ⑰则尚同也：谓列士与门徒混同。 ⑱则同务也：谓大夫与列士同其事务。 ⑲则诸侯无二心也：谓诸侯交好，不敢背盟。 ⑳大师：

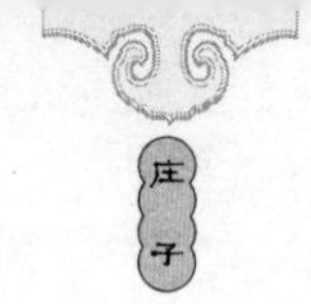

即太师。大读作“太”。㉑昧然：锺泰曰：“犹默然。”㉒泛然而辞：泛漫而推辞。

21.10 颜渊问于仲尼曰：“文王其犹未邪[①]？又何以梦为乎[②]？”仲尼曰：“默，汝无言！夫文王尽之也[③]，而又何论刺[④]焉！彼直以循斯须也[⑤]。”

注释

①文王其犹未邪：疑文王未达极致。未，言未至其极。②又何以梦为乎：疑其不必有托梦之谋。③夫文王尽之也：言文王已达终极之处。穷，终极。④论刺：论评。刺，讽论、议论。⑤彼直以循斯须也：言周文王只是因循一时之计而已。直，通“止”，即“只”。循，因循。

21.11 列御寇为伯昏无人[①]射，引之盈贯[②]，措杯水其肘上[③]，发之，适矢复沓，方矢复寓[④]。当是时，犹象人[⑤]也。伯昏无人曰：“是射之射，非不射之射也。尝与汝登高山，履危石，临百仞之渊，若能射乎？”于是无人遂登高山，履危石，临百仞之渊，背逡巡[⑥]，足二分垂在外，揖御寇而进之。御寇伏地，汗流至踵。伯昏无人曰：“夫至人者，上窥青天[⑦]，下潜黄泉[⑧]，挥斥八极，神气不变。今汝怵然有恂目之志[⑨]，尔于中也殆矣夫[⑩]！”

注释

①伯昏无人：人名，见《德充符篇》注。②引之盈贯：引弓满贯。③措杯水其肘上：意谓发矢之时，能使水杯不倾。措，置。④适矢复沓二句：谓已发之矢，重迭而至，未发之矢，重迭遇于弦上。⑤象人：假人。⑥背逡巡：向后退行。

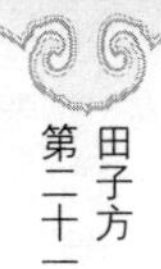

背，背后。 ⑦青天：又称苍天。 ⑧黄泉：地深处。 ⑨恂目之志：晕眩之意态。恂，李颐本作“眩”。 ⑩尔于中也殆矣夫：言其内心甚危殆。中，内心。

21.12 肩吾问于孙叔敖[①]曰：“子三为令尹而不荣华，三去之而无忧色。吾始也疑子，今视子之鼻间栩栩然，子之用心独奈何？”孙叔敖曰：“吾何以过人哉！吾以其来不可却也，其去不可止也。吾以为得失之非我也，而无忧色而已矣。我何以过人哉！且不知其在彼乎？其在我乎[②]？其在彼邪？亡乎我；在我邪？亡乎彼。方将踌躇，方将四顾，何暇至乎人贵人贱哉！”仲尼闻之曰：“古之真人，知者不得说[③]，美人不得滥[④]，盗人不得劫，伏戏、黄帝不得友。死生亦大矣，而无变乎己，况爵禄乎[⑤]！若然者，其神经乎大山而无介[⑥]，入乎渊泉而不濡，处卑细而不惫。充满天地，既以与人，己愈有[⑦]。”

注释

①孙叔敖：人名，姓芀，名敖，字孙叔。 ②且不知其在彼乎二句：彼此指人类与造化。 ③知者不得说：不会被智者的游说打动。 ④美人不得滥：不会受美人的影响而过度。滥谓泛滥淫佚。 ⑤死生亦大矣三句：谓死生虽为一大变化，而个人能不受其影响，则爵禄更不能奈何。 ⑥介：障碍，阻隔。 ⑦充满天地三句：越给予他人，则自己越近于天道，近于天道则能充满天地，故曰“愈有”。

21.13 楚王[①]与凡君[②]坐，少焉，楚王左右曰“凡亡”者三。凡君曰：“凡之亡也，不足以丧吾存[③]。夫凡之亡不足以丧吾存，则楚之存不足以存存[④]。由是观之[⑤]，则凡未始亡而楚

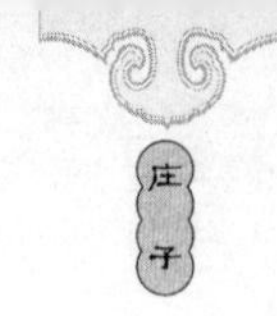

未始存也[6]。”

注释

①楚王：成玄英谓为楚文王。②凡君：成玄英谓为凡僖侯。凡，诸侯国名，周成王始封周公庶子于凡国，伯爵，史称凡伯。故址在唐代汲郡共县东南凡城，今河南辉县云门乡凡城村。《左传》隐公七年载凡伯曾为周天子卿士，周王使凡伯聘鲁，还，戎人伐凡伯于楚丘以归。③凡之亡也二句：凡国在天地之间，天地尚存，故凡国尚存。④夫凡之亡不足以丧吾存二句：存亡取决于天地，而不取决于楚国。⑤由是观之：承接前文之意。但“由是观之”，实即由道观之。由道观之，本无所谓存亡，故谓凡亡楚存亦可，谓楚亡凡存亦可。⑥凡未始亡而楚未始存也：凡国与天地同在，故虽亡而犹存。楚国不与天地同在，故虽存而犹亡。

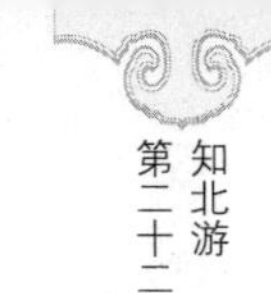

知北游第二十二

解题

以“智”作为寓言中的人物名，这在庄子之前和之后，都绝无仅有。

篇中写智北游过程当中分别向无为谓、狂屈、黄帝三人问道。“智”代表知识、智力，隐含着人类对于真理的追求探索。“无为谓”意即无有。“狂屈”为神话中的怪兽，“似人而非”，意即介于有与无之间。“黄帝”为人君，代表修道之人。其中“智”与“无为谓”完全是哲理性的名词概念，而在庄子文中则“假设宾主”，拟人化了。文中的地名，玄水与隐弅之丘，白水与狐阕之丘，也都隐含了哲理的寓意。“无为谓”三问而不答，不是不回答，而是根本不知道回答。“狂屈”心里想说而又忘记了。“黄帝”懂得道，对修道作了明确细致的陈述。“智”本来不懂得道，向“黄帝”问了以后就懂得了。四人的状况象征着“道”的逐渐深入的四个层次，而最后的结论却与“智”问道这一行为的表面结果恰恰相反：“无为谓”是真懂得道，“狂屈”有一点懂得道的样子，“黄帝”和“智”则差得很远。庄子用这则寓言，说明了“知者不言，言者不知”的道理。

篇中又讲述“无始”与“泰清”“光曜”与“无有”的寓言。庄子用这则寓言，说明“无”是任何规定性都不具备的。以上这些“哲学寓言”说明，庄子不是唯理性的，他的语言非常生动；庄子也不是神秘主义的，他的寓言非常理性。

篇中东郭子与庄子论道“无所不在”一段，也十分精彩。道是普遍存在的，道的普遍性同时也就是道的统一性，因为普遍存在的也就是要共同依循的。道在蝼蚁，在稊稗，在瓦甓，在屎尿，道不仅承认具体事物的存在，而且承认地位微贱的具体事物的存在。合于个性，即合于天，即合于道。当然，另一方面，道在瓦甓，并不等于说瓦甓就是道。在道而言，当不弃微贱；在物而言，当不离于道。

由此而言，《知北游篇》的精粹程度，实与内七篇不分轩轾。

22.1　知[①]北游于玄水[②]之上，登隐弅之丘[③]，而适遭无为谓[④]焉。知谓无为谓曰："予欲有问乎若：何思何虑则知道？何处何服则安道？何从何道[⑤]则得道？"三问而无为谓不答也。非不答，不知答也。知不得问，反于白水[⑥]之南，登狐阕[⑦]之上，而睹狂屈[⑧]焉。知以之言也问乎狂屈。狂屈曰："唉！予知之，将语若。"中[⑨]欲言而忘其所欲言。知不得问，反于帝宫，见黄帝而问焉。黄帝曰："无思无虑始知道，无处无服始安道，无从无道始得道。"知问黄帝曰："我与若知之，彼与彼[⑩]不知也，其孰是邪？"黄帝曰："彼无为谓真是也，狂屈似之，我与汝终不近也。"

注释

①知：同"智"，智慧。此处为寓言中的人名。　②玄水：寓言中的河名。玄，黑色，幽深，喻道术，又代指北方。玄水即黑水，与下文"白水"相对。　③隐弅之丘：寓言中的山名。隐弅，起伏。弅音fèn。　④无为谓：庄子寓言中的人名。意为无名谓、无称谓。　⑤何从何道："道"字指道路，此处为普通名词。　⑥白水：寓言中的河名。白，白色，素洁，显明，代指南方。　⑦狐阕：寓言中的山名。狐，狐疑犹豫。阕，空静无物。

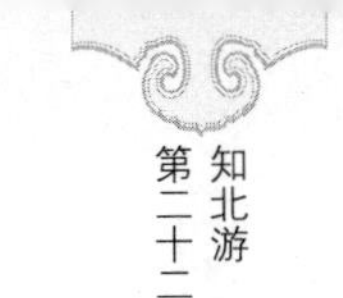

阕音 què。 ⑧狂屈：传说中的怪兽。又名猖张。 ⑨中：中途。 ⑩彼与彼：无为谓和狂屈。

22.2 “夫知者不言，言者不知，故圣人行不言之教[①]。道不可致，德不可至[②]。仁可为也[③]，义可亏也[④]，礼相伪也[⑤]。故曰：‘失道而后德，失德而后仁，失仁而后义，失义而后礼。礼者，道之华而乱之首也[⑥]。’故曰：‘为道者日损，损之又损之，以至于无为。无为而无不为也[⑦]。’今已为物也，欲复归根，不亦难乎[⑧]！其易也，其唯大人[⑨]乎！生也死之徒[⑩]，死也生之始[⑪]，孰知其纪！人之生，气之聚也，聚则为生，散则为死。若死生为徒[⑫]，吾又何患！故万物一[⑬]也。是其所美者为神奇，其所恶者为臭腐。臭腐复化为神奇，神奇复化为臭腐[⑭]。故曰：‘通天下一气耳。’圣人故贵一[⑮]。”

注释

①故圣人行不言之教：取其实，不取其名。《老子》二章：“是以圣人处无为之事，行不言之教。” ②道不可致二句：谓道、德不可传授。至解为“到”，致解为“送到”。致至，犹授受。 ③仁可为也：肯有所为，则成为仁。可，解为“肯”。仁解为亲私、偏爱，是出于人为，故曰“仁可为”。 ④义可亏也：肯有所亏缺，则成为义。义解为宜，有所宜则有所不宜，故曰亏。 ⑤礼相伪也：礼解为分，即名分，名离于实则成伪，故曰“礼相伪”。以上论道、德、仁、义、礼，言渐离于实而近于名。 ⑥故曰七句：语出《老子》三十八章。华，浮华、虚伪。道、德、仁、义、礼，渐离于实而近于名，礼在最后，故最乱，故曰“乱之首”。 ⑦故曰五句：语出《老子》四十八章。损，减损人为。人为日渐减损，则天道日渐增多。人为减损至于无为，则天

道纯全为一。天道则无所不为，故曰“无为而无不为”。 ⑧今已为物也三句：由具体有形之物，而回归万物之全体大同，此甚难。 ⑨大人：指圣人、真人。 ⑩生也死之徒：谓生与死相伴随。徒，徒类、随从。 ⑪死也生之始：死而复生，为大冶重新铸造，无所不往，具有无限的可能性，故曰“生之始”。 ⑫死生为徒：死生为一。 ⑬故万物一：万物为一。 ⑭臭腐复化为神奇二句：意为美丽、绚烂的事物终将归于臭腐，而臭腐的事物也可以变为美丽绚烂。二者情景虽然不同，但同属于自然界的正常变化。成语“化臭腐为神奇”出此。 ⑮圣人故贵一：一谓万物一体，名实不分。

22.3 知谓黄帝曰：“吾问无为谓，无为谓不应我，非不应我，不知应我也。吾问狂屈，狂屈中欲告我而不我告，非不我告，中欲告而忘之也。今予问乎若，若知之，奚故不近？”黄帝曰：“彼其真是也，以其不知也。此其似之也，以其忘之也。予与若终不近也，以其知之也。”狂屈闻之，以黄帝为知言[①]。

注释

①知言：懂得“言”。知言则亦知道，言非道，名非实，言与名皆不得已而假借。

22.4 天地有大美而不言，四时有明法而不议，万物有成理而不说[①]。圣人者，原天地之美而达万物之理[②]。是故至人无为，大圣不作，观于天地之谓也[③]。

注释

①天地有大美而不言三句：言天地、四时、万物其美最大，其法最明，其理最成，而不言、不议、不说。 ②原天地之美而

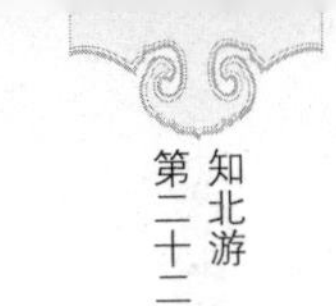

达万物之理：本原于天地之美，达至于万物之理。言圣人当依循、取法于自然。 ③观于天地之谓也：观，观法、取法。

22.5 今彼神明至精[①]，与彼百化[②]，物已死生方圆，莫知其根也[③]，扁然而万物自古以固存[④]。六合为巨，未离其内；秋豪为小，待之成体[⑤]。天下莫不沉浮，终身不故[⑥]。阴阳四时运行，各得其序[⑦]。惛然若亡而存，油然不形而神[⑧]，万物畜而不知[⑨]，此之谓本根，可以观于天矣[⑩]！

注释

①神明至精：神明，指天地之道。至精，至为精妙。 ②与彼百化：言天地成就了百物之变化。彼，仍指天地之道。 ③物已死生方圆二句：万物或死或生，或方或圆，然而无法窥知天地之根源。 ④扁然而万物自古以固存：万物之存在自古以来自然如此。扁，读作“遍”。 ⑤六合为巨四句：言道至大，无所不包。六合，上下四方。秋豪，即秋毫。 ⑥天下莫不沉浮：言天下万物皆沉浮于大道之中，终身不知其缘故。不故，不知其故。⑦阴阳四时运行二句：二句谓道，言道之运行有序。 ⑧惛然若亡而存二句：二句仍谓道，言道存而神妙，然而不可见其形。惛然，即昏然。若亡，谓不得而见。油然，不知觉。不形，不见其形。若亡、不形即《大宗师篇》之“无为无形”。 ⑨万物畜而不知：此句言万物。万物之于道，由其生养而无所知觉。 ⑩此之谓本根二句：无所知觉者即天地之根源。知天地之根源则可以参观天地。天，即天地，即道，即自然。

22.6 啮缺问道乎被衣[①]，被衣曰：“若正汝形，一汝视[②]，天和将至[③]。摄汝知，一汝度[④]，神将来舍[⑤]。德将为汝美，道

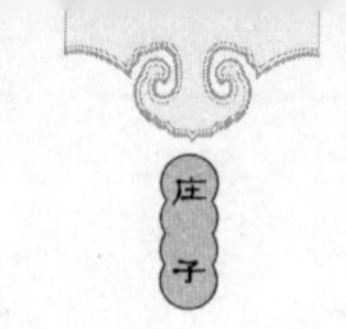

将为汝居[6]。汝瞳焉如新生之犊而无求其故[7]。”言未卒，啮缺睡寐。被衣大说[8]，行歌而去之，曰：“形若槁骸，心若死灰[9]。真其实知，不以故自持[10]。媒媒晦晦，无心而不可与谋[12]。彼何人哉！”

注释

①被衣：即蒲衣子。　②若正汝形二句：你端正你的形貌，专一你的视线。若，人称代词，你。　③天和将至：天地之和将会来到。　④摄汝知二句：收摄你的才智，专一你的意志。摄，收摄。度，意志。　⑤神将来舍：天地之神明将会来临。神，精神、神明。舍，居住。　⑥德将为汝美二句：道德将会为你而盛大，为你而停留。美，盛大。　⑦瞳焉如新生之犊而无求其故：言如初生之牛犊，自然而然，不必求知天地之缘故。瞳，眼珠。牛目大而突出，故曰“瞳焉”。无求其故，即上文之“不故”。⑧大说：大悦。说，同“悦”。　⑨形若槁骸二句：言无成心、无主意。　⑩真其实知二句：真其实知，即真实其知。不以故自持，谓不固执己意。故，解为“故意”之故，不以故自持仍即无成心、无主意之意。　⑪媒媒晦晦二句：媒媒，即晦晦。以上骸、灰、知、持、晦、谋为韵。

22.7　舜问乎丞[1]：“道可得而有乎？”曰：“汝身非汝有也，汝何得有夫道！”舜曰：“吾身非吾有也，孰有之哉？”曰：“是天地之委形也[2]。生非汝有，是天地之委和也[3]。性命非汝有，是天地之委顺也[4]。子孙非汝有，是天地之委蜕也[5]。故行不知所往，处不知所持，食不知所味[6]。天地之强阳气也，又胡可得而有邪[7]！”

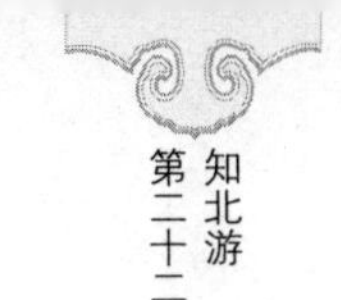

注释

①丞：人名。 ②是天地之委形也：此句承上“汝身非汝有也”而言。身非汝有，是天地之委形也，身与形相对，指身体、形体。委，委托、寄托、托付、寄存。 ③生非汝有二句：生与和相对，指生命。和，和气、和谐。人的生命是天地和谐的寄托。 ④性命非汝有二句：性命与顺相对，指性情。人的性情是天地和顺的寄托。 ⑤子孙非汝有二句：蜕，蜕变。子孙与蜕相对，指种族的继承。种族的继承是天地蜕变的寄托。 ⑥故行不知所往：谓人类之行、处、食皆不知其何以如此，由天地而生之故。 ⑦天地之强阳气也二句：谓道只是天地元气之运动而已，故不可得而有之。

22.8 孔子问于老聃曰：“今日晏闲[①]，敢问至道。”老聃曰：“汝齐戒[②]，疏瀹而心[③]，澡雪[④]而精神，掊击而知[⑤]！夫道，窅然[⑥]难言哉！将为汝言其崖略[⑦]。夫昭昭生于冥冥，有伦生于无形[⑧]。精神生于道，形本生于精[⑨]。而万物以形相生，故九窍者胎生，八窍者卵生[⑩]。其来无迹，其往无崖，无门无房，四达之皇皇也[⑪]。邀[⑫]于此者，四肢强，思虑恂达，耳目聪明。其用心不劳，其应物无方[⑬]。天不得不高，地不得不广，日月不得不行，万物不得不昌[⑭]，此其道与！”

注释

①晏闲：安闲。晏，解为“安”。 ②齐戒：斋戒。齐，通“斋”。 ③疏瀹而心：瀹音 yǎo。而，通“尔”。 ④澡雪：洗雪。 ⑤掊击而知：掊击，成玄英曰：“打破也。”知，通“智”。 ⑥窅然：幽隐无形。 ⑦将为汝言其崖略：仅可勉强言其大略。 ⑧夫昭昭生于冥冥二句：有伦，即有形。伦解为“理”，纹理。

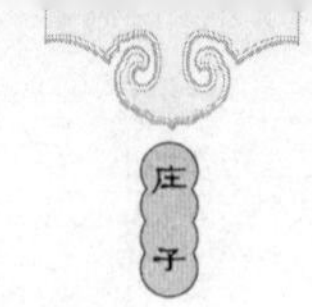

昭昭，谓可见。冥冥，谓不可见。昭昭生于冥冥，亦即有形生于无形之意。 ⑨精神生于道二句：精神，精微。道与精微，无形者。形本生于精，形谓有形之物。 ⑩而万物以形相生三句：谓自有形之物以下，皆可以各自生化，如九窍者为胎生、八窍者为卵生之类。 ⑪其来无迹四句：言有形之物，察其形迹，则无穷无尽，变化莫测。 ⑫邀：俞樾谓《说文》无"邀"字，当作"徼"，解为循、顺。 ⑬其应物无方：言其应接万物，随处皆可。无方，谓无所不可。 ⑭天不得不高四句：由道而观万物，万物皆自然而生。

22.9 "且夫博之不必知，辩之不必慧[①]，圣人以断之矣[②]！若夫益之而不加益，损之而不加损者[③]，圣人之所保也[④]。渊渊乎其若海，魏魏乎其终则复始也[⑤]，运量万物而不匮[⑥]。则君子之道，彼其外与[⑦]？万物皆往资焉而不匮[⑧]，此其道与！"

注释

①博之不必知二句：博学未必有才智，善辩未必有智慧。不必，不能必，即未必。知，通"智"。 ②圣人以断之矣：以，通"已"。圣人，成玄英谓指孔子。 ③若夫益之而不加益二句：形下之物，有损有益。形上之道，总持万物，天地为一，故无所谓损益。 ④圣人之所保也：保于道，而不保于物。 ⑤渊渊乎其若海二句：言形上之道，渊深广大，无始无终。 ⑥运量万物而不匮：言形上之道，可以量载形下之物。不匮，不穷。 ⑦则君子之道二句：谓君子之道，不得外于此也。 ⑧万物皆往资焉而不匮：言形下之物，必须取资于道，取资于道则不穷。

22.10　“中国有人焉，非阴非阳[①]，处于天地之间，直且为人，将反于宗[②]。自本观之[③]，生者，喑醷[④]物也。虽有寿夭，相去几何？须臾之说[⑤]也，奚足以为尧、桀之是非[⑥]！果蓏有理[⑦]，人伦虽难，所以相齿[⑧]。圣人遭之而不违，过之而不守。调而应之，德也；偶而应之，道也[⑨]。帝之所兴，王之所起也[⑩]。”

注释

①非阴非阳：言中正而不偏。　②直且为人二句：直且，暂且。直，通“止”，即只，只是。为人，成为人类。反，同“返”。宗，根本，指道。　③自本观之：本，根本，指道。　④喑醷：音 yīn yì。醷，通“噫”。喑噫，气聚之貌。锺泰谓二字均从酉，解为酝酿，亦通。　⑤须臾之说：须臾之论，谓论之则相差不过须臾。　⑥奚足以为尧桀之是非：言唐尧、夏桀之是非，更不足论。　⑦果蓏有理：言瓜果皆有其纹理。果蓏，瓜果。　⑧人伦虽难二句：言人类之纹理难以辨析，故以年齿为其大别。伦解为“理”，理解为“纹”。　⑨调而应之四句：言道德其实易行，不过调和万物而已。调偶，犹言调和。偶，偶合。⑩帝之所兴二句：言道德为帝王致治之本。

22.11　“人生天地之间，若白驹之过郤，忽然而已[①]。注然勃然，莫不出焉。油然漻然，莫不入焉[②]。已化而生，又化而死。生物哀之，人类悲之[③]。解其天弢，堕其天袠[④]。纷乎宛乎[⑤]，魂魄将往，乃身从之，乃大归乎！不形之形，形之不形[⑥]。是人之所同知也，非将至之所务也[⑦]。此众人之所同论也，彼至则不论，论则不至[⑧]。明见无值，辩不若默[⑩]。道不可闻，闻不若塞[⑨]。此之谓大得[⑪]。”

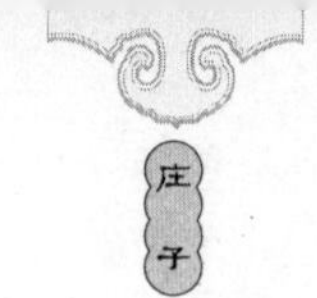

注释

①若白驹之过郤二句：极言人生之短暂。白驹，指良马。郤，同“隙”，缝隙。忽然，倏忽的样子。②注然勃然四句：出入指生死，言生死变化之状，由激越而终归寂静。勃，疑本作“渤”，注、渤有激越之义。漻音 liáo，油、漻有寂静之义。③生物哀之二句：人死则悲哀，实则不足以悲哀。④解其天弢二句：言人死乃是天地解放，犹言天解、天放之意。弢音 tāo，弓衣。袠，又写作“袟”“袠”，通作“帙”，书衣。⑤纷乎宛乎：纷，郭象解为烟煴。烟煴又写作细缊、氤氲。⑥不形之形二句：言不见其形者，乃是有形。世俗所谓有形，乃是无形。有形与无形，由“大归”而言。⑦是人之所同知也二句：因此众人之所知，并非至人之所急。是，是以。人，指众人。所同知，指世俗之知，即以生为有形、死为无形之类。⑧此众人之所同论也三句：言众人皆有同俗之论，然则至理不可论，可论则非至理。至，至理，即道。⑨明见无值二句：明见，显见。无值，无当，谓无当于大道。辩，争辩。默，沉默。⑩塞：闭塞。⑪此之谓大得：得即“德”，大得犹言大道。

22.12　东郭子[①]问于庄子曰：“所谓道，恶乎在？”庄子曰：“无所不在。”东郭子曰：“期而后可[②]。”庄子曰：“在蝼蚁[③]。”曰：“何其下邪[④]？”曰：“在稊稗[⑤]。”曰：“何其愈下邪？”曰：“在瓦甓[⑥]。”曰：“何其愈甚邪？”曰：“在屎溺[⑦]。”东郭子不应。庄子曰：“夫子之问也，固不及质[⑧]。正获之问于监市履狶也[⑨]，每下愈况[⑩]。汝唯莫必[⑪]，无乎逃物[⑫]。至道若是，大言亦然[⑬]。周遍咸三者，异名同实，其指一也[⑭]。”

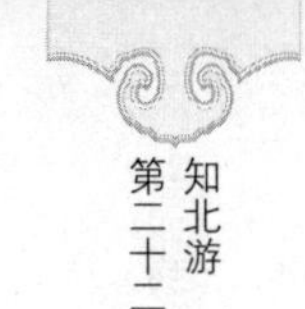

注释

①东郭子：人名。 ②期而后可：谓必有所约定方可。期，期许。 ③蝼蚁：蝼蛄、蚂蚁。昆虫之贱者。蝼音 lóu。 ④何其下邪：下谓卑贱。 ⑤稊稗：音 tí bài，稗草。草中之贱者。⑥瓦甓：砖瓦。物之贱者。甓音 pì，砖。 ⑦屎溺：臭腐之弃物。 ⑧固不及质：此句言东郭子所问，不是问处。质，鹄的。⑨正获之问于监市履狶也：此句解何以“愈下”。正获，人名，为市正之官，名获。正当作“zhēng”。监市，官名，掌货物伪滥即市价等。履，按察。狶，音 xī，大猪。庄子以履狶喻每下愈况。 ⑩每下愈况：越至下贱之处，情况越清楚。得其情曰况。⑪汝唯莫必：此句言东郭子不当“期而后可”。必，期于必得。道非一物，故不可期，不可得。 ⑫无乎逃物：此句解“道恶乎在”。无乎逃物，犹言物无所逃，言道遍在于万物，无一例外。⑬大言亦然：大言，与上文“至道”相对，即至言，此处指道的名称。 ⑭周遍咸三者三句：此句言道的名称有三，三者均为周遍之意，即万物全体之意。周、遍、咸三字，均解为“都包括”之“都”。

22.13　“尝相与游乎无有之宫，同合而论，无所终穷乎[①]！尝相与无为乎！澹而静乎！漠而清乎！调而闲乎[②]！寥已吾志[③]，无往焉而不知其所至，去而来不知其所止，吾已往来焉而不知其所终。彷徨乎冯闳[④]，大知入焉[⑤]而不知其所穷。物物者与物无际[⑥]，而物有际者，所谓物际者也[⑦]。不际之际，际之不际者也[⑧]。谓盈虚衰杀[⑨]，彼为盈虚非盈虚，彼为衰杀非衰杀，彼为本末非本末，彼为积散非积散也[⑩]。”

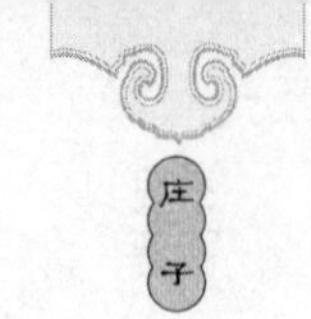

注释

①尝相与游乎无有之宫三句：尝解为尝试，言东郭子应当尝试如此。道非一物，故曰无有之宫。道合和万物，故曰“同合而论”。无所终穷，言道之妙。 ②调而闲乎：和谐而闲适。 ③寥已吾志：寥已，即寥矣。寥，寂静。已，通“矣”。吾志，吾心。 ④彷徨乎冯闳：言其宽广自得。冯、闳迭韵。闳音hóng。 ⑤入焉：入，出入。 ⑥物物者与物无际：言道能与物无穷。物物者，犹言以物为物者。以物为物，犹言御物。谓能超然物上。物上、形上即道。道超然物上，而与万物俱化，故无穷无限。 ⑦而物有际者二句：言物则为物所限。而物有际者，即与物有际者。落在一物之中，则为物所局限。所谓物际者，“际”解为边际，此处指局限。 ⑧不际之际二句：不际之际，指道。谓道之际，是不际之际。不际之际，即无际之际，即上文之“与物无际”。际之不际，谓道之际不为物所际，即不为物所局限。 ⑨谓盈虚衰杀：所谓盈虚衰杀。 ⑩彼为盈虚非盈虚四句：道生出盈虚、衰杀、本末、积散，而不局限于盈虚、衰杀、本末、积散。彼，指道。为，解为“作”。

22.14 妸荷甘[①]与神农同学于老龙吉[②]。神农隐几阖户昼瞑。妸荷甘日中奓[③]户而入，曰：“老龙死矣！”神农隐几，拥杖而起，嚗然放杖而笑，曰：“天知予僻陋慢訑[④]，故弃予而死。已矣夫子！无所发予之狂言[⑤]而死矣夫！”弇堈吊[⑥]闻之，曰：“夫体道者，天下之君子所系焉[⑦]。今于道，秋豪之端万分未得处一焉[⑧]，而犹知藏其狂言而死，又况夫体道者乎！视之无形，听之无声。于人之论者，谓之冥冥[⑨]。所以论道，而非道也[⑩]。”

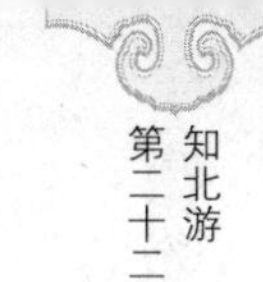

注释

①妸荷甘：人名。妸音 ē，有本作“苛”。 ②老龙吉：人名。 ③奓：音 zhā，推排。 ④慢訑：訑音 dàn。 ⑤发予之狂言：发予以狂言。 ⑥弇堈吊：人名，字弇堈，名吊。弇音 yǎn，堈音 gāng。 ⑦天下之君子所系焉：言天下之君子，皆心系体道之人。 ⑧秋豪之端万分未得处一焉：极言至道不可授受。 ⑨于人之论者二句：言欲论至道之授受，只可谓之冥冥而已。 ⑩所以论道二句：承上文“天下之君子”而言，谓天下君子所论之道，言之凿凿，则非道也。

22.15　于是泰清[①]问乎无穷[②]，曰：“子知道乎？”无穷曰：“吾不知。”又问乎无为[③]，无为曰：“吾知道。”曰：“子之知道，亦有数乎[④]？”曰：“有。”曰：“其数若何？”无为曰：“吾知道之可以贵，可以贱，可以约，可以散，此吾所以知道之数也。”泰清以之言也问乎无始[⑤]，曰：“若是，则无穷之弗知与无为之知，孰是而孰非乎？”无始曰：“不知深矣，知之浅矣。弗知内矣，知之外矣[⑥]。”于是泰清中[⑦]而叹曰：“弗知乃知乎！知乃不知乎！孰知不知之知？”

注释

①泰清：庄子寓言中的人名。泰清即太清、至清。 ②无穷：庄子寓言中的人名。 ③无为：庄子寓言中的人名。 ④亦有数乎：犹言亦有说乎。数，谓有数度可以称说。 ⑤无始：庄子寓言中的人名。 ⑥弗知内矣二句：言不知是渐入其中，知之则已疏远于外。 ⑦中：有本作“卬”，“卬”同“仰”，仰头。

22.16　无始曰：“道不可闻，闻而非也。道不可见，见而

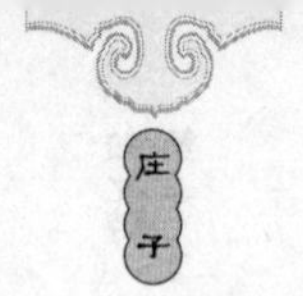

非也。道不可言，言而非也！知形形之不形[①]乎！道不当名[②]。”无始曰：“有问道而应之者，不知道也。虽[③]问道者，亦未闻道。道无问，问无应[④]。无问问之，是问穷也[⑤]。无应应之，是无内也[⑥]。以无内待问穷[⑦]，若是者，外不观乎宇宙，内不知乎大初[⑧]。是以不过乎昆仑，不游乎太虚[⑨]。”

注释

①形形之不形：犹言物物者不物。形，即形下之物。　②道不当名：道是绝对概念，绝对所以称之为无，绝对的无一切皆无，不得有称谓加之其上，所以无名。道、无等称谓均为假借。③虽：即使。　④道无问二句：道不可问，问不可应。　⑤无问问之二句：不可问而问之，则所问是落空之问。　⑥无应应之二句：不可应而应之，则所应无以深入。无内，无关于内，谓不能深入，远而又远。　⑦以无内待问穷：用不能深入的对答，应对落空的提问。待，应对。　⑧外不观乎宇宙二句：内外指小大精粗。宇宙言其浩瀚无穷，大初言其精妙幽微。大初，即太初、泰初，指万物本原。⑨不过乎昆仑二句：言不能得道。昆仑、太虚，喻道。

22.17　光曜[①]问乎无有[②]曰：“夫子有乎？其无有乎？”光曜不得问，而孰视其状貌，窅然空然，终日视之而不见，听之而不闻，搏之而不得也。光曜曰：“至矣，其孰能至此乎！予能有无矣[③]，而未能无无也[④]。及为无有矣[⑤]，何从至此哉！”

注释

①光曜：庄子寓言中的人名。唯有光在，故名“光曜”。②无有：庄子寓言中的人名。一切皆无，故名“无有”。　③予能有无矣：能有无，犹言能为无。唯有光在，故曰能无。④而

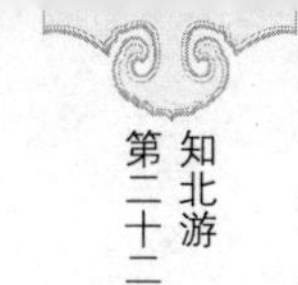

未能无无也：光曜之无，仍是有。去光曜之无，称为无无。⑤及为无有矣：无有即一切皆无，绝对的无。

22.18　大马[1]之捶钩者[2]，年八十矣，而不失豪芒[3]。大马曰："子巧与？有道与？"曰："臣有守也[4]。臣之年二十而好捶钩，于物无视也，非钩无察也。"是用之者，假不用者也，以长得其用[5]，而况乎无不用者乎[6]！物孰不资焉[7]！

注释

①大马：人名，即大司马，以官名为称号。陆德明曰："大马，司马也。"成玄英曰："大马，官号，楚之大司马也。"《淮南子·道应篇》作"大司马"。　②捶钩者：大司马家的工匠。捶钩亦为王官之一，在《周礼》当为"司服"所属。《礼记·月令》仲秋之月："是月也，乃命司服，具饬衣裳。文绣有恒，制有小大，度有长短，衣服有量。必循其故，冠带有常。"捶，今通作"锤"。钩，带钩。　③豪芒：豪，毫毛。豪通"毫"。芒，麦芒。　④臣有守也：专守于一。能专守于一，则合于道。王念孙谓古文"道"字从走，首声，读若守，故与守字通假。　⑤是用之者三句：言捶钩者之专一，是借助于对其他事物之无视无察，因此而得以长久。用之者，指捶钩。不用者，指于物无视、非钩无察。　⑥而况乎无不用者乎：言专一于一事尚且如此，如果无一事拘系，无为而任自然，更当如何。无不用，犹言无乎用。　⑦物孰不资焉：无乎用，则万物皆当资其所用。

22.19　冉求[1]问于仲尼曰："未有天地可知邪？"仲尼曰："可。古犹今也[2]。"冉求失问而退[3]。明日复见，曰："昔者吾问：'未有天地可知乎？'夫子曰：'可。古犹今也。'昔日吾昭然，今日吾昧然。敢问何谓也？”仲尼曰：“昔之昭然也，神者先受之；今之昧然也，且又为不神者求邪[4]！无古无今，无始无终[5]。未有子孙而有子孙，可乎[6]？”冉求未对。仲尼曰：“已矣，未应矣[7]！不以生生死，不以死死生[8]。死生有待邪？皆有所一体[9]。有先天地生者物邪？物物者非物，物出不得先物也，犹其有物也[10]。犹其有物也，无已[11]！圣人之爱人也终无已者，亦乃取于是者也[12]。”

注释

①冉求：孔子弟子，姓冉，名求，字子有，鲁国人。曾为季氏宰。有才艺，以政事著名。齐国伐鲁，季康子使冉求率左师御之，与齐战于郎，克之。冉有用戈，入齐军。冉有荐孔子，季康子以币迎孔子，孔子归鲁。　②古犹今也：古犹今，则今即古。今有天地，则古亦有天地。冉求问未有天地，可知无此时也。③失问而退：失问，不得其所问。　④昔之昭然也四句：神指心神。谓心神虚旷，故能昭然明白；不能虚心而极力求索，则反而昧然不明。　⑤无古无今二句：古今如一，终始如一。　⑥未有子孙而有子孙二句：承前冉求之问而言。子孙喻天地，未有天地而有天地，不可也。　⑦已矣二句：阻止冉求应答。　⑧不以生生死二句：生不能生出死，死不能死出生。生死指天地而言。⑨死生有待邪二句：言天地之死，与天地之生，各不相待，各成一体。　⑩有先天地生者物邪四句：天地是一物。在天地之前而生出天地的，不能是另外一物。物是无所不包的概念，如果另外还有一物，那就仍然是此物，所以物之前不可以还是物。　⑪犹其有物也二句：无已，指没有结果。此物之前有彼物，彼物之前又有它物，故曰“无已”。　⑫圣人之爱人也终无已者二句：无已不可能，亦不可求。故道家之学不走“巧历”“无已”一路，

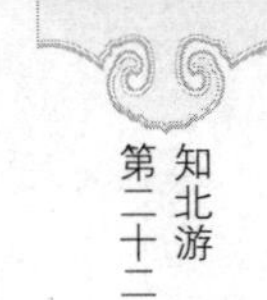

不曰“有生有”“物生物”，而曰“无生有”“无生物”。无即“有”本身、“物”本身，亦即万物、大有之自然。圣人之爱人，谓得道之人其爱人亦当依循万物之自然而已。取于是，谓取于“无”，而非取于“无已”也。

22.20　颜渊问乎仲尼曰：“回尝闻诸夫子曰：‘无有所将，无有所迎①。’回敢问其游②。“仲尼曰：“古之人，外化而内不化③；今之人，内化而外不化④。与物化者，一不化者也⑤。安化安不化⑥？安与之相靡？必与之莫多？狶韦氏之囿，黄帝之圃，有虞氏之宫，汤武之室⑦。君子之人，若儒墨者师，故以是非相整也，而况今之人乎⑧！圣人处物不伤物。不伤物者，物亦不能伤也。唯无所伤者，为能与人相将迎。山林与！皋壤与！使我欣欣然而乐与⑨！乐未毕也，哀又继之⑩。哀乐之来，吾不能御，其去弗能止。悲夫，世人直谓物逆旅耳⑪！夫知遇而不知所不遇，知能能而不能所不能⑫。无知无能者，固人之所不免也⑬。夫务免乎人之所不免者，岂不亦悲哉⑭！至言去言，至为去为⑮。齐知之所知，则浅矣⑯！”

注释

①无有所将二句：无所送，无所迎。将，解为“送”。②敢问其游：即敢问其学。游为“游学”之游。　③外化而内不化：随任外物变化而内心平定如一。内外指物我。化，变化。④内化而外不化：内心不能保持本性，应物又不能宽宏因循。⑤与物化者二句：与物化，与物俱化。一不化，内心守一而不化。二句谓古之人，古之人即得道之人。　⑥安化安不化：何为化、何为不化。言因循而已，无所谓变化不变化。安，疑问词。⑦狶韦氏之囿四句：狶韦、黄帝、虞氏、汤武四代所居，囿、圃

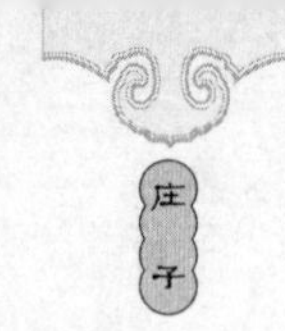

与宫、室，名号虽不同，因循应变则一。狶韦氏，上古帝王。⑧君子之人四句：言自近世学者以来，则不能顺物，于今为烈。君子之人，指学者。儒墨者师，不必为孔子、墨子。⑨山林与三句：物我自然，故快乐亦自然。⑩乐未毕也二句：快乐自然，而悲哀亦自然。⑪世人直谓物逆旅耳：世人，今之人、世俗之人。直，通“止”，即“只”。物，此处指哀乐。逆旅，旅舍。⑫夫知遇而不知所不遇二句：言人知其所遇，而不知其所不遇，所遇者少，所不遇者多，如此之知实同无知，故下文曰“无知”。人以其所能为能，而不能以其所不能为不能，所能者少，所不能者多，如此之能实同不能，故下文曰“无能”。⑬无知无能者二句：深悲人类为物性所限，而不能应接万物。⑭夫务免乎人之所不免者二句：言人类已为物性所限，而自己尚务于明道，又一悲也。⑮至言去言二句：至言不言，至为不为。⑯齐知之所知二句：言已欲整齐世人之所知，则其功浅，无望而叹也。

杂篇

庚桑楚第二十三

解题

此篇有不少精彩处。

开篇徐无鬼见魏武侯。徐无鬼居于山林，魏武侯一见就慰劳他说："先生太穷困了！苦于山林中的辛劳，所以肯来拜见我。"徐无鬼却回答说："我则劳于君，君有何劳于我！"

徐无鬼说，君王想要满足嗜欲，加重喜好和厌恶，那么性命就会穷困了；君王想要去除嗜欲，减少喜好和厌恶，那么耳朵和眼睛就会穷困了。所以君王的神与形都需要慰劳。就在魏武侯愕然语塞之际，徐无鬼向他讲起相狗相马之术，说上等的狗马其情状都怅然若失，引得"中人之才"的魏武侯大悦而笑。

徐无鬼再讲起"空谷足音"的故事：流亡远方的人，去国数日，见其所知而喜；去国旬月，见所尝见于国中者喜；及期年也，见似人者而喜。去人滋久，思人滋深。如果逃至空旷之处，藜藋野草填塞着鼪鼬的小径，就会"闻人足音，跫然而喜矣"。他这样以足音比喻道家的妙言，实际上也是自喻。

接着讲黄帝将往具茨之山，拜访大隗，寓意寻找大道。黄帝以方明为御，以昌为骖乘，以张若、謵朋前马，以昆阍、滑稽后车，七人各具才智，结果七圣皆迷。最后是襄城之野一个牧马童子知道大隗的所在，并且告诉黄帝治理天下之道，"亦去其害马者而已矣"。故事很有象征意义。

又讲庄子自己和惠子的辩论，以及惠子死后庄子对弟子讲的"运斤成风"的故事。匠石挥斧成风，砍去郢人鼻端的白垩土而

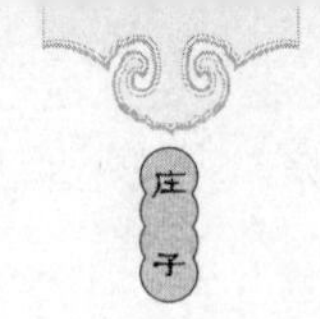

鼻子不受伤害，一方面是由于匠石的用心专一，另一方面是由于郢人的配合默契。庄子感叹说："自夫子之死也，吾无以为质矣，吾无与言之矣！"这段话成为二人交好的见证，也是诤友之间切磋学问的典范。

布草操烟火这一段，说有一种豕虱，名叫濡需，终生寄生在猪的身上。它们选择了猪毛稀疏的地方，自己以为是宽广的宫殿苑囿。选择了猪的两股之间、两胯之内、两排乳之间或脚弯之处，自己以为是平安有利的居室住处。却不知道屠夫一旦鼓臂布草操起烟火，把猪连同自己一起都给烧焦了。

篇中又论知士、辩士、察士，以及招世之士、中民之士、筋力之士、勇敢之士、兵革之士、枯槁之士、法律之士、礼教之士、仁义之士，兼及农夫、商贾、庶人、百工，其品类划分极具古意，凡此均能透露出上古失传的若干消息，是很可宝贵的。

23. 1　老聃之役有庚桑楚[①]者，偏得老聃之道[②]，以北居畏垒之山[③]。其臣之画然知者去之，其妾之挈然仁者远之[④]。拥肿之与居，鞅掌之为使[⑤]。居三年，畏垒大壤[⑥]。畏垒之民相与言曰："庚桑子之始来，吾洒然异之。今吾日计之而不足，岁计之而有馀，庶几其圣人乎！子胡不相与尸而祝之，社而稷之[⑦]乎？"

注释

①庚桑楚：人名，老子弟子，复姓庚桑。　②偏得老聃之道：遍闻老子之说。偏，通"遍"。老聃之道，此处指老聃之书、老聃之说。　③畏垒之山：山名。　④其臣之画然知者去之二句：相随之人凡自矜自炫者皆斥去。臣妾，指相从的男女。画然，分明而缘饰。挈然，慈柔而矜持。知，同"智"。　⑤拥肿

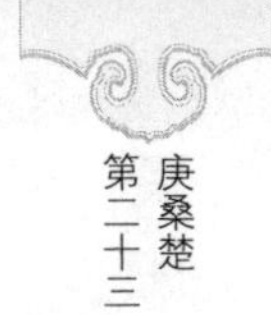

之与居二句：拥肿，丑陋而质朴。鞅掌，丑陋而自得。⑥壤：同“穰”，有本作“穰”，丰收。⑦尸而祝之二句：尊崇而祭祀之。尸而祝之，建神主而祝祷之。社而稷之，建神庙而祭祀之。尸、社，此处用为动词。社，代指神庙。稷，代指祭祀。

23.2 庚桑子闻之，南面而不释然[①]。弟子异之。庚桑子曰：“弟子何异于予？夫春气发而百草生，正得秋而万宝成[②]。夫春与秋岂无得而然哉？天道已行矣[③]。吾闻至人，尸居环堵之室[④]，而百姓猖狂，不知所如往。今以畏垒之细民[⑤]，而窃窃焉欲俎豆予于贤人之间，我其杓之人邪[⑥]！吾是以不释于老聃之言[⑦]。”

注释

①南面而不释然：不释然，不怿、不悦。②正得秋而万宝成：宝，有本作“实”（宝字繁体作“寶”，实字繁体作“實”）。③夫春与秋岂无得而然哉二句：言春秋如此，为有道流行其间，而道之流行，无言无为，因任自然而已。④尸居环堵之室：尸居，端立。环堵之室，四面皆为墙壁，言家徒四壁，清俭无一物。堵，墙壁。⑤细民：小民。⑥我其杓之人邪：杓即勺，盛器，为俎豆间所用之物。勺有柄可指，故此处借指标的、准的。⑦吾是以不释于老聃之言：言有悖于老聃之道。

23.3 弟子曰：“不然。夫寻常之沟，巨鱼无所还其体，而鲵鳅为之制[①]。步仞之丘陵，巨兽无所隐其躯，而孽狐为之祥[②]。且夫尊贤授能，先善与利，自古尧舜以然，而况畏垒之民乎！夫子亦听矣[③]！”庚桑子曰：“小子，来！夫函车之兽[④]，介而离山[⑤]，则不免于罔罟之患。吞舟之鱼，砀而失水[⑥]，则

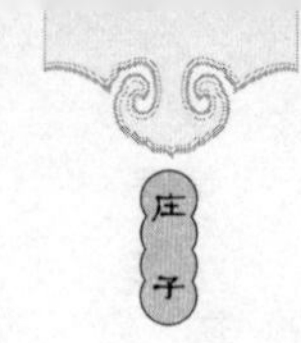

蚁能苦之。故鸟兽不厌高，鱼鳖不厌深。夫全其形生之人，藏其身也，不厌深眇而已矣[7]！且夫二子[8]者，又何足以称扬哉！是其于辩也，将妄凿垣墙而殖蓬蒿也[9]。简发而栉，数米而炊，窃窃乎又何足以济世哉[10]！举贤则民相轧，任知则民相盗[11]。之数物者[12]，不足以厚民。民之于利甚勤[13]，子有杀父，臣有杀君，正昼为盗，日中穴阫[14]。吾语女[15]：大乱之本[16]，必生于尧舜之间，其末存乎千世之后[17]。千世之后，其必有人与人相食者也。"

注释

①夫寻常之沟三句：寻常，计量单位，八尺为一寻，二寻为一常。还，通"旋"。鲵，有脚的小鱼。鳅，泥鳅。制，专擅。鲵鳅为之制，言鲵鳅可以成其专擅。　②步仞之丘陵三句：步仞，计量单位，六尺为一步，七尺或八尺为一仞。孽字或从女，或从子，皆通。妖孽之妖解为怪异、先兆。祥，凡吉凶之兆皆曰祥。孽、祥同义，孽狐为之祥，言妖狐可以成其先兆。　③且夫尊贤授能五句：弟子欲庚桑楚效法尧舜为治。　④函车之兽：函车之兽，大兽，其大口能含车。函，通"含"。函车与下文"吞舟"相对。　⑤介而离山：介，孤独、独自。　⑥砀而失水：犹陆而失水。砀，解为"石"。　⑦不厌深眇而已矣：深眇，深远。⑧二子：指尧舜。　⑨是其于辩也二句：辩，指言论，相对上文"老聃之道""老聃之言"而言。　⑩简发而栉三句：简，解为简记、简稽之简，犹言检点。"简发"与"数米"相对，均为计量之意。栉音 zhì，梳头。简发而栉、数米而炊盖为当时习语，以况尧舜不通大体。　⑪举贤则民相轧二句：其贤不足以为治，其能恰足以相轧。其智不足以为治，其诈恰足以为盗。知，通"智"。⑫之数物者：之，代词，成玄英谓指"举贤""任知"。

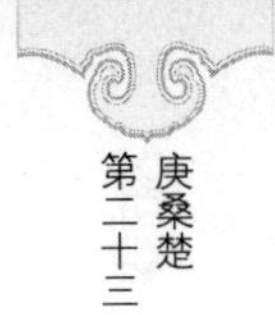

⑬勤：殷切。 ⑭正昼为盗二句：正昼、日中，中午，谓白日正明亮之时。穴阫，穿墙。阫音péi，垣墙。 ⑮女：同“汝”。 ⑯大乱之本：大乱之根。 ⑰其末存乎千世之后：其末，其弊。千世，犹言千载、千年。

23.4 南荣趎[①]蹴然[②]正坐曰：“若趎之年者已长矣，将恶乎托业[③]以及此言邪？”庚桑子曰：“全汝形，抱汝生[④]，无使汝思虑营营[⑤]。若此三年，则可以及此言矣！”南荣趎曰：“目之与形，吾不知其异也，而盲者不能自见[⑥]。耳之与形，吾不知其异也，而聋者不能自闻[⑦]。心之与形，吾不知其异也，而狂者不能自得[⑧]。形之与形亦辟矣，而物或间之邪？欲相求而不能相得[⑨]。今谓趎曰：‘全汝形，抱汝生，无使汝思虑营营。’趎勉闻道达耳矣[⑩]！”庚桑子曰：“辞尽矣。曰：奔蜂[⑪]不能化藿蠋[⑫]，越鸡[⑬]不能伏鹄卵[⑭]，鲁鸡[⑮]固能矣！鸡之与鸡，其德[⑯]非不同也。有能与不能者，其才固有巨小[⑰]也。今吾才小，不足以化子[⑱]，子胡不南见老子？”

注释

①南荣趎：人名，复姓南荣，名趎，庚桑楚的弟子。趎音chú。 ②蹴然：惊悚的样子。 ③托业：受业、受学。 ④全汝形二句：郭象曰：“守其分也，无揽乎其生之外也。” ⑤营营：犹言察察。 ⑥目之与形三句：言有目则可以见，目盲则不能。 ⑦耳之与形三句：言有耳则可以闻，耳聋则不能。 ⑧心之与形三句：言有心则可以知，心狂则不能。 ⑨形之与形亦辟矣三句：言事物之形迹皆明白轩敞，却可以有间隔，使人求之而不得。辟，通“闢”，解为“开”。间，间隔。 ⑩趎勉闻道达耳矣：仅闻庚桑楚之言，而不得至道之意。勉，勉强。 ⑪奔蜂：

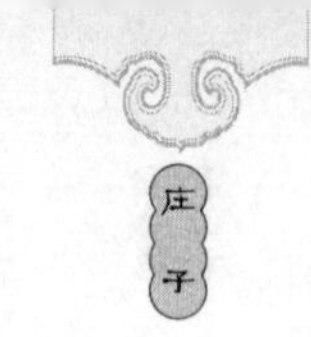

一种小蜂。⑫藿蠋：音 huò zhú。⑬越鸡：一种小鸡。陆德明、成玄英云又称荆鸡。⑭鹄卵：鹄音 hè，通“鹤”，有本作“鹤”。鹄又音 hú，鸿鹄，又称黄鹄，俗称天鹅。⑮鲁鸡：一种大鸡。司马彪、向秀、成玄英云又称蜀鸡。⑯德：此处指才性、才能，即下文所说之“才”。⑰巨小：大小。⑱不足以化子：化谓教化、启悟。针对上文“托业”而言。

23.5　南荣趎赢粮[①]，七日七夜至老子之所。老子曰：“子自楚之所来乎？”南荣趎曰：“唯。”老子曰：“子何与人偕来之众也[②]？”南荣趎惧然顾其后。老子曰：“子不知吾所谓乎？”南荣趎俯而惭，仰而叹曰：“今者吾忘吾答，因失吾问[③]。”老子曰：“何谓也？”南荣趎曰：“不知[④]乎？人谓我朱愚；知乎，反愁我躯。不仁则害人，仁则反愁我身。不义则伤彼，义则反愁我己[⑤]。我安逃此而可？此三言者，趎之所患也。愿因楚而问之[⑥]。”老子曰：“向吾见若眉睫之间，吾因以得汝矣[⑦]，今汝又言，而信之[⑧]。若规规然若丧父母[⑨]，揭竿而求诸海也[⑩]。汝亡人哉[⑪]，惘惘乎！汝欲反汝情性而无由入，可怜哉！”

注释

①赢粮：裹粮。②子何与人偕来之众也：质问南荣趎与人俱来之多，指其心中“思虑营营”而言。③今者吾忘吾答二句：既不知答，又不知问，极言其惶惑。④知：同“智”。⑤义则反愁我己：以上愚、躯为韵，人、身为韵，彼、己为韵。⑥愿因楚而问之：楚，指庚桑楚。⑦吾因以得汝矣：得南荣趎之心。⑧而信之：又有验证。信，徵信、验证。⑨规规然若丧父母：父母，代指本始、本性。⑩揭竿而求诸海也：以竿测海，言其不可得。⑪汝亡人哉：亡即亡命之亡。

23.6　南荣趎请入就舍，召其所好，去其所恶。十日自愁，复见老子。老子曰："汝自洒濯[①]，熟哉郁郁乎[②]！然而其中津津乎犹有恶也[③]。夫外韄者不可繁而捉，将内揵；内韄者不可缪而捉，将外揵[④]。外内韄者，道德不能持，而况放道而行者乎[⑤]！"南荣趎曰："里人[⑥]有病，里人问之，病者能言其病，然其病[⑦]，病者犹未病也[⑧]。若趎之闻大道，譬犹饮药以加病[⑨]也。趎愿闻卫生之经[⑩]而已矣。"老子曰："卫生之经，能抱一乎？能勿失乎？能无卜筮而知吉凶乎？能止乎？能已乎[⑪]？能舍诸人而求诸己乎？能翛然乎？能侗然乎？能儿子乎[⑫]？儿子终日嗥而嗌不嗄，和之至也[⑬]。终日握而手不掜，共其德也[⑭]。终日视而目不瞚，偏不在外也[⑮]。行不知所之，居不知所为，与物委蛇，而同其波。是卫生之经已[⑯]。"

注释

①洒濯：扫洒、洗濯，指修治。　②熟哉郁郁乎：成玄英解为精熟、平复。　③津津乎犹有恶也：津津，点滴未尽。有恶，谓有杂虑。　④夫外韄者不可繁而捉四句：韄音 hù，缚系、束缚。揵音 jiàn，通"键"，关键。繁，急促。缪，纠结。外感束缚者，不可急促治之，急促则将关闭其内心；内心束缚者，不可纠结治之，纠结则将关闭其外感。　⑤外内韄者三句：言外感、内心均受束缚，则不能守道，更不能行道。放道，依道。　⑥里人：邻里之人。　⑦然其病：日本高山寺本无此三字。　⑧病者犹未病也：病者尚能自言其病，则其病犹未为重病，尚可治疗。病，本义为病重。　⑨加病：加重其病。　⑩卫生之经：指全生之道。承上文，仍以治病为喻。卫生，中医术语，卫即卫气。⑪能止乎二句：止、已均为停止之意。　⑫能儿子乎：儿子，赤子、婴儿。　⑬儿子终日嗥而嗌不嗄二句：嗥，有本作"号"。

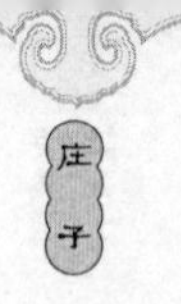

嗌音 yì，解为咽喉。又音 ài，解为咽喉哽塞。嗄音 shà，嘶哑。⑭终日握而手不掜二句：掜音 nǐ，俞樾谓为“觬”字的假借，解为蜷曲。共其德，同其德。⑮终日视而目不瞚二句：瞚音 shùn，同“瞬”，有本作“瞬”，眼珠转动。偏不在外，不篇视外物。⑯已：同“矣”。

23.7　南荣趎曰：“然则是至人之德已乎？”曰：“非也。是乃所谓冰解冻释者，能乎？夫至人者，相与交食乎地而交乐乎天[①]，不以人物利害相撄[②]，不相与为怪，不相与为谋，不相与为事，翛然而往，侗然而来，是谓卫生之经已。”曰：“然则是至乎？”曰：“未也。吾固告汝曰：‘能儿子乎？’儿子动不知所为，行不知所之[③]，身若槁木之枝而心若死灰。若是者，祸亦不至，福亦不来。祸福无有，恶有人灾也！”

注释

①相与交食乎地而交乐乎天：与万物共饮食、同欢乐于天地之间。相与，谓万物。交，解为共同。　②撄：音 yīng，抵触、扰乱。　③儿子动不知所为二句：承前“辞尽矣”而言。至道譬如婴儿，动不知所为，行不知所之，则至道之授受亦不可言、不可闻、不可传、不可授。

23.8　宇泰定者，发乎天光[①]。发乎天光者，人见其人，物见其物[②]。人有修者，乃今有恒[③]。有恒者，人舍之，天助之[④]。人之所舍，谓之天民；天之所助，谓之天子[⑤]。

注释

①宇泰定者二句：有道之人，器宇泰然而安定，发处光耀，其光耀来自天地。　②人见其人二句：人见之则为人，物见之则

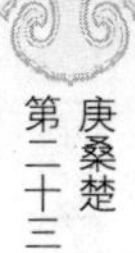

为物，谓能因应众物。③人有修者二句：人有修身为寿者，而有道之人乃可以恒久。修，修长其寿命。恒，恒久。④人舍之二句：言有道之人，将为世俗所舍弃，而为天地所福佑。意谓人道与天道不同，而有道之人自有其归宿也。人，指众人、世人。舍，舍弃。助，即辅佐、保佑，佐、佑均解为“助”。⑤人之所舍四句：天民、天子，谓与天地为一体，其性命根于天地，与万物随任无极，而不拘于人类个体。

23.9 学者，学其所不能学也；行者，行其所不能行也；辩者，辩其所不能辩也[①]。知止乎其所不能知，至矣[②]。若有不即是者，天钧败之[③]。备物以将形[④]，藏不虞以生心[⑤]，敬中以达彼[⑥]。若是而万恶至者，皆天也，而非人也[⑦]，不足以滑成，不可内于灵台[⑧]。灵台者，有持而不知其所持，而不可持者也[⑨]。

注释

①学者六句：学、行、辩，皆指道而言。道不可得、不可授受，故曰不能学。道无为，故曰不能行。道无言、无闻，故曰不能辩。②知止乎其所不能知：不能学而学之，不能行而行之，不能辩而辩之，故曰不能知而知之。止，留止。止即至，止足于此，故曰“至矣”。③若有不即是者二句：不即是，不至于道。即，接近。天钧，犹言天理。④备物以将形：于万物皆备足，于外感皆顺适。将，解为“顺”。⑤藏不虞以生心：心中智慧之生，皆深藏而且不加臆度。虞，测度、臆测。⑥敬中以达彼：内心诚敬而通达外物。中，内心。彼，指外物。⑦若是而万恶至者三句：万恶之恶，即恶人之恶。言至人亦有遭逢恶人之时，而遭逢恶人乃是出于时命，不出于人事，故不足以介怀。

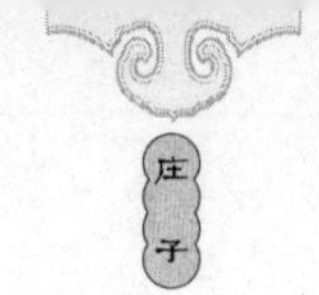

⑧不足以滑成二句：言虽遭逢恶人，而不足以乱其大成，亦不可存之于内心。滑，解为“乱”。内，解为“入”，又通“纳”。灵台，心灵。 ⑨灵台者三句：有持而不知其所持，如上文“学其所不能学也”。而不可持者也，言不可持而持之，如上文“知止乎其所不能知”。

23.10 不见其诚己而发，每发而不当[①]。业入而不舍，每更为失[②]。为不善乎显明之中者，人得而诛之；为不善乎幽闲之中者，鬼得而诛之[③]。明乎人、明乎鬼者，然后能独行。券内者，行乎无名[④]；券外者，志乎期费[⑤]。行乎无名者，唯庸有光。志乎期费者，唯贾人也[⑥]，人见其跂，犹之魁然。与物穷者，物入焉[⑦]。与物且者[⑧]，其身之不能容，焉能容人！不能容人者无亲，无亲者尽人[⑨]。兵莫憯于志，镆铘为下[⑩]。寇莫大于阴阳，无所逃于天地之间[⑪]。非阴阳贼之，心则使之也[⑫]。道通。其分也，成也；其成也，毁也。所恶乎分者，其分也以备；所以恶乎备者，其有以备。

注释

①不见其诚己而发二句：己之内心不诚，发而应接外物，则不能契与事理。 ②业入而不舍二句：业，解为“事”。外事入于内心而不能止息，每每更增过失。锺泰曰：“‘每更为失’者，每变而愈甚也。” ③为不善乎幽闲之中者二句：即上文“天钧败之”之意。幽闲，幽静。 ④券内者二句：券内，分内。行于分内，即行于所当行，即名实相符。名实相符故无名，无名则合于道。 ⑤券外者二句：券外，分外，非己所当为，故为劳损。志乎期费，即志期于费。 ⑥唯贾人也：贾人唯贩运往来，不关于己，不关于人，不关于天。 ⑦与物穷者二句：穷，终穷，谓

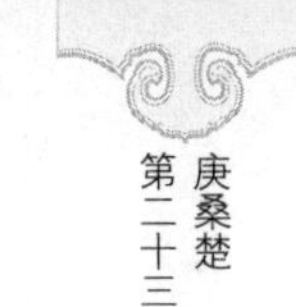

与万物同其始终。入，解为“相容”，与下文“不能容”相对。⑧与物且者：且读作 jū，借为龃，龃龉。 ⑨无亲者尽人二句：亲，亲私、偏爱，与“人”相对。人，他人、路人。 ⑩兵莫憯于志二句：言用兵以失其志气为惨，兵器则尚次之。兵，用兵。憯音 cǎn，通“惨”。志，志气、勇气。镆铘，宝剑名，此处代指兵器。 ⑪寇莫大于阴阳二句：仍以用兵为喻。寇，敌寇。阴阳，亦即天地。无所逃于天地之间，言不能同于万物，终有敌寇发自天地，亦天刑、天戮之意。 ⑫非阴阳贼之二句：言同于万物，在乎内心。内心不能同于万物，则敌寇亦自内心而生。贼，读作 zé，伤害。

23.11 故出而不反，见其鬼[①]。出而得，是谓得死[②]，灭而有实，鬼之一也[③]。以有形者象无形者而定矣[④]。出无本，入无窍[⑤]。有实而无乎处，有长而无乎本剽[⑥]。有所出而无本者有实，有所入而无窍者有长[⑦]。有实而无乎处者宇也，有长而无本剽者宙也[⑧]。有乎生，有乎死，有乎出，有乎入[⑨]。出入而无见其形，是谓天门[⑩]。天门者，无有也，万物出乎无有[⑪]。有不能以有为有，必出乎无有[⑫]，而无有一无有[⑬]。圣人藏乎是[⑭]。

注释

①故出而不反二句：出，即下文宇宙出入之出，指宇宙之始终。反，同“返”。出而不返，谓宇宙有其始而不返。鬼，谓死而无尸，以下文言之犹云“无实”。 ②出而得二句：出而得，谓宇宙其始“有实”。是谓得死，死谓已死而尚有其尸，与上文之“鬼”有别。 ③灭而有实二句：已死而有尸，亦是鬼也。鬼、死言不可能，意谓出而不返、出而得均不可能，故下文言有

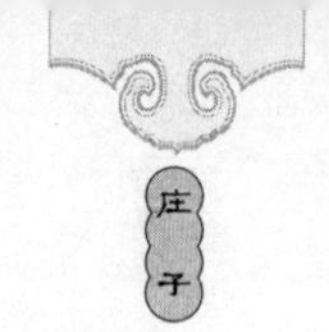

出有入、有实无处。④以有形者象无形者而定矣：以有形取象于无形，则可知宇宙之真，亦即道之真。此句言见道之方法。⑤出无本二句：出入指万物之始终，万物之始终即宇宙。本、窍亦为始终之意。⑥有实而无乎处二句：进而申论，宇宙有实、无处，有长、无本末。处，处所。⑦有所出而无本者有实二句：重申上文而再加强调。⑧有实而无乎处者宇也二句：点明所说出入、有实有长者为宇宙，而为之作定义。⑨有乎生四句：强调宇宙之终始变化。⑩出入而无见其形二句：出入，原作“入出”，《阙误》引张君房本作“出入”，据改。由上下文可知，庄子称宇宙有终始而无形、无有为天门。⑪天门者三句：无有，即无。万物，亦即宇宙。上文申论宇宙有终始、有实有长，此句又言无有，可知无有指无形而言，无形指不可测度而言，所谓至大无外，至小无内。⑫有不能以有为有二句：二句言有与无。宇宙、万物之存在，谓之“有”。宇宙之终始浑沌混一而不分，故又可称之为“无”。“有”指其存在之全体而言，“无”指其混一无分别而言。故“有”“无”为一事之两面，实则“有”即是“无”，“无”即是“有”。“出乎无有”与“生于无”之“出”“生”，指逻辑上之先后、概念上之因果而言，故“出”“生”二语可解为“成为”。“有出乎无有”与“有生于无”，意犹“‘有’成为了‘无’”。“必出乎无有”，谓全体最大之“有”的概念，必有赖于抽象绝对之“无”的概念，始得完足。⑬而无有一无有：此句言“无”为绝对之无。一无有，犹言一切无有。⑭圣人藏乎是：道是无，故人法道而藏。

23.12　古之人，其知有所至矣。恶乎至？有以为未始有物者，至矣，尽矣，弗可以加矣[①]！其次以为有物矣，物以生为丧也，以死为反也，是以分已[②]。其次曰始无有，既而有生，

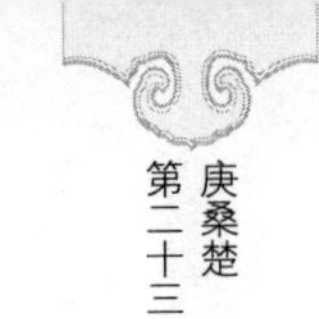

生俄而死[③]。以无有为首，以生为体，以死为尻，孰知有无死生之一守者，吾与之为友[④]。是三者虽异，公族也[⑤]。昭景也，著戴也，甲氏也，著封也，非一也[⑥]？

注释

①古之人七句：已见《齐物论篇》，“弗”写作“不”。②其次以为有物矣四句：四句言与道为一。由道观之，生是离于道、分于道，故曰丧。郭象曰：“丧其散而亡乎聚也。”（亡，原本作“之”，按当作“亡”，形近而误。）反，同“返”。由道观之，死则返于道。是以分已，即是已分矣，以通“已”，已通“矣”。分，即《齐物论篇》“其次以为有物矣，而未始有封也。其次以为有封焉，而未始有是非也”之“封”，意为分别、分界。③其次曰始无有三句：三句言生死为一。④以无有为首五句：《大宗师篇》：“子祀、子舆、子犁、子来四人相与语曰：‘孰能以无为首，以生为脊，以无为尻，孰知生死存亡之一体者，吾与之友矣。’” ⑤是三者虽异二句：是三者，谓无有、生、死，亦即首、体、尻三者。公族，与君同族。言三者其名虽异，其实则同。⑥昭景也五句：昭景，当作“昭屈景”，为楚国公族三大姓氏。昭、屈、景三姓与楚国公族同源，其先均为芈姓，其后支子别有姓氏，而有昭、屈、景之分。著戴，犹言显族、冠族。著，解为显。戴，冠戴。甲氏，犹言甲族。著封，有封邑之显族。昭、屈、景三者，一为著戴，一为甲氏，一为著封，异名同实，故曰“一”。

23.13　有生，黬也[①]，披然曰移是[②]。尝言移是，非所言也[③]。虽然，不可知者也[④]。腊者之有膍胲，可散而不可散也[⑤]。观室者周于寝庙，又适其偃焉[⑥]。为是举移是。请常言[⑦]

移是。是以生为本，以知为师，因以乘是非[8]。果有名实，因以己为质[9]。使人以为己节，因以死偿节[10]。若然者，以用为知，以不用为愚[11]，以彻为名，以穷为辱[12]。移是[13]！今之人也[14]！是蜩与学鸠，同于同也[15]。

注释

①有生二句：黬，司马彪本作“黶”，音 yán，黑痣。②披然曰移是：即披然而移之。披即纷披之披，披然，分散之貌。移，解为移除。 ③尝言移是二句：尝言，尝试言之。非所言，非常言也，意谓难言也。 ④不可知者也：言之者既难言，闻之者亦难知。不可知，不可寻常知也。 ⑤腊者之有膍胲二句：腊，腊祭。膍音 pí，牛胃。胲音 gāi，牛蹄。牛胃、牛蹄之在腊祭，祭则有用，祭毕则无用，故曰可散而不可散。 ⑥观室者周于寝庙二句：观室，观览宫室。寝庙，寝宫。 ⑦常言：即尝言、尝试言。 ⑧是以生为本三句：以生为本，即以物为本，既生则为物。以知为师，以一己之才智为师，知同“智”。因以乘是非，因之而有是非。 ⑨果有名实二句：言其名实皆以一己为主。 ⑩使人以为己节二句：使人以为己节，使人以为自己有节操。因以死偿节，谓以死殉其名节。 ⑪以用为知二句：言世俗之人，智与愚取决于用与不用。 ⑫以彻为名二句：言世俗之人，以通达为荣耀，以穷困为屈辱。彻，通达。名，荣耀。⑬移是：凡此则当移除之。 ⑭今之人也：今之人，今时世俗之人。 ⑮是蜩与学鸠二句：言世俗之所谓智与愚、名与辱，犹之蜩与学鸠，相同而无别。同于同，皆相同。

23.14　蹍[1]市人之足，则辞以放骜[2]，兄则以妪[3]，大亲则已矣[4]。故曰：至礼有不人[5]，至义不物[6]，至知不谋[7]，至

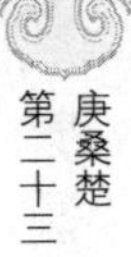

仁无亲[8]，至信辟金[9]。

注释

①蹍：音 niǎn，踩踏。 ②辞以放骜：辞，辞谢、谢罪。放骜，犹言放肆，宣颖曰："辞谢以放肆自引罪。" ③兄则以妪：妪音 yù，煦妪，又作妪煦、妪育、妪诩，引申为抚慰。 ④大亲则已矣：大亲，指父母。已，解为止，谓谢罪、抚慰皆不必为之。 ⑤至礼有不人：至礼，大礼。不人，不将其人视为外人，犹言不见外。 ⑥至义不物：大义则不必助人以财物。 ⑦至知不谋：大智无须预谋。 ⑧至仁无亲：大仁无所偏爱。 ⑨至信辟金：大信无须金玉为质。辟，弃除。

23.15　彻志之勃[1]，解心之谬[2]，去德之累[3]，达道之塞[4]。贵富显严名利六者[5]，勃志也。容动色理气意六者[6]，谬心也。恶欲喜怒哀乐六者[7]，累德也。去就取与知能六者[8]，塞道也。此四六者不盪[9]胸中，则正。正则静，静则明，明则虚，虚则无为而无不为也。道者，德之钦也[10]。生者，德之光也[11]。性者，生之质也[12]。性之动，谓之为[13]。为之伪，谓之失[14]。知者，接也[15]。知者，谟也[16]。知者之所不知，犹睨也[17]。动以不得已之谓德，动无非我之谓治，名相反而实相顺也[18]。

注释

①彻志之勃：通彻心中之悖乱。志，心意。勃，读作"悖"，有本作"悖"。悖解为"逆"，又解为"背"，言其相反，故曰彻。 ②解心之谬：解除心中之谬乱。谬解为纠缠、束缚，故曰解。 ③去德之累：减去道德之连累。累解为负累、连累，故曰去。 ④达道之塞：通达道德之壅塞。壅塞，故曰达。 ⑤贵富显严名利六者：严，尊严。 ⑥容动色理气意六者：容貌、变

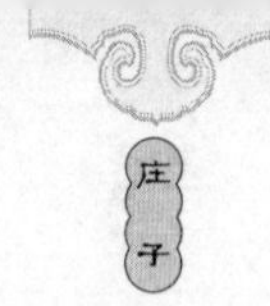

动、颜色、辞理、气调、情意。 ⑦恶欲喜怒哀乐六者：憎恶、爱欲、欣喜、恚怒、悲哀、欢乐。 ⑧去就取与知能六者：去舍、从就、贪取、施与、知虑、技能。 ⑨盪：同“荡”，有本作“荡”，摇荡。 ⑩道者二句：谓道为德所钦仰。德出于道，故曰钦仰。 ⑪生者二句：谓生命为德之光华。生命出于德，故曰光。 ⑫性者二句：有生而后有性，性命为生命之内质。质，解为“体”。 ⑬性之动二句：有性而后有为，人之所作所为出于性命之发动。动谓之为，为谓之动，动、为互释。 ⑭为之伪二句：性命之发动出于人为，则称之为过失。伪，人为。伪与为相对，则有别。为，本当合于自然。伪则出于人为。 ⑮知者二句：之所以感知外物，乃在于与外物相接。知，感知。接，即接触之接。 ⑯知者，谟也：智虑出于谋划，意谓智虑出于人为。知同“智”。谟，谋划。 ⑰知者之所不知二句：感知之时无须智虑，譬如目视之时不知目能视，意谓天然如此，无须人为谋划。睨音 nì，斜视。 ⑱动以不得已之谓德三句：动以不得已，谓顺天而动，不由人为。德，谓天德。动无非我，谓凡有动皆出于人为。治，谓人治。名相反，谓德与治不同。实相顺，谓不得已之德真可以成治，即所谓无为而无不为也。

23.16 羿工乎中微，而拙乎使人无已誉[①]。圣人工乎天，而拙乎人[②]。夫工乎天而俍乎人者，唯全人能之[③]。虽虫能虫，虽虫能天[④]。全人恶天？恶人之天[⑤]？而况吾天乎人乎[⑥]！

注释

①羿工乎中微二句：后羿工于射中微小的物体，却拙于使人不赞誉自己，言工乎此则拙于彼。羿，后羿，古代诸侯。工，精巧。中，读作 zhòng，指射箭。微，细小。无已誉，倒装句，即无誉己。无通“毋”。 ②圣人工乎天二句：谓圣人合于天地，

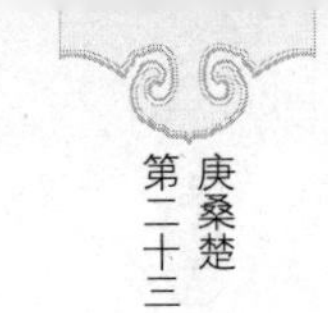

而不合于人类。由下午“虽虫能天”，可知“天”指顺应自然而言。人类与天相对，则“人”指有为而言。圣人无为，而人类有为，故不合。 ③夫工乎天而俍乎人者二句：既合于天地，又合于人类，则称为全人。合于人类，谓以无为顺应有为，或因任有为以致无为，亦即化有为与无为为一体。全谓纯全、完满。庄子以顺天顺人为全人，于意已足，无须再以至人、神人、圣人作解。俍音 liáng，精工、擅长。 ④虽虫能虫二句：二句解何者为“天”。能虫，犹言自尔、自然，意为守其本性，而本性即天性。虫，指动物。 ⑤全人恶天二句：在全人之处，何者为天地之天？何者为人类之天？意谓天与人合一而不分。全人恶天之“天”，与下句“人之天”相对，指天之天、天地之天。人之天，亦即人类之本性。恶，读作 wū，同“乌”，疑问词。 ⑥而况吾天乎人乎：天乎人，即天之人，与“天之子”意同。

23.17　一雀适羿，羿必得之，威也[①]。以天下为之笼，则雀无所逃。是故汤以胞人笼伊尹，秦穆公以五羊之皮笼百里奚[②]。是故非以其所好笼之而可得者，无有也[③]。

注释

①威也：威，崔譔本作“或”。 ②是故汤以胞人笼伊尹二句：伊尹贱为庖人，百里奚之价只五羊皮，商汤王、秦穆公尚能笼络之，以喻无所逃。汤，商汤王。胞人，即庖人，有本“胞”作“庖”。伊尹，名挚，商汤之相，号称“阿衡”“保衡”。③是故非以其所好笼之而可得者二句：言当顺从天下之所好，顺从天下之所好则可以以天下为之笼。

23.17　介者拸画，外非誉也[①]；胥靡登高而不惧，遗死生也[②]。夫复谞不馈而忘人[③]，忘人，因以为天人矣[④]。故敬之而

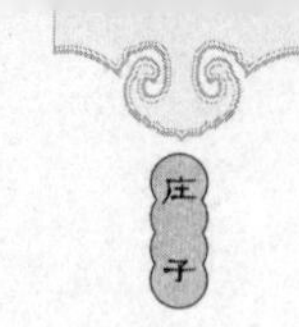

不喜，侮之而不怒者，唯同乎天和者为然。出怒不怒，则怒出于不怒矣；出为无为，则为出于无为矣[5]。欲静则平气，欲神则顺心[6]，有为也欲当，则缘于不得已[7]。不得已之类，圣人之道[8]。

注释

①介者拸画：刖足之人放弃其容饰，因其视荣誉与否为身外之事。介者，受刖刑而残足的人。拸音 yí，去除。画，指容饰。②胥靡登高而不惧二句：胥靡，刑徒。遗，遗弃。 ③复[illegible]不馈而忘人：不恐惧、不愧惧因之遗忘了其自身。复，解为平复之复。[illegible]，通“慴”，解为慴服、恐惧。馈，有本作“愧”，解为愧惧。忘人，谓忘其自身。 ④忘人二句：忘人，谓不自知其为人，故能顺应众物。 ⑤出怒不怒四句：所出之怒乃是不怒，则怒即是出于不怒；所出之为乃是无为，则为即是出于无为。四句言性情以不怒为根本，性命以无为为根本。 ⑥欲静则平气二句：言气平心顺为要。神，神气充足。 ⑦有为也欲当二句：如欲有为，则务合其宜，而出于不得已。当，谓合宜。缘，因循。⑧不得已之类二句：不得已而为之，是以无为顺应有为，故曰圣人之道。

徐无鬼第二十四

解题

此篇有不少精彩处。

开篇徐无鬼见魏武侯。徐无鬼居于山林，魏武侯一见就慰劳他说："先生太穷困了！苦于山林中的辛劳，所以肯来拜见我。"徐无鬼却回答说："我则劳于君，君有何劳于我！"

徐无鬼说，君王想要满足嗜欲，加重喜好和厌恶，那么性命就会穷困了；君王想要去除嗜欲，减少喜好和厌恶，那么耳朵和眼睛就会穷困了。所以君王的神与形都需要慰劳。就在魏武侯愕然语塞之际，徐无鬼向他讲起相狗相马之术，说上等的狗马其情状都怅然若失，引得"中人之才"的魏武侯大悦而笑。

徐无鬼再讲起"空谷足音"的故事：流亡远方的人，去国数日，见其所知而喜；去国旬月，见所尝见于国中者喜；及期年也，见似人者而喜。去人滋久，思人滋深。如果逃至空旷之处，藜藋野草填塞着鼪鼬的小径，就会"闻人足音，跫然而喜矣"。他这样以足音比喻道家的妙言，实际上也是自喻。

接着讲黄帝将往具茨之山，拜访大隗，寓意寻找大道。黄帝以方明为御，以昌为骖乘，以张若、謵朋前马，以昆阍、滑稽后车，七人各具才智，结果七圣皆迷。最后是襄城之野一个牧马童子知道大隗的所在，并且告诉黄帝治理天下之道，"亦去其害马者而已矣"。故事很有象征意义。

又讲庄子自己和惠子的辩论，以及惠子死后庄子对弟子讲的"运斤成风"的故事。匠石挥斧成风，砍去郢人鼻端的白垩土而

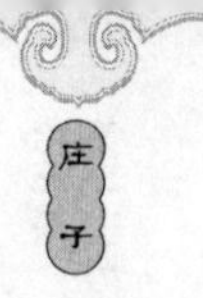

鼻子不受伤害，一方面是由于匠石的用心专一，另一方面是由于郢人的配合默契。庄子感叹说："自夫子之死也，吾无以为质矣，吾无与言之矣！"这段话成为二人交好的见证，也是诤友之间切磋学问的典范。

布草操烟火这一段，说有一种豕虱，名叫濡需，终生寄生在猪的身上。它们选择了猪毛稀疏的地方，自己以为是宽广的宫殿苑囿。选择了猪的两股之间、两胯之内、两排乳之间或脚弯之处，自己以为是平安有利的居室住处。却不知道屠夫一旦鼓臂布草操起烟火，把猪连同自己一起都给烧焦了。

篇中又论知士、辩士、察士，以及招世之士、中民之士、筋力之士、勇敢之士、兵革之士、枯槁之士、法律之士、礼教之士、仁义之士，兼及农夫、商贾、庶人、百工，其品类划分极具古意，凡此均能透露出上古失传的若干消息，是很可宝贵的。

24.1　徐无鬼①因女商②见魏武侯③，武侯劳④之曰："先生病矣，苦于山林之劳，故乃肯见于寡人。"徐无鬼曰："我则劳于君，君有何劳于我！君将盈耆欲，长好恶，则性命之情病矣；君将黜耆欲，掔⑤好恶，则耳目病矣。我将劳君，君有何劳于我！"武侯超然不对⑥。少焉，徐无鬼曰："尝⑦语君吾相狗也。下之质，执饱而止，是狸德也⑧。中之质，若视日。上之质，若亡其一。吾相狗又不若吾相马也。吾相马，直者中绳，曲者中钩，方者中矩，圆者中规，是国马也⑨，而未若天下马也。天下马有成材⑩，若恤若失⑪，若丧其一。若是者，超轶绝尘⑫，不知其所⑬。"武侯大说而笑⑭。

注释

①徐无鬼：人名，姓徐，字无鬼。②女商：人名，姓女，

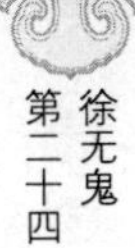

名商。③魏武侯：魏文侯之子，魏惠王之父，名击，在位十六年，一说二十六年。④劳：读作 lào，慰劳。⑤掔：音 qiān，去除。⑥武侯超然不对：超然，怅然。不对，有本作“不说”，说同“悦”。⑦尝：尝试。⑧下之质执饱而止三句：德，此处指性情、品质。⑨是国马也：国指诸侯各国。⑩有成材：其成材、其材质。⑪若恤若失：即怅然若失、若有所亡、若存若亡之意。恤，忧愁貌。与上下文之“若亡其一”“若丧其一”对应，亦与魏武侯之“超然不说”对应。⑫超轶绝尘：轶，超过。绝尘，尘埃起时，马已远离而去，言其迅疾。⑬不知其所：不知其所至，意谓无所不至。⑭武侯大说而笑：徐无鬼以魏武侯之怅然比于上质之狗与天下之马，故曰“大悦”。庄子则以狗马之若亡其一、若丧其一喻道。

24.2　徐无鬼出，女商曰：“先生独何以说[①]吾君乎？吾所以说吾君者，横说之则以《诗》《书》《礼》《乐》，从[②]说之则以《金板》《六弢》[③]，奉事而大有功者不可为数[④]，而吾君未尝启齿[⑤]。今先生何以说吾君，使吾君说若此乎？”徐无鬼曰：“吾直告之吾相狗马耳。”女商曰：“若是乎？”曰：“子不闻夫越之流人[⑥]乎？去国数日，见其所知而喜[⑦]；去国旬月[⑧]，见所尝见于国中者喜[⑨]；及期年[⑩]也，见似人者而喜矣[⑪]。不亦去人滋[⑫]久，思人滋深乎？夫逃虚空者[⑬]，藜藋柱乎鼪鼬之径[⑭]，踉位其空[⑮]，闻人足音跫然而喜矣[⑯]，又况乎昆弟亲戚之謦欬[⑰]其侧者乎！久矣夫莫以真人之言謦欬吾君之侧乎！”

注释

①说：读作 shuì。②从：通“纵”。③金板六弢：一说为姜尚所作，即《太公兵法》。一说为《周书》之篇名。弢音

tāo，又写作“韬”。 ④奉事而大有功者不可为数：女商自言其事君甚有功。奉事，承事、承命。 ⑤而吾君未尝启齿：启齿指开口而笑。 ⑥越之流人：流放远方的罪人。 ⑦见其所知而喜：知，知交。 ⑧旬月：或十日、或一月。十日为一旬。 ⑨见所尝见于国中者喜：所尝见于国中者，谓曾相识之人。 ⑩期年：一周年。 ⑪见似人者而喜矣：似人者，似其国人。 ⑫滋：滋甚，益甚。 ⑬逃虚空者：虚空，空谷。 ⑭藜藋柱乎鼪鼬之径：蒿草塞满了鼬鼠出没的路径。藜藋，音 lí huò，蒿草。柱，撑柱、填塞。鼪鼬，音 shēng yòu，鼬鼠，俗称黄鼠狼。 ⑮踉位其空：言其独处空谷，惊慌急切之状。 ⑯闻人足音跫然而喜矣：成语“空谷足音”出此。跫音 qióng。 ⑰謦欬：音 qǐng kài。李颐曰：“犹言笑也。”

24.3 徐无鬼见武侯，武侯曰：“先生居山林，食芧栗[①]，厌葱韭[②]，以宾寡人[③]，久矣夫！今老邪？其欲干[④]酒肉之味邪？其寡人亦有社稷之福邪[⑤]？”徐无鬼曰：“无鬼生于贫贱，未尝敢饮食君之酒肉，将来劳君也。”君曰：“何哉！奚劳寡人？”曰：“劳君之神与形。”武侯曰：“何谓邪？”徐无鬼曰：“天地之养也一[⑥]，登高不可以为长，居下不可以为短。君独为万乘之主，以苦一国之民，以养耳目鼻口，夫神者不自许也[⑦]。夫神者，好和而恶奸[⑧]。夫奸，病也，故劳之。唯君所病之，何也？”

注释

①食芧栗：芧音 xù，橡子。 ②厌葱韭：餍足葱韭，言其所食唯有菜疏。厌通“餍”，饱食。 ③以宾寡人：宾，有本作“摈”，解为弃。 ④干：求。 ⑤其寡人亦有社稷之福邪：言徐

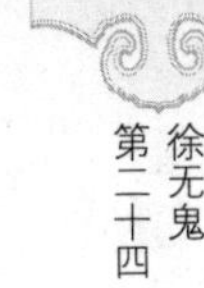

无鬼或将出仕，出仕于魏武侯为国家之福，谦辞也，于徐无鬼则为希求利禄。社稷，代指国家。 ⑥天地之养也一：天地之奉养皆相等同。一，齐一、同一。 ⑦夫神者不自许也：魏武侯其精神亦自不能承担如许。 ⑧夫神者二句：言人之精神，喜好和静而厌恶干乱。奸读作“干”，干犯、干乱。

24.4 武侯曰：“欲见先生久矣！吾欲爱民而为义偃兵①，其可乎？”徐无鬼曰：“不可。爱民，害民之始也；为义偃兵，造兵之本也。君自此为之，则殆不成②。凡成美，恶器也③；君虽为仁义，几且伪哉④！形固造形，成固有伐，变固外战⑤。君亦必无盛鹤列于丽谯之间⑥，无徒骥于锱坛之宫⑦，无藏逆于得⑧。无以巧胜人，无以谋胜人，无以战胜人。夫杀人之士民，兼人之土地，以养吾私与吾神者，其战不知孰善⑨？胜之恶乎在⑩？君若勿已矣⑪！修胸中之诚⑫，以应天地之情而勿撄⑬。夫民死已脱矣，君将恶乎用夫偃兵哉⑭！

注释

①吾欲爱民而为义偃兵：为仁而爱民，为义而偃兵。偃兵，偃息兵戈，又称弭兵。偃即偃旗息鼓之偃，解为倒伏、止息。 ②君自此为之二句：殆，大概、近乎。 ③凡成美二句：成美亦可成恶，美恶相成。 ④几且伪哉：言将近乎作伪。几，近于。且，将要。 ⑤形固造形三句：三句对偃兵而言。形固造形，言此一事端可以引出另外一个事端。形，兵形，形又作“刑”，指用兵诛伐。成固有伐，言成就可以引来征伐。成，成就、功绩。变固外战，谓凡事物之变化，则可以招致战争。 ⑥君亦必无盛鹤列于丽谯之间：无，通“毋”。盛，盛陈。鹤列，指陈兵之队列。丽谯，高楼。丽即壮丽之丽，谯即谯楼之谯。 ⑦无徒骥于

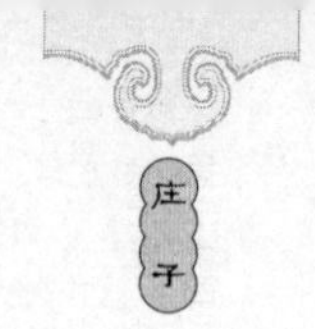

镏坛之宫：徒，行兵。骥，车马、骑兵。锺泰谓鹤列为步卒，徒骥为车乘。镏坛，宫名。 ⑧无藏逆于得：毋藏私心而悖逆于道德。 ⑨其战不知孰善：战与不战，不知孰善。 ⑩胜之恶乎在：胜在何处，言战虽胜，而所失更甚。 ⑪君若勿已矣：君侯不若勿为而已之矣。已，终止。 ⑫诚：本性。 ⑬撄：抵触，扰动。 ⑭夫民死已脱矣二句：二句对“爱民偃兵”而言，言不必偃兵，则百姓可以脱离战争夭折之死，只此便是爱民也。

24.5　黄帝将见大隗[①]乎具茨[②]之山，方明为御，昌寓骖乘，张若、谞朋前马，昆阍、滑稽后车[③]。至于襄城[④]之野，七圣[⑤]皆迷，无所问涂[⑥]。适遇牧马童子，问涂焉，曰：“若知具茨之山乎？”曰：“然。”“若知大隗之所存乎[⑦]？”曰：“然。”黄帝曰：“异哉小童！非徒知具茨之山，又知大隗之所存。请问为天下。”小童曰：“夫为天下者，亦若此而已矣，又奚事焉！予少而自游于六合之内，予适有瞀病[⑧]，有长者教予曰：‘若乘日之车[⑨]而游于襄城之野。’今予病少痊，予又且复游于六合之外。夫为天下亦若此而已，予又奚事焉！”黄帝曰：“夫为天下者，则诚非吾子之事。虽然，请问为天下[⑩]。”小童辞。黄帝又问。小童曰：“夫为天下者，亦奚以异乎牧马者哉！亦去其害马者而已矣[⑪]！”黄帝再拜稽首，称天师而退。

注释

①大隗：音 tài wěi，人名，又作“泰隗”。按大隗当即山川诸侯，山川诸侯又称为山川群神，故以大隗为神名，又以大隗为具茨山之山名。春秋时有隗国，此处以大隗喻大道。 ②具茨：山名，茨又作次，又作疚。 ③方明为御四句：方明、昌寓、张若、昆阍，庄子寓言中的人名。寓，同“宇”。朋，有本作朋，

又作庱，郭庆藩谓“朋”“多”传写易误。昆阍之昆，锺泰谓与“混”同。滑稽，音 gǔ jī。 ④襄城：成玄英谓唐汝州有襄城县，在泰隗山南。 ⑤七圣：自黄帝以下七人。圣，谓其人皆有睿智。 ⑥无所问涂：途，同“途”。 ⑦若知大隗之所存乎：存，在。 ⑧瞀病：目眩之病。瞀音 mào。 ⑨乘日之车：犹言以日为车、与日偕游。 ⑩黄帝曰五句：黄帝不悟，以为治瞀病可以无事，治天下则必有事，故复问。 ⑪亦去其害马者而已矣：害马，害群之马。

24.6　知士无思虑之变则不乐，辩士无谈说之序则不乐，察士无凌谇之事则不乐①，皆囿于物者也②。招世之士兴朝③，中民之士荣官④，筋力之士矜难⑤，勇敢之士奋患⑥，兵革之士乐战⑦，枯槁之士宿名⑧，法律之士广治⑨，礼教之士敬容⑩，仁义之士贵际⑪。农夫无草莱之事则不比，商贾无市井之事则不比⑫。庶人有旦暮之业则劝，百工有器械之巧则壮⑬。钱财不积则贪者忧，权势不尤则夸者悲⑭。势物之徒乐变，遭时有所用，不能无为也⑮。此皆顺比于岁⑯，不物于易⑰者也。驰其形性，潜之万物，终身不反，悲夫⑱！

注释

①知士无思虑之变则不乐三句：智以通变，辩以循序，察以明事，故其言如此。知同“智”。序，谓其名实有序。凌谇，即陵轹。谇音 suì。凌谇之事，谓陵轹问讯以求得事理之隐情。
②皆囿于物者也：皆困囿于一物而不能相通。囿，困囿、蒙蔽。
③招世之士兴朝：招世之士指举贤之人，兴朝谓可兴于朝廷。
④中民之士荣官：中民之士指治民之官。荣官，其官荣显。
⑤筋力之士矜难：筋力之士指有气力之人、壮士。矜难，以能解

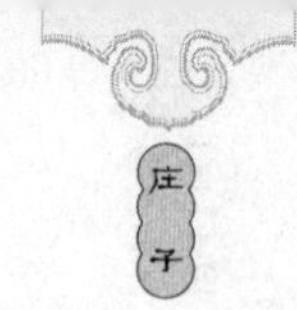

救危难自矜自负。⑥勇敢之士奋患：勇敢之士指有胆气能担当之人。奋患，遭逢患难则能奋起。⑦兵革之士乐战：兵革之士谓将军之类，乐于征战。⑧枯槁之士宿名：枯槁之士谓隐士。宿名，安守于名声。⑨法律之士广治：法律之士，主掌刑狱之官。⑩礼教之士敬容：礼教之士，有本作“礼乐之士”，主掌朝仪之官。敬容，务在恭敬礼容。⑪仁义之士贵际：仁义之士谓儒士，儒士有交友之道。⑫农夫无草莱之事则不比二句：草莱，指耕稼。⑬庶人有旦暮之业则劝二句：旦暮之业，谓每日有每日之生计。⑭钱财不积则贪者忧二句：贪，贪竞之人。⑮势物之徒乐变三句：势物之徒，谓权谲奸雄之人，能乘势陵物，逢时而起，不能自沉，故曰“乐变”。⑯顺比于岁：谓年年岁岁，驱逐顺序如此。比解为“次第”“次序”，顺比即顺序。岁，年岁、岁月，与下文“终身”对言。⑰不物于易：当为“不易于物”，阮毓崧谓古文“物”“易”形近相混所致。⑱驰其形性四句：万物，指物性。世人各执一偏，庶事不胜其烦，故曰“万”。言世人驰骛其形体与性命，而沉沦于物性之中，终身不返，故有深叹。

24.7　庄子曰：“射者非前期而中[①]，谓之善射，天下皆羿也，可乎？”惠子曰：“可[②]。”庄子曰：“天下非有公是也，而各是其所是[③]，天下皆尧也，可乎？”惠子曰：“可。”庄子曰：“然则儒墨杨秉[④]四，与夫子为五，果孰是邪？或者若鲁遽[⑤]者邪？其弟子曰：‘我得夫子之道矣，吾能冬爨鼎[⑥]而夏造冰矣！’鲁遽曰：‘是直以阳召阳，以阴召阴[⑦]，非吾所谓道也。吾示子乎吾道。’于是为之调瑟，废一于堂，废一于室[⑧]，鼓宫宫动，鼓角角动，音律同矣。夫或改调一弦，于五音无当也[⑨]，鼓之，二十五弦皆动，未始异于声，而音之君已[⑩]。且

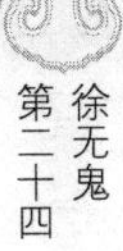

若是者邪[11]？”惠子曰：“今乎儒墨杨秉，且方与我以辩，相拂以辞，相镇以声[12]，而未始吾非也，则奚若矣[13]？”庄子曰：“齐人蹢子于宋者，其命阍也不以完[14]，其求钘钟也以束缚[15]，其求唐子也而未始出域，有遗类矣[16]！夫楚人寄而蹢阍者[17]，夜半于无人之时而与舟人斗，未始离于岑而足以造于怨也[18]。”

注释

①非前期而中：期，约定，指准的而言。非前期，谓无准的，则所射无不中。 ②惠子曰可：万物毕同毕异，则万物无可无不可，故惠子答曰可。 ③天下非有公是也二句：天下没有公共之是非，各自以其是非为是非。 ④儒墨杨秉：墨，墨翟，世称墨子。杨，杨朱。秉，成玄英谓为公孙龙，字秉。 ⑤鲁遽：人名，姓鲁，名遽。 ⑥冬爨鼎：言能寒冬时烧鼎使水沸。爨音cuàn，烧火。 ⑦是直以阳召阳二句：以阴类之物招来阴类之物，以阳类之物招来阳类之物。直，通“止”，即“只”。 ⑧废一于堂二句：言有二瑟，置其一在堂，置另外一瑟在室。 ⑨于五音无当也：其音不在五音之内。 ⑩未始异于声二句：仍只是声音而已，而能为五音之主。 ⑪且若是者邪：此句为庄子问惠子，言惠子与儒墨杨秉五人所学，犹之鲁遽与其弟子之道。鲁遽何者以一招一，何者以一招二十五，无非以声音招声音。与其弟子之以阴招阴，以阳招阳，虽曰不同，其实相同。言惠子与儒墨杨秉之异同亦如此。 ⑫相拂以辞二句：谓五人以言辩相击相压。拂，拍击。镇，解为“压”。 ⑬而未始吾非也二句：吾非，倒装句，即非吾。未始吾非谓四人未能辩胜惠子，则奚若矣谓惠子以此自得。 ⑭齐人蹢子于宋者二句：与下文“楚人寄而谪阍者”相并而言，谓齐国之大夫，投寄其子至宋国，受命为守门之官，却不知自备管钥。齐人，齐国大夫，《春秋》凡称某国之人，均为其国之大夫。蹢音zhí，通“掷”。下文曰“寄”，按蹢子即

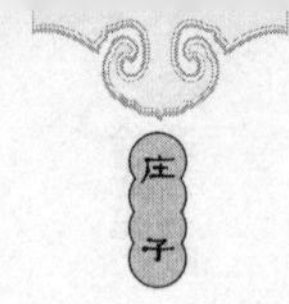

质子，质子亦即投寄之意。其命阍也，谓受命为阍，阍音 hūn，意为守门之小吏。不以完，言守门而无管钥，完，高亨谓当作“管”（管字异体作“筦”），即钥匙。⑮其求钘钟也以束缚：谓守门人欲击小钟，却加以束缚。钘音 xíng，小钟。⑯其求唐子也而未始出域二句：谓守门人当寻求走失少年，却不出其城门，致其遗失。唐子谓走失之人。出域，谓出城门。遗类，谓有遗失之人。掌管钥、击钘钟、求唐子均为守门人职分之内当有之事，而其不能胜任如此。⑰楚人寄而蹢阍者：楚人寄而蹢阍者，谓楚国大夫投寄其质子至宋国为阍者之官。上文言齐人，此处言楚人，比而言之，文有省略。⑱夜半于无人之时而与舟人斗二句：岑音 cén，河岸。夜半无人之时，人所不知也。未始离于河岸，未离其职守也。与舟人斗，为守门人不当为之事，而实已为之。足以造于怨，言楚人之子与齐人之子，其一当为而不能为，其一不当为而为之，至于失职招怨则无所分别。意谓惠子与四子无所分别。

24.8　庄子送葬，过惠子之墓，顾谓从者曰：“郢人垩慢其鼻端若蝇翼①，使匠人斲之②。匠石运斤成风，听而斲之③，尽垩而鼻不伤，郢人立不失容④。宋元君闻之，召匠石曰：‘尝试为寡人为之。’匠石曰：‘臣则尝⑤能斲之。虽然，臣之质⑥死久矣。’自夫子之死也，吾无以为质矣，吾无与言之矣⑦！”

注释

①郢人垩慢其鼻端若蝇翼：言郢之匠人为垩，而垩漫鼻端，如蝇翼之薄。郢音 yǐng，楚国都城，在今湖北江陵北。垩音 è，白土，可涂墙壁。慢，有本作“漫”，涂抹。郢人，又作“獶

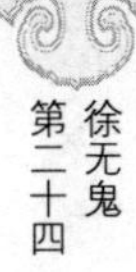

人”。上古建国、营国为沟洫之官称为匠人，又别以匠人专指木匠，而以獿人专指涂墙之人，匠人与獿人皆古王官之一守，故其艺精如此。 ②使匠人斲之：匠人，此处指木匠。斲音 zhuó，砍削。 ③听而斲之：听，听从，对上文之“使”而言，谓听其所使。 ④不失容：容色不变，心无畏惧也。 ⑤尝：曾经。 ⑥质：对手。 ⑦自夫子之死也三句：夫子指惠子。

24.9 管仲有病，桓公问之，曰：“仲父之病病矣[①]，可不谓云，至于大病，则寡人恶乎属国[②]而可？”管仲曰：“公谁欲与？”公曰：“鲍叔牙[③]。”曰：“不可。其为人，絜廉善士[④]也。其于不己若者不比之[⑤]。又一闻人之过[⑥]，终身不忘。使之治国，上且钩乎君，下且逆乎民[⑦]。其得罪于君也，将弗久矣！”公曰：“然则孰可？”对曰：“勿已[⑧]，则隰朋[⑨]可。其为人也，上忘而下畔[⑩]，愧不若黄帝[⑪]，而哀不己若者[⑫]。以德分人谓之圣[⑬]，以财分人谓之贤[⑭]。以贤临人，未有得人者也[⑮]；以贤下人[⑯]，未有不得人者也。其于国有不闻也，其于家有不见也。勿已，则隰朋可。”

注释

①仲父之病病矣：后一“病”字为动词，解为病重。 ②属国：嘱托以国政。属读作“嘱”。 ③鲍叔牙：人名。 ④絜廉善士：廉洁自修之人。絜同“洁”（“洁”字繁体作“潔”）。 ⑤其于不己若者不比之：不己若，倒装句，即不若己。不比之，犹言不在眼中。 ⑥一闻人之过：一旦听到别人的过错。 ⑦上且钩乎君二句：钩，有本作“拘”，拘束、约束。逆乎民，谓背离百姓之情。 ⑧勿已：不已，即不得已。 ⑨隰朋：人名，姓隰，名朋，齐国大夫。隰音 xí。 ⑩上忘而下畔：畔，通“叛”。

⑪愧不若黄帝：自愧其辅佐君王不能使之如黄帝之治。⑫而哀不己若者：哀怜不如自己的人。⑬以德分人谓之圣：德，此处指美善之名。⑭以财分人谓之贤：财，通“才”，指有才之名。⑮以贤临人二句：贤，贤能。临，逼临。得人，言得人之心。⑯以贤下人：以为其贤能居人之下。

24.10 吴王[①]浮于江，登乎狙之山[②]，众狙见之，恂然[③]弃而走，逃于深蓁[④]。有一狙焉，委蛇攫搔，见巧乎王[⑤]。王射之，敏给搏捷矢[⑥]。王命相者趋射之[⑦]，狙执死[⑧]。王顾谓其友颜不疑[⑨]曰：“之狙也，伐其巧，恃其便，以敖予[⑩]，以至此殛[⑪]也。戒之哉！嗟乎，无以汝色骄人哉？”颜不疑归而师董梧[⑫]，以锄其色，去乐辞显[⑬]，三年而国人称之。

注释

①吴王：吴，周太王古公亶父之子太伯所封国，都梅里，在今江苏苏州。本为伯爵，自寿梦立而吴始益大，称王。②狙之山：狙音jū，猕猴。③恂然：恂音xún，恐惧。④蓁：蓁棘。⑤委蛇攫搔二句：委蛇，往来迂曲。攫搔，攀爬跳跃。见巧乎王，示巧于吴王。⑥敏给搏捷矢：以其疾敏抓接迅疾之箭。⑦王命相者趋射之：相者，辅佐之人。相，解为“助”。趋射之，急射之。趋，通“趣”，读作“促”，急促。⑧执死：一说执树而死，言其死于示巧也。一说被执而死。⑨颜不疑：人名，姓颜，名不疑。⑩以敖予：敖通“傲”。⑪殛：音jí，诛死。⑫董梧：人名，姓董，名梧。⑬以锄其色二句：锄去其骄傲之色，去除娱乐而辞退荣显。

24.11 南伯子綦[①]隐几而坐，仰天而嘘。颜成子[②]入见

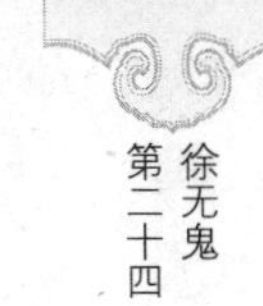

曰："夫子，物之尤也[3]，形固可使若槁骸，心固可使若死灰乎？"曰："吾尝居山穴之中矣。当是时也，田禾[4]一睹我，而齐国之众三贺之。我必先之，彼故知之；我必卖之，彼故鬻之。若我而不有之，彼恶得而知之？若我而不卖之，彼恶得而鬻之？嗟乎！我悲人之自丧[5]者，吾又悲夫悲人者。吾又悲夫悲人之悲者，其后而日远矣！"

注释

①南伯子綦：人名。 ②颜成子：人名。 ③物之尤也：言南伯子綦为人物中之最出色者。物，指人物。 ④田禾：齐王，卢文弨谓即齐太公田和。 ⑤自丧：谓舍己随人，丧失其本性。

24.12 仲尼之楚，楚王[1]觞之[2]。孙叔敖执爵而立，市南宜僚受酒而祭，曰："古之人乎！于此言已[3]。"曰："丘也闻不言之言矣，未之尝言，于此乎言之[4]。市南宜僚弄丸而两家之难解，孙叔敖甘寝秉羽而郢人投兵[5]。丘愿有喙三尺[6]。"

注释

①楚王：楚昭王。 ②觞之：宴饮孔子。觞音 shāng，本义为酒器。 ③古之人乎二句：言古之人，于此宴饮之际，皆有所言。 ④未之尝言二句：二句倒装，谓于此乎言之者，未之尝言。上句既云"不言之言"，此句则云言而未言。 ⑤孙叔敖甘寝秉羽而郢人投兵：郢人，即楚人。投兵，息兵。 ⑥丘愿有喙三尺：意谓丘愿有言。喙，解为"口"，有喙三尺犹言有三尺之言。言而称三尺，比拟于将军勇士之剑。

24.13 彼之谓不道之道，此之谓不言之辩[1]。故德总乎道之所一，而言休乎知之所不知[2]，至矣。道之所一者，德不能

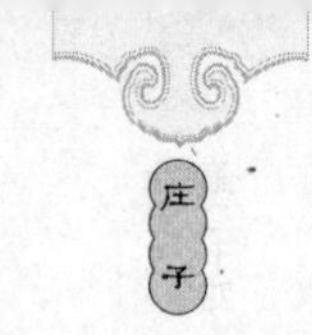

同也[③]；知之所不能知者，辩不能举也[④]；名若儒墨而凶矣[⑤]。故海不辞东流，大之至也[⑥]。圣人并包天地，泽及天下，而不知其谁氏[⑦]。是故生无爵，死无谥，实不聚，名不立，此之谓大人[⑧]。狗不以善吠为良，人不以善言为贤，而况为大乎[⑨]！夫为大不足以为大，而况为德乎[⑩]！夫大备矣，莫若天地，然奚求焉，而大备矣[⑪]！知大备者，无求，无失，无弃[⑫]，不以物易己也[⑬]。反己而不穷[⑭]，循古而不摩[⑮]，大人之诚！

注释

①彼之谓不道之道二句：彼，庄子称孙叔敖与市南宜僚二人。此，庄子称孔子。不道之道，指二人未尝用兵而胜于用兵之事。不言之辩，即不言之言。 ②故德总乎道之所一二句：德归总于道之同一，言止息于才智所不知之处。 ③道之所一者二句：言道能同一，德不能同一，意谓道在德之上。 ④知之所不能知者二句：知之所不能知者，即道。辩不能举，即言不能说。 ⑤名若儒墨而凶矣：是非善恶之名相争如儒墨，则凶。 ⑥故海不辞东流二句：海喻道。老庄之学要在至大。 ⑦而不知其谁氏：谓道无名。 ⑧大人：即圣人。 ⑨而况为大乎：大谓道。 ⑩夫为大不足以为大二句：道无名，故德亦当无名。不足以为大，谓不足以为名。 ⑪然奚求焉二句：言天地无求，而已大备。奚求，何求。 ⑫无求三句：无求所以无失，无失所以无弃。 ⑬不以物易己也：不以物性变易自己。 ⑭反己而不穷：回返本性而与天道为一，故无穷无尽。 ⑮循古而不摩：依循上古之治，历久而不磨灭。

24.14　子綦[①]有八子，陈诸前，召九方歅[②]曰："为我相吾子，孰为祥？"九方歅曰："捆[③]也为祥。"子綦瞿然[④]喜曰：

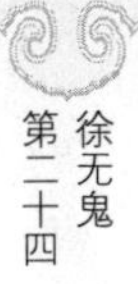

“奚若?”曰:“捆也将与国君同食以终其身。”子綦索然[5]出涕[6]曰:“吾子何为以至于是极[7]也?”九方歅曰:“夫与国君同食,泽及三族[8],而况父母乎[9]?今夫子闻之而泣,是御福[10]也。子则祥矣,父则不祥。”子綦曰:“歅,汝何足以识之。而捆祥邪?尽于酒肉,入于鼻口矣,而何足以知其所自来[11]?吾未尝为牧而牂生于奥,未尝好田而鹑生于宎[12],若勿怪,何邪[13]?吾所与吾子游者,游于天地。吾与之邀[14]乐于天,吾与之邀食于地。吾不与之为事,不与之为谋,不与之为怪[15]。吾与之乘天地之诚,而不以物与之相撄。吾与之一委蛇,而不与之为事所宜。今也然有世俗之偿焉[16]!凡有怪徵者必有怪行[17],殆乎!非我与吾子之罪,几天与之也[18]!吾是以泣也。”无几何而使捆之于燕[19],盗得之于道,全而鬻[20]之则难,不若刖之则易。于是刖而鬻之于齐,适当渠公之街[21],然身食肉而终。

注释

①子綦:一说为南伯子綦。一说为楚司马子綦也,楚国有司马子綦,当楚昭王、惠王时,白公胜入郢,被杀。 ②九方歅:人名,复姓九方,名歅。歅音 yīn。 ③捆:子綦之子。 ④瞿然:惊讶的样子。 ⑤索然:失落的样子。 ⑥出涕:流泪。 ⑦极:意谓不祥之极。 ⑧三族:父族、母族、妻族。 ⑨而况父母乎:谓恩泽亦将及于子綦。 ⑩御福:御即抵御之御。 ⑪而何足以知其所自来:所自来,从何而来,自解为“从”。谓得失当均平,未有不失而得者,知其所得亦当虑其所失。 ⑫吾未尝为牧而牂生于奥二句:牂音 zāng,母羊,代指羊。鹑音 chún,鹌鹑。宎音 yào,又从“穴”写作“窔”或“窔”。二句谓有其物则有其所从来之地。 ⑬若勿怪二句:即若何勿怪,指捆与国

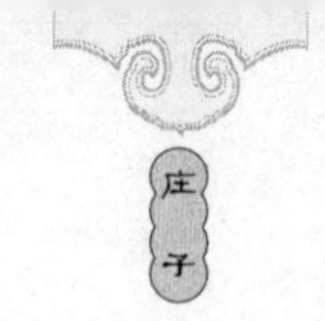

君同食一事。⑭邀：求。⑮吾不与之为事三句：顺其自然，不加人为之意。不为事，谓不图事功。不为谋，谓不用智计。不为怪，谓不预期奇异。⑯今也然有世俗之偿焉：今也然，倒装，即“然而今也”。偿，解为报答之“报”，世俗之偿指与国君同食。⑰怪行：怪事之流行。⑱几天与之也：大概为天地所降与之。几，读作jī，大概。⑲无几何而使捆之于燕：无几何，没过多久。使捆之于燕，命捆为使者出使到燕国。⑳鬻：贩卖。㉑适当渠公之街二句：言捆被卖之处，恰在渠公之街。渠公之街，齐国都城内街巷名。街，路口，有本作“術”（简体作“术”），“術”亦为路口。

24.15 啮缺[①]遇许由[②]曰：“子将奚之？”曰：“将逃尧。”曰：“奚谓邪？”曰：“夫尧，畜畜然仁，吾恐其为天下笑。后世其人与人相食与！夫民，不难聚也[③]，爱之则亲，利之则至，誉之则劝，致其所恶则散。爱利出乎仁义，捐仁义者寡，利仁义者众[④]。夫仁义之行，唯且无诚，且假乎禽贪者器[⑤]。是以一人之断制利天下，譬之犹一覕也[⑥]。夫尧知贤人之利天下也，而不知其贼天下也，夫唯外乎贤者知之矣[⑦]。”

注释

①啮缺：人名。②许由：人名。③不难聚也：聚于一时不难，保之久远则难。④捐仁义者寡二句：佐助仁义的人少，利用仁义的人多。谓仁义行之久远则难也。⑤唯且无诚二句：唯且之且，解为“将”。且假之且，意为并且。假，假借。禽贪，贪如禽兽。器，谓利用仁义之名义。二句言仁义行之久远将有弊端，其诚实不可见，并且反成侵贪之人所假借之利器。⑥是以一人之断制利天下二句：谓尧虽爱利天下，而以其一人之力，断

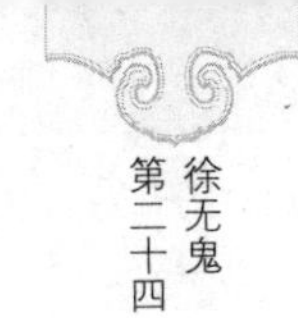

制天下之人，则难以宰割。觘音 piē。以天下之大而求宰割之均，终不可期，不如调和五味之喻为近理，故庄子讥之。 ⑦夫唯外乎贤者知之矣：外乎贤者，谓在贤者之外，故上文曰“将逃”。

24.16　有暖姝者，有濡需者，有卷娄者①。所谓暖姝者，学一先生之言，则暖暖姝姝而私自说②也，自以为足矣，而未知未始有物也。是以谓暖姝者也。濡需者，豕虱③是也。择疏鬣④，自以为广宫大囿。奎蹄曲隈⑤，乳间股脚，自以为安室利处。不知屠者之一旦鼓臂布草操烟火，而己与豕俱焦也。此以域进，此以域退⑥，此其所谓濡需者也。卷娄者，舜也。羊肉不慕蚁，蚁慕羊肉，羊肉膻也。舜有膻行，百姓悦之，故三徙成都，至邓之虚而十有万家⑦。尧闻舜之贤，举之童土之地，曰冀得其来之泽⑧。舜举乎童土之地，年齿长矣，聪明衰矣，而不得休归，所谓卷娄者也。

注释

①有暖姝者三句：暖姝、濡需、卷娄均为同义复合词，两两相并，以喻物与物本无别，皆不及于道。暖姝即媛姝，媛、姝皆美貌义。濡需即愞耎，愞、耎均软弱义。卷、娄二字均佝偻义。 ②自说：自许。说同“悦”。 ③豕虱：寄生在猪身上的虱子。 ④择疏鬣：疏，宽疏。鬣，颈上的长毛。 ⑤奎蹄曲隈：奎蹄，蹄胯。奎解为“胯”。曲隈，股间胯内，曲深之处。 ⑥此以域进二句：言进退皆限于此域之内。 ⑦故三徙成都二句：言舜三次迁徙，百姓相随，皆成都市。邓，地名。虚，有本作“墟”，墟市。 ⑧举之童土之地二句：童土之地，没有草木的土地。冀得其来之泽，希冀其来耕稼，使此地蒙受其恩泽。

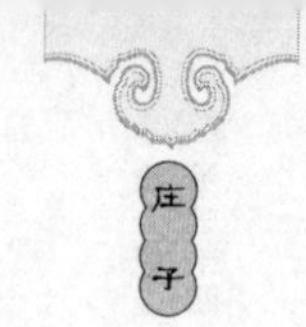

24.17 是以神人恶众至，众至则不比，不比则不利也①。故无所甚亲，无所甚疏，抱德炀和②，以顺天下，此谓真人。于蚁弃知，于鱼得计，于羊弃意③。以目视目，以耳听耳，以心复心④。若然者，其平也绳⑤，其变也循⑥。古之真人，以天待人，不以人入天⑦。古之真人，得之也生，失之也死；得之也死，失之也生⑧。药也，其实堇也，桔梗也，鸡痈也，豕零也⑨，是时为帝者也⑩，何可胜言！

注释

①是以神人恶众至三句：恶，嫌恶。 ②炀和：温和。又称阳和、春和。 ③于蚁弃知三句：谓以蚁取鉴，则当弃智。以羊取鉴，则当弃意。以鱼取鉴，则当效其相忘于江湖之计。 ④以目视目三句：谓能得其全体。 ⑤其平也绳：其均平如准绳。 ⑥其变也循：其变化皆有顺序。循，顺。变动不居，然而有序。 ⑦以天待人二句：以天待人，谓以天道治理人事。待，对待，亦即治理。主于因循，故不曰治而曰待。不以人入天，谓不以人事窜乱天道。入，窜乱。 ⑧得之也生四句：言生死得失如一。 ⑨其实堇也四句：谓药草之中，或有此四味，性各不同。 ⑩是时为帝者也：时，适时。时本义为四时，即四季。四时内涵顺序变化之意。

24.18 句践①也以甲楯三千栖于会稽，唯种也能知亡之所以存，唯种也不知其身之所以愁②。故曰：鸱目有所适，鹤胫有所节，解之也悲③。故曰：风之过河也有损焉，日之过河也有损焉④。请只⑤风与日相与守河，而河以为未始其撄也，恃源而往者也⑥。故水之守土也审，影之守人也审⑦，物之守物也审⑧。故目之于明也殆，耳之于聪也殆，心之于殉也殆。凡

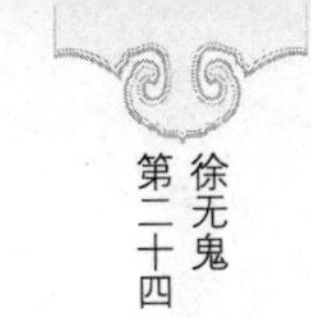

能其于府也殆，殆之成也不给改。祸之长也兹萃，其反也缘功，其果也待久[⑨]。而人以为己宝，不亦悲乎[⑩]！故有亡国戮民无已，不知问是也。

注释

①句践：越王，五霸之一。吴越相争，越国先败吴师于槜李，吴王阖庐战死。阖庐之子夫差即位报仇，又败越师于夫椒。越国臣服于吴，句践卧薪尝胆，十年生聚，十年教训，最终灭亡了吴国。 ②种：人名，姓文，名种，字子禽，越国大夫，句践战败，文种劝句践求和并出使吴国，使吴王夫差罢兵而归。③鸱目有所适三句：鸱，鸱枭，即猫头鹰。鸱目有所适，适于夜不适于昼。鹤胫有所节，其节在于长不在于短。为之解除，则悲鸣。 ④风之过河也有损焉二句：风、日虽无形，而可以有损于河水。有损，有损于河水。 ⑤只：语助词。 ⑥而河以为未始其撄也二句：河水有水源依恃，则不必以为风、日能触犯河水。撄音 yīng，触犯。 ⑦水之守土也审二句：言河水虽不必虑及风、日之触犯，却不能不慎守于土地。身影亦须慎守于人，以其离人则不存也。审，审慎。 ⑧物之守物也审：言万物亦当慎守于万物而不离。物，即万物，即道。 ⑨祸之长也兹萃三句：兹，有本作“滋”，滋长。萃，萃集。有本“萃”作“苹”。反，同“返”，反回、复归。缘，依循。功，自伐为功、自以为功。果，结果、恶果。待久，犹言持久。三句言灾祸渐渐积聚，渐渐及身，而积久难除。 ⑩而人以为己宝二句：祸皆自招，人尚能，以能招为宝，故曰悲。

24.19　故足之于地也践，虽践，恃其所不蹍而后善博也[①]。人之于知也少，虽少，恃其所不知而后知天之所谓也[②]。知大一，知大阴，知大目，知大均，知大方，知大信，知大定，至矣[3]！大一通之[4]，大阴解之[5]，大目视之[6]，大均缘之[7]，大方体之[8]，大信稽之[9]，大定持之[10]。尽有天，循有照，冥有枢，始有彼[11]。则其解之也似不解之者，其知之也似不知之也，不知而后知之[12]。其问之也，不可以有崖，而不可以无崖[13]。颉滑有实，古今不代，而不可以亏，则可不谓有大扬搉乎[14]！阖不亦问是已？奚惑然为[15]？以不惑解惑，复于不惑，是尚大不惑[16]。

注释

①故足之于地也践三句：双脚履于地曰践，蹑亦解为践。博，远大。双脚虽须履地，至于行步，则有所不履，然后能致远。　②人之于知也少三句：知，即耳目之知。天之所谓，指天道之大用，相对于耳目之官能而言。　③知大一八句：大一以下七句，皆言天道之大用。道家所说之“大”即“至大”，故曰“至矣”。　④大一通之：言大一则能通。大一即“至一”，至一即“无”，无则无所不在，无所不通。　⑤大阴解之：言大阴则能解。大阴即至阴，至阴指地。解之本义为分判，分判万物之形，犹之生育万物也。　⑥大目视之：言大目则能视。大目即无目，无目则无所不目。　⑦大均缘之：言大均乃是真均。缘，因循。天地之均为大，因循万物而已。　⑧大方体之：言大方乃能知其全体。体，整体、全体。　⑨大信稽之：言大信乃是真信。稽解为“考”，考信、据信。　⑩大定持之：言大定乃是真能持而保之。定、持即《老子》六十四章“其安易持”之安、持。持谓保持。持而盈之之“持”，乃是小持，不如其已之持则是大持。大持、大定则无所不持，无所不定，是真能持而定之、定而保之。　⑪尽有天四句：承上文之“七大”而言，言所谓“至大”亦只是因循自然而已。天，即自然。尽有天，即尽天，谓尽其自

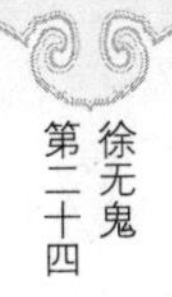

然。循有照，即循照，谓顺应万物如日光之照。冥有枢，即冥枢。冥，冥默。枢，道枢，冥有枢谓冥默而顺应于道。始有彼，即始彼。始谓原始，彼谓道。始有彼谓复归于道之原始。 ⑫则其解之也似不解之者三句：言大解、大知皆出于无为，无为而后则为不为。 ⑬其问之也三句：其问之也，所问指道。有崖、无崖，崖通“涯”。 ⑭颉滑有实四句：颉滑即滑稽，意为乱同、不同。谓有、无之说不同，而终有实理，其实理古今不可更改，亦不可以亏损，此是天道之大梗概。代，替代、更改。 ⑮阖不亦问是已二句：何不问道于此，何为迷惑如此。阖通“盍”，即“何”。阖不即何不。奚惑然为，即奚为惑然，奚为即何为。 ⑯以不惑解惑三句：三句为庄子自道。言大惑不解，如以不惑解惑，欲其复归于不惑，则是尚有有更大之不惑者在。

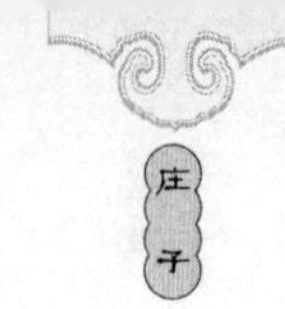

则阳第二十五

解题

篇中说到许多有道之士、隐士，如夷节和公阅休、隐于蚁丘卖浆的市南宜僚、无名的长梧封人、老聃的弟子柏矩，以及大史大弢、伯常骞和狶韦。其事迹多不见于他书，而言行又颇具古意。

篇中还说到上古之君，如说冉相氏“得其环中以随成”，商汤“得其司御门尹登恒”，容成氏之“除日无岁，无内无外”，大约均为古史佚文，后世已很难通解。

篇中也有精整的说理。庄子虚构了二个寓言人物：少知和大公调。少知犹言“小智”，大公调亦即“大道”。二人关于人世之理与万物的变化有四次问答。

篇中有一段说魏惠王和齐威王的结怨，称魏惠王为魏莹，齐威王为田侯牟。二国相约，齐威王背之，魏惠王怨怒，欲派兵征讨齐国。这时戴晋人出现了，给魏惠王讲了一个寓言故事：一只蜗牛左右角上各有一个国家，分别为触氏和蛮氏。两国经常因互相争夺土地而开战，“伏尸数万，逐北旬有五日而后返”。魏惠王听了，指出这则寓言是虚构的。戴晋人于是问：“君王认为四方上下有穷尽吗?”魏惠王回答说：“无穷尽。”“从无穷尽的地方遨游回来，回到四海九州，感觉若存若亡吗?”魏惠王回到说：“是。”“在四海九州中有一个魏国，在魏国中有一个大梁城，在大梁城中有一个君王。君王与触氏蛮氏有区别吗?”魏惠王回到说：“没有分别。”戴晋人出了门，留下魏惠王独坐在那里，“傥然若有亡

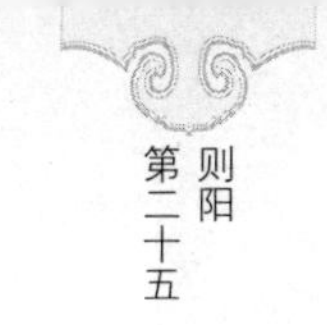

也”。

蜗牛在人们看来是最微贱的动物了，更何况它的两只触角。但是庄子却让魏惠王感到了他的存在与蜗牛并无不同。魏惠王自以为难以克制的仇怨，与蜗牛触角上两国自以为激烈的大战一样，也并无不同。这里庄子使用了“大尺度对比”的手法。庄子特别擅长作大尺度的对比，给人以无限的遐思，使人在无限的时空之中猛然惊觉，深有醒悟。

25.1　则阳①游于楚，夷节②言之于王，王未之见。夷节归，彭阳见王果③曰：“夫子何不谭④我于王？”王果曰：“我不若公阅休⑤。”彭阳曰：“公阅休奚为者邪？”曰：“冬则擉⑥鳖于江，夏则休乎山樊⑦。有过而问者，曰：‘此予宅也⑧。’夫夷节已不能，而况我乎！吾又不若夷节。夫夷节之为人也，无德而有知⑨，不自许⑩，以之神其交⑪，固颠冥乎富贵之地⑫。非相助以德，相助消也⑬。夫冻者假衣于春，暍者反冬乎冷风⑭。夫楚王之为人也，形尊而严。其于罪也，无赦如虎。非夫佞人、正德，其孰能桡焉⑮！故圣人，其穷也使家人忘其贫，其达也使王公忘爵禄而化卑⑯。其于物也与之为娱矣，其于人也乐物之通而保己焉⑰。故或不言而饮人以和⑱，与人并立而使人化父子之宜⑲。彼其乎归居⑳，而一闲其所施㉑。其于人心者若是其远也㉒，故曰‘待公阅休㉓’。”

注释

①则阳：人名，即下文之“彭阳”，姓彭，名则阳。　②夷节：人名，姓夷，名节，楚国大臣。　③王果：人名，姓王，名果。　④谭：同“谈”，有本作“谈”。　⑤公阅休：人名。⑥擉：音 chuò，刺。　⑦山樊：山旁，山边。　⑧此予宅也：成

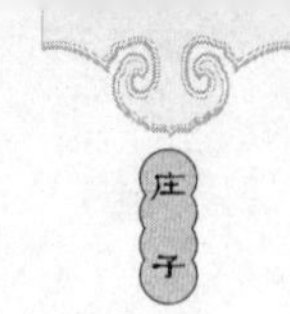

玄英曰："既无环庑，故指山傍而为舍。" ⑨无德而有知：言夷节不能谦退无言而任智辩。知同"智"。 ⑩不自许：犹言不自知。 ⑪以之神其交：郭象曰："能交结。" ⑫固颠冥乎富贵之地：颠冥，迷惑。 ⑬相助消也：消谓消损其德。 ⑭夫冻者假衣于春二句：言受冻之人，有待于衣裳，则可以温暖如春；暑热之人，有待于冷风，则可以返于寒冬。二句承上言相助之意。假，假借。暍，音 yē，中暑。反冬乎冷风，倒装句，犹言假冷风而返冬。反同"返"。 ⑮非夫佞人正德二句：桡，音 ráo，弯曲。 ⑯ 其达也使王公忘爵禄而化卑：郭象曰："轻爵禄而重道德，超然坐忘，不觉荣之在身，故使王公失其所以为高。" ⑰其于物也与之为娱矣二句：郭象曰："不以为物自苦，通彼而不丧我。" ⑱故或不言而饮人以和：不言则无所不言，无所不言故曰"和"，言能合和万物。 ⑲与人并立而使人化父子之宜：言能使人顺应自然，使父子各安其分。 ⑳彼其乎归居：言其所居唯简。 ㉑而一闲其所施：言其施化如此，其人则一切安闲。 ㉒其于人心者若是其远也二句：言其人远于世俗，远于世俗则能施化于世俗。 ㉓故曰待公阅休：言其人亦无名，世人号之曰"公阅休"。公阅休，犹言公见休，即休见公。言则阳见楚王不如不见也。

25.2 圣人达绸缪，周尽一体矣，而不知其然，性也。复命摇作而以天为师①，人则从而命之也②。忧乎知而所行恒无几时③，其有止也若之何④！

注释

①复命摇作而以天为师：谓动静皆取法于天地自然。复命指"静"，摇动指"动"。 ②人则从而命之也：从而命，犹言从命，言从命于天地自然。 ③忧乎知而所行恒无几时：言忧愁其智

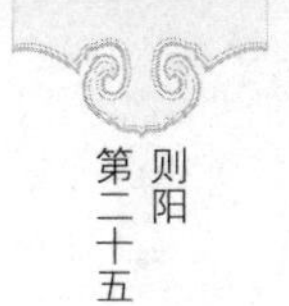

虑，而其所思终究无几。恍乎知，言竭尽的思虑。知同“智”。④其有止也若之何：言智虑终有止境，无可奈何。

25.3　生而美者，人与之鉴[①]，不告则不知其美于人也。若知之，若不知之，若闻之，若不闻之，其可喜也终无已[②]。人之好之亦无已，性也[③]。圣人之爱人也，人与之名，不告则不知其爱人也。若知之，若不知之，若闻之，若不闻之，其爱人也终无已[④]。人之安之亦无已，性也[⑤]。旧国旧都，望之畅然[⑥]。虽使丘陵草木之缗[⑦]，入之者十九，犹之畅然[⑧]，况见见闻闻[⑨]者也，以十仞之台县众间者也[⑩]。

注释

①人与之鉴：人以美者为鉴。　②其可喜也终无已：言知与不知，闻与不闻，美者之美始终为美。可喜，指美而言，美者之美见之则喜。终无已，言终始无尽、终始如一。　③人之好之亦无已二句：言众人有好美之心，无须为治。　④其爱人也终无已：言圣人无须有爱人之名，其知闻或不知闻，爱人则终始如一。　⑤人之安之亦无已二句：言圣人爱人出于无名，众人安于圣人之教化亦出于不知不察。　⑥旧国旧都二句：旧国旧都，喻本性。　⑦缗：司马彪曰：“盛也。”　⑧入之者十九二句：入，没入。　⑨见见闻闻：见其所曾见，闻其所曾闻。　⑩以十仞之台县众间者也：更何况以十仞高台，悬于众人之间。县同“悬”。十仞之台，言其显明可见，喻天道无所不在。

25.4　冉相氏[①]得其环中以随成[②]，与物无终无始，无几无时[③]。日与物化者，一不化者也，阖尝舍之[④]！夫师天而不得师天[⑤]，与物皆殉，其以为事也若之何[⑥]？夫圣人未始有天，未始有人，未始有始，未始有物[⑦]。与世偕行而不替，所行之备而不洫[⑧]，其合之也若之何[⑨]？汤得其司御门尹登恒[⑩]，为之傅之，从师而不囿[⑪]，得其随成[⑫]。为之司其名之[⑬]，名嬴法，得其两见[⑭]。仲尼之尽虑，为之傅之[⑮]。容成氏[⑯]曰："除日无岁，无内无外[⑰]。"

注释

①冉相氏：上古帝王或诸侯。此文冉相氏与容成氏并称，而史称容成氏"造历""作调历"，由此而言冉相氏亦当有其技艺，其技艺与环中相关，故能"技兼于道"。 ②得其环中以随成：言其致治，能运转如圆环，常处于圆环之中心。处于中心乃成其为圆，为圆乃能运转如流。环中，即圜中，圜即圆。 ③无几无时：章太炎引《诗经·小雅·楚茨》"如几如式"毛传"几，期也"，曰："无几无时，无期天时也。" ④日与物化者三句：日与物化，言日日皆化、随时而化。随时而化，则亦可谓守于一而未尝化。未尝化，而又未尝离。一，守一，亦即得中、守中。阖尝，即何尝，阖通"盍"，即"何"。舍之，谓舍弃万物。 ⑤夫师天而不得师天：意欲取法天地，而又不能取法天地。 ⑥与物皆殉二句：与物皆殉，谓殉于物性，"物"与"天"相对。为事，犹言为治。 ⑦夫圣人未始有天四句：天与人与物随顺而不觉，故曰"未始有"。 ⑧所行之备而不洫：谓其所行事，无不周备，故能无忧患。 ⑨其合之也若之何：合即上文"饮之以和"之"和"，合和、和谐。 ⑩汤得其司御门尹登恒：汤，商汤王。司御，官名。门尹，官名。登恒，人名，姓登，名恒，林希逸谓即伊尹而改名换字。 ⑪为之傅之二句：言能随任，圆转而不拘囿。傅，太傅。师，太师。囿与环中之圆相对，方而不通，引申为拘囿。 ⑫得其随成：成玄英曰："良臣受委，随物而成。" ⑬为之司其名之：此句结构如上文"为之傅之"，言众官教授商

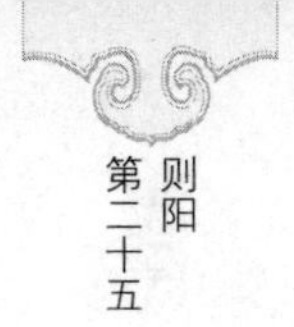

汤王，所教者为名物是非。 ⑭名嬴法二句：言此名物是非，充盈平正，故是非两皆可行。法，古文写作“灋”，本义为平。⑮仲尼之尽虑二句：言众官教授，可以竭尽思虑有如孔子。当时学者皆共认孔子最为多闻，所谓能竭尽思虑也。 ⑯容成氏：见《胠箧篇》注。 ⑰除日无岁二句：二句言日、岁相依，内外相因。容成氏世掌造历之学，二句即“技兼于道”之语。

25.5 魏莹[①]与田侯牟[②]约，田侯牟背之[③]，魏莹怒，将使人刺之。犀首公孙衍[④]闻而耻之，曰：“君为万乘之君也，而以匹夫从雠[⑤]。衍请受甲二十万，为君攻之，虏其人民，系其牛马，使其君内热[⑥]发于背，然后拔其国。忌[⑦]也出走，然后抶[⑧]其背，折其脊。”季子闻而耻之[⑨]，曰：“筑十仞之城，城者既十仞矣，则又坏之，此胥靡[⑩]之所苦也。今兵不起七年矣，此王之基也[⑪]。衍乱人，不可听也。”华子[⑫]闻而丑之[⑬]，曰：“善言伐齐者，乱人也；善言勿伐者，亦乱人也；谓‘伐之与不伐乱人也’者，又乱人也。”君曰：“然则若何？”曰：“君求其道而已矣[⑭]！”

注释

①魏莹：即魏惠王，又称梁惠王，名莹，《史记》作“罃”。魏武侯之子，襄王之父，在位三十六年。魏襄王元年，诸侯相王，追尊惠王为王。 ②田侯牟：齐威王，名牟，《史记》《战国策》载其名为“因齐”，陈完之后，齐桓公之子，齐宣王之父，在位三十六年。陈完本为陈厉公之子，后奔齐，改为田氏。至田和时，取代姜氏，立为齐侯。 ③田侯牟背之：成玄英曰：“齐魏二国，约誓立盟，不相征伐。盟后未几，威王背之，故魏侯瞋怒，将使人刺而杀之。其盟在齐威二十六年，魏惠八年。”史载

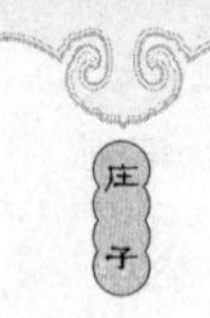

魏惠王时，围赵邯郸，赵求救于齐。齐使田忌、孙膑救赵，马陵（一说为桂陵）设伏，大败魏军，虏魏太子申，杀将军庞涓。《史记·田敬仲完世家》云："于是齐最强于诸侯，自称为王，以令天下。" ④犀首公孙衍：公孙衍，人名，复姓公孙，名衍。按犀首当为称号，各书所载犀首均专指公孙衍一人。犀首一语当取其犀利之意，但公孙衍曾为魏将，又入秦为大良造，将兵攻魏，又领燕、赵、齐三国相事。 ⑤而以匹夫从雠：匹夫，一夫、庶人。雠，同"仇"。 ⑥内热：见《人间世篇》"今吾朝受命而夕饮冰，我其内热与"二句注。 ⑦忌：田忌，人名，齐将，即与孙膑败魏军之人。 ⑧抶：音 chì。解为击。 ⑨季子闻而耻之：季子，人名。闻而耻之，以公孙衍之计为耻。 ⑩胥靡：徒役。 ⑪此王之基也：以城基喻王业之基，言不当起兵。 ⑫华子闻而丑之：华子，人名，即《让王篇》之子华子。 ⑬闻而丑之，以季子之言为羞。丑，羞耻。 ⑭君求其道而已矣：其道，谓魏与齐、伐与不伐，两者兼忘。

25.6　惠子[①]闻之，而见戴晋人[②]。戴晋人曰："有所谓蜗[③]者，君知之乎？"曰："然。""有国于蜗之左角者，曰触氏；有国于蜗之右角者，曰蛮氏。时相与争地而战，伏尸数万，逐北旬有五日而后反[④]。"君曰："噫！其虚言[⑤]与！"曰："臣请为君实之。君以意[⑥]在四方上下，有穷乎？"君曰："无穷。"曰："知游心于无穷，而反在通达之国[⑦]，若存若亡乎？"君曰："然。"曰："通达之中有魏，于魏中有梁[⑧]，于梁中有王。王与蛮氏，有辩乎[⑨]？"君曰："无辩。"客出，而君惝然若有亡也[⑩]。客出，惠子见。君曰："客，大人也，圣人不足以当之。"惠子曰："夫吹筦[⑪]也，犹有嗃[⑫]也；吹剑首[⑬]者，吷[⑭]而已矣。尧舜，人之所誉也[⑮]。道尧舜于戴晋人之前，譬犹一

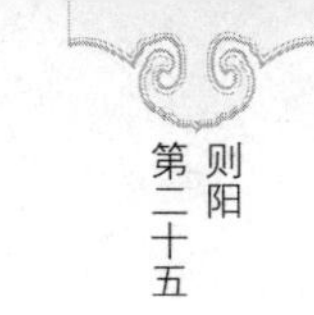

呹也。”

注释

①惠子：即惠施，曾相魏，与公孙衍同时。 ②戴晋人：人名，姓戴，字晋人。 ③蜗：虫名。俗称蜗牛，又称黄犊，有二触角。 ④逐北旬有五日而后反：逐北，一国败北，一国追逐。旬有五日，十五天。反，同“返”，收兵。 ⑤虚言：虚构的寓言。 ⑥意：测度。 ⑦而反在通达之国：反，返观。通达之国，指四海、九州。 ⑧梁：指魏国都城大梁。 ⑨有辩乎：有别乎。辩，同“辨”，区别、分别。 ⑩惝然若有亡也：惝然，怅恨的样子。若有亡，若有所失。 ⑪筦：同“管”，有本作“管”。乐器，竹管。 ⑫嗃：音 hāo，大声。 ⑬剑首：剑环。⑭呹：音 xuè，小声。 ⑮人之所誉也：人，谓世俗之人。

25.7 孔子之楚，舍于蚁丘[①]之浆[②]。其邻有夫妻臣妾登极[③]者，子路曰：“是稯稯[④]何为者邪？”仲尼曰：“是圣人仆也[⑤]。是自埋于民，自藏于畔[⑥]。其声销，其志无穷[⑦]。其口虽言，其心未尝言[⑧]。方且与世违而心不屑与之俱，是陆沉者也[⑨]，是其市南宜僚邪[⑩]？”子路请往召之。孔子曰：“已矣[⑪]！彼知丘之著于己[⑫]也，知丘之适楚也，以丘为必使楚王之召己也。彼且以丘为佞人[⑬]也！夫若然者，其于佞人也羞闻其言，而况亲见其身乎！而何以为存[⑭]！”子路往视之，其室虚矣[⑮]。

注释

①蚁丘：山名。 ②浆：卖浆水之家。 ③登极：登上屋顶。 ④稯稯：众聚貌。稯音 zōng。 ⑤是圣人仆也：言登极者皆自甘为卖浆者之仆役。圣人，指卖浆者。 ⑥是自埋于民二句：言卖浆者亦自隐于仆役之中。是，代词，指卖浆者。埋，沉

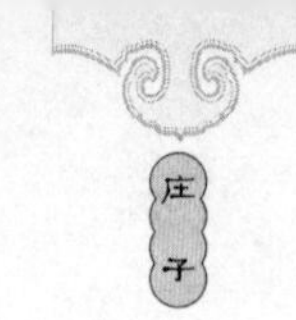

埋、隐居。畔，山畔，垅畔。 ⑦其声销二句：声，谓名声。志，谓体道之意。 ⑧其口虽言二句：所言者皆与世俗相同，其心则向道而与世俗迥异。 ⑨是陆沉者也：世不隐而自隐，譬如无水而下沉。陆，陆地。 ⑩是其市南宜僚邪：猜测卖浆者之身份，当是市南宜僚。 ⑪已矣：已而勿召。已，停止。 ⑫著于己：明了自己。著，显明。 ⑬佞人：智辩之人，巧谄敏给之人。 ⑭而何以为存：言其必不在也。 ⑮其室虚矣：果已避而离去。

25.8 长梧封人[①]问子牢[②]曰："君为政焉勿卤莽，治民焉勿灭裂。昔予为禾，耕而卤莽之，则其实亦卤莽而报予；芸[③]而灭裂之，其实亦灭裂而报予。予来年变齐[④]，深其耕而熟耰[⑤]之，其禾繁以滋，予终年厌飧[⑥]。"庄子闻之曰："今人之治其形，理其心，多有似封人之所谓。遁其天，离其性，灭其情，亡其神，以众为[⑦]。故卤莽其性者，欲恶之孽为性[⑧]，萑苇蒹葭[⑨]，始萌以扶吾形[⑩]，寻擢吾性[⑪]。并溃漏发，不择所出[⑫]，漂疽疥痈，内热溲膏是也[⑬]。"

注释

①长梧封人：人名，因其官为封人，地在长梧，故有此称。 ②子牢：人名，孔子弟子，名琴张，又名琴牢，即《大宗师篇》之"子琴张"。 ③芸：通"耘"，除草。 ④变齐：变更整齐耕耘之法。 ⑤耰：音 yōu，锄地、平地。 ⑥厌飧：足于食。厌，满足。飧音 sūn，饭食。 ⑦以众为：由于有过多的人为。为，有本作"伪"，谓作为、人为，与自然相对。 ⑧欲恶之孽为性：谓以欲望及厌恶之情取代人性。恶，厌恶，即不欲。孽，旁出之草木，仍以耕稼为喻，指欲与不欲之情。 ⑨萑苇蒹葭：芦苇。

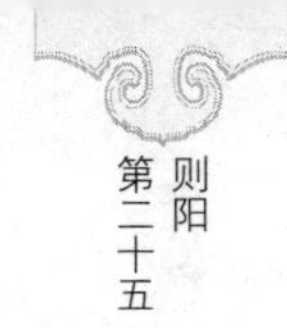

蒹长成后为萑，葭长成后为苇。芦苇害禾苗塞路径，以喻障蔽人性。萑音 huán。 ⑩始萌以扶吾形：言芦苇始则挟持人的身体。 ⑪寻擢吾性：继而拔擢人性。寻，逐渐。擢，拔擢。 ⑫并溃漏发二句：溃漏并发，无所不在。 ⑬漂疽疥痈二句：疽音 jū。疥音 jiè，疮疥。痈音 yōng，脓肿。

25.9　柏矩[①]学于老聃，曰："请之天下游[②]。"老聃曰："已矣！天下犹是也[③]。"又请之，老聃曰："汝将何始？"曰："始于齐。"至齐，见辜人[④]焉，推而强之，解朝服而幕[⑤]之，号天而哭之，曰："子乎！子乎！天下有大菑，子独先离之，曰莫为盗，莫为杀人[⑥]。荣辱立，然后睹所病；货财聚，然后睹所争[⑦]。今立人之所病，聚人之所争，穷困人之身，使无休时，欲无至此得乎[⑧]！古之君人者，以得为在民，以失为在己；以正为在民，以枉[⑨]为在己。故一形有失其形者[⑩]，退而自责。今则不然，匿为物而愚不识[⑪]，大为难而罪不敢[⑫]，重为任而罚不胜[⑬]，远其涂而诛不至[⑭]。民知[⑮]力竭，则以伪继之。日出多伪，士民安取不伪[⑯]！夫力不足则伪，知不足则欺，财不足则盗。盗窃之行，于谁责而可乎？"

注释

①柏矩：人名，姓柏，名矩。 ②请之天下游：之，往也。 ③天下犹是也：是，代词，指此处。 ④辜人：罪人，此处为已被处死的罪人。 ⑤幕：覆盖。 ⑥天下有大菑四句：菑同"灾"。离通"罹"，遭遇。四句倒装，天下之大灾即为盗与杀人，戒其莫为而终已为之。 ⑦荣辱立四句：谓弊病出于荣辱，争斗出于聚财。 ⑧欲无至此得乎：谓荣辱、聚财将逼迫人为罪人，其为害仅次于盗与杀人。 ⑨枉：曲。 ⑩故一形有失其形者：

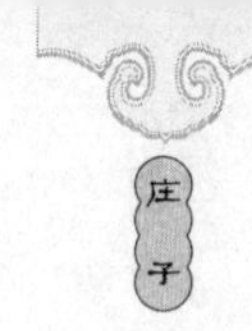

一形，犹言一物。失其形，犹言丧其身。⑪匿为物而愚不识：谓法令曲折隐晦，故为愚民，使人难以通晓。⑫大为难而罪不敢：法令所设太难，使人不敢为，而不敢为者即罪之。大，读作“太”。⑬重为任而罚不胜：法令所设太重，使人不能胜任，而不能胜任者即罚之。⑭远其涂而诛不至：法令所设太过遥远，使人不能到达，而不能到达者即诛之。涂，同“途”，以路途喻法令。⑮知：同“智”。⑯日出多伪二句：日出，言诈伪日日而出。多伪，言诈伪者较之真实者居多数。诈伪者居多数，则士民不得不伪。

25.10　蘧伯玉行年六十而六十化，未尝不始于是之，而卒诎之以非也[①]，未知今之所谓是之非五十九非也[②]。万物有乎生而莫见其根，有乎出而莫见其门[③]。人皆尊其知之所知，而莫知恃其知之所不知而后知，可不谓大疑乎[④]！已乎！已乎！且无所逃[⑤]。此则所谓然与，然乎[⑥]？

注释

①未尝不始于是之二句：始则是，终则非。卒，最终。诎音chù，通“黜”。②未知今之所谓是之非五十九非也：未知今之所谓是，不会如前此的五十九年之非一样，被明年所否定。前一“非”字解为不会，后一“非”字为是非之非。成玄英曰：“去年之非，于今成是；今年之是，来岁为非。”③万物有乎生而莫见其根二句：莫见其根、莫见其门，言人类所知有限。④可不谓大疑乎：大疑，犹言大惑。成玄英曰：“所知者，俗知也；所不知者，真知也。流俗之人，皆尊重分别之知，锐情取舍，而莫能赖其不知之知，以照真原，可谓大疑惑之人也。”⑤且无所逃：言无所逃于世人之惑。⑥此则所谓然与二句：然则世人所认为是者，终究不是。

25.11 仲尼问于大史[1]大弢、伯常骞、狶韦[2]曰："夫卫灵公[3]饮酒湛乐[4]，不听国家之政；田猎毕弋[5]，不应诸侯之际[6]。其所以为灵公者何邪[7]？"大弢曰："是因是也[8]。"伯常骞曰："夫灵公有妻三人，同滥而浴。史鰌[9]奉御而进所，搏币而扶翼[10]。其慢若彼之甚也，见贤人若此其肃也，是其所以为灵公也。"狶韦曰："夫灵公也死，卜葬于故墓不吉，卜葬于沙丘[11]而吉。掘之数仞，得石椁[12]焉，洗而视之，有铭焉，曰：'不冯其子[13]，灵公夺而里[14]之。'夫灵公之为灵也久矣！之二人何足以识之！"

注释

①大史：官名，即太史。周天子及诸侯各国皆有太史，又有小史、内史、外史等。《周礼·春官宗伯》载，大史掌建邦之六典，小史掌邦国之志，内史掌书王命，外史掌四方之志、三皇五帝之书。 ②大弢伯常骞狶韦：大弢，史官人名。伯常骞，史官人名，《晏子春秋》作"柏常骞"。狶韦，一说为史官姓名，一说为太史官名，则是以官名为称。狶韦为上古帝王名，以狶韦为官名，或即因其掌三皇五帝书之类。 ③卫灵公：卫国国君，见《人间世篇》注。 ④湛乐：湛通"沉"，言其沉湎于乐。 ⑤毕弋：见《胠箧篇》注。 ⑥不应诸侯之际：际谓际会。 ⑦其所以为灵公者何邪：问卫灵公何以谥号为"灵"。 ⑧是因是也：犹言是因之也。言因其所行，而有所谥。 ⑨史鰌：卫国贤大夫。 ⑩奉御而进所二句：言史鰌进见，则卫灵公把臂而搀扶。搏币，疑当作搏臂，即把臂。扶翼，搀扶。 ⑪沙丘：地名成玄英谓在黄河以北孟津对岸。 ⑫石椁：石棺。 ⑬不冯其子：不冯氏之子，石棺死者之名。 ⑭里：有本作"埋"。

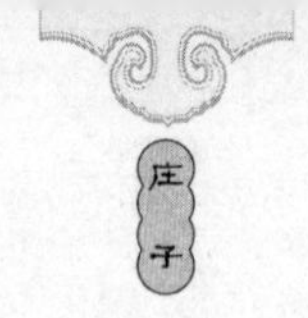

25.12　少知[①]问于大公调[②]曰："何谓丘里之言[③]？"大公调曰："丘里者，合十姓百名[④]而以为风俗也。合异以为同，散同以为异。今指马之百体而不得马，而马系于前者，立其百体而谓之马也。是故丘山积卑而为高，江河合水[⑤]而为大，大人合并而为公[⑥]。是以自外人者，有主而不执[⑦]；由中出者，有正而不距[⑩]。四时殊气，天不赐[⑧]，故岁成；五官[⑨]殊职，君不私，故国治；文武大人不赐，故德备[⑪]；万物殊理，道不私，故无名[⑫]。无名故无为[⑬]，无为而无不为[⑭]。时有终始，世有变化。祸福淳淳，至有所拂者而有所宜[⑮]；自殉殊面，有所正者有所差[⑯]。比于大泽，百材皆度[⑰]；观于大山，木石同坛[⑱]。此之谓丘里之言。"

注释

①少知：庄子寓言中的人名。　②大公调：庄子寓言中的人名。　③丘里之言：乡里之言。　④十姓百名：十家百人。⑤合水：有本作"合流"。　⑥大人合并而为公：大人，君主、圣人。合并，即大公调之"调"，协和、协调，言能协和万邦。⑦是以自外入者二句：圣人之教化从外而来，百姓不失主见而又无所拘执，故能顺化。　⑧由中出者二句：圣人之意从内心发出，百姓不失本性而又无所违逆，故能顺从。正，指纯真的本性。　⑨天不赐：天无所偏爱。　⑩五官：成玄英谓五行之官，五行即金木水火土。　⑪文武大人不赐二句：文武下有阙文，宣颖补"疏材"二字，锺泰补"殊能"二字。二句谓文官、武官职守不同，圣人无所偏私，故其才能完备。德，此处指才。　⑫万物殊理三句：万物为道，一物则为器。道大公而绝对，故无名。⑬无名故无为：道为绝对，故不得有名，不得有为。　⑭无为而无不为：无为，谓无所偏私、不加人为。不加人为则万物协调而

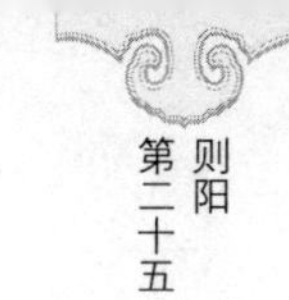

各有作为，万物各有作为故曰无不为。⑮祸福淳淳二句：拂，悖逆。宜，适宜。言祸福不定，逆顺亦不定。⑯自殉殊面二句：殉通“徇”，追逐。面，面向。差，偏差。言人各有追逐，其方向不同，正确与偏差亦不同。⑰比于大泽二句：大泽，有本作“大宅”，古代“泽”“宅”音同。度，量用。⑱观于大山二句：大山，即泰山。同坛犹言同禅，泰山为历代帝王封禅之地，故有坛，言山上木石皆得量用，同此封禅也。大泽、大山喻道。

25.13　少知曰：“然则谓之道，足乎？”大公调曰：“不然。今计物之数，不止于万，而期曰万物者，以数之多者号而读之也②。是故天地者，形之大者也；阴阳者，气之大者也③。道者为之公④。因其大以号而读之则可也⑤，已有之矣，乃将得比哉⑥！则若以斯辩⑦，譬犹狗马，其不及远矣。”

注释

①然则谓之道二句：知有道，则能超乎一物。然道无名，谓之道则非真道。故下文曰“不然”。 ②今计物之数四句：谓万物之称，取其多之义。 ③是故天地者四句：谓天地、阴阳之称，取其大之意。 ④道者为之公：谓道是万物、天地、阴阳公共之称。 ⑤因其大以号而读之则可也：谓以道为称，乃是假借此称以明其至大之意，故“道可道、名可名”。 ⑥已有之矣二句：谓已得其意，则不得转以其名称而求之。道至大，无可比数也，故“非常道、非常名”。比，比数、比拟。 ⑦辩：同“辨”，区别。

25.14　少知曰：“四方之内，六合之里，万物之所生恶起[①]？"大公调曰："阴阳相照相盖相治[②]，四时相代相生相杀。欲恶去就于是桥起[③]，雌雄片合于是庸有[④]。安危相易，祸福相生，缓急相摩，聚散以成。此名实之可纪，精微之可志也[⑤]。随序之相理，桥运之相使，穷则反，终则始，此物之所有[⑥]。言之所尽，知之所至，极物而已[⑦]。睹道之人，不随其所废，不原其所起[⑧]。此议之所止[⑨]。"

注释

①万物之所生恶起：恶，读作"乌"。 ②阴阳相照相盖相治：阴阳，此处指日月。盖，一说解为"掩"。 ③欲恶去就于是桥起：谓意愿与嫌恶、离去与趋就，皆由阴阳、四时而起。 ④雌雄片合于是庸有：片合，分合。 ⑤此名实之可纪二句：凡此之类，则可记可论。纪，通"记"。志，通"识"。 ⑥随序之相理五句：先后次序之相随，上下升降之相驱使，其终始反复，凡此皆有物之所当有。 ⑦言之所尽三句：谓道在言语之上，又在有形之物之上。 ⑧不随其所废二句：不追寻其废亡，亦不溯源其兴起。⑨此议之所止：言不尽意、得意忘言之意。意有所随。

25.15 少知曰："季真之莫为，接子之或使[①]。二家之议，孰正于其情，孰遍于其理？"大公调曰："鸡鸣狗吠，是人之所知，虽有大知，不能以言读其所自化，又不能以意其所将为[②]。斯而析之，精至于无伦，大至于不可围[③]。或之使，莫之为，未免于物而终以为过[④]。或使则实，莫为则虚。有名有实，是物之居[⑤]；无名无实，在物之虚[⑥]。可言可意，言而愈疏。未生不可忌，已死不可徂[⑦]。死生非远也，理不可睹[⑧]。或之使，莫之为，疑之所假[⑨]。吾观之本，其往无穷；吾求之末，其来无止。无穷无止，言之无也，与物同理[⑩]，或使莫为，言之本

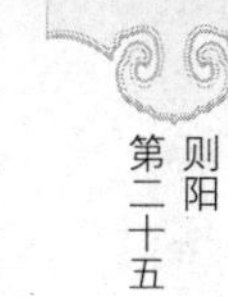

也，与物终始[11]。道不可有，有不可无，道之为名，所假而行[12]，或使莫为，在物一曲，夫胡为于大方[13]？言而足，则终日言而尽道；言而不足，则终日言而尽物[14]。道物之极，言默不足以载[15]。非言非默，议有所极[16]。"

注释

①季真之莫为二句：季真、接子，人名。 ②不能以言读其所自化二句：成玄英曰："不能用言道其所以，不能用意测其所为，自然鸣吠，岂道使之然！"张载《语录》载："问：横渠观驴鸣如何？先生笑曰：不知他抵死着许多气力鸣做甚？良久复云：也只是天理流行，不能自已。"亦此意。 ③斯而析之三句：言事物之小大，皆同此理。无伦，小而不可比论。不可围，无穷尽。 ④未免于物而终以为过：言莫为、或使二说皆未能超于有形之上，故皆偏失。 ⑤居：居处而不动。 ⑥虚：犹今语抽象。 ⑦未生不可忌二句：忌，成玄英曰："禁也。"徂，有本作"阻"，又作"沮"。 ⑧死生非远也二句：意犹上文所言"鸡鸣狗吠，是人之所知"，虽然近在眼前，人所皆知，而其变化之理不可以言语形容。 ⑨疑之所假：假此而置疑。 ⑩言之无也二句：言万物本无终始，故得称之为"无"，称之为"无"则与万物本然之理相合。 ⑪或使莫为三句：称道为"无为"，乃是就其根本而言，就其与万物合一而言。 ⑫道不可有四句：然则道不得有名谓，有名谓则不可与万物合一，道有名谓只是出于假借。所假而行，假有假借义，又有权宜义。 ⑬或使莫为三句：道既然无名，而称道"无为"，则失其着落。在物一曲，言皆在物自己。胡为于大方，犹言何须大道。大方，即大道。 ⑭言而足四句：得其意则尽道，不得其意则尽物。 ⑮道物之极二句：道与物，不在言与不言，而在得意与否。 ⑯非言非默二句：道可论，然论道亦非有言，亦非无言。议有所极，所极指道。

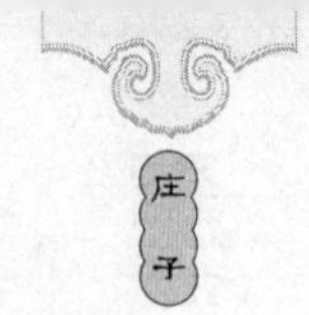

外物第二十六

解题

《外物篇》开篇以“外物不可必”一句立意，认为外物对于身命的影响是不一定的，故当顺其外而守其内。庄子例举出六个人，“龙逄诛，比干戮，箕子狂，恶来死，桀、纣亡”，善良之人与暴戾之人，均不免于有难。如果说忠孝可嘉，那么庄子再例举出四个人，孝不可必爱，“伍员流，苌弘死，孝己忧，曾参悲”，说明忠不可必信。

凡此都属外物的因素。庄子认为，顺从于外物就好，而无须在意其影响，关键之处还在于对天道、对性命的领悟。

下面接着说到自己家贫，“往贷粟于监河侯”。乱世，故难免于家贫。

任公子为大钩巨缁一段，意在批评“饰小说以干县令”的人，未能归于大道。

儒以《诗》《礼》发冢一段，言儒家所论皆为古人之陈迹。

老莱子见孔子一段，意在说明圣人从容随顺，故每每成功。

宋元君得神龟一段，意在说明去小智则大智明。

凡此均以说明顺外守内的道理。就顺外而言，“孰能不波”；就守内而言，“唯至人乃能游于世而不僻，顺人而不失己”。

惠子谓庄子“子言无用”一段只有七十余字，讲“无用即大用”的道理，义理精湛，是一名辩佳例，可与《田子方篇》最后一节楚王与凡君的对答并读。

此篇最后一段论得鱼而忘荃，得兔而忘蹄，得意而忘言。庄

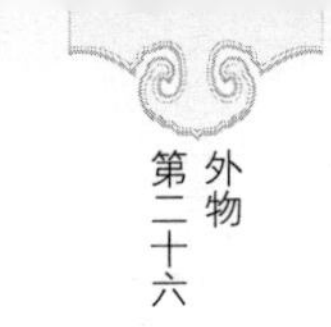

子认为，“道”是存在的，但“道”以无形的、抽象的形式而存在；“道”是可知的，但“道”并非语言、概念和感觉经验所能描述。“道”无私，无名，无为，以至无名。“道”是临时、假借的称谓，在此意义上它又可称为有、无、天、大、天地、万物、宇宙、自然，都是它临时、假借的名字。

当然，语言总是要说出来、写出来的，关键只看对“言”的重视程度是否排在了“意”的前面。然而艺术，譬如绘画，偏偏是不用语言的，其所图摹，均在于求意，所以对于庄子“得意忘言”之说尤能引为知己。

26.1 外物不可必①，故龙逢②诛，比干戮，箕子狂，恶来③死，桀纣亡④。人主莫不欲其臣之忠，而忠未必信，故伍员⑤流于江，苌弘死于蜀，藏其血三年而化为碧。人亲莫不欲其子之孝，而孝未必爱，故孝己⑥忧而曾参悲。木与木相摩⑦则然，金与火相守⑧则流，阴阳错行，则天地大絯⑨，于是乎有雷有霆，水中有火，乃焚大槐。有甚忧，两陷而无所逃。螴蜳不得成⑩，心若县⑪于天地之间。慰暋沈屯⑫，利害相摩，生火甚多，众人焚和⑬。月固不胜火，于是乎有僓然而道尽⑭。

注释

①外物不可必：外物对于身命的影响是不一定的。外物，相对内心、身命、性命而言。必，必然。 ②龙逢：即关龙逢，又作龙逢、关龙逢。 ③恶来：商纣王大臣，秦、赵之先祖，周灭商，为周人所杀。 ④桀纣亡：言桀、纣皆夭亡，不得寿终。 ⑤伍员：即伍子胥。 ⑥孝己：商高宗武丁之子，有孝行。 ⑦摩：同“磨”。 ⑧相守：犹言相遇、相合。 ⑨天地大絯：絯读作“骇”。 ⑩螴蜳不得成：螴蜳，音 chén dūn。 ⑪县：同

“悬”。⑫慰暋沈屯：暋音mín。沈，同“沉”。⑬焚和：谓内伤阴阳之和。⑭月固不胜火二句：月，谓阴水、精气，言精气不胜内热，则颓然而命绝。僓然，即颓然，陆德明谓僓读作“颓”。

26.2 庄周家贫，故往贷粟于监河侯[①]。监河侯曰：“诺，我将得邑金，将贷子三百金，可乎?”庄周忿然作色曰：“周昨来，有中道[②]而呼者。周顾视车辙中，有鲋鱼[③]焉。周问之曰：‘鲋鱼来！子何为者邪[④]?’对曰：‘我，东海之波臣也[⑤]。君岂有斗升之水而活我哉?’周曰：‘诺，我且[⑥]南游吴越之王，激西江[⑦]之水而迎子，可乎?’鲋鱼忿然作色曰：‘吾失我常与，我无所处[⑧]。我得斗升之水然活耳，君乃言此，曾不如早索我于枯鱼之肆[⑨]！’”

注释

①邑金：封邑所收租税。东周时黄金可作为货币流通，一斤黄金称为一金。②中道：中途、半道。③鲋鱼：一种小鱼。④子何为者邪：子何为者，犹言子为何人。⑤东海之波臣也：东海水波中之臣。⑥且：将要。⑦西江：成玄英谓为蜀江，在西，故称西江。⑧吾失我常与二句：失常、从处指水，喻道。⑨枯鱼之肆：市中卖鱼之店肆。

26.3 任公子[①]为大钩巨缁[②]，五十犗[③]以为饵，蹲乎会稽，投竿东海，旦旦而钓，期年不得鱼。已而大鱼食之，牵巨钩，錎没而下[④]，骛扬而奋鬐，白波若山，海水震荡，声侔鬼神，惮赫[⑤]千里。任公子得若鱼[⑥]，离而腊之[⑦]，自制河[⑧]以东，苍梧[⑨]已北，莫不厌[⑩]若鱼者。已而后世辁才讽说之徒，皆惊

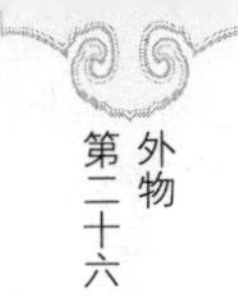

而相告也。夫揭竿累，趣灌渎，守鲵鲋，其于得大鱼难矣[11]。饰小说以干县令，其于大达亦远矣[12]。是以未尝闻任氏之风俗，其不可与经于世亦远矣[13]！

注释

①任公子：任国之公子。任，诸侯国名，汉为任城县，属兖州。 ②缁：音zī，黑丝绳。 ③牿：音jiè。 ④錎没而下：陷入水中。錎，同"陷"。没，沉没。 ⑤惮赫：惮吓。赫，同"吓"（"吓"字繁体作"嚇"）。 ⑥若鱼：犹言此鱼。若，代词。 ⑦离而腊之：切割制成肉干。 ⑧制河：即浙江。制，有本作"淛"，淛与"浙"形近，古音亦同。 ⑨苍梧：即南岭，又称五岭。苍梧又专指九疑山，又称九嶷山，在南岭中。 ⑩厌：餍足。 ⑪夫揭竿累四句：揭，举起。累，有本作"纍"，纶线。趣，同"趋"，奔往。灌渎，小塘小沟。鲵、鲋，均为小鱼名。 ⑫饰小说以干县令二句：小说，小道之说。干，干谒、谒求。县令，指小官，东周先设县，后设郡，均在诸侯之下。有本作"悬令"，解为朝廷悬赏招募之法令。大达，大道。 ⑬是以未尝闻任氏之风俗二句：风俗，犹言故事。经于世，即经世、治世。

26.4　儒以《诗》《礼》发冢[1]。大儒[2]胪传[3]曰："东方作矣，事之何若？"小儒[4]曰："未解裙襦，口中有珠。""《诗》固有之曰：'青青之麦，生于陵陂。生不布施，死何含珠为[5]？'接其鬓，压其𪍑[6]，儒以金椎控其颐，徐别其颊[7]，无伤口中珠！"

注释

①儒以诗礼发冢：发冢，谓掘夺死人之物。诗礼，谓《诗经》《礼经》。儒以《诗》《礼》发冢，言儒家所论皆为古人之陈

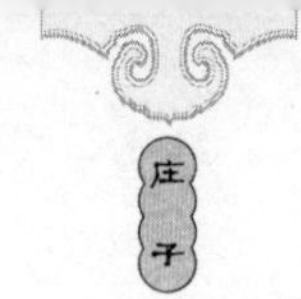

迹。②大儒：指老师。③胪传：依次相传。胪音lú，序列。④小儒：指弟子。⑤诗固有之曰五句：此句以下为大儒教导弟子之语。⑥颊：音huì，颐下。⑦徐别其颊：徐，慢慢。别，开启。

26.5　老莱子[1]之弟子出薪[2]，遇仲尼，反以告，曰："有人于彼，修上而趋下[3]，末偻而后耳[4]，视若营四海[5]，不知其谁氏之子[6]。"老莱子曰："是丘也，召而来。"仲尼至。曰："丘，去汝躬矜与汝容知，斯为君子矣[7]。"仲尼揖而退，蹙然改容而问曰："业可得进乎[8]？"老莱子曰："夫不忍一世之伤，而骜万世之患[9]，抑固窭邪，亡其略弗及邪[10]？惠以欢为骜，终身之丑[11]，中民之行进焉耳[12]，相引以名，相结以隐[13]。与其誉尧而非桀，不如两忘而闭其所誉。反无非伤也，动无非邪也[14]。圣人踌躇以兴事，以每成功[15]。奈何哉其载焉终矜尔！"

注释

①老莱子：人名。其事迹与老子相似，或以为即老子。②出薪：出门采薪。③修上而趋下：上身长，下身短。修，修长。趋，同"促"，短促。④末偻而后耳：臀背伛偻，两耳偏后。末，指臀背。偻，伛偻，即驼背。⑤视若营四海：言孔子之目光，似为天下奔波者。⑥不知其谁氏之子：不知何人。⑦去汝躬矜与汝容知二句：躬矜，谓其身形示人以矜傲。容知，谓其面容示人以智辩。⑧业可得进乎：业，谓儒家之事业。⑨夫不忍一世之伤二句：不忍心于一时一世之伤残，而欲以儒家之业救治之，然而于万世之患难，则傲然不顾。骜，同"傲"，有本作"敖"，即"傲"。⑩抑固窭邪二句：言孔子之所以如此，抑或固然出于穷窭，抑或忽略而有所不及。抑，抑或。固，

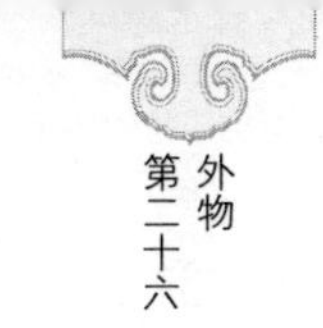

固然。窭，穷窭。亡通“无”。其，或然之辞。亡其，犹言莫非。略，忽略。弗及，不及。 ⑪惠以欢为骜二句：言仁爱唯得世人一时之欢悦，久之则被责取辱。惠，指仁爱，“爱”古文解为“惠”。骜，有本作“鹜”，奔竞。丑，责辱。 ⑫中民之行进焉耳：言儒家之业只是中等才智所为之事。 ⑬相引以名二句：言儒家以名誉、仁爱相标榜。 ⑭反无非伤也二句：言儒家所为，返古则成伤害，用世则成偏颇。反同“返”，谓返于上古。动，举动。 ⑮圣人踌躇以兴事二句：踌躇，谓从容随顺。从容随顺，故每每成功。每，每每。

26.6 宋元君[1]夜半而梦人被发[1]窥阿门[3]，曰：“予自宰路之渊[4]，予为清江使河伯之所[5]，渔者余且[6]得予。”元君觉，使人占之，曰：“此神龟也。”君曰：“渔者有余且乎？”左右曰：“有。”君曰：“令余且会朝。”明日，余且朝。君曰：“渔何得？”对曰：“且之网得白龟焉，箕圆五尺。”君曰：“献若之龟。”龟至，君再欲杀之，再欲活之。心疑，卜之，曰：“杀龟以卜，吉。”乃刳龟[7]，七十二钻而无遗筴[8]。仲尼曰：“神龟能见梦于元君，而不能避余且之网；知能七十二钻而无遗筴，不能避刳肠之患。如是，则知有所困，神有所不及也[9]。虽有至知，万人谋之[10]。鱼不畏网而畏鹈鹕[11]。去小知而大知明[12]，去善而自善矣[13]。婴儿生无石师而能言，与能言者处也[14]。”

注释

①宋元君：见《田子方篇》注。 ②被发：披发。被读作“披”。 ③阿门：旁门。阿读 ē。 ④宰路之渊：宰路，渊名。即神龟所居之处。 ⑤予为清江使河伯之所：为江神之使者，出使于河神。清江，即江水、长江，此处为寓言中的人物。河伯，

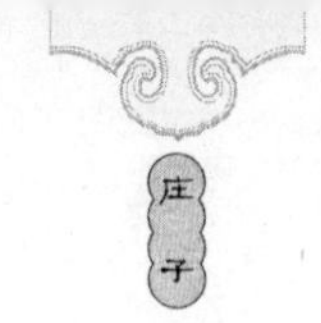

本为山川诸侯，此处为寓言中人物，代指河水，即黄河。 ⑥渔者余且：渔者，打鱼人。余且，人名，姓余，名且。且音jū。 ⑦刳龟：杀龟，除去龟肉，留取龟甲。 ⑧七十二钻而无遗筴：极言其灵验。龟卜先钻后灼，七十二钻即七十二卜。筴同“策”，策算、占算。无遗筴，谓无一失算。 ⑨则知有所困二句：知同“智”。卜筮有所不及，古有此说。 ⑩虽有至知二句：言不当用智。才智虽高，而有万人图谋之，终究难全。 ⑪鱼不畏网而畏鹈鹕：言即使不畏鱼网，尚有鹈鹕可畏也。鹈鹕，水鸟名。 ⑫去小知而大知明：大智，谓不用智。知同“智”。 ⑬去善而自善矣：自善，自然而善。 ⑭婴儿生无石师而能言二句：仍言顺之自然之义。石师，有本作“所师”，又作“硕师”。

26.7 惠子谓庄子曰：“子言无用。”庄子曰：“知无用而始可与言用矣。天地非不广且大也，人之所用容足[①]耳，然则厕足而垫之致黄泉[②]，人尚有用乎？”惠子曰：“无用[③]。”庄子曰：“然则无用之为用也亦明矣[④]。”

注释

①所用容足：人自立于天地之间，唯需两足之地，故曰容足。 ②厕足而垫之致黄泉：谓人已死也。厕同“侧”。厕足，犹言放倒。垫，填埋。黄泉，谓坟墓。 ③惠子曰二句：人已死，故曰无用。 ④然则无用之为用也亦明矣：人已死，称为物化。物化而复归于天地，随所铸造，无往而不可，故曰大用。

26.8 庄子曰：“人有能游，且得不游乎？人而不能游，且得游乎[①]？夫流遁之志[②]，决绝之行[③]，噫，其非至知厚德之任与[④]！覆坠而不反，火驰而不顾[⑤]。虽相与为君臣，时也，

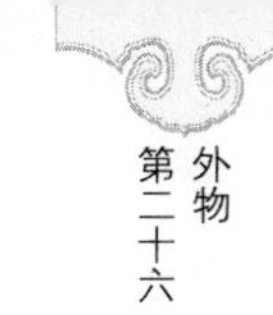

易世而无以相贱[6]。故曰：至人不留行焉[7]。夫尊古而卑今，学者之流也[8]。且以狶韦氏之流观今之世，夫孰能不波[9]，唯至人乃能游于世而不僻[10]，顺人而不失己。彼教不学[11]，承意不彼[12]。

注释

①人有能游四句：言人有当变而不变者，有不当变而变者。游，指顺变。 ②流遁之志：指遁隐山林。 ③决绝之行：指断绝世俗。 ④其非至知厚德之任与：言遁隐、绝俗皆有道者之所为。 ⑤覆坠而不反二句：极言入道之坚劲。 ⑥虽相与为君臣三句：君臣之义为世俗所最难免者，然而与天道相较，世俗之义犹如四时之循环，仅具一时之意义。由道观之，物无贵贱。易世，来世，仍指物化而言。 ⑦至人不留行焉：言能与时俱变。 ⑧夫尊古而卑今二句：学者之流，谓追效典章名物之类。 ⑨且以狶韦氏之流观今之世二句：狶韦氏，上古帝王，见《大宗师篇》注。孰能不波，谁能不变。波，变动。 ⑩不僻：不偏。 ⑪彼教不学：只施不效。 ⑫承意不彼：言圣人则能承上古之意，承上古之意则能顺应世事，而又不为世事所变。不彼，疑当作“不波”，针对上文“孰能不波”而言，涉上“彼教不学”之“彼”而讹。

26.9 目彻为明[1]，耳彻为聪，鼻彻为颤[2]，口彻为甘，心彻为知，知彻为德。凡道不欲壅，壅则哽[3]，哽而不止则跈[4]，跈则众害生。物之有知者恃息[5]，其不殷，非天之罪[6]。天之穿之，日夜无降[7]，人则顾塞其窦[8]。胞有重阆，心有天游[9]。室无空虚，则妇姑勃谿[10]。心无天游，则六凿相攘[11]。大林丘山之善于人也，亦神者不胜[12]。德溢乎名，名溢乎暴[13]。

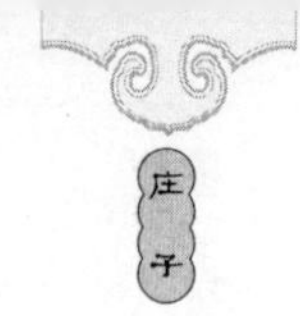

谋稽乎谹，知出乎争[14]。柴生乎守官，事果乎众宜[15]。春雨日时[16]，草木怒生[17]，铫鎒于是乎始修[18]，草木之到植者过半而不知其然[19]。

注释

①目彻为明：彻解为“通”。 ②颤：读作 shān，通“羶”。能审气味曰羶。 ③哽：又通“梗”“鲠”。哽咽。 ④跈：王念孙谓跈、轸、紾皆读为“抮”。抮音 zhěn。 ⑤物之有知者恃息：物之有知者，即生物。 ⑥其不殷二句：不殷，言气息不厚盛。殷，厚盛、中正。非天之罪，言天道均平，如有众害，则由人情而起。 ⑦天之穿之二句：穿解为“通”，穿之即通之。降解为“止”，无降，犹言不已。 ⑧人则顾塞其窦：人类反而自己堵塞了通道。顾，解为“反”。窦，孔穴。 ⑨胞有重阆二句：胞，解为“腹”。阆音 làng，解为空旷。心有天游，谓心智、道德与天地相通彻。 ⑩室无空虚二句：室，家室。妇姑，即婆媳。勃溪，争斗。溪音 xī。 ⑪六凿相攘：身心互相攘夺。六凿谓耳、目、口、鼻、身、心。 ⑫大林丘山之善于人也二句：大林丘山，指自然而言。善于人，言人一见则欣喜。神者不胜，言人心意狭促。心意狭促而喜见山林，亦知通达为美也。 ⑬德溢乎名二句；言道德被名誉所涨满，名誉被表露所涨满，皆不能通彻也。溢，涨满，与“通彻”相对。暴，表露、暴露。 ⑭谋稽乎谹二句：言谋略出于困急，智辩出于争斗，皆堵塞不通之意。稽，解为“考”。谹音 xián，急难。 ⑮柴生乎守官二句：柴，谓柴塞、堵塞。守官，官司所守，谓典章法令之类。果，结果，结果出乎众宜，仍即“生乎”众宜之意。众宜，谓世俗之所适宜。二句言法令非出于自然。 ⑯春雨日时：即所谓“时雨”。 ⑰怒生：奋生。 ⑱铫鎒于是乎始修：谓此时则耕作治田。铫音 yáo。鎒音 nòu，又作“槈”，通“耨”，锄器。修，修治。

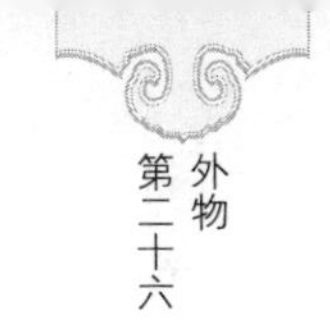

⑲草木之倒植者过半而不知其然：草木，指五谷以外之杂草杂木。到植，来植，言杂草杂木皆能来此生植。过半，言杂草杂木之茂盛多于五谷。不知其然，谓天然、自然而然也。

26.10　静然可以补病[①]，眦搣可以休老[②]，宁可以止遽[③]。虽然[④]，若是，劳者之务也，非佚者之所未尝过而问焉[⑤]。圣人之所以駴[⑥]天下，神人未尝过而问焉；贤人所以駴世，圣人未尝过而问焉；君子所以駴国，贤人未尝过而问焉；小人所以合时，君子未尝过而问焉。演门有亲死者[⑦]，以善毁，爵为官师[⑧]，其党人毁而死者半[⑨]。尧与许由天下，许由逃之。汤与务光，务光怒之。纪他闻之，帅弟子而踆于窾水[⑩]，诸侯吊之。三年，申徒狄因以踣[⑪]河。

注释

①然可以补病：清静有助于救治疾病。静然，有本作“静默”。　②眦搣可以休老：眦，有本作“揃”。搣，有本从“女”。休老，有本作“沐老”。　③宁可以止遽：遽，解为急躁。言安宁可以止息急躁。　④虽然：虽然如此。言其有所未备。⑤劳者之务也二句：言此都是使人劳累的做法，是超逸的人所不过问的。佚者指有道之人。　⑥駴：通“骇”，惊动。　⑦演门有亲死者：演门，成玄英谓为宋之东门，有本作“寅门”。亲，父母。　⑧以善毁二句：因为能哀毁，赐之爵禄为官。　⑨其党人毁而死者半：其邻里之人效仿之，哀毁而死者有半数。古者丧亲，哀毁易以灭性。　⑩踆于窾水：踆音 qūn，同逡。窾水，水名，其地无考。　⑪踣河：自沉而死。踣音 bó，仆倒。

26.11　荃[①]者所以在鱼，得鱼而忘荃。蹄[②]者所以在兔，

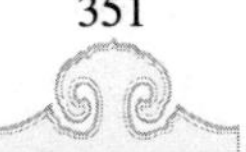

得兔而忘蹄。言者所以在意，得意而忘言。吾安得夫忘言之人而与之言哉[3]！”

注释

①荃：有本作“筌”，音quán，鱼篓。 ②蹄：兔网。网其脚，故称蹄。 ③吾安得夫忘言之人而与之言哉：忘言而言难，得其人尤难，故深叹之。

寓言第二十七

解题

《寓言》这一篇，篇首一段讲“寓言十九，重言十七，卮言日出”，含义独特，学者多以为庄子自明体例之语，有学者即称此篇为《庄子》一书的“序例”。

所以此篇大致可以分为二个部分。第一部分序例。

寓言、重言、卮言，学者称之为“三言”。寓言即虚言、虚语。重言即皆古贤人为重之言。卮言谓倾而正、谐而庄之言。“寓言十九，重言十七，卮言日出”，庄子之意大约是说，其书尽皆卮言，卮言之中又有寓言，十之九为寓言，寓言之中又有重言，十之七为重言。

不过除了“三言”的序例之外，庄子其实还有更加重要的一种体例，就是“不言而言”和“言所不言”。

古人本有“不言”“不作”的传统。庄子所说“忘言”“不言”，大抵与此相类，亦有其不得已的苦衷。

此篇的第二部分，庄子对惠子论孔子行年六十而六十化，曾子再仕而心再化，颜成子游论其所学九年而大妙，老子谓阳子居大白若辱、盛德若不足，以及罔两问影的寓言，主旨都讲的是“顺化”。所谓“彼来则我与之来，彼往则我与之往，彼强阳则我与之强阳”，即道、儒二家“与时俱化”“随时处中”学问的生动表述。

27.1　寓言十九，重言十七，卮言日出，和以天倪[①]。寓言十九，藉外论之[②]。亲父不为其子媒，亲父誉之，不若非其父者也，非吾罪也[③]，人之罪也。与己同则应，不与己同则反；同于己为是之，异于己为非之。重言十七，所以已言也[④]。是为耆艾，年先矣[⑤]。而无经纬本末以期年耆者，是非先也[⑥]。人而无以先人，无人道也；人而无人道，是之谓陈人[⑦]。卮言日出，和以天倪，因以曼衍，所以穷年[⑧]。不言则齐[⑨]，齐与言不齐[⑩]，言与齐不齐也[⑪]，故曰无言[⑫]。

注释

①和以天倪：谓三言皆归本于天道，有言归本于无言。 ②藉外论之：借助外物而论之。藉，同“借”。 ③非吾罪也：吾，此处指父。 ④所以已言也：以此止息他人之非议。已，终止。 ⑤是为耆艾二句：耆艾，对长者的尊称。年先，言耆艾得以年长而居先。 ⑥而无经纬本末以期年耆者二句：以期年耆者，日本高山寺抄本作“以期来者”。言如无经纬本末之学，则不得先于耆艾。 ⑦陈人：言如刍狗之已陈，无人取用。 ⑧所以穷年：道本无言，无言而又不得不言，所言亦唯聊以消遣，穷尽天年而已。 ⑨不言则齐：齐，谓齐同万物而归于无名。不言即无名，故曰“不言则齐”。 ⑩齐与言不齐：齐同万物而复有言，则是不齐。与，解为“以”或“而”。 ⑪言与齐不齐也：所言虽欲使万物齐同，犹是不齐。 ⑫故曰无言：日本高山寺抄本作“故曰言无言”。道本无言，故所言者只是“言无言”也。以卮言而言无言，此即庄子著书之旨。

27.2 言无言。终身言，未尝不言；终身不言，未尝不言[①]。有自也而可，有自也而不可；有自也而然，有自也而不然[②]。恶乎然？然于然；恶乎不然？不然于不然。恶乎可？可于可；恶乎不可？不可于不可。物固有所然，物固有所可。无物不然，无物不可。非卮言日出，和以天倪，孰得其久[3]！万物皆种也[4]，以不同形相禅[5]，始卒若环，莫得其伦[6]，是谓天均[7]。天均者，天倪也[8]。

注释

①终身不言二句：道本无言，凡所言皆在道外，故无所谓言与不言。 ②有自也而可四句：自，所从、所由，谓理据。有理据，就其一物之具体而言，则然则可，就万物全体之道而言，则不然不可。 ③非卮言日出三句：言通彻万物者，乃得长久。 ④万物皆种也：种，即《至乐篇》“种有幾……万物皆出于机，皆入于机”之“种”。 ⑤以不同形相禅：禅，解为变更、替代。同种同形相生，称为“自生”。不同种不同形而更相禅替，称为“物化”。 ⑥始卒若环二句：始卒，始终。若环，若循环。伦，理序。莫得其伦，言其理序有超然于事物自身者。 ⑦是谓天均：其超然于事物自身者，即天道。天钧，指天道。 ⑧天均者二句：天均、天倪皆谓天道，言与不言，总归于此。

27.3 庄子谓惠子曰：“孔子行年六十而六十化，始时所是，卒而非之，未知今之所谓是之非五十九非也。”惠子曰：“孔子勤志服知也[1]。”庄子曰：“孔子谢之矣，而其未之尝言[2]。孔子云：‘夫受才乎大本，复灵以生[3]。鸣而当律，言而当法，利义陈乎前，而好恶是非直服人之口而已矣[4]。使人乃以心服，而不敢蘁立，定天下之定[5]。’已乎，已乎！吾且不得及彼乎！”

注释

①孔子勤志服知也：言孔子勤勉其意志，运用其智慧，所以如此。 ②孔子谢之矣二句：言孔子不受惠子此称，当辞谢之。

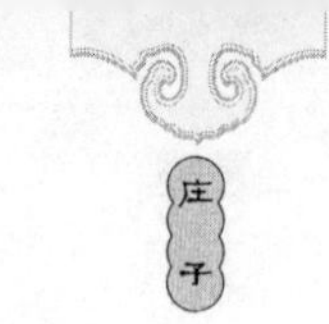

③夫受才乎大本二句：受才，禀受才质，此处指生命。复灵，犹言含灵，此处指性命。大本，宇宙之根本。 ④鸣而当律四句：发声则可以合于音律，出语则可以合于法度，又可以分辨利益与义理，陈布于众人之前，然而其好恶是非只可以使人口服而已。⑤使人乃以心服三句：至于使人心服，则唯有顺从天下，而不敢与天下立异。蘁音 wù，解为“逆”。蘁立，犹言立异。定天下之定，意谓以天下人之所定为定，言孔子亦不得不因循也。

27.4 曾子再仕而心再化，曰：“吾及亲仕，三釜而心乐[①]；后仕，三千钟不洎，吾心悲[②]。”弟子问于仲尼曰：“若参者，可谓无所县其罪乎[③]？”曰：“既已县矣[④]！夫无所县者，可以有哀乎[⑤]？彼视三釜、三千钟如观雀蚊虻相过乎前也[⑥]。”

注释

①吾及亲仕二句：及亲，在父母生前。三釜，指其俸禄为三釜粟，下文三千钟即三千钟粟。釜，容量单位，六斗四升为一釜。 ②后仕三句：三句倒装，当作“后仕不洎，三千钟吾心悲”。钟，容量单位，十斗为一斛，六斛四斗为一钟。不洎，不及。洎音 jì。 ③可谓无所县其罪乎：县，同“悬”，解为“牵系”。罪，指过失。言曾子务在孝养，虽求俸禄，而并无过失。④既已县矣：言曾子为养亲而求俸禄，则是已经有所牵系了。⑤夫无所县者二句：无所牵系，则可以无哀无乐。 ⑥彼视三釜三千钟如观雀蚊虻相过乎前也：言无所牵系，则三釜与三千钟之多寡皆不足为道。观雀，有本作“鹳雀”，有本作“观鸟雀”。

27.5 颜成子游[①]谓东郭子綦[②]曰：“自吾闻子之言，一年而野[③]，二年而从[④]，三年而通[⑤]，四年而物[⑥]，五年而来[⑦]，

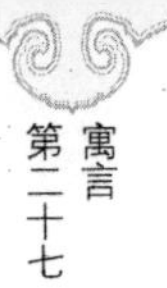

六年而鬼入，七年而天成[⑧]，八年而不知死、不知生，九年而大妙。”

注释

①颜成子游：，人名，东郭子綦的弟子。见《齐物论篇》注。又称“颜成子”，见《徐无鬼篇》。②东郭子綦：人名，颜成子游之师。③一年而野：野，质朴，谓去除名利之心。④二年而从：从，顺，谓随顺物情。⑤三年而通：通，谓通达物我。⑥四年而物：物，谓同于万物。⑦五年而来：来，武延绪谓当作“神来”。⑧七年而天成：天成谓合于自然。

27.6 “生有为，死也[①]。劝公以其，死也，有自也[②]。而生，阳也，无自也[③]。而果然乎[④]！恶乎其所适？恶乎其所不适[⑤]？天有历数，地有人据[⑥]，吾恶乎求之[⑦]？莫知其所终，若之何其无命也？莫知其所始，若之何其有命也[⑧]？有以相应也，若之何其无鬼邪？无以相应也，若之何其有鬼邪[⑨]？”

注释

①生有为二句：道家以顺化为生，故称有为为死。②劝公以其三句：劝公以其，《阙误》引张君房本作“劝公以其私”，言有勤于公事者，有出于私利者。有自，有所由，即有为也，故曰“死”。③而生三句：言生出于阳，阳之来自然而然，无所由。④而果然乎：谓确然如此。⑤恶乎其所适二句：无所不适。⑥地有人据：言人类出于地上，各有依据，各有职分。⑦吾恶乎求之：无须别有所求。⑧莫知其所终四句：莫知终始，言天地无终无始。若之何，如何。事物如何可以无命，如何可以有命，言事物皆有命、皆无命也。万物不离于道，故曰有命；万物皆自然而已，故曰无命。⑨有以相应也四句：鬼谓鬼神，指神

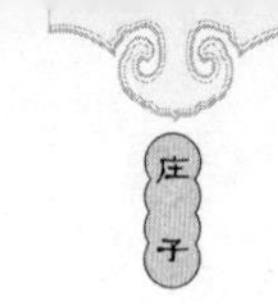

明。有道，故有神明相应；万物皆自然而然，故自为神明。以上均为颜成子游之语。

27.7　众罔两问于景[①]曰："若向也俯而今也仰，向也括而今也被发[②]，向也坐而今也起，向也行而今也止，何也？"景曰："搜搜[③]也，奚稍问也[④]！予有而不知其所以[⑤]。予，蜩甲[⑥]也，蛇蜕[⑦]也，似之而非也[⑧]。火与日，吾屯也[⑨]；阴与夜，吾代也[⑩]。彼吾所以有待邪[⑪]，而况乎以有待者乎[⑫]！彼来则我与之来，彼往则我与之往，彼强阳[⑬]则我与之强阳。强阳者，又何以有问乎[⑭]！"

注释

①众罔两问于景：罔两与景均为庄子寓言中的人物。　②向也括而今也被发：括，有本作"括撮"，谓括发，即束发。被发，披发，被同"披"。　③搜搜：有本作"叟叟"，摇动貌。　④奚稍问也：锺泰谓当作"奚屑问"，意为"奚足问"。　⑤予有而不知其所以：予有为而不知其所以为。　⑥蜩甲：蝉蜕。　⑦蛇蜕：蛇皮。　⑧似之而非也：影出于物，蝉蜕、蛇皮亦出于物，故曰"似之"。蝉蜕、蛇皮离于物，影则不离物，故曰"非也"。⑨火与日二句：有火有日，则影可以聚集。屯，解为"聚"。⑩阴与夜二句：阴与夜来临，则影即泯灭。代，代谢，指泯灭。⑪彼吾所以有待邪：彼，指火与日。影有待于火与日而生。邪，同"也"。　⑫而况乎以有待者乎：以有待者，《阙误》引张君房本作"以无有待者"。火与日本无形，而影亦无形，可谓"以无有待无有"，以喻一切随顺之意。　⑬强阳：运动的样子。⑭强阳者二句：运动而已，无须问其所以。

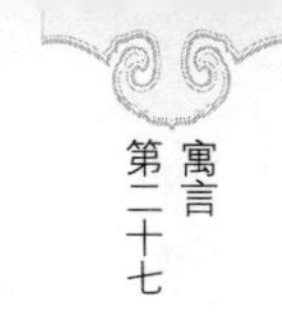

27.8 阳子居[①]南之沛[②]，老聃西游于秦，邀于郊[③]，至于梁而遇老子[④]。老子中道仰天而叹曰："始以汝为可教，今不可也。"阳子居不答。至舍，进盥漱巾栉，脱屦户外，膝行而前，曰："向者弟子欲请夫子，夫子行不闲，是以不敢。今闲矣，请问其故。"老子曰："而睢睢盱盱[⑤]，而谁与居？大白若辱，盛德若不足。"阳子居蹴然变容曰："敬闻命矣！"其往也，舍者迎将[⑥]，其家公执席[⑦]，妻执巾栉，舍者避席[⑧]，炀者避灶[⑨]。其反[⑩]也，舍者与之争席矣！

注释

①阳子居：人名。 ②沛：地名。 ③邀于郊：邀，解为"遇"。郊，郊外。古称邑外曰郊，郊外曰野。 ④至于梁而遇老子：梁，大梁，魏国都城。 ⑤而睢睢盱盱：而，同"尔"。睢睢盱盱，跋扈的样子。睢睢，音 suī suī。盱盱，音 xū xū。⑥舍者迎将：舍者，旅舍主人。迎将，迎送。 ⑦公执席：谓老人为其布坐席。 ⑧舍者避席：谓在旅舍，主人不敢与之同席。⑨炀者避灶：炊者不敢与之同灶。 ⑩反：同"返"。

让王第二十八

解题

《让王》这一篇，历叙了古代能够辞让君王之位以及能够隐居不仕的一批人物，有如一篇专门的高士传和隐逸传，作为一类人物的专题描述，与《德充符篇》最为相似。

篇首说许由。尧以天下让许由，许由不受。次说子州支伯、善卷、石户之农、周太王古公亶父、避狄人、越王子搜、北人无择、卞随、瞀光（又称务光）、伯夷、叔齐、屠羊、共伯和，所列之人达十四人之多。《外物篇》又载，纪他、申徒狄均能自沉而死。《盗跖篇》又载，随晋文公出亡而不守封赏的还有介子推。

篇中也记载了许多安于贫贱之士。颜阖、子列子、孔子的学生原宪和曾子以及孔子自己。

晋唐学者就此讨论了若干问题，较为重要。一是西晋郭象的“答疑”，讨论隐逸有无弊病。如问许由、伯夷、叔齐有无弊病，则回答为有。许由的弊病在于诱导出了子之、燕王哙的乱政，伯夷、叔齐的弊病在于助长了暴君的专断。但是，古之贤相也同样是有弊病。如伊尹、吕尚，助长了以下犯上的篡弑之风。如果说有弊病，则双方同样有弊病；如果说无弊病，则双方都是蹈袭圣人的踪迹。所以说，许由、夷齐之所为尚有可采，后人虽不能至，但得其仿佛，亦能造就高让谦退之风气，有助于移易风俗。

二是唐代唐氏的“答疑”，讨论道家是否重生。古代所传的道家形象，有惜命、畏死之说，其中不免产生误解。但北人无择、卞随、务光、纪他、申徒狄等人，均抱石自沉而死，看似对

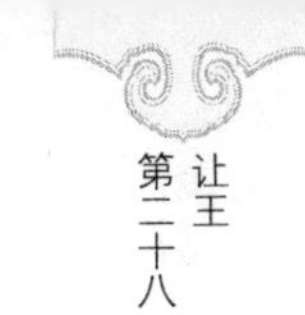

生命的轻贱，实则是不能容忍对生命的污辱，其所作所为，都只为保全道体与生命的纯粹而发。因为明了生死齐一，所以能视死如归；因为太珍重生命，所以要它纯粹不染。

28.1　尧以天下让许由，许由不受。又让于子州支父[②]，子州之父曰："以我为天子，犹之可也。虽然，我适有幽忧之病，方且治之，未暇治天下也。"夫天下至重也，而不以害其生，又况他物乎！唯无以天下为者，可以托天下也。

注释

①子州支父：人名，姓子，名州，字支父。又称子州支伯。

28.2　舜让天下于子州支伯，子州支伯曰："予适有幽忧之病，方且治之，未暇治天下也。"故天下大器也，而不以易生[①]。此有道者之所以异乎俗者也。

注释

①易生：替换其生命。

28.3　舜以天下让善卷[①]，善卷曰："余立于宇宙之中，冬日衣皮毛，夏日衣葛絺[②]。春耕种，形足以劳动；秋收敛，身足以休食。日出而作，日入而息，逍遥于天地之间而心意自得。吾何以天下为哉！悲夫，子之不知余也。"遂不受。于是去而入深山，莫知其处。

注释

①善卷：人名，姓善，名卷。　②葛絺：葛，草名。葛所织布称为絺綌，音 chī xì。

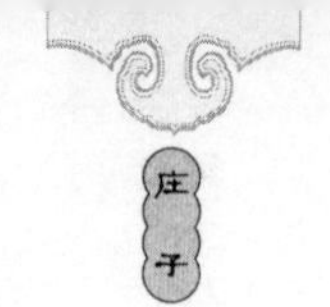

28.4　舜以天下让其友石户之农[1]。石户之农曰："卷卷[2]乎，后之为人[3]，葆力之士也。"以舜之德为未至也，于是夫负妻戴[4]，携子以入于海，终身不反[5]也。

注释

①石户之农：人名，家在石户，为农人，故称。　②卷卷：用力的样子。　③后之为人：后，义为"君王"，指帝舜。古文"君后"之"后"与"前后"之"后"不同（"前后"之"后"繁体写作"後"）。　④夫负妻戴：不备车船，言其简易也。古人承重载物，男子负于肩背，女子戴于头顶。　⑤反：同"返"。

28.5　大王亶父[1]居邠[2]，狄人[3]攻之。事[4]之以皮帛而不受，事之以犬马而不受，事之以珠玉而不受。狄人之所求者土地也。大王亶父曰："与人之兄居而杀其弟，与人之父居而杀其子，吾不忍也[5]。子皆勉居矣！为吾臣与为狄人臣奚以异！且吾闻之，不以所用养害所养[6]。"因杖筴[7]而去之，民相连而从之，遂成国于岐山之下[8]。夫大王亶父，可谓能尊生矣。能尊生者，虽贵富，不以养伤身；虽贫贱，不以利累形。今世之人居高官尊爵者，皆重失之，见利轻亡其身[9]，岂不惑哉！

注释

①大王亶父：周之先王，史称古公亶父，又称大王，大读作"太"。生子太伯、虞仲、季历，太伯、虞仲为吴国之祖，季历之子名昌，即周文王。　②邠：又写作"豳"，音 bīn。古公亶父时周人旧都。汉晋为新平郡，西魏置豳州，唐置邠州，今改称彬县。　③狄人：四夷之一。史载攻太王者有戎狄、西戎、熏育（又称熏鬻、荤粥）等名。　④事：进奉。　⑤与人之兄居而杀其弟三句：言不欲与狄人攻战。　⑥不以所用养害所养：成玄英

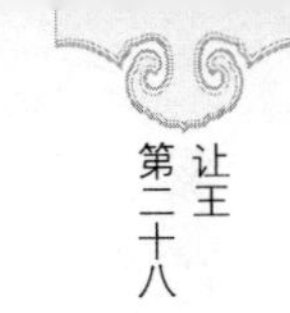

曰："用养，土地也。所养，百姓也。本用地以养人，今杀人以存地，故不可也。" ⑦杖筴：筴同"策"，手杖。 ⑧遂成国于岐山之下：成国，谓成都邑。岐山，山名。 ⑨今世之人居高官尊爵者三句：重失之，两失之。高官尊爵者以过养而伤身，贫贱者以利轻亡其身，故曰世之人两失之。

28.6 越人三世弑其君，王子搜患之①，逃乎丹穴②。而越国无君，求王子搜不得，从之丹穴。王子搜不肯出，越人薰③之以艾，乘以王舆④。王子搜援绥⑤登车，仰天而呼曰："君乎！君乎！独不可以舍我乎！"王子搜非恶⑥为君也，恶为君之患也。若王子搜者，可谓不以国伤生矣，此固越人之所欲得为君也⑦。

注释

①越人三世弑其君二句：王子搜，越国王子名，越王翳之子，又名无颛。 ②丹穴：出产丹砂的矿穴。丹砂又称朱砂。 ③薰：同"熏"。 ④王舆：王车。有本作"玉舆"，有玉饰的车。 ⑤援绥：登车扶握的绳索。 ⑥恶：读作 wù。 ⑦此固越人之所欲得为君也：不欲为君，乃可以胜任君之位。

28.7 韩魏相与争侵地。子华子①见昭僖侯②，昭僖侯有忧色。子华子曰："今使天下书铭③于君之前，书之言曰：'左手攫之则右手废④，右手攫之则左手废，然而攫之者必有天下。'君能攫之乎？"昭僖侯曰："寡人不攫也。"子华子曰："甚善！自是观之，两臂重于天下也，身亦重于两臂。韩之轻于天下亦远矣，今之所争者，其轻于韩又远。君固愁身伤生以忧戚不得也⑤！"僖侯曰："善哉！教寡人者众矣，未尝得闻此

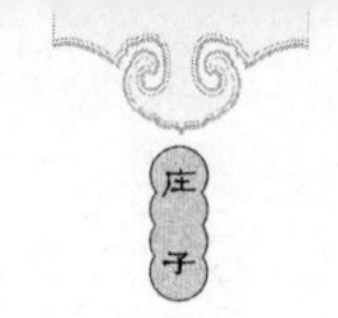

言也。”子华子可谓知轻重矣。

注释

①子华子：即华子。 ②昭僖侯：即韩昭侯，锺泰据《淮南子·要略》谓韩昭侯又谥“昭釐”，釐同“僖”。 ③铭：纪录。 ④左手攫之则右手废：攫，取。 ⑤君固愁身伤生以忧戚不得也：不得指争侵之地。

28.8 鲁君闻颜阖[①]得道之人也，使人以币先焉[②]。颜阖守陋闾[③]，苴布之衣[④]，而自饭牛[⑤]。鲁君之使者至，颜阖自对之[⑥]。使者曰：“此颜阖之家与？”颜阖对曰：“此阖之家也[⑦]。”使者致币，颜阖对曰：“恐听谬而遗使者罪，不若审之[⑧]。”使者还，反审之，复来求之，则不得已[⑨]。故若颜阖者，真恶富贵也。故曰：道之真[⑩]以治身，其绪馀[⑪]以为国家，其土苴[⑫]以治天下。由此观之，帝王之功，圣人之馀事也，非所以完身养生也。今世俗之君子[⑬]，多危身弃生以殉物，岂不悲哉！凡圣人之动作也，必察其所以之与其所以为。今且有人于此，以随侯之珠[⑭]，弹千仞之雀，世必笑之。是何也？则其所用者重而所要[⑮]者轻也。夫生者，岂特随侯之重哉[⑯]！

注释

①颜阖：人名。 ②使人以币先焉：以副使携带币帛礼物为先导。 ③陋闾：犹言陋巷。 ④苴布之衣：身穿麻布衣。苴音jū，苴麻。 ⑤饭牛：喂牛。 ⑥颜阖自对之：言无僮仆应门。 ⑦此阖之家也：意谓自己即颜阖。古人自称则称名，他人称字。 ⑧恐听谬而遗使者罪二句：听谬，误听。审，核定。 ⑨则不得已：言已逃走。已同“矣”。 ⑩道之真：犹言精华。 ⑪绪馀：残剩之余。 ⑫土苴：粪草，犹言糟粕。 ⑬君子：此处指君

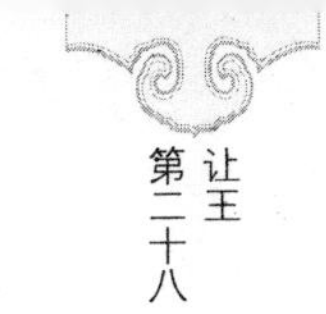

王。 ⑭随侯之珠：宝珠名。随，诸侯国名，都城在今湖北随州。 ⑮要：求。读作 yāo。 ⑯岂特随侯之重哉：随侯指随侯之珠。

28.9 子列子穷，容貌有饥色。客有言之于郑子阳[①]者，曰："列御寇，盖有道之士也，居君之国而穷，君无乃为不好士乎？"郑子阳即令官遗之粟[②]。子列子见使者，再拜而辞[③]。使者去，子列子入，其妻望之而拊心[④]曰："妾闻为有道者之妻子，皆得佚乐[⑤]，今有饥色。君过而遗先生食，先生不受，岂不命邪[⑥]！"子列子笑谓之曰："君非自知我也。以人之言而遗我粟，至其罪我也，又且以人之言，此吾所以不受也。"其卒[⑦]，民果作难而杀子阳。

注释

①郑子阳：人名，郑繻公时相。当为郑国公族，以国为姓。②遗之粟：遗读作 wèi，馈赠。 ③再拜而辞：辞谢不受。④望之而拊心：拊音 fǔ。 ⑤佚乐：即逸乐。 ⑥岂不命邪：日本高山寺抄本作"岂非命也哉"。 ⑦卒：终。

28.10 楚昭王失国[①]，屠羊说[②]走而从于昭王[③]。昭王反国[④]，将赏从者，及屠羊说。屠羊说曰："大王失国，说失屠羊；大王反国，说亦反屠羊。臣之爵禄已复矣，又何赏之有！"王曰："强之！"屠羊说曰："大王失国，非臣之罪，故不敢伏其诛；大王反国，非臣之功，故不敢当其赏。"王曰："见之[⑤]。"屠羊说曰："楚国之法，必有重赏大功而后得见。今臣之知[⑥]不足以存国，而勇不足以死寇。吴军入郢，说畏难而避寇，非故[⑦]随大王也。今大王欲废法毁约而见说，此非臣之所

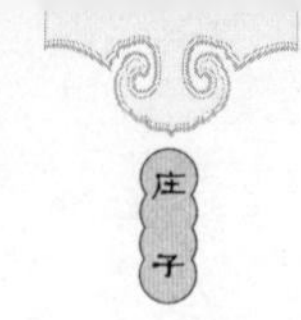

以闻于天下也。”王谓司马子綦[8]曰：“屠羊说居处卑贱而陈义甚高，子綦[9]为我延之以三旌之位。”屠羊说曰：“夫三旌之位，吾知其贵于屠羊之肆也；万钟之禄，吾知其富于屠羊之利也。然岂可以贪爵禄而使吾君有妄施之名乎！说不敢当，愿复反吾屠羊之肆。”遂不受也。

注释

①楚昭王失国：楚昭王，楚平王之子，楚惠王之父。平王时，杀伍子胥之父兄，伍子胥逃至吴国，率吴兵攻入郢都，楚昭王逃至云梦，又逃至郧，又逃至随，故曰“失国”。 ②屠羊说：人名，名说，为屠羊之小官，故称“屠羊说”。说读作 yuè。 ③走而从于昭王：奔走跟随楚昭王。 ④昭王反国：楚昭王出奔，次年，申鲍胥请救于秦，秦以车五百乘救楚，败吴，楚昭王归入郢。又次年，吴复伐楚，楚恐，去郢，北徙都鄀。反同“返”。 ⑤见之：召见之。见读作 xiàn。 ⑥知：同“智”。 ⑦故：有意。 ⑧司马子綦：子綦又作“子期”，为楚国司马，主政，故又有“楚相”之称。 ⑨子綦：疑当作“子其”。

28.11 原宪[1]居鲁，环堵之室，茨以生草[2]，蓬户不完[3]，桑以为枢[4]，而瓮牖二室[5]，褐以为塞[6]，上漏下湿，匡坐而弦[7]。子贡乘大马，中绀而表素[8]，轩车[9]不容巷，往见原宪。原宪华冠[10]縰履[11]，杖藜[12]而应门。子贡曰：“嘻！先生何病？”原宪应之曰：“宪闻之，无财谓之贫，学而不能行谓之病。今宪贫也，非病也。”子贡逡巡[13]而有愧色。原宪笑曰：“夫希世[14]而行，比周[15]而友，学以为人，教以为己[16]，仁义之慝，舆马之饰[17]，宪不忍为也。”

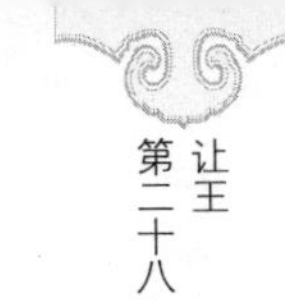

注释

①原宪：人名，孔子弟子，姓原，名思，字宪。 ②茨以生草：。茨音 cí。 ③蓬户不完：以蓬为门扉，尚且不整。蓬户，锺泰曰："编蓬以为门扇也"。 ④桑以为枢：用桑树条做门枢。⑤瓮牖二室：用破废的陶瓮充做居室的窗户。牖音 yǒu，窗。⑥褐以为塞：用破废的褐衣塞住窗洞。 ⑦匡坐而弦：端坐而弦歌。匡坐，正坐。 ⑧中绀而表素：车盖里面为绀青的颜色，车盖外面为白色。绀，深青带红。 ⑨轩车：高车。 ⑩华冠：用华木皮做的帽子。华木又称樺木。 ⑪縰履：履无跟为屣。縰，同"屣"。 ⑫杖藜：柱着用藜藋做的手杖。 ⑬逡巡：却退的样子。 ⑭希世：窥望世人之好恶以求赞誉。希，窥望。 ⑮比周：阿谀结党。 ⑯学以为人二句：学习当求自己成德，教学当使他人有得。此则反之，自己的学习却是为了满足他人的意愿，对别人的教育却是为了满足自己的所需。 ⑰仁义之慝二句：仁义则隐，舆马则显。慝音 tè，隐藏。饰，修饰、显露。

28.12 曾子居卫，缊袍无表[①]，颜色肿哙[②]，手足胼胝[③]，三日不举火，十年不制衣。正冠而缨绝[④]，捉衿而肘见[⑤]，纳屦而踵决[⑥]。曳縰而歌《商颂》[⑦]，声满天地，若出金石[⑧]。天子不得臣，诸侯不得友。故养志者忘形[⑨]，养形者忘利，致道者忘心[⑩]矣。

注释

①缊袍无表：冬日所穿衣袍以乱麻为絮，袍当有里外两层，此则有里无表。乱麻缊音 yùn，乱麻。 ②颜色肿哙：面部浮肿。哙通"癐"，音 kuì。 ③手足胼胝：手脚生茧。胼胝音 pián zhī，厚茧。 ④正冠而缨绝：端正冠帽而拉折了缨带。 ⑤捉衿而肘

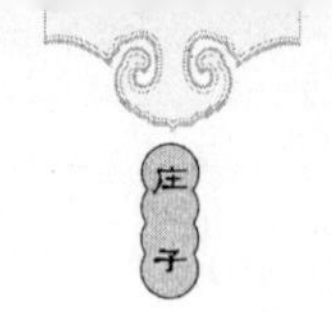

见：拉好衣襟却露出了肘臂。捉，持。衿，衣襟。见读作 xiàn，露出。 ⑥纳屦而踵决：脚穿进鞋里后跟却裂开来。 ⑦曳縰而歌商颂：拖着鞋弹唱《商颂》。縰，同“屣”。 ⑧金石：指钟磬。 ⑨形：指身躯。 ⑩忘心：心指心智，忘心谓不尚智、不动心机。

28.13 孔子谓颜回曰：“回，来！家贫居卑[①]，胡不仕乎？”颜回对曰：“不愿仕。回有郭[②]外之田五十亩，足以给飦粥[③]；郭内之田十亩，足以为丝麻。鼓琴足以自娱，所学夫子之道者足以自乐也。回不愿仕。”孔子愀然[④]变容，曰：“善哉回之意！丘闻之：‘知足者，不以利自累也；审自得者，失之而不惧；行修于内者，无位而不怍[⑤]。’丘诵之久矣，今于回而后见之，是丘之得也。”

注释

①居卑：言其居室低小。 ②郭：城郭。郭，外城。 ③足以给飦粥：给，读作 jǐ，供给。飦音 zhān，通“饘”，有本作“饘粥”。 ④愀然：正色。有本作“欣然”。 ⑤怍：音 zuò，惭愧。

28.14 中山公子牟[①]谓瞻子[②]曰：“身在江海之上，心居乎魏阙之下[③]，奈何[④]？”瞻子曰：“重生[⑤]，重生则利轻。”中山公子牟曰：“虽知之，未能自胜也。”瞻子曰：“不能自胜则从。神无恶乎[⑥]？不能自胜而强不从者，此之谓重伤[⑦]。重伤之人，无寿类矣[⑧]！”魏牟，万乘之公子也，其隐岩穴也，难为于布衣之士。虽未至乎道，可谓有其意矣。

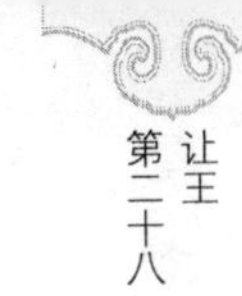

注释

①中山公子牟：即魏牟。 ②瞻子：人名。 ③身在江海之上二句：江海，犹言江湖、山林，指隐遁。魏阙，又称象魏、观阙。指朝廷、入仕。 ④奈何：当如何也。 ⑤重生：以生命为重。 ⑥神无恶乎：神，心神。恶，读作wù，嫌恶。 ⑦重伤：两次伤害。重，读作chóng。 ⑧无寿类矣：无寿类，即无寿之类。

28.15 孔子穷于陈蔡之间，七日不火食，藜羹不糁[①]，颜色甚惫，而弦歌于室。颜回择菜[②]，子路、子贡相与言曰："夫子再逐于鲁，削迹于卫，伐树于宋，穷于商周，围于陈蔡。杀夫子者无罪，藉夫子者无禁。弦歌鼓琴，未尝绝音，君子之无耻也若此乎[③]？"颜回无以应，入告孔子。孔子推琴，喟然而叹曰："由与赐，细人[④]也。召而来，吾语之。"子路、子贡入。子路曰："如此者可谓穷矣？"孔子曰："是何言也！君子通于道之谓通，穷于道之谓穷。今丘抱仁义之道以遭乱世之患，其何穷之为[⑤]！故内省而不穷于道，临难而不失其德。天寒既至，霜雪既降，吾是以知松柏之茂也。陈蔡之隘[⑥]，于丘其幸乎！"孔子削然[⑦]反琴而弦歌，子路扢然[⑧]执干而舞[⑨]。子贡曰："吾不知天之高也，地之下也[⑩]。"古之得道者，穷亦乐，通亦乐。所乐非穷通也，道德于此[⑪]，则穷通为寒暑风雨之序矣[⑫]。故许由虞于颍阳，而共伯得乎共首[⑬]。

注释

①藜羹不糁：以藜为羹而无米。藜音lí，藜藿，豆类野菜。糁音shēn，碎米粒。 ②择菜：有本作"释菜"。释，放下。 ③君子之无耻也若此乎：无耻，疑当作"无止"，针对上文"未

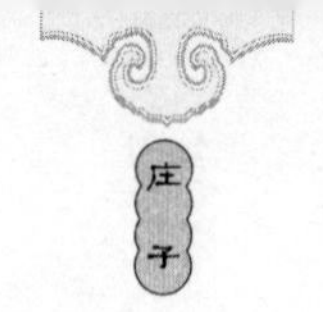

尝绝”而言。④细人：即小人，言其志小。⑤其何穷之为：其何穷之谓，言不得谓之穷。⑥隘：读作“厄”。⑦削然：削，有本作“梢”，又作“俏”。⑧扢然：奋勇的样子。扢音qì。⑨执干而舞：干，盾。⑩吾不知天之高也二句：地之下，谓深厚。不知天高地厚，承接上文“细人”而言。⑪道德于此：犹言道使之如此。由道而得称之为德。⑫则穷通为寒暑风雨之序矣：穷与通犹之寒与暑、风与雨之递变。⑬而共伯得乎共首：共伯，指共伯和，共国诸侯。曾摄王政，史称“共和”。共国在唐河内共城县。得，得意。共首，山名。

28.16　舜以天下让其友北人无择[①]，北人无择曰：“异哉，后[②]之为人也，居于畎亩之中，而游尧之门[③]！不若是而已[④]，又欲以其辱行漫我[⑤]，吾羞见之。”因自投清泠之渊[⑥]。

注释

①北人无择：人名，名无择，北方人，故称。一说复姓北人。②后：君后。③游尧之门：尧嫁舜二女，舜为尧臣，摄政，受禅让，故称“游尧之门”。④不若是而已：如此而犹不止。已，止。⑤又欲以其辱行漫我：辱行，耻辱之行。漫，汙漫。⑥因自投清泠之渊：自投，自沉、自尽。

28.17　汤将伐桀，因卞随[①]而谋，卞随曰：“非吾事也。”汤曰：“孰可？”曰：“吾不知也。”汤又因瞀光[②]而谋，瞀光曰：“非吾事也。”汤曰：“孰可？”曰：“吾不知也。”汤曰：“伊尹何如？”曰：“强力忍垢[③]，吾不知其他也。”汤遂与伊尹谋伐桀，克之，以让卞随。卞随辞曰：“后[④]之伐桀也谋乎我，必以我为贼[⑤]也；胜桀而让我，必以我为贪也。吾生乎乱世，而无道之

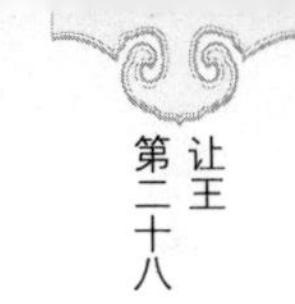

人再来漫[⑥]我以其辱行，吾不忍数闻[⑦]也！”乃自投椆水而死。汤又让瞀光，曰：“知者[⑧]谋之，武者遂[⑨]之，仁者居之[⑩]，古之道也。吾子胡不立乎？”瞀光辞曰：“废上[⑪]，非义也；杀民，非仁也；人犯其难，我享其利，非廉也。吾闻之曰：‘非其义者，不受其禄；无道之世，不践其土。’况尊我乎！吾不忍久见也。”乃负石而自沈于庐水[⑫]。

注释

①卞随：人名，姓卞，名随。 ②瞀光：人名，又作“务光”，有本作“务光”（“务”字繁体作“務”）。 ③强力忍垢：黾勉努力，而又能忍辱负重。强读作 qiǎng，勉励。 ④后：君后。 ⑤贼：杀人、残害人称为贼。 ⑥漫：汙漫。 ⑦不忍数闻：不能再闻，意谓不能再辱。 ⑧知者：智者。 ⑨遂：成就。 ⑩仁者居之：仁者处其位。 ⑪废上：废其君。 ⑫庐水：有本作卢水。

28.18 昔周之兴，有士二人处于孤竹[①]，曰伯夷、叔齐。二人相谓曰：“吾闻西方有人[②]，似有道者，试往观焉。”至于岐阳[③]，武王闻之，使叔旦[④]往见之。与之盟曰：“加富二等，就官一列”，血牲而埋之[⑤]。二人相视而笑，曰：“嘻，异哉！此非吾所谓道也。昔者神农之有天下也，时祀尽敬而不祈喜；其于人也，忠信尽治而无求焉[⑥]。乐与政为政，乐与治为治[⑦]。不以人之坏自成也[⑧]，不以人之卑自高也[⑨]，不以遭时自利也[⑩]。今周见殷之乱而遽为政，上谋而下行货，阻兵而保威，割牲[⑪]而盟以为信，扬行以说众[⑫]，杀伐以要利[⑬]。是推乱以易暴也。吾闻古之士，遭治世不避其任，遇乱世不为苟存。今天下闇[⑭]，周德衰，其并乎周以涂吾身也[⑮]，不如避之以洁吾

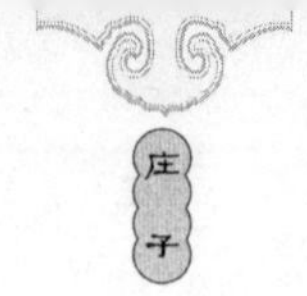

行。”二子北至于首阳之山，遂饿而死焉。若伯夷、叔齐者，其于富贵也，苟可得已，则必不赖[16]。高节戾行，独乐其志，不事于世[17]。此二士之节也。

注释

①孤竹：诸侯国名。 ②西方有人：西方指岐周而言，在西，故封为西伯。 ③岐阳：岐山之南，即周原。 ④叔旦：即周公旦，周武王之弟。 ⑤血牲而埋之：指衅盟。 ⑥忠信尽治而无求焉：对其百姓忠信，竭尽心力而已，不求回报。 ⑦乐与政为政二句：言政治当使人乐，不违人情。 ⑧不以人之坏自成也：不以毁坏别人来成就自己。 ⑨不以人之卑自高也：不以降低别人来高大自己。 ⑩不以遭时自利也：不以使人困厄来获得自己的顺利。遭时，谓遭时之困。 ⑪割牲：杀牲。 ⑫扬行以说众：说，同“悦”。 ⑬杀伐以要利：杀伐，指征战。要利，求利。 ⑭阇：同“暗”。 ⑮其并乎周以涂吾身也：涂，污染、玷污。 ⑯苟可得已二句：言富贵在此二人，苟且可得，而决意不以为依赖。 ⑰高节戾行三句：言二人所乐，在于向道之志，其节行与世俗不同。

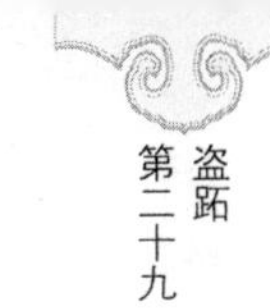

盗跖第二十九

解题

此篇前面是孔子与盗跖的对话，中间是子张与满苟得的对话，后面有无足与知和的对话。

盗跖为世所共认的大盗。盗跖与孔子，一为大盗，有为仁人，二人的对答，正合“卮言”倾侧正斜之意。

篇中描述盗跖作恶不仁，与儒家主张恰相针对。又说盗跖兼具名辩家的性质。篇中盗跖称孔子为“巧伪人”，称儒家“作言造语，妄称文武，擅生是非，妄作孝悌”，及“使天下学士不返其本”，意谓儒家以私人讲学，不治反乱，与《天下篇》大旨相合。

要之，此节在在均与庄子之旨吻合，而其假手盗跖以斥孔子，亦非错意于与儒家孔子个人之争胜。盗跖历论往古，其意则存乎当世，如《骈拇篇》所论“今世之仁人，蒿目而忧世之患，不仁之人，决性命之情而饕富贵”一问题，即儒家孔子亦不能不作此思考。

此节文字，才高、意大，为庄子一向风格。

中间子张与满苟得一节。子张为孔子弟子，此处为“重言”笔法。满苟得为“寓言”笔法，意谓苟且而得，满而无厌。子张以“为行”“为信”立论，满苟得则以“无耻”“为利”立论，而最终则归于至道，所谓“与时消息”“与道徘徊”，与“两行”“齐物”之旨相合。

后面无足与知和一节。无足认为“人卒未有不兴名就利者”，以求富贵为人的天性。知和则提出贵为天子，富有天下，亦不免于患，并且有悖于天道，天道以平为福，以有余为害。

通过对满苟得与无足的反驳，庄子试图对世俗之情予以矫正，反映了庄子以平和为上、以富贵为下的观念。

29.1　孔子与柳下季[①]为友，柳下季之弟，名曰盗跖。盗跖从卒九千人，横行天下，侵暴诸侯，穴室枢户[②]，驱人牛马，取人妇女[③]，贪得忘亲，不顾父母兄弟，不祭先祖。所过之邑，大国守城，小国入保，万民苦之。

注释

①柳下季：人名。　②穴室枢户：挖室墙，探门户。枢户，《阙误》引刘得一本作“抠户”。抠音 kōu。　③妇女：妻女，谓妻与女。

29.2　孔子谓柳下季曰：“夫为人父者，必能诏[①]其子；为人兄者，必能教其弟。若父不能诏其子，兄不能教其弟，则无贵父子兄弟之亲矣。今先生，世之才士也，弟为盗跖，为天下害，而弗能教也，丘窃为先生羞之。丘请为先生往说[②]之。”柳下季曰：“先生言为人父者必能诏其子，为人兄者必能教其弟，若子不听父之诏，弟不受兄之教，虽今先生之辩，将奈之何哉！且跖之为人也，心如涌泉，意如飘风，强足以距敌[③]，辩足以饰非。顺其心则喜，逆其心则怒，易辱人以言[④]。先生必无往[⑤]。”

注释

①诏：教导。　②说：说服。读作 shuì。　③强足以距敌：言其意志能自勉而不移，足以相抗。强读作 qiǎng。　④易辱人

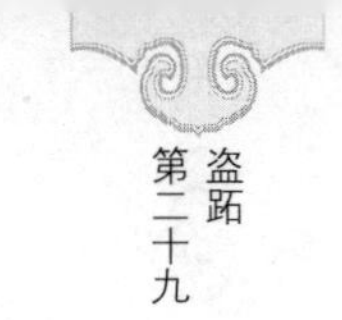

以言：以辱人以言为易。⑤先生必无往：无通“毋”。

29.3　孔子不听，颜回为驭[①]，子贡为右[②]，往见盗跖。盗跖乃方休卒徒大山之阳[③]，脍人肝而餔之[④]。孔子下车而前，见谒者曰：“鲁人孔丘，闻将军高义，敬再拜谒者。”谒者入通，盗跖闻之大怒，目如明星，发上指冠，曰：“此夫鲁国之巧伪人孔丘非邪？为我告之：‘尔作言造语，妄称文、武[⑤]。冠枝木之冠[⑥]，带死牛之胁[⑦]，多辞缪说[⑧]。不耕而食，不织而衣。摇唇鼓舌，擅生是非，以迷天下之主，使天下学士不反[⑨]其本。妄作孝弟[⑩]，而徼幸[⑪]于封侯富贵者也。子之罪大极重，疾走归！不然，我将以子肝益昼餔之膳[⑫]。’”

注释

①为驭：为御者。驭通“御”。　②为右：为车右。古代一车乘三人，主人居左，御者居中，车右居右。　③大山之阳：泰山之南。大读作“太”，通“泰”。山南为阳，山北为阴。　④脍人肝而餔之：脍音 kuài。餔音 bū，食。　⑤妄称文、武：文、武指周文王、周武王。　⑥冠枝木之冠：司马彪曰：“冠多华饰，如木之枝繁。”马叙伦曰：“‘枝’疑为‘枯’字之讹。枯木、死牛对文。”　⑦带死牛之胁：司马彪曰：“取牛皮为大革带。”⑧缪说：谬说。缪通“谬”。　⑨反：同“返”。　⑩孝弟：即孝悌。有本作“孝悌”。　⑪徼幸：求其幸遇。徼，求。　⑫益昼餔之膳：餔，古人在申时的一顿饭，餔在申时，故申时又别称“餔时”。申时合今下午四点。益昼餔之膳，意谓白昼申时之外，入夜再加餐。膳，餐饭。

29.4　孔子复通曰：“丘得幸于季，愿望履幕下[①]。”谒者

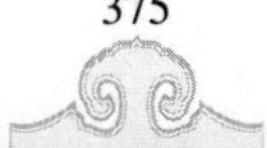

复通，盗跖曰："使来前！"孔子趋而进，避席反走[2]，再拜盗跖。盗跖大怒，两展其足[3]，案剑[4]瞋目，声如乳虎，曰："丘来前！若[5]所言，顺吾意则生，逆吾心则死。"

注释

①丘得幸于季二句：谓与柳下季为友，望相见。幕，帐幕。履幕下，谦辞，代指近前、见面。②反走：退步。③两展其足：伸开两脚，言箕据而坐，甚无礼也。展，伸展。④案剑：即按剑。案通"按"。⑤若：代词，你。

29.5　孔子曰："丘闻之，凡天下有三德：生而长大[1]，美好无双，少长贵贱见而皆说[2]之，此上德也；知维天地[3]，能辩诸物[4]，此中德也；勇悍果敢，聚众率兵，此下德也。凡人有此一德者，足以南面称孤[5]矣。今将军兼此三者，身长八尺二寸[6]，面目有光，唇如激丹，齿如齐贝[7]，音中黄钟，而名曰盗跖，丘窃为将军耻不取焉。将军有意听臣，臣请南使吴越，北使齐鲁，东使宋卫，西使晋楚，使为将军造大城数百里，立数十万户之邑，尊将军为诸侯，与天下更始，罢兵休卒，收养昆弟[8]，共祭先祖。此圣人才士之行，而天下之愿也。"

注释

①生而长大：谓身材高大。长读作 cháng。②说：同"悦"。③知维天地：所学遍于天地。知同"智"。④能辩诸物：能辨识百物之名而知其性。辩同"辨"。⑤南面称孤：为君王。南面、称孤均代指君王。⑥身长八尺二寸：周尺约合今制二十公分。⑦齿如齐贝：齿如排齐之贝。齐贝犹言编贝。⑧昆弟：兄弟。

29.6　盗跖大怒曰："丘来前！夫可规以利而可谏以言者，皆愚陋恒民之谓耳。今长大美好，人见而说之者，此吾父母之遗德也。丘虽不吾誉，吾独不自知邪？且吾闻之，好面誉人者，亦好背而毁之。今丘告我以大城众民，是欲规我以利而恒民畜我也，安可久长也！城之大者，莫大乎天下矣。尧、舜有天下，子孙无置锥之地①；汤、武立为天子，而后世绝灭②。非以其利大故邪？"

注释

①子孙无置锥之地：谓其封邑不保。　②而后世绝灭：谓其子孙封国有绝灭者。

29.7　"且吾闻之，古者禽兽多而人少，于是民皆巢居以避之，昼拾橡栗，暮栖木上，故命之曰'有巢氏之民'①。古者民不知衣服，夏多积薪，冬则炀之，故命之曰'知生之民'②。神农之世，卧则居居，起则于于。民知其母，不知其父，与麋鹿共处，耕而食，织而衣，无有相害之心。此至德之隆③也。然而黄帝不能致德④，与蚩尤战于涿鹿之野⑤，流血百里。尧、舜作，立群臣。汤放其主⑥，武王杀纣。自是之后，以强陵弱，以众暴寡。汤、武以来，皆乱人之徒也。"

注释

①古者禽兽多而人少五句：有巢氏，上古君王。　②古者民不知衣服四句：不知衣服，无衣服。炀，生火取暖。知生之民，疑为"知火之民"，即"燧人氏"。　③隆：隆盛。　④黄帝不能致德：致德即上文之"至德"。黄帝不能至德，言其不能全德。⑤与蚩尤战于涿鹿之野：蚩尤，诸侯名，本为炎帝之臣，一说曾

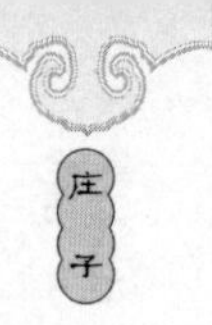

代炎帝为天子。 ⑥汤放其主：商汤放逐其君夏桀。放，放逐。⑨武王杀纣：杀同“弑”，读作shì。

29.8 “今子修文、武之道，掌天下之辩，以教后世[①]。缝衣浅带[②]，矫言伪行，以迷惑天下之主，而欲求富贵焉。盗莫大于子，天下何故不谓子为盗丘，而乃谓我为盗跖？子以甘辞说子路而使从之，使子路去其危冠，解其长剑，而受教于子[③]，天下皆曰‘孔丘能止暴禁非’。其卒之也，子路欲杀卫君而事不成，身菹于卫东门之上[④]，是子教之不至也。子自谓才士圣人邪？则再逐于鲁[⑤]，削迹于卫，穷于齐，围于陈蔡[⑥]，不容身于天下。子教子路菹此患[⑦]，上无以为身，下无以为人[⑧]。子之道岂足贵邪？”

注释

①今子修文武之道三句：儒家重在教化。 ②缝衣浅带：向秀曰：“儒服宽而长大。”缝衣，有本作“摓衣”，又作“逢衣”“绛衣”。《礼记·儒行》“逢掖之衣”，郑玄注：“逢，犹大也。”《荀子·儒效》“逢衣浅带”，杨倞注：“逢，大也。”《墨子·公孟》“绛衣博袍”，王引这曰：“绛衣，大衣也。”浅带，杨倞曰：“博带也。” ③子以甘辞说子路而使从之四句：《史记·仲尼弟子列传》：“子路性鄙，好勇力，志伉直，冠雄鸡，佩豭豚，陵暴孔子。孔子设礼稍路，子路后儒服委质，因门人请为弟子。”其事又见《孔子家语·子路初见篇》说，读作shuì，说服。危冠，高冠。 ④其卒之也三句：《史记·仲尼弟子列传》：“子路为卫大夫孔悝之邑宰。蒯聩乃与孔悝作乱，谋入孔悝家，遂与其徒袭攻出公。出公奔鲁在，则蒯聩入立，是为庄公。方孔悝作乱，子路在外，闻之而驰往。遇子羔出卫城门，谓子路曰：‘出公去矣，

而门已闭，子可还矣，毋空受其祸。’子路曰：‘食其食者不避其难。’子羔卒去。有使者入城，城门开，子路随而入。造蒯聩，蒯聩与孔悝登台。子路曰：‘君焉用孔悝？请得而杀之。’蒯聩弗听。于是子路欲燔台，蒯聩惧，乃下石乞、壶黡攻子路，击断子路之缨。子路曰：‘君子死而冠不免。’遂结缨而死。孔子闻卫乱，曰：‘嗟乎，由死矣！’已而果死。”卒，解为“终”。其卒之也，言其结果如此。菹音 zū，通葅，肉酱。又称为醢，音 hǎi。此处指醢刑。《孔子家语》云：“子路与子羔仕于卫，卫有蒯聩之难。孔子在鲁，闻之曰：‘柴也其来，由也死矣。’既而卫使至，曰：‘子路死焉。’夫子哭之于中庭，有人吊者，而夫子拜之，已哭，进使者而问故，使者曰：‘醢之矣。’遂令左右皆覆醢，曰：‘吾何忍食此！’” ⑤再逐于鲁：见《山木篇》注。 ⑥削迹于卫三句：参见《天运篇》注。 ⑦子教子路菹此患：子教子路，而子路菹此患。菹此患，犹言罹此见醢之患。 ⑧上无以为身二句：上无以为身，谓其身已死，故不能成上德。上，即上文所说“天下有三德”之上德。下无以为人，谓其不能成有德之人。下，即上文所说有勇之“下德”。

29.9 “世之所高，莫若黄帝，黄帝尚不能全德，而战于涿鹿之野，流血百里。尧不慈，舜不孝，禹偏枯[①]，汤放其主，武王伐纣，文王拘羑里[②]。此六子者[③]，世之所高也，孰论之，皆以利惑其真而强反其情性[④]，其行乃甚可羞也。”

注释

①禹偏枯：禹治洪水而致身残，古人以毁伤身体为不孝。 ②文王拘羑里：羑里，商纣王监狱名，在今河南汤阴。羑音 yǒu。 ③此六子者：《阙误》引江南古藏本作“此七子者”。七子，七人，即黄帝、尧、舜、禹、汤、武王、文王。 ④皆以利惑其真

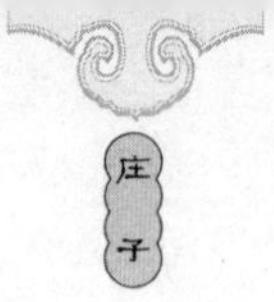

而强反其情性：反，同“返”。强返，犹言难返。

29.10 “世之所谓贤士：伯夷、叔齐[1]。伯夷、叔齐辞孤竹之君，而饿死于首阳之山[2]，骨肉不葬。鲍焦饰行非世，抱木而死[3]。申徒狄谏而不听，负石自投于河，为鱼鳖所食[4]。介子推至忠也，自割其股以食文公，文公后背之，子推怒而去，抱木而燔死[5]。尾生与女子期于梁下，女子不来，水至不去，抱梁柱而死[6]。此六子者，无异于磔犬流豕、操瓢而乞者[7]，皆离名轻死[8]，不念本养寿命者也[9]。”

注释

①伯夷叔齐：四字疑为衍文。世德堂本无此四字。 ②伯夷叔齐辞孤竹之君二句：孤竹之君，孤竹国之君主，即伯夷、叔齐之父。 ③鲍焦饰行非世二句：鲍焦，人名，姓鲍，名焦。④申徒狄谏而不听三句：谏而不听，指崔嘉之事。 ⑤介子推至忠也五句：介子推，人名，名推，封于介山，故称。燔音 fán，焚烧。 ⑥尾生与女子期于梁下四句：尾生，有本作“微生”。人名，即尾生高，复姓尾生，名高。 ⑦无异于磔犬流豕操瓢而乞者：磔音 zhé，杀而裂尸。流豕，有本作“流死”，流死又曰转死、野死。操瓢而乞，有本作“操瓢而走”，谓乞讨他乡。⑧离名轻死：离同“罹”，离名谓蒙受虚名。有本作“利名”。轻死，以死为轻。 ⑨不念本养寿命者也：不念，不思。本养寿命，有本作“卒养寿命”，卒解为“终”，终养寿命仍为终其天能之意。

29.11 “世之所谓忠臣者，莫若王子比干、伍子胥。子胥沉江，比干剖心，此二子者，世谓忠臣也，然卒为天下笑。

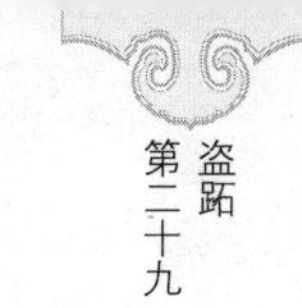

自上观之，至于子胥、比干，皆不足贵也。”

29.12　“丘之所以说[①]我者，若告我以鬼事，则我不能知也[②]；若告我以人事者，不过此矣，皆吾所闻知也。今吾告子以人之情[③]。目欲视色，耳欲听声，口欲察味，志气欲盈[④]。人上寿百岁，中寿八十，下寿六十，除病瘦死丧忧患，其中开口而笑者，一月之中不过四五日而已矣。天与地无穷，人死者有时，操有时之具[⑤]，而托于无穷之间，忽然无异骐骥之驰过隙也[⑥]。不能说[⑦]其志意、养其寿命者，皆非通道者也[⑧]。丘之所言，皆吾之所弃也。亟[⑨]去走归，无复言之！子之道，狂狂汲汲[⑩]，诈巧虚伪事也，非可以全真也[⑪]，奚足论哉！”

注释

①说：读作 shuì。　②若告我以鬼事二句：鬼事本不可知，二句意谓不可知者则不知，可知者则皆已知矣。　③人之情：指人的欲望，此就常人言之。　④志气欲盈：志气仍指欲望。⑤有时之具：犹言有时之身。　⑥忽然无异骐骥之驰过隙也：忽然，倏忽。骐骥，良马。隙，缝隙。　⑦说：同“悦”。　⑧皆非通道者也：此谓孔子所为，违逆人情。而道家所为，则更在人情之上。　⑨亟：通“急”。　⑩狂狂汲汲：狂狂，言其过分。汲汲，言其短见。皇皇即遑遑，栖栖遑遑，与狂狂汲汲意近。⑪诈巧虚伪事也二句：全真与虚伪对言，指自然本性。

29.13　孔子再拜趋走，出门上车，执辔三失，目芒然[①]无见，色若死灰，据轼低头，不能出气。归到鲁东门外，适遇柳下季。柳下季曰：“今者阙然[②]数日不见，车马有行色，得微[③]往见跖邪？”孔子仰天而叹曰：“然！”柳下季曰：“跖得无逆汝

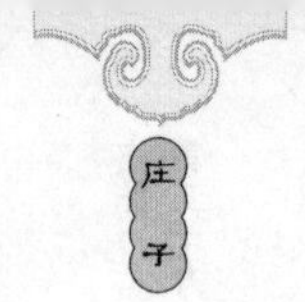

意若前乎[④]？”孔子曰：“然。丘所谓无病而自灸也[⑤]。疾走料虎头，编虎须，几不免虎口哉[⑥]！”

注释

①芒然：即茫然。芒同“茫”。 ②阙然：间断。阙同“缺”。 ③得微：得非，得无。微，解为“非”“无”。 ④跖得无逆汝意若前乎：若前，如前所言，即上文柳下季所说之“易辱人以言”。 ⑤无病而自灸也：犹言无病求医，意谓自生事端。灸，熏灸针砭之类。 ⑥疾走料虎头三句：疾走，言其匆促失算。料虎头，料量虎头。编虎须，编排虎须。虎头虎须不可料量编排，故曰几不免虎口。几，几乎、近乎。

29.14 子张[①]问于满苟得[②]曰：“盍不为行[③]？无行则不信，不信则不任，不任则不利。故观之名，计之利，而义真是也[④]。若弃名利，反之于心，则夫士之为行，不可一日不为乎[⑤]！”满苟得曰：“无耻者富[⑥]，多信者显[⑦]。夫名利之大者，几在无耻而信[⑧]。故观之名，计之利，而信真是也。若弃名利，反之于心，则夫士之为行，抱其天乎！”

注释

①子张：人名，孔子弟子，复姓颛孙，名师，字子张。 ②满苟得：庄子寓言中的人名。 ③盍不为行：盍，同“何”。为行，立行、修行，谓行其事而得有行之名，即品行、操行，故立行实为由行而立名。 ④故观之名三句：与众共之曰义。立行则当利人，利人则终能自利。求人之利不易，以利人而求人之利则易。子张说满苟得以行取利。 ⑤若弃名利四句：若，如若。反，违逆。心，指人情。言如若放弃名利，则违逆人情，故当立行。此处所说“名利”为一事，非二事，谓由名而得利，非指

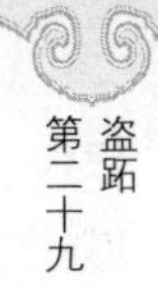

“名”与“利”。以上论“行”，言儒家仁义之行实为求利。⑥无耻者富：无耻谓不知羞。耻字从“止”得声，似本有“止”义。“无耻”亦为“无止”之意。不知止，即所谓贪得无厌，由不知止故谓之不知羞。不知羞亦称不知丑，羞字从“丑”，“丑”有“小”义。“丑”解为“小”。不知羞、不知丑即今所谓“小气”，谓只进不出也。 ⑦多信者显：信即子张问行“言忠信”之信。信字从“言”，由言而立信，故曰“言忠信”。显，显名，故下文仍论名利。 ⑧几在无耻而信：几，庶几。信字本义谓守信、信守承诺，此处指有忠信之名。无耻而信，实即无耻而有名。

29.15 子张曰：“昔者桀、纣贵为天子，富有天下。今谓臧聚[①]曰：‘汝行如桀、纣’，则有怍色[②]，有不服之心者，小人所贱也。仲尼、墨翟，穷为匹夫[③]，今谓宰相曰：‘子行如仲尼、墨翟’，则变容易色，称‘不足’者，‘士诚贵也’[④]。故势为天子，未必贵也；穷为匹夫，未必贱也。贵贱之分，在行之美恶[⑤]。”满苟得曰：“小盗者拘，大盗者为诸侯，诸侯之门，义士存焉。昔者桓公小白杀兄入嫂，而管仲为臣[⑥]；田成子常杀君窃国，而孔子受币[⑦]。论则贱之，行则下之[⑧]，则是言行之情悖战[⑨]于胸中也，不亦拂乎[⑩]！故《书》曰：‘孰恶孰美？成者为首，不成者为尾[⑪]。’”

注释

①臧聚：犹言臧获，即奴婢，故下文称“小人”。 ②则有怍色：则有羞惭之色。怍音 zuò。 ③穷为匹夫：匹夫谓孤独无封土，与上文“天下”对文。 ④称不足者二句：言宰相皆必自称其“不足”，又称“士诚贵”。士，谓有学行之士。士虽有匹

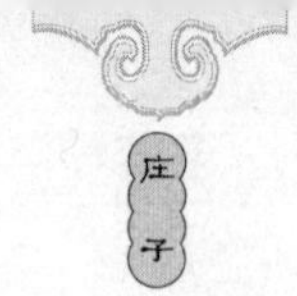

夫，而为宰相所称贵。 ⑤贵贱之分二句：申论立行立名之重要。 ⑥昔者桓公小白杀兄入嫂二句：言齐桓公无礼，管仲为贤人，犹尊之。齐桓公，名小白。杀兄，谓杀公子纠。齐桓公与公子纠同为釐公之子，桓公为卫女所生，公子纠为鲁女所生，故为兄弟。 ⑦田成子常杀君窃国二句：言田常为大盗，孔子为仁人，犹尊之。田成子，名常。 ⑧论则贱之二句：二句由管仲、孔子而言，谓论其事则以为卑下，而己之所行则又屈居其下。 ⑨悖战：相互违背而生冲突。 ⑩不亦拂乎：谓悖逆不通。 ⑪故书曰四句：针对子张所说"在行之美恶"，谓贵贱美丑皆由成与不成而论定。言世之行仁义者少，行不仁义者多，故孔子言仁义，适以为不仁不义之口实。所引书三句，恶美即美丑，首尾谓主从。美、尾为韵，当为古书，所据不详。

29.16 子张曰："子不为行，即将疏戚无伦，贵贱无义，长幼无序。五纪六位将何以为别乎[①]？"满苟得曰："尧杀长子[②]，舜流母弟[③]，疏戚有伦乎？汤放桀，武王杀纣，贵贱有义乎？王季为適[④]，周公杀兄[⑤]，长幼有序乎？儒者伪辞，墨子兼爱，五纪六位将有别乎[⑥]？"

注释

①子不为行：申论立行之重要。前论名利之行，此又论仁义之行。戚，亲戚，疏戚即亲疏。无伦，无序。义，解为"宜"，无义谓无位、无分别。 ②尧杀长子：长子一说为考监明，一说为丹朱。 ③舜流母弟：谓封弟象于有鼻，自古亦有流放之说。④王季为適：谓王季本为庶子，而立为嫡子。適，通"嫡"。太伯、仲雍、王季均为周太王古公亶父之子，太伯、仲雍年长不得立，而王季得立。 ⑤周公杀兄：谓周公摄政而东征讨伐管叔鲜、蔡叔度、霍叔处三监之乱。 ⑥五纪六位将有别乎：以上驳

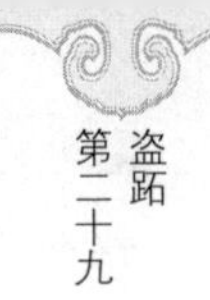

子张论仁义之行。

29.17 “且子正为名，我正为利。名利之实，不顺于理，不监于道。吾日与子讼于无约[①]，曰：‘小人殉财，君子殉名。其所以变其精，易其性，则异矣[②]；乃至于弃其所为，而殉其所不为，则一也[③]。’故曰：无为小人，反殉而天；无为君子，从天之理[④]。若枉若直，相而天极[⑤]；面观四方，与时消息[⑥]。若是若非，执而圆机[⑦]；独成而意，与道徘徊[⑧]。无转而行，无成而义，将失而所为[⑨]。无赴而富，无殉而成，将弃而天[⑩]。”

注释

①无约：庄子寓言中的人名。约，契约。假设之辞，无约之约，故曰“无约”。 ②其所以变其精三句：君子与小人，一殉名而死，一殉财而死，其途径不同。 ③乃至于弃其所为三句：君子与小人，皆弃其所当为，而为其所不当为。谓皆殉人情而悖天性。 ④故曰五句：以下自“无约”而言，意即由道而言，故于子张与满苟得两皆不取，即庄子齐物之旨也。无为，无通“毋”。反殉而天，言当循于天道。反同“返”。而同“尔”，下文“而”字亦皆同“尔”。殉通“循”。从天之理，言当顺于天道。 ⑤若枉若直二句：或屈或直，顺助其变化而已。相，助也，谓顺助自然之变化。 ⑥面观四方二句：观照四方，而与四时同其消长。时，四时。古代四时与四方对应，故对文。消息，消长。 ⑦若是若非二句：或是或非，持守中道而已。 ⑧独成而意二句：独成而意，谓与道为一。徘徊，进退返复，仍指变化。 ⑨无转而行三句：谓不可偏于一隅。行、义，针对子张立行以仁义而言。 ⑩无赴而富三句：富、成，针对满苟得论富、

论成而言。

29.18　“比干剖心，子胥抉眼，忠之祸也。直躬证父[①]，尾生溺死，信之患也。鲍子立干[②]，申子不自理[③]，廉之害也。孔子不见母，匡子不见父[④]，义之失也。此上世之所传，下世之所语[⑤]，以为士者正其言，必其行，故服其殃，离其患也[⑥]。”

注释

①直躬证父：直躬，人名。　②鲍子立干：鲍子即鲍焦。③申子不自理：申子，陆德明谓为晋献公之子申生，遭丽姬之谗，不自申理，自缢而死。　④匡子不见父：匡子即匡章。⑤此上世之所传：犹言代代相传。　⑥离其患也：离通“罹”。

29.19　无足[①]问于知和[②]曰：“人卒[③]未有不兴名就利者。彼富则人归之，归则下之，下则贵之[④]。夫见下贵者[⑤]，所以长生安体乐意[⑥]之道也。今子独无意焉，知[⑦]不足邪？意知而力不能行邪？故推正不忘邪。”知和曰：“今夫此人[⑧]，以为与己同时而生、同乡而处者[⑨]，以为夫绝俗过世之士焉[⑩]。是专无主正[⑪]。所以览古今之时、是非之分也，与俗化世[⑫]。去至重，弃至尊，以为其所为也[⑬]。此其所以论长生安体乐意之道，不亦远乎！惨怛之疾，恬愉之安，不监于体[⑭]；怵惕之恐，欣欢之喜，不监于心[⑮]。知为为而不知所以为[⑯]。是以贵为天子，富有天下，而不免于患也。”

注释

①无足：庄子寓言中的人名。　②知和：庄子寓言中的人名。③人卒：人众。　④彼富则人归之三句：归，归附。下，屈下，

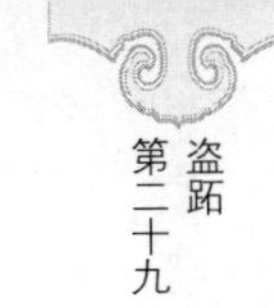

言见富人则屈下。贵，尊贵，言尊贵富人。⑤夫见下贵者：下贵犹言尊卑。见下贵，谓可见尊卑之分于面前。⑥乐意：快意。⑦知：同“智”。⑧今夫此人：指上文无足所说“兴名就利”之人。⑨以为与己同时而生、同乡而处者：意谓同时而生、同乡而处者与己相比，唯有自己富贵。⑩以为夫绝俗过世之士焉：意谓此人富贵超过同龄同乡，便自以为超然世人之上。绝俗过世，意为超绝世人。⑪是专无主正：谓此人乃是偏颇无主见，不知正道之人。⑫所以览古今之时是非之分也二句：谓此人于古今是非，所见皆同于流俗。⑬以为其所为也：为其所欲为，意谓逞一己之私欲。⑭惨怛之疾三句：意谓此人在身体则并不能察知疾苦与愉悦。怛音 dá，惨痛。⑮怵惕之恐三句：在内心则并不能察知恐惧与快乐。⑯知为为而不知所以为：即为物所役而不能役物。

29.20　无足曰：“夫富之于人，无所不利，穷美究势，至人之所不得逮[①]，贤人之所不能及。侠[②]人之勇力而以为威强，秉[③]人之知谋[④]以为明察，因[⑤]人之德以为贤良，非享国而严若君父[⑥]。且夫声色、滋味、权势之于人，心不待学而乐之，体不待象[⑦]而安之。夫欲恶避就[⑧]，固不待师，此人之性也。天下虽非我，孰能辞[⑨]之!”知和曰：“知者之为[⑩]，故动以百姓[⑪]，不违其度[⑫]，是以足而不争[⑬]。无以为，故不求[⑭]。不足，故求之，争四处而不自以为贪[⑮]；有馀，故辞之，弃天下而不自以为廉[⑯]。廉贪之实，非以迫外也，反监之度[⑰]。势为天子，而不以贵骄人；富有天下，而不以财戏人。计其患，虑其反[⑱]，以为害于性，故辞而不受也，非以要[⑲]名誉也。尧、舜为帝而雍，非仁天下也，不以美害生；善卷、许由得帝而不受，非虚

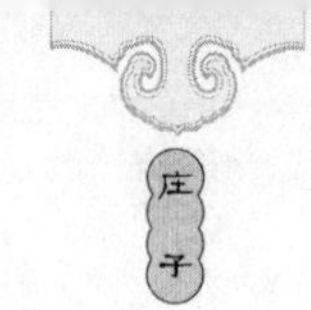

辞让也，不以事害己。此皆就其利、辞其害，而天下称贤焉，则可以有之，彼非以兴名誉也[20]。”

注释

①逮：及。 ②侠：宣颖曰：当作“挟”，读作 xié。挟持。 ③秉：操持。 ④知谋：智谋。知同“智”。 ⑤因：因循，借助。 ⑥非享国而严若君父：无国君之位，而其尊严有如君主。 ⑦象：效仿。 ⑧欲恶避就：欲望与嫌恶，逃避与趋就。恶读作 wù。 ⑨辞：拒绝。 ⑩知者之为：智者之所为。知同“智”。智者，谓至人、圣人。 ⑪故动以百姓：固然其举动皆随任百姓。故，通“固”。固然。 ⑫不违其度：度，职分。不先于职分，不后于职分，所为皆其所当为。 ⑬是以足而不争：足，充足。名实相合，故曰足。 ⑭无以为二句：无以为，不加人为。不加人为，则无所谓欲望，故无所求。 ⑮不足三句：谓富人自身有所不足，故不得不有所求，求亦无补于自身，反陷于无穷无止之地。争四处而不自以为贪，意谓四面八方皆往贪争而不自知。 ⑯有馀三句：谓至人、圣人其自身充足，故得以拒绝，遗弃天下之财而不觉察其廉洁。 ⑰廉贪之实三句：廉洁与贪婪之分，不在于外物财富之多少，而在于内心观照之有无。 ⑱虑其反：反，反复。 ⑲要：读作“邀”，解为“求”。 ⑳而天下称贤焉三句：有其实，则可以有其名，非虚造名誉也。

29.21 无足曰：“必持其名，苦体绝甘[1]，约养以持生[2]，则亦久病长阨而不死者也[3]。”知和曰：“平为福，有馀为害者[4]，物莫不然，而财其甚者也。今富人，耳营钟鼓筦籥[5]之声，口嗛[6]于刍豢醪醴[7]之味，以感其意[8]，遗忘其业[9]，可谓乱矣[10]。侅溺于冯气，若负重行而上阪[11]，可谓苦矣。贪财而

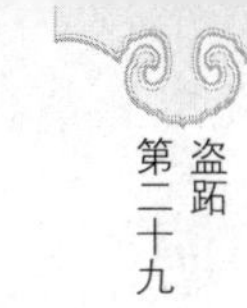

取慰，贪权而取竭[12]，静居则溺，体泽则冯[13]，可谓疾矣。为欲富就利，故满若堵耳，而不知避，且冯而不舍，可谓辱矣[14]。财积而无用，服膺而不舍，满心戚醮[15]，求益而不止，可谓忧矣。内则疑劫请[16]之贼，外则畏寇盗之害，内周楼疏[17]，外不敢独行，可谓畏矣。此六者，天下之至害也，皆遗忘而不知察。及其患至，求尽性竭财单[18]，以反一日之无故，而不可得也[19]。故观之名则不见，求之利则不得，缭意绝体[20]而争此，不亦惑乎！”

注释

①苦体绝甘：成玄英曰：“苦其形体，绝其甘美。” ②约养以持生：简约其奉养以保生。 ③则亦久病长阨而不死者也：言虽寿而长病无益也。则亦，《阙误》引江南古藏本作“则亦犹”。阨，同“厄”，困厄。 ④平为福二句：平，谓天道均平。 ⑤箎籥：有本作“壎箎”，又作“管籥”。箎同“管”，竹管，谓箫。籥音yuè，笙。 ⑥嗛：音xián。 ⑦刍豢醪醴：指酒肉。 ⑧以感其意：以动摇其心性。感通“撼”。意之心性。 ⑨遗忘其业：亦即遗忘其德。 ⑩可谓乱矣：乱，昏乱。 ⑪阪：音bǎn，山坡。 ⑫贪财而取慰二句：取慰，张君房本作“取辱”。辱，辱其身。竭，竭其力。 ⑬静居则溺二句：静居则沉溺，体肥则须凭靠。冯，通“凭”。 ⑭为欲富就利五句：言积蓄高如墙壁，不知回避，尚且依依不舍，屈于钱财如此，可谓屈辱。满若堵，畜积之象。 ⑮戚醮：憔悴。醮音jiào。 ⑯劫请：劫而求之。 ⑰内周楼疏：内则周布楼窗。 ⑱求尽性竭财单：谓祸患之来，索求净尽，性命中绝，财物尽空。单，读作“殚”，解为“尽”。 ⑲以反一日之无故二句：反同“返”。无故，无事。以反一日之无故，犹言欲返一日之安。 ⑳缭意绝体：缭，缠绕。

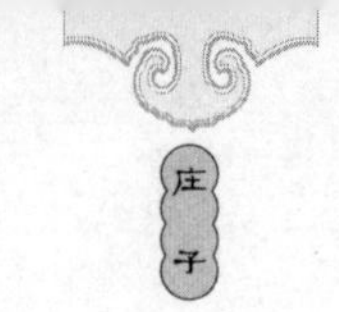

说剑第三十

解题

《说剑》这一篇，以及下面《渔父》篇，全篇都只讲述一件事情。

以“说剑”为题，在周秦绝不多见。《说剑篇》中庄子所论剑道，仅有简短四句十六字，所谓“示之以虚，开之以利，后之以发，先之以至”，括尽精义。佯以空隙示于敌手，开启敌手使之以为有利可乘，如果真能后发先至，确为百战百胜的秘诀。较之《史记》集解引《吕氏剑技》“持短入长，倏忽从横”诸语，庄子所说可谓直透心法。

而庄子对于剑士、剑术的描写，亦极尽描摹之所能。如说剑士“皆蓬头、突鬓、垂冠，曼胡之缨，短后之衣”，说其剑术“上斩颈领，下决肝肺”，说其禁制“十步一人，千里不留行”，均能精到不移。

全篇结构，在以天子之剑、诸侯之剑、庶人之剑游说赵惠文王。

天子之剑，乃是以燕谿石城为剑锋，齐岱为剑刃，晋魏为剑脊，周宋为剑环，韩魏为剑柄。“此剑直之无前，举之无上，案之无下，运之无旁，上决浮云，下绝地纪。此剑一用，匡诸侯，天下服矣。”

诸侯之剑，以智勇之士为剑锋，清廉之士为剑刃，贤良之士为剑脊，忠圣之士为剑环，豪杰之士为剑柄。此剑一用，四境之内无不宾服。

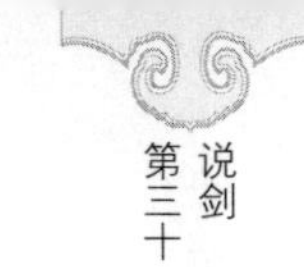

庶人之剑，则只是“瞋目而语难”，“无异于斗鸡”。

全篇皆庄子自道，“周”之名出现凡五次。

此篇文气极盛，由天子之剑，返观诸侯之剑，以见庶人之勇力“若有若无”。其宗旨均为舍小器而归于大道。

30.1 昔赵文王[①]喜剑，剑士夹门而客三千馀人，日夜相击于前，死伤者岁百馀人，好之不厌。如是三年，国衰，诸侯谋之。太子悝患之，募左右曰：“孰能说[②]王之意止剑士者，赐之千金[③]。”左右曰：“庄子当能。”太子乃使人以千金奉庄子。

注释

①赵文王：又称赵惠文王、赵惠王，名何，赵武灵王之子，孝成王之父。 ②说：读作 shuì，说服。 ③千金：千斤黄金。东周时黄金可作为货币流通，一斤黄金称为一金。

30.2 庄子弗受，与使者俱往见太子，曰：“太子何以教周[①]，赐周千金？”太子曰：“闻夫子明圣，谨奉千金以币从者[②]。夫子弗受，悝尚何敢言！”庄子曰：“闻太子所欲用周者，欲绝王之喜好也。使[②]臣上说大王而逆王意，下不当太子[③]，则身刑而死，周尚安所事金乎？使臣上说大王，下当太子，赵国何求而不得也！”太子曰：“然。吾王所见，唯剑士也。”

注释

①周：庄子自称。古人有名有字，名以自称。 ②以币从者：从者，谦辞，不敢称庄子而称从者，犹言足下、左右之类。②使：假使。 ③不当太子：不称太子之意。

30.3 庄子曰：“诺。周善为剑。”太子曰：“然吾王所见

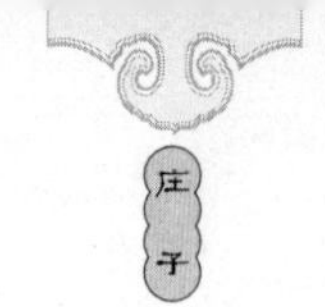

剑士，皆蓬头、突鬓、垂冠，曼胡之缨[①]，短后之衣[②]，瞋目而语难[③]，王乃说[④]之。今夫子必儒服[⑤]而见王，事必大逆[⑥]。"庄子曰："请治剑服[⑦]。"治剑服三日，乃见太子。太子乃与见王，王脱白刃待之[⑧]。

注释

①曼胡之缨：曼胡，犹言含糊。含糊一体，一说解为纠结坚固。一说解为含糊粗实。缨，冠缨。 ②短后之衣：即胡服，短衣齐膝，夹领紧袖。 ③瞋目而语难：瞋目，张目、怒目。 ④说：同"悦"。 ⑤儒服：长衣。 ⑥大逆：大不顺。 ⑦剑服：即短后之衣。 ⑧王脱白刃待之：俗语迫不及待之意。脱，有本作"说"，均借为"挩"。挩音 tuō，意为"解"，谓其剑已解。挩又音 shuì，解为"拭"，谓拭剑。白刃，指剑。

30.4　庄子入殿门不趋，见王不拜。王曰："子欲何以教寡人，使太子先[①]？"曰："臣闻大王喜剑，故以剑见王。"王曰："子之剑何能禁制[②]？"曰："臣之剑，十步一人，千里不留行[③]。"王大说[④]，曰："天下无敌矣！"庄子曰："夫为剑者，示之以虚，开之以利，后之以发，先之以至[⑤]。愿得试之。"王曰："夫子休就舍，待命令设戏请夫子[⑥]。"王乃校[⑦]剑士七日，死伤者六十馀人，得五六人[⑧]，使奉剑[⑨]于殿下，乃召庄子。王曰："今日试使士敦剑[⑩]。"庄子曰："望之久矣！"

注释

①使太子先：先，谓先导，犹聘问之副使。 ②禁制：禁控、制衡。 ③十步一人二句：十步杀一人，行之千里，无人能阻挡，故下文曰"天下无敌矣"。 ④大说：大为喜悦。说同"悦"。 ⑤示之以虚四句：佯以空隙示于敌手，开启敌手使之以

为有利可乘，如此皆为使敌手先发，敌手先发而不及改，己则能后发而先至。此即最上之剑道，故赵惠文王信之。 ⑥夫子休就舍二句：赵惠文王闻此，急欲检校剑士，拣选能当庄子之剑者。休就舍，善往居于馆舍。休，解为“善”。舍，馆舍。待命令，张君房本作“待命”。设戏，谓检校、拣选。 ⑦校：读作 jiào，考校、检校。 ⑧得五六人：拣选出胜者五六人。 ⑨奉剑：捧剑。奉，通“捧”。 ⑩敦剑：对剑。

30.5 王曰：“夫子所御杖①，长短何如？“曰：“臣之所奉皆可。然臣有三剑，唯王所用，请先言而后试。”王曰：“愿闻三剑。”曰：“有天子剑，有诸侯剑，有庶人剑。”王曰：“天子之剑何如？”曰：“天子之剑，以燕谿石城为锋②，齐岱为锷③，晋魏为脊④，周宋为镡⑤，韩魏为夹⑥。包以四夷，裹以四时⑦，绕以渤海，带以常山⑧。制以五行⑨，论以刑德⑩，开以阴阳⑪，持以春夏，行以秋冬⑫。此剑直之无前，举之无上，案之无下，运之无旁，上决⑬浮云，下绝地纪。此剑一用，匡⑭诸侯，天下服矣。此天子之剑也。”

注释

①所御杖：所用剑。御，使用。杖，锺泰谓同“仗”，即兵仗之仗，为剑戟之总名。 ②燕谿石城为锋：燕谿、石城，地名。燕谿在燕国，石城在塞外。锋，剑端。 ③齐岱为锷：齐、岱，齐国和泰山。锷，剑刃。 ④晋魏为脊：晋魏，日本高山寺本作“晋卫”，晋国和卫国。脊，剑棱。 ⑤周宋为镡：周宋，东周和宋国。镡音 xín，剑环，又称剑口、剑首、剑珥、剑鼻。⑥韩魏为夹：韩魏，韩国和魏国。夹，又作铗，剑柄、剑把。⑦包以四夷二句：包裹以四夷，再包裹以四时。包裹，谓剑鞘之

类。四夷，指四裔，即四方边境。四时，即四季。 ⑧绕以渤海二句：以渤海为绕，再以常山为带。绕带，谓绳佩之类。常山，又称恒山，即北岳。 ⑨制以五行：依五行之说规制其生克。⑩论以刑德：依刑德之理论断其生杀。 ⑪开以阴阳：依阴阳之理为开合。 ⑫持以春夏二句：或持或运，依循四时之序。⑬决：斩断。 ⑭匡：匡正。

30.6 文王芒然[①]自失，曰："诸侯之剑何如？"曰："诸侯之剑，以知勇[②]士为锋，以清廉士为锷，以贤良士为脊，以忠圣[③]士为镡，以豪桀[④]士为夹。此剑，直之亦无前，举之亦无上，案之亦无下，运之亦无旁；上法圆天，以顺三光，下法方地，以顺四时[⑤]，中和民意，以安四乡[⑥]。此剑一用，如雷霆之震也，四封[⑦]之内，无不宾服而听从君命者矣。此诸侯之剑也。"

注释

①芒然：即茫然。 ②知勇：即智勇。 ③忠圣：忠实而明睿。圣，解为"睿智"。 ④豪桀：即豪杰。 ⑤上法圆天四句：天圆有流转、神妙之意，地方有顺静睿智之意，亦谓取法天圆地方。三光，指日、月、星。 ⑥中和民意二句：和，协和、和谐。 ⑦四封：四境。

30.7 王曰："庶人之剑何如？"曰："庶人之剑，蓬头、突鬓、垂冠，曼胡之缨，短后之衣，瞋目而语难。相击于前，上斩颈领[①]，下决肝肺。此庶人之剑，无异于斗鸡，一旦命已绝矣，无所用于国事。今大王有天子之位而好庶人之剑，臣窃为大王薄[②]之。"王乃牵[③]而上殿，宰人[④]上食，王三环之。庄

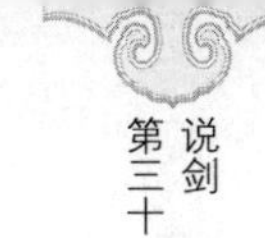

子曰："大王安坐定气，剑事已毕奏矣！"于是文王不出宫三月，剑士皆服毙其处也。

注释

①颈领：颈项。领，亦颈项之意。 ②薄：轻。 ③牵：引。 ④宰人：官名，犹膳夫之类。

渔父第三十一

解题

晚周以“渔父”为题的作品有二，一为庄子，一为屈原。《楚辞》中有屈原所作《渔父》。“渔父”是隐者的代称，又是古人所喜爱的一个“意象”，究其蕴意有三。其一，“渔父”必有舟。舟船无须土地，不赖封邑，以不系之舟浮于水上，犹之浮游天下之间。其二，“渔父”必有钓。钓者听其自然，不加勉强，所谓愿者上钩，钓名、钓利、钓官莫不如此，犹之出处进退之道。其三，“渔父”必有水。老子有言，“上善若水”，容与中流，犹之从容中道。

当然，如吕尚、范蠡，是确曾做过渔父者，故“渔父”之为无名隐者，亦在虚实之间。

此篇，孔子与弟子讲习仁义忠信，受到渔父的讥笑。渔父责其既非有土之君，又非侯王之佐，私家讲学图治，首先有悖于官人职守之道。其次苦心劳形，以危其真，有悖于大道之本。渔父所说天子、诸侯、大夫、庶人之治法，以及八疵、四患之所戒，即《天下篇》所论“以法为分，以名为表，百官相齿，以事为常”，为古道术之遗意。

接下又论孔子所遭遇，“再逐于鲁，削迹于卫，伐树于宋，围于陈蔡”，仁者无罪，而有此“四谤”。渔父告以谨修其身，慎守其真，法天贵真，不拘于俗。篇中渔父又说“惜哉，子之蚤湛于人伪而晚闻大道也”，及孔子所说“道者，万物之所由也，庶物失之者死，得之者生”，皆假借其言而叹道。

31.1　孔子游乎缁帷[①]之林，休坐乎杏坛[②]之上。弟子读书，孔子弦歌鼓琴。奏曲未半，有渔父者，下船而来[③]，须眉交白，被发揄袂[④]，行原以上[⑤]，距陆而止[⑥]，左手据膝，右手持颐[⑦]以听。曲终而招子贡、子路，二人俱对。客指孔子曰："彼何为者也?"子路对曰："鲁之君子也。"客问其族[⑧]。子路对曰："族孔氏[⑨]。"客曰："孔氏者何治也?"子路未应，子贡对曰："孔氏者，性服忠信，身行仁义，饰礼乐，选人伦[⑩]，上以忠于世主[⑪]，下以化于齐民[⑫]，将以利天下。此孔氏之所治也。"又问曰："有土之君与?"子贡曰："非也。""侯王之佐与?"子贡曰："非也。"客乃笑而还，行言曰[⑬]："仁则仁矣，恐不免其身[⑭]；苦心劳形，以危其真[⑮]。呜呼！远哉，其分于道也[⑯]！"

注释

①缁帷：树林名。缁解为黑色。　②杏坛：坛，祭坛，封土为之。此处因多杏树，故称杏坛。　③下船而来：犹言放船下来。下即顺流而下之下。　④被发揄袂：被发，披发。揄音 yú，挥也。袂音 mèi，衣袖。　⑤行原以上：意谓向岸际而上行。原，即杏坛之岸。　⑥距陆而止：至陆地而停其船。　⑦持颐：今语托着腮、支着下巴。　⑧族：氏族、族姓。　⑨族孔氏：孔子十世祖弗父何为宋襄公之子，宋为殷商之后，本为子姓。经五世，自六世祖名孔父嘉时，由公族中分出，姓孔氏。又自三世祖孔防叔时，乔迁鲁国。　⑩饰礼乐二句：谓修礼乐，序人伦。饰，解为"修"。选，解为"序"。　⑪世主：当世之君主。　⑫齐民：平民。　⑬客乃笑而还二句：笑而还，谓其无足轻重。行言，且行且言，不欲闻其答语之意。　⑭恐不免其身：不免其身遭际忧患。　⑮以危其真：真谓本性。　⑯其分于道也：言其与道相分

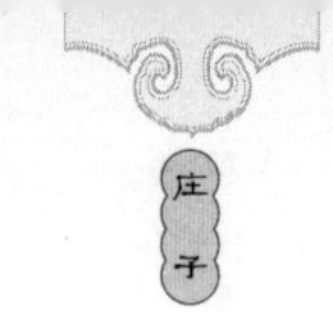

离。分，分离、分隔。

31.2　子贡还，报孔子。孔子推琴而起，曰："其圣人与!"乃下求之，至于泽畔，方将杖拏[①]而引其船，顾见孔子，还乡[②]而立。孔子反走[③]，再拜而进。客[④]曰："子将何求?"孔子曰："曩者先生有绪言[⑤]而去，丘不肖，未知所谓[⑥]，窃待于下风，幸闻咳唾之音[⑦]，以卒相丘也[⑧]!"

注释

①杖拏：杖，撑柱。拏音 ná，船桿。　②还乡：回向。乡，同"向"。　③反走：退行。　④客：指渔父。　⑤绪言：谦辞，犹言余论。谓渔父所言，其余论已如此。　⑥未知所谓：未明其意。　⑦咳唾之音：谦辞，谓渔父之言犹之咳唾而出。　⑧以卒相丘也：终能使己得此佐助也。卒，终竟。相，解为"佐助"。

31.3　客曰："嘻! 甚矣，子之好学也!"孔子再拜而起，曰："丘少而修学，以至于今，六十九岁矣，无所得闻至教[①]，敢不虚心[②]!"客曰："同类相从，同声相应，固天之理也。吾请释吾之所有而经子之所以[③]。子之所以者，人事[④]也。天子、诸侯、大夫、庶人，此四者自正，治之美也；四者离位，而乱莫大焉。官治其职，人忧其事[⑤]，乃无所陵[⑥]。故田荒室露，衣食不足，征赋不属[⑦]，妻妾不和，长少无序，庶人之忧也。能不胜任[⑧]，官事不治，行不清白，群下[⑨]荒怠，功美不有[⑩]，爵禄不持[⑪]，大夫之忧也。廷无忠臣，国家昏乱，工技不巧[⑫]，贡职不美[⑬]，春秋后伦[⑭]，不顺天子[⑮]，诸侯之忧也。阴阳不和，寒暑不时，以伤庶物，诸侯暴乱，擅相攘伐，以残民人，礼乐不节，财用穷匮，人伦不饬[⑯]，百姓淫乱[⑰]，天子有司之

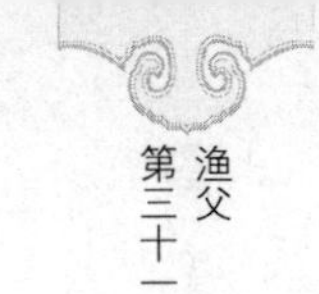

忧也[18]。今子既上无君侯有司之势，而下无大臣职事之官，而擅饰礼乐，选人伦，以化齐民，不泰多事乎?”

注释

①至教：至论。 ②敢不虚心：岂敢不虚心。 ③吾请释吾之所有而经子之所以：谓设想自己为孔子则当如何。释，放下。经，经营。所以，所为。 ④人事：人世之事。 ⑤人忧其事：日本高山寺抄本作“人处其事”，谓人安处于其所当为之事。⑥乃无所陵：谓不相陵越。陵，指陵越其位。 ⑦征赋不属：公族征收租赋而已不能接续。赋，周代专指军赋。属，接续。⑧能不胜任：才能不胜任。 ⑨群下：群臣。 ⑩功美不有：功绩不存。 ⑪爵禄不持：爵禄不保。 ⑫工技不巧：工官之技艺不精。 ⑬贡职不美：所贡于天子之物不佳。 ⑭春秋后伦：伦，解为“序”。 ⑮不顺天子：不能柔顺以尊天子。 ⑯人伦不饬：谓五伦不整治。饬音 chì，整治。 ⑰百姓淫乱：言其所为皆过度。 ⑱天子有司之忧也：实指天子而文称有司，意谓责在有司，有司当代天子任其劳也。有司，指三公六卿。

31.4 “且人有八疵，事有四患，不可不察也。非其事而事之，谓之摠[1]；莫之顾而进之[2]，谓之佞；希意道言[3]，谓之谄；不择是非而言，谓之谀；好言人之恶，谓之谗；析交离亲，谓之贼；称誉诈伪以败恶人[4]，谓之慝；不择善否，两容颊适，偷拔其所欲，谓之险[5]。此八疵者，外以乱人，内以伤身，君子不友，明君不臣。所谓四患者：好经大事[6]，变更易常[7]，以挂功名，谓之叨；专知擅事，侵人自用，谓之贪；见过不更，闻谏愈甚，谓之很[8]；人同于己则可，不同于己，虽善不善[9]，谓之矜。此四患也。能去八疵，无[10]行四患，而始可教已[11]。”

注释

①揔：同“总”（“总”字繁体作“緫”）。解为“揽”。②莫之顾而进之：顾，顾视，犹言注意。人不注意而主动进献。③希意道言：迎合人意，而进顺导之言。道，同“导”。④恶人：应为“德人”讹作“恶人”。⑤不择善否四句：两容颊适，谓人之颜色意气，能两容之。⑥好经大事：喜好经营大事，而才力实不济。⑦变更易常：更改寻常之事。变更，动词。易常，平常、寻常，名词。⑧很：今通作“狠”，解为残忍之“忍”。⑨虽善不善：虽然善，而不以为善。⑩无：通“毋”。⑪已：通“矣”。

31.5　孔子愀然而叹，再拜而起，曰：“丘再逐于鲁，削迹于卫，伐树于宋，围于陈蔡。丘不知所失，而离此四谤者，何也[①]？”客凄然[②]变容曰：“甚矣，子之难悟也！人有畏影恶迹而去之走[③]者，举足愈数[④]而迹愈多，走愈疾而影不离身，自以为尚迟，疾走不休，绝力而死。不知处阴[⑤]以休影，处静以息迹，愚亦甚矣！子审仁义之间，察同异之际，观动静之变，适受与[⑥]之度，理好恶之情，和喜怒之节，而几于不免矣[⑦]！谨修而身，慎守其真，还以物与人[⑧]，则无所累矣。今不修身而求之人，不亦外乎！”

注释

①丘不知所失三句：所失，所犯之过失。离，同“罹”，遭遇。四谤，犹言四患。②凄然：悲悯貌。③去之走：快跑而远离之。去，离去。走，快跑。④数：读作 shuò，频繁。⑤阴：同“荫”。⑥受与：取与，授受。⑦而几于不免矣：几乎不免于难。而，通“尔”，下同。⑧还以物与人：物还于物，

人还于人。

31.6　孔子愀然曰："请问何谓真？"客曰："真者，精诚之至也。不精不诚，不能动人。故强哭者虽悲不哀，强怒者虽严不威，强亲者虽笑不和。真悲无声而哀，真怒未发而威，真亲未笑而和。真在内者，神动于外，是所以贵真也。其用于人理也①，事亲则慈孝，事君则忠贞，饮酒则欢乐，处丧则悲哀。忠贞以功为主，饮酒以乐为主，处丧以哀为主，事亲以适为主。功成之美，无一其迹矣②；事亲以适，不论所以矣③；饮酒以乐，不选其具④矣；处丧以哀，无问其礼矣。礼者，世俗之所为也；真者，所以受于天也，自然不可易也。故圣人法天贵真，不拘于俗。愚者反此，不能法天而恤⑤于人，不知贵真，禄禄而受变于俗⑥，故不足⑦。惜哉，子之蚤湛于人伪⑧而晚闻大道也！"

注释

①其用于人理也：言所论守真之道，亦可以论于人世。②功成之美二句：功成已美，则无须一一核其事迹。　③事亲以适二句：事亲已适，则无须计其所奉养之物。所以，所由、所为。　④不选其具：不择其器具。　⑤恤：忧悯。　⑥禄禄而受变于俗：禄禄，同"碌碌"，谓平庸之人，茫然劳碌。受变于俗，谓随世俗而变，为世俗所左右。　⑦故不足：故其心有不足。⑧蚤湛于人伪：蚤，同"早"。湛，同"沉"。人伪，人为，即上文所说之"人事""人理"。

31.7　孔子再拜而起曰："今者丘得遇也，若天幸然。先生不羞而比之服役①，而身教之②。敢问舍③所在，请因受业而

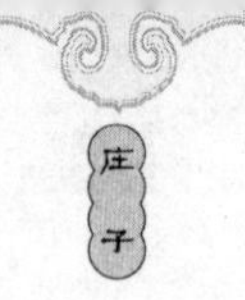

卒学大道[4]。”客曰：“吾闻之：可与往者，与之。至于妙道，不可与往者。不知其道，慎勿与之，身乃无咎[5]。子勉之！吾去子矣，吾去子矣！”乃刺船[6]而去，延缘苇间[7]。

注释

①先生不羞而比之服役：先生不羞，日本高山寺抄本作“先生不为羞”，言先生不以此为羞辱。服役，劳役。比之服役，谓列之于劳役之中。②而身教之：亲身教导之。③舍：舍下，指住所。④卒学大道：已闻大道，而欲终竟之。卒，终竟。⑤无咎：无责罚。⑥刺船：撑船。⑦延缘苇间：宛延依循于芦苇之间。延，宛延，又作蜿蜒。缘，依循、沿着。

31.8　颜渊还车[1]，子路授绥[2]，孔子不顾，待水波定，不闻拏音而后敢乘。子路旁车而问曰：“由得为役[3]久矣，未尝见夫子遇人如此其威[4]也。万乘之主，千乘之君，见夫子未尝不分庭伉礼[5]，夫子犹有倨敖之容[6]。今渔父杖拏逆立[7]，而夫子曲要磬折[8]，言拜而应[9]，得无太甚乎？门人皆怪夫子矣，渔人何以得此乎？”孔子伏轼[10]而叹，曰：“甚矣，由之难化也！湛于礼义有间矣，而朴鄙之心至今未去。进，吾语汝：夫遇长不敬，失礼也；见贤不尊，不仁也。彼非至人，不能下人[11]。下人不精，不得其真，故长伤身[12]。惜哉！不仁之于人也，祸莫大焉[13]，而由独擅之。且道者，万物之所由也，庶物[14]失之者死，得之者生；为事逆之则败，顺之则成。故道之所在，圣人尊之[15]。今渔父之于道，可谓有矣，吾敢不敬乎！”

注释

①还车：回车。还读作“旋”。②授绥：授绥给孔子。③为役：为徒。④威：威仪，言其礼仪之敬慎也。⑤分庭伉

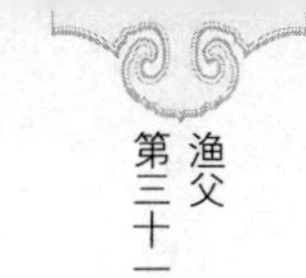

礼：即分庭抗礼。伉，又作“亢”，通“抗”。言宾主之礼仪皆相侔，无尊卑。 ⑥夫子犹有倨敖之容：言孔子见君王，不仅与之分庭抗礼，而且多出倨傲之情。敖，同“傲”。 ⑦逆立：相向而立。 ⑧曲要磬折：谓曲俯其腰，如石磬之弯曲。要，同“腰”。 ⑨言拜而应：锺泰曰：“渔父有言，则必拜而后应也。” ⑩伏轼：凭靠在车轼上。轼，车厢前的横木。 ⑪彼非至人二句：谓至人当能下人。下人，即折节下士之下，谓屈己而谦下。⑫下人不精二句：谓下人则当精诚，不精则不诚，不诚则伤身。⑬不仁之于人也二句：不仁，指上文不尊贤贵而言。 ⑭庶物：众物，亦即万物。 ⑮故道之所在二句：重其道，故尊其人。

列御寇第三十二

解题

篇首说列御寇与其老师伯昏瞀人的故事，字句古拙，大意重在葆真，避免显露矜饰，其中也说到要慎戒“小言”。

接下讲郑人缓，意在讥刺儒墨二家，不通人情。

又讲朱泙漫学屠龙，仍在讥刺当世学者。

又讲“小夫”之智，与上文“小言”对应。指向儒家，故可与下文鲁哀公问颜阖孔子可用否一节并读。

“施于人而不忘”一节，论刑德。道家论道德均指天道、天德而言。“刑”亦然，“造物者之报人也，不报其人而报其人之天”，称之为“天刑”，又称为“内刑”，而人世之刑罚，以人杀人，只好称之为“外刑”。

中间一节论“贼莫大乎德有心”，意谓戕害最甚之事乃是有心为德。

接下一节论“人心”。所说“人心”，实指人的品性，品性难知，故有九种徵候之说。

接下讲正考父受命为卿的事迹，承上“刑德”与“观人”（“官人”）二节而言。

中间宋人曹商得车百乘见庄子一段，与人有见宋王者得车十乘骄稚庄子一段，情节相近，讽刺富贵不入道者。

下文“或聘庄子”“庄子将死”，继续讲述庄子的故事。所说“吾以天地为棺椁，以日月为连璧，星辰为珠玑，万物为赍送”，文笔奇警。

32.1 列御寇①之齐，中道而反，遇伯昏瞀人。伯昏瞀人曰："奚方而反②？"曰："吾惊焉。"曰："恶乎惊？"曰："吾尝食于十浆，而五浆先馈③。"伯昏瞀人曰："若是，则汝何为惊已？"曰："夫内诚不解④，形谍成光⑤，以外镇人心，使人轻乎贵老⑥，而韲其所患⑦。夫浆人特为食羹之货，无多馀之赢，其为利也薄，其为权也轻，而犹若是，而况于万乘之主乎？身劳于国，而知尽于事⑧，彼将任我以事，而效我以功。吾是以惊。"伯昏瞀人曰："善哉观乎⑨！女处已，人将保女矣⑩！"

注释

①列御寇：即列子。 ②奚方而反：何道而返。奚，何。 ③吾尝食于十浆二句：饮于十家浆店，五家未饮先赠。馈，馈赠。 ④内诚不解：内心之真诚不开。 ⑤形谍成光：外形之修饰显露出光芒。 ⑥使人轻乎贵老：耆老为贵，而已之尊贵反在耆老之上。 ⑦而韲其所患：韲，同"赍"，馈遗。韲患犹言贻患。 ⑧知尽于事：知同"智"。尽，竭尽。言君王之智常苦殚竭。 ⑨善哉观乎：称其能反观自身。 ⑩女处已二句：谓汝当善处自己，人将归附于汝。女，同"汝"。

32.2 无几何而往，则户外之屦满矣①。伯昏瞀人北面而立②，敦杖③，蹙之乎颐④，立有间，不言而出。宾者⑤以告列子，列子提屦跣而走，暨于门⑥，曰："先生既来，曾不发药⑦乎？"曰："已矣，吾固告汝曰：人将保汝，果保汝矣！非汝能使人保汝，而汝不能使人无保汝也⑧。而焉用之感豫出异也⑨！必且有感，摇而本才⑩，又无谓也⑪。与汝游者，又莫汝告也⑫。彼所小言，尽人毒也⑬。莫觉莫悟，何相孰也⑭，巧者劳而知者忧，无能者无所求[15]，饱食而敖游[16]，泛若不系之舟[17]，虚而敖游者也！”

注释

①无几何而往二句：伯昏瞀人前往列子之家，而门外鞋满，言门徒之多。 ②北面而立：古代屋门皆向南开，北面而立即面对屋门而立，谓不进其门也。 ③敦杖：司马彪曰：“敦，竖也。”锺泰曰：“敦杖，从杖顿地也。” ④蹙之乎颐：蹙颐，犹蹙颜。蹙音 cù，愁苦不展之状。 ⑤宾者：通宾客之人。宾，又作“傧”。 ⑥列子提屦跣而走：不及穿鞋，追及于院门。跣音 xiǎn，光脚。暨，通“及”。 ⑦曾不发药：曾，解为竟然之“竟”。 ⑧非汝能使人保汝二句：谓其不言而出，非因能使人归附，乃由不能使人不归附。 ⑨而焉用之感豫出异也：而，同“尔”。豫，愉悦。 ⑩必且有感二句：感动之“感”，又训为撼动之“撼”，故曰感则摇。而，同“尔”。本才，有本作“本性”。 ⑪又无谓也：无谓，无所为，今语“没有意义”。谓同“为”，即为何之为（读作 wèi）。 ⑫又莫汝告也：倒装，即又莫告汝，谓莫告汝以大道。 ⑬彼所小言二句：小言，郭象曰：“细巧入人为小言。”陆德明曰：“言不入道，故曰小高。”尽人毒，锺泰曰：“‘毒’对‘发药’言。” ⑭莫觉莫悟二句：意谓大道无言，无须多论也。莫觉莫悟，犹言无觉无悟。孰，谁。何相孰，何须相谁何。 ⑮巧者劳而知者忧二句：意谓巧者、智者，不如无能者。 ⑯敖游：即遨游。 ⑰泛若不系之舟：不系之舟，随任而行，容与中流，寓无为、时中二义。以上忧、求、游、舟为韵。

32.3　郑人缓[1]也，呻吟[2]裘氏[3]之地。只三年而缓为儒[4]，河润九里，泽及三族[5]，使其弟墨[6]。儒墨相与辩，其父助翟[7]，十年而缓自杀。其父梦之曰："使而子为墨者予也，阖胡尝视其良，既为秋柏之实矣[8]！"夫造物者之报人也，不报其人而报其人之天[9]。彼故使彼[10]。夫人以己为有以异于人，以贱其亲[11]，齐人之井饮者相捽也[12]。故曰：今之世皆缓也[13]。自是有德者以不知也[14]，而况有道者乎[15]！古者谓之遁天之刑[16]。圣人安其所安，不安其所不安[17]；众人安其所不安，不安其所安[18]。

注释

①郑人缓：人名，郑国人，名缓，故称郑人缓。 ②呻吟：读书声。 ③裘氏：地名。 ④只三年而缓为儒：只三年，言其速也。为儒，通儒家之学。 ⑤河润九里二句：言其由为儒而得利也。 ⑥使其弟墨：命其弟治墨家之学。 ⑦儒墨相与辩二句：其弟既通墨学，兄弟相辩驳，其父则助其弟。翟，墨翟，指墨学。 ⑧阖胡尝视其良二句：言昔日之良人，已为今日之秋柏。阖、胡，均疑问词。阖，何不。胡，何。良，良人，此处为郑人缓自称。既为秋柏之实，言其墓上之柏已结成实。 ⑨夫造物者之报人也二句：造物者，谓天道、自然。天，天性。不报其人而报其人之天，天指亲缘，父母、后嗣之类。天道不能杀人，而能使人自杀。自杀者，自取也，故曰"报"。自杀则灭亲，故曰报其人之天。 ⑩彼故使彼：彼之如此，固然由其自己使其如此。彼，指郑人缓。故，同"固"，固然。天道亦即自然，自然故曰"彼使彼"，而非"天使彼"。 ⑪夫人以己为有以异于人二句：人不得有异于人，亦不得自贱其身。贱其亲，亲解为"身"，指郑人缓之自杀而言。 ⑫齐人之井饮者相捽也：捽音 zuó，手持其头发。 ⑬今之世皆缓也：意谓儒墨之学，皆悖于天性。⑭自是有德者以不知也：自是，自是观之，犹言故曰。以不知，

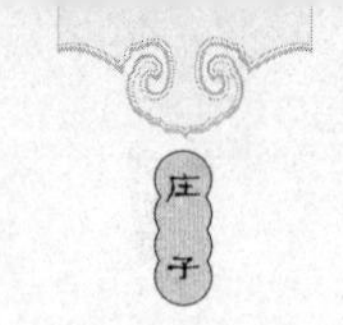

言有德者以不知为知。⑮而况有道者乎：有道者之于呻吟相辩之学，益远矣。⑯古者谓之遁天之刑：古有“逃天之刑”之说，而天之刑无可逃也。⑰圣人安其所安二句：言圣人当安则安，不当安则不安，故随处皆安，不知安与不安也。⑱众人安其所不安二句：言众人所为皆与天道相悖而自扰。

32.4　庄子曰：知道易[①]，勿言难[②]。知而不言，所以之天也；知而言之，所以之人也[③]。古之人，天而不人[④]。朱泙漫[⑤]学屠龙于支离益[⑥]，单千金之家[⑦]，三年技成，而无所用其巧。圣人以必不必，故无兵[⑧]；众人以不必必之，故多兵[⑨]。顺于兵，故行有求。兵，恃之则亡。

注释

①知道易：天道即自然，本性即天性，返身而观，故曰易。②勿言难：勿言，非不言也，忘言也，故难。　③知而不言四句：之天，由人而合于天。之人，由天而合于人。　④天而不人：合于天而不合于人。　⑤朱泙漫：人名，姓朱，名泙漫。⑥支离益：人名，复姓支离，名益。　⑦单千金之家：竭尽其家中千金。单，通“殚”。　⑧圣人以必不必二句：以必不必，虽必而不必。兵，指战争。　⑨众人以不必必之二句：兵者凶逆，不祥之器，如以暴易暴之类，皆人世所有，天道所无也。

32.5　小夫[①]之知，不离苞苴竿牍[②]，敝精神乎蹇浅[③]，而欲兼济道物，太一形虚[④]。若是者，迷惑于宇宙，形累不知太初。彼至人者，归精神乎无始，而甘冥乎无何有之乡。水流乎无形，发泄[⑤]乎太清。悲哉乎！汝为知在毫毛[⑥]，而不知大宁[⑦]！

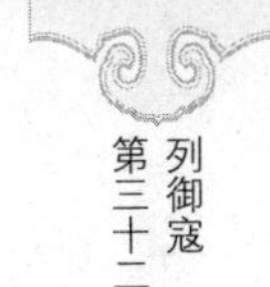

注释

①小夫：小道之人。　②不离苞苴竿牍：谓不出于仪礼简记之事。苞苴，仪礼往来之物。　③敝精神乎蹇浅：敝，消耗。蹇浅，短浅。　④兼济道物二句：道物，道与物。形虚，形与虚。道物、形虚，犹言形上形下。太一，至一，此处用为动词，意谓使之同一。　⑤发泄：犹言发源。　⑥汝为知在毫毛：谓小道之人其知甚微。　⑦而不知大宁：大宁亦即太清，大读作"太"。以上形、清、宁为韵。

32.6　宋人有曹商[①]者，为宋王[②]使秦。其往也，得车数乘[③]。王说之[④]，益车百乘。反[⑤]于宋，见庄子，曰："夫处穷闾阨巷，困窘织屦，槁项黄馘[⑥]者，商之所短也；一悟[⑦]万乘之主而从车百乘者，商之所长也。"庄子曰："秦王有病召医，破痈溃痤[⑧]者得车一乘，舐痔[⑨]者得车五乘，所治愈下，得车愈多。子岂治其痔邪？何得车之多也？子行矣！"

注释

①曹商：人名，姓曹，名商。　②宋王：司马彪谓是宋偃王。　③得车数乘：宋王所赐。乘读作 shèng，一车四马为一乘。④王说之：王指秦王。说读作"悦"。　⑤反：同"返"。　⑥槁项黄馘：言其形容枯槁黄瘦。项，颈项。馘音 xù，脸面。⑦悟：借为"晤"。一悟犹言一见。　⑧破痈溃痤：脓肿破裂。⑨舐痔：舐音 shì，舔。痔音 zhì，痔疮，又称下漏。

32.7　鲁哀公问乎颜阖曰："吾以仲尼为贞干，国其有瘳[①]乎？"曰："殆哉圾乎[②]仲尼！方且饰羽而画[③]，从事华辞，以支为旨[④]，忍性以视民[⑤]，而不知不信[⑥]，受乎心[⑦]，宰乎神[⑧]，

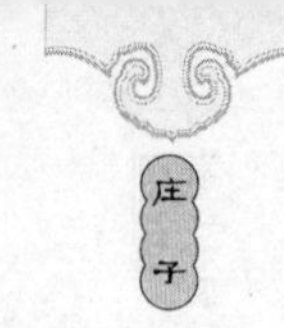

夫何足以上民[⑨]！彼宜女与[⑩]？予颐与[⑪]？误而可矣[⑫]！今使民离实学伪[⑬]，非所以视民也，为后世虑，不若休之，难治也！”

注释

①有瘳：犹言有治、有救。瘳音chōu，病愈。 ②圾乎：犹言危乎。圾音jí，解为“危”。 ③饰羽而画：谓务于礼仪。 ④以支为旨：谓务于支离。 ⑤忍性以视民：忍性，压抑本性。视民，犹言治民。 ⑥不知不信：无智无信。知同“智”。 ⑦受乎心：儒家有礼乐出乎人心之说。 ⑧宰乎神：谓儒家偏重祭礼。 ⑨上民：即尚民，谓临于众民之上，意即治民。 ⑩彼宜女与：彼，指孔子。女同“汝”，指鲁哀公。 ⑪予颐与：颐，解为“养”。意谓我将有待于孔子之养乎？ ⑫误而可矣：可，疑当作“何”。意谓其误当如何也。 ⑬离实学伪：离其朴实，学其饰伪。

32.8 施于人而不忘，非天布也[①]，商贾不齿[②]。虽以事齿之，神者弗齿[③]。为外刑者，金与木也[④]；为内刑者，动与过也[⑤]。宵人[⑥]之离[⑦]外刑者，金木讯[⑧]之；离内刑者，阴阳食之[⑨]。夫免乎外内之刑者，唯真人能之。

注释

①非天布也：布，谓布恩德。 ②商贾不齿：商贾，逐利之人，尚且不齿言之。 ③虽以事齿之二句：虽然因故不得不言及，天神亦不加称道。以事，以故。神，指天。 ④为外刑者二句：外刑，谓体肤之刑。 ⑤为内刑者二句：内刑，谓体内之刑罚。动与过，谓碌碌不能自止，所为皆沉溺过度。 ⑥宵人：小人。 ⑦离：同“罹”，遭遇。 ⑧讯：问罪。 ⑨阴阳食之：谓阴阳交相侵食。

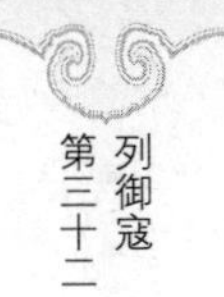

32.9　孔子曰："凡人心险于山川[①]，难于知天[②]。天犹有春秋冬夏旦暮之期[③]，人者厚貌深情[④]。故有貌愿而益[⑤]，有长若不肖[⑥]，有顺懁而达[⑦]，有坚而缦，有缓而钎。故其就义若渴者，其去义若热。故君子远使之而观其忠[⑧]，近使之而观其敬[⑨]，烦使之而观其能[⑩]，卒然问焉而观其知[⑪]，急与之期而观其信[⑫]，委之以财而观其仁[⑬]，告之以危而观其节[⑭]，醉之以酒而观其侧[⑮]，杂之以处而观其色[⑯]。九征至，不肖人得矣[⑰]。"

注释

①凡人心险于山川：言人心之险峻，甚于山川。山川即山谷，谓峰与谷高下之差。　②难于知天：言知人心之难，甚于知天。天高不可测，故难知。　③天犹有春秋冬夏旦暮之期：天地尚有四季与昼夜之序。期，周期，有期即有序、有信。　④厚貌深情：其貌则厚饰，其情则深藏，貌指面色，情指心意。　⑤貌愿而益：面貌诚恳而内心骄傲溢。　⑥有长若不肖：面貌为长者，内心则不似。　⑦有顺懁而达：看似慎其狂狷，实则性情挑达。　⑧故君子远使之而观其忠：君子，指君主。远则难为忠，故观忠。　⑨近使之而观其敬：近则难为敬，故观敬。　⑩烦使之而观其能：烦谓烦巨，烦巨则指能否。　⑪卒然问焉而观其知：卒，同"猝"。知，同"智"。事出仓猝，难于周虑，故可以观智。　⑫急与之期而观其信：约期急切，难于守信，故可以观信。　⑬委之以财而观其仁："仁"之字义解为"私"，真仁则不私，故以财观仁。　⑭告之以危而观其节：节谓有所守而不移。危窘则难守，故可以观节。　⑮醉之以酒而观其侧：侧，当作"则"，解为端正而有法则。　⑯杂之以处而观其色：色，谓其颜色端正，不荒淫。　⑰九征至二句：征，征候。言人心难知，以此九种征候则大略可以知之。

32.10　正考父[①]一命而伛，再命而偻，三命而俯[②]，循墙而走[③]，孰敢不轨！如而夫者，一命而吕钜，再命而于车上儛，三命而名诸父[④]，孰协唐许[⑤]！

注释

①正考父：人名，父读作 fǔ。宋国大夫，孔子七世祖。②一命而伛三句：言其受命，爵愈高而心愈恭。一命、再命、三命，谓命官。　③循墙而走：顺墙而趋。　④一命而吕钜三句：言凡夫受命，一命则矜夸，再命则不觉手舞足蹈而乐，三命则见伯父叔父而直乎其名。　⑤孰协唐许：协，解为“同”。言凡夫不能比同于唐尧、许由，不知恭俭，久则必败。

32.11　贼莫大乎德有心[①]，而心有睫，及其有睫也而内视，内视而败矣！凶德有五[②]，中德为首[③]。何谓中德？中德也者，有以自好也，而吡其所不为者也[④]。穷有八极[⑤]，达有三必，形有六府。美、髯、长、大、壮、丽、勇、敢，八者俱过人也，因以是穷。缘循[⑥]、偃佒[⑦]、困畏不若人[⑧]，三者俱通达。知、慧外通[⑨]，勇、动多怨，仁、义多责。达生之情者傀，达于知者肖。达大命者随，达小命者遭[⑩]。

注释

①贼莫大乎德有心：贼，言戕害。德有心，意为有心为德。②凶德有五：凶德，害德，亦即上文所说德之贼。　③中德为首：中，解为“心”。中德即心德。　④有以自好也二句：吡，同“訾”。　⑤穷有八极：极即极点之极。　⑥缘循：随顺。⑦偃佒：佒，同“仰”。　⑧困畏不若人：怯弱而不如常人。⑨知、慧外通：知同“智”。知慧，智与慧。　⑩达大命者随二句：大命同于大道，小命拘于一物。同于大道则可以随任，“随”

谓从容自得。拘于一物则唯有听其遭遇而已，“遭”言其不得已。

32.12　人有见宋王者，锡①车十乘。以其十乘骄稚庄子。庄子曰：“河上有家贫恃纬萧②而食者，其子没③于渊，得千金之珠④。其父谓其子曰：‘取石来锻之⑤！夫千金之珠，必在九重之渊⑥而骊龙⑦颔下，子能得珠者，必遭其睡也。使骊龙而寤，子尚奚微之有哉！’今宋国之深，非直⑧九重之渊也；宋王之猛，非直骊龙也。子能得车者，必遭其睡也。使宋王而寤，子为齑粉⑨夫！”

注释

①锡：读作“赐”。②纬萧：编织芦席。③没：潜入。④千金之珠：其珠价值千金。⑤取石来锻之：谓锤毁之。⑥九重之渊：言渊之深。⑦骊龙：黑龙。骊音 lí，马黑色曰骊，故以骊代指纯黑色。⑧非直：非只。下同。⑨齑粉：粉末。齑同“齑”。

32.13　或聘于庄子①，庄子应其使曰：“子见夫牺牛②乎？衣以文绣③，食以刍叔④，及其牵而入于大庙⑤，虽欲为孤犊⑥，其可得乎！”

注释

①或聘于庄子：聘于庄子，聘庄子为官。②牺牛：祭祀时用作牺牲的牛。③衣以文绣：以彩绣之帛覆其体。衣，读作 yì。文，五彩。④食以刍叔：用草和豆饲养。食，读作 sì。刍，草。叔，同“菽”。⑤大庙：太庙。大同“太”。⑥孤犊：无人饲养的小牛。

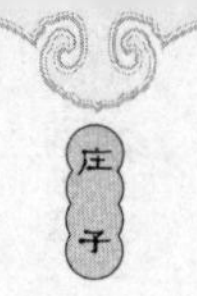

32.14　庄子将死，弟子欲厚葬之。庄子曰："吾以天地为棺椁[1]，以日月为连璧，星辰为珠玑[3]，万物为赍送[4]。吾葬具岂不备邪？何以加此！"弟子曰："吾恐乌鸢[5]之食夫子也。"庄子曰："在上为乌鸢食，在下为蝼蚁食，夺彼与此，何其偏也！"

注释

①棺椁：内棺为棺，外棺为椁。　②连璧：双璧．　③珠玑：玑jī。　④赍送：此处指送葬之物。赍音jī，赠送。　⑤乌鸢：鸢音yuān。

32.15　以不平平，其平也不平[1]；以不征征，其征也不征[2]。明者唯为之使，神者征之[3]。夫明之不胜神也久矣[4]，而愚者恃其所见入于人[5]，其功外也[6]，不亦悲夫！

注释

①以不平平二句：以不平来均平万物，则其所谓均平其实并不均平。以不平平，不平指人道。　②以不征征二句：以不验来验证万物，则其所谓验证其实不能验证。征，征候、应验。③明者唯为之使二句：明者，指人的智慧。神者，言能通达于大道者。为之使，为万物所役使。意谓人的智慧只是受万物的役使，只有通达于大道而有神明的人，才能应接万物而有所验证。④夫明之不胜神也久矣：明之不胜神也久矣，则人道不胜于天道久矣，故不平与不徵亦久矣。　⑤入于人：谓经营人道。　⑥其功外也：言其功用皆自性命之外而来，皆有悖于自然。

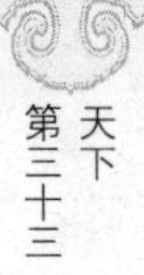

天下第三十三

解题

此篇为全书最后一篇，历来学者多视为《庄子》后序。

全篇可分为前后二部分。

前半篇总论天下道术，有学者曾单独标题，钱基博标为“总论”，顾实标为“原一”，谭戒甫标为“道术章第一”，单晏一标为“总论道术”。

后半篇分论当世学术，共六派。第一派墨翟、禽滑厘，以及相里勤、五侯、苦获、已齿、邓陵子。第二派宋钘、尹文。第三派彭蒙、田骈、慎到。第四派关尹、老聃。第五派庄周。第六派惠施、桓团、公孙龙。

庄子所论列的当世学术，并无儒家，其称儒家为“邹鲁之士”，编次在“总论”之内，不在百家之数。

墨子生年，较老子为晚。而此篇则将墨子列为第一，而将关尹、老聃一派编次在墨子乃至稷下学者之后。

宋钘、尹文与彭蒙、田骈、慎到二派，均曾游历齐国稷下，学者称之为“稷下学派”。齐国本传管子之学，而稷下学者所学多介于道法、形名之间。其书多不传，故难具考，要之庄子所论，亦以道法、形名为多。

庄周一派，是庄子自叙其学，其言均可与全书对应。

惠施卒于庄子之前，而惠施、桓团、公孙龙一派，则编次于庄子之后。惠施之书不传，其辩题“历物十事”与“辩者二十一事”，均赖此篇幸存于世。

以上六派之取舍及编次，其何以如此，不得而知。要之，此篇最为重要之处，还在前半篇“总论”部分。

33.1　天下之治方术[①]者多矣，皆以其有为，不可加矣[②]。古之所谓道术者，果恶乎在？曰：“无乎不在[③]。”曰：“神何由降？明何由出[④]？”“圣有所生，王有所成，皆原于一[⑤]。”

注释

①方术：即道术。　②皆以其有为二句：皆以有为为至极。有为，相对无为而言，下文“皆原于一”即无为也。　③古之所谓道术者三句：道遍在于万物，故道术亦遍在于万物。　④神何由降二句：神明即道术，称其微妙，故曰神明。　⑤圣有所生三句：圣王之所生成，皆本原于一。圣王之所生成，即有为。一，即无。有生于无。

33.2　不离于宗，谓之天人；不离于精，谓之神人；不离于真，谓之至人。以天为宗，以德为本，以道为门，兆于变化，谓之圣人[①]。以仁为恩，以义为理，以礼为行，以乐为和，熏然慈仁，谓之君子[②]。以法为分，以名为表，以参为验，以稽为决，其数一二三四是也[③]，百官以此相齿，以事为常，以衣食为主，蕃息畜藏，老弱孤寡为意，皆有以养，民之理也[④]。

注释

①以天为宗五句：由其随任变化以治世而言则可称之为圣人。此圣人为道家之圣人，虽治世，而只是无为而治。其道其德，亦为道家之道德。兆，徵兆，察于徵兆谓之神明。变化本出于无形，介于有无之间，故曰兆于变化。　②以仁为恩六句：能行仁义礼乐者，则为君子。此君子为儒家之圣人，即三代之圣

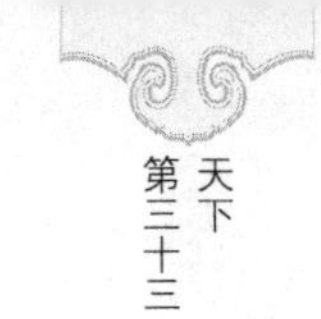

王。 ③其数一二三四是也：言法度有常。法家言称、言量、言权、言度，其概念多出于度量衡制，故有一二三四之数。 ④百官以此相齿七句：百官、民理，均论法家。法家以君治臣，以臣治民，皆百官所守之事。

33.3 古之人其备乎！配神明，醇天地，育万物，和天下，泽及百姓[①]，明于本数，系于末度[②]，六通四辟，小大精粗，其运无乎不在[③]。其明而在数度者，旧法世传之，史尚多有之。其在于《诗》《书》《礼》《乐》者，邹鲁之士、搢绅先生多能明之[④]。《诗》以道志，《书》以道事，《礼》以道行，《乐》以道和，《易》以道阴阳，《春秋》以道名分。其数散于天下而设于中国者，百家之学时或称而道之[⑤]。

注释

①配神明五句：言古之道术上包天地日月，下包万物、百姓，天地人合和而为一体。神明，一说指天地，一说指日月。 ②明于本数二句：言古之道术，本末兼通，包道德、仁义、名法为一体。本谓道术之本原，即“皆原于一”“不离于宗”之“一”与“宗”。 ③六通四辟三句：言古之道术，遍在于万物之中。六谓六合，四谓四方，六合、四方皆通彻开朗。 ④其在于诗书礼乐者二句：二句言古之道术亦存于孔子儒家之中，孔子儒家之学亦得古道术之一体。 ⑤其数散于天下而设于中国者二句：中国，指中原。百家又称百氏、百子、诸子。上古学在官守，官师合一，故称“官”不称“家”；上古学以致用，政教合一，故有“教学”之“学”而无“学术”之“学”。诸子百家后世多分流派，称流派则明其非源。散于天下，言其散乱失真。虽然如此，百家之学亦有时能存古道术，故曰“时或称而道之”。

33.4　天下大乱，贤圣不明，道德不一，天下多得一察焉以自好[①]。譬如耳目鼻口，皆有所明，不能相通[②]。犹百家众技也，皆有所长，时有所用[③]。虽然，不该不遍，一曲之士也[④]。判天地之美，析万物之理，察古人之全，寡能备于天地之美，称神明之容[⑤]。是故内圣外王之道，闇而不明，郁而不发[⑥]。天下之人各为其所欲焉以自为方，悲夫！百家往而不反，必不合矣[⑦]！后世之学者，不幸不见天地之纯，古人之大体，道术将为天下裂[⑧]。

注释

①天下大乱：此节言晚周诸子百家之学，各有一偏之长，而皆不能归本、纯一、周备，故百家之学实为乱世之学。大乱、不明、不一，针对上文守官理民、神明降出、道原于一而言。多得，谓百家务于多言。一察，谓百家皆偏于一隅。　②譬如耳目鼻口三句：以五官为喻，耳、目、鼻、口亦各执一篇，不得其全。皆有所明，谓各有所能。不能相通，谓不相通用，亦即不能互相替代。　③犹百家众技也三句：三句言百家之长及不可偏废之理。谓百家众技之用，犹之耳目鼻口之能，各有所长，得其时则适其用。百家，有本作“有家”，古抄本作“百官”。　④虽然三句：三句言百家之短。不该不遍，谓各家均不能该遍，故皆不免偏于一曲。时有所用，亦时有所废。　⑤判天地之美五句：天地之美，即天地之大，美解为“大”。判、析、察，意谓见知，非分析明察之意。　⑥是故内圣外王之道三句：言百家之学如此，则古之治世不复。内圣外王，谓内可为圣人，外可为君王，道政为一之意。“王”为动词，读作 wàng，古称“五帝三王”，所说之“王”多与夏禹、商汤、周文武对应。闇同“暗”。郁，郁结。　⑦天下之人各为其所欲焉以自为方四句：自为方，谓各

有其道。 ⑧后世之学者四句：重申道术以合和为上，以分离为可悲。反，同“返”。

33.5 不侈于后世，不靡于万物，不晖于数度[①]，以绳墨自矫，而备世之急[②]。古之道术有在于是者，墨翟、禽滑厘闻其风而说之[③]。为之大过，已之大循[④]。作为《非乐》，命之曰《节用》[⑤]。生不歌，死无服[⑥]。墨子泛爱兼利而非斗，其道不怒，又好学而博[⑦]。不异[⑧]，不与先王同，毁古之礼乐[⑨]。

注释

①不侈于后世三句：侈，奢侈。靡，糜费。晖，宏丽。三句言不当以奢侈示于后世，不当糜费万物之资财，不当宏丽其制度。 ②以绳墨自矫二句：以绳墨自矫，谓自我约束。备世之急，谓预备时世之困急。 ③古之道术有在于是者二句：言古之道术中曾有此论，墨子师徒承其说而兴起。墨翟，即墨子。禽滑厘，墨子弟子，滑读作gǔ。 ④为之大过二句：此由墨子而言，谓古之遗规如此，违之则有大过，用之则可大顺。 ⑤作为非乐二句：《非乐》《节用》均为《墨子》篇名。命之，谓题名。⑥生不歌二句：非乐，故不歌。节葬、节用，故死而无服。《墨子》又有《节葬》篇。 ⑦墨子泛爱兼利而非斗：《墨子》又有《兼爱》《非攻》篇，有“兼相爱，交相利”之说。 ⑧不异：不立异。 ⑨不与先王同二句：墨子尚夏道，任质朴，而与黄帝、尧、舜、商汤、周文武则多不相合，而夏禹亦有乐舞。

33.6 黄帝有《咸池》，尧有《大章》，舜有《大韶》，禹有《大夏》，汤有《大濩》，文王有辟雍之乐，武王、周公作《武》。古之丧礼，贵贱有仪，上下有等。天子棺椁七重，诸侯

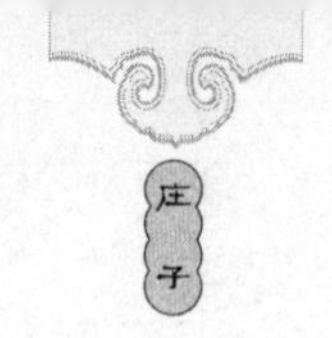

五重，大夫三重，士再重。今墨子独生不歌，死无服，桐棺三寸而无椁，以为法式。以此教人，恐不爱人；以此自行，固不爱己。未败墨子道[①]，虽然，歌而非歌，哭而非哭，乐而非乐，是果类乎？其生也勤，其死也薄，其道大觳[②]。使人忧，使人悲，其行难为也，恐其不可以为圣人之道，反天下之心。天下不堪。墨子虽独能任，奈天下何！离于天下，其去王也远矣！

注释

①未败墨子道：言其道尚未毁败，而终至于败。 ②其生也勤三句：言如遵墨子之道，则人之生甚勤苦，人之死葬甚薄，故其道太刻。大读作“太”，觳音 què，俭薄、刻薄。

33.7 墨子称道曰：“昔者禹之湮[①]洪水，决江河，而通四夷九州也，名山三百，支川[②]三千，小者无数。禹亲自操槀耜而九杂[③]天下之川，腓无胈，胫无毛[④]，沐甚雨，栉疾风[⑤]，置万国。禹大圣也，而形劳天下也如此。”使后世之墨者，多以裘褐为衣，以跂蹻为服[⑥]，日夜不休，以自苦为极，曰：“不能如此，非禹之道也，不足谓墨。”

注释

①湮：音 yān，填塞。 ②支川：支流。 ③九杂：《阙误》引江南古藏本作“九涤”，涤解为疏浚，谓九度疏浚河川。 ④腓无胈二句：腓音 féi，小腿。 ⑤沐甚雨二句：二句言以淫雨疾风为梳洗沐浴。栉音 zhì，梳头。 ⑥多以裘褐为衣二句：裘褐，粗衣。跂蹻，草鞋。跂音 jī，蹻音 jué。

33.8 相里勤[①]之弟子，五侯[②]之徒，南方之墨者苦获、已齿、邓陵子之属，俱诵《墨经》[③]，而倍谲不同，相谓别墨。

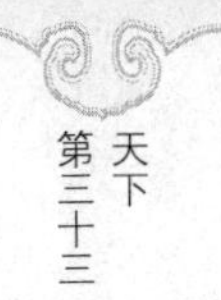

以坚白同异之辩相訾，以觭偶不仵之辞相应[④]。以巨子[⑤]为圣人，皆愿为之尸，冀得为其后世，至今不决[⑥]。

注释

①相里勤：人名，复姓相里，名勤。　②五侯：人名。③俱诵墨经：《墨经》指《墨辩》，《墨子》中的六篇。　④以坚白同异之辩相訾二句：坚白、同异，均为名家辩题，墨家亦长于辩。　⑤巨子：又作“钜子”。　⑥皆愿为之尸三句：言皆愿为巨子，得以为师主，继巨子之后而世承其业，相互争论不休。尸，解为“主”。冀，希冀。后世，承其后而世袭之。

33.9　墨翟、禽滑厘之意则是，其行则非也。将使后世之墨者，必以自苦腓无胈、胫无毛相进而已矣[①]。乱之上也，治之下也[②]。虽然，墨子真天下之好也，将求之不得也。虽枯槁，不舍也，才士也夫！

注释

①必以自苦腓无胈胫无毛相进而已矣：必以自苦相争，至于腓无胈、胫无毛而后已。相进，相争、相竞、相尚。　②乱之上也二句：为乱则属上策，为治则是下策。

33.10　不累于俗，不饰于物，不苟于人，不忮于众[①]，愿天下之安宁以活民命，人我之养毕足而止[②]，以此白心[③]。古之道术有在于是者，宋钘[④]、尹文[⑤]闻其风而说之。作为华山之冠以自表[⑥]，接万物以别宥为始[⑦]。语“心之容”，命之曰“心之行”[⑧]。以聏合驩，以调海内[⑨]，请欲置之以为主[⑩]。见侮不辱，救民之斗，禁攻寝兵，救世之战[⑪]。以此周行天下，上说下教。虽天下不取，强聒而不舍者也。故曰上下见厌而强

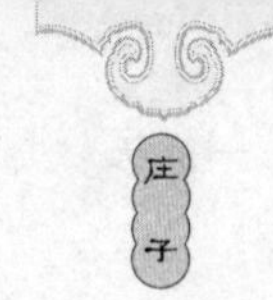

见也[13]。

注释

①不累于俗四句：忮音 zhì，违逆、残害。　②人我之养毕足而止：言其治世不务高远。　③以此白心：以此任心，以此随任其心。　④宋钘：人名，姓宋，名钘。　⑤尹文：人名。⑥作为华山之冠以自表：自为冠，以表其心志。华山之冠，言其冠形似华山。　⑦接万物以别宥为始：接万物，犹言接人待物。宥，宽宥。　⑧语心之容二句：语，讲论。命之曰，称之曰。容，包容。　⑨以聏合驩二句：聏音 ér，意为和。驩，同“欢”。调，亦解为“和”。二句谓和善众人，以至于海内，使其合欢也。⑩请欲置之以为主：欲使能和善海内之人为宗主。　⑪见侮不辱四句：言宋钘、尹文二人调和、息兵之说如此。见侮，被侮。寝兵，息兵。　⑫强聒：强读作 qiǎng。聒音 guō，喧噪。　⑬故曰上下见厌而强见也：见厌，被厌烦。强见，勉强进见而游说。

33.11　虽然，其为人太多，其自为太少。曰：“请欲固置五升之饭足矣。”先生恐不得饱，弟子虽饥，不忘天下，日夜不休。曰：“我必得活哉[1]！”图傲乎，救世之士哉[2]！曰：“君子不为苛察，不以身假物。”以为无益于天下者，明之不如已也[3]。以禁攻寝兵为外，以情欲寡浅为内[4]。其小大精粗，其行适至是而止。

注释

①我必得活哉：我，包人与我而言，谓人我之养可足。②图傲乎二句：言其自任救世之士，而徒有傲心在也。图，借为“徒”。　③以为无益于天下者二句：言宋钘、尹文二人无须天下有益于己，则是显明天下人皆不如己也。无益于天下，意谓皆其

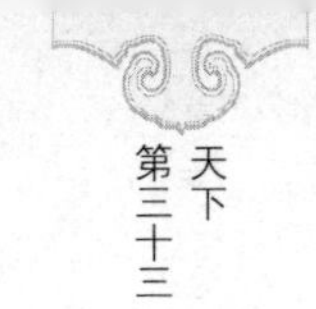

自为，于天下无须得其益。 ④以禁攻寝兵为外二句：言其外则不过禁攻寝兵，内则不过情欲寡浅。

33.12 公而不当[①]，易而无私[②]，决然无主[③]，趣物而不两[④]。不顾于虑，不谋于知，于物无择，与之俱往[⑤]。古之道术有在于是者，彭蒙[⑥]、田骈[⑦]、慎到[⑧]闻其风而说之。齐万物以为首[⑨]，曰："天能覆之而不能载之，地能载之而不能覆之，大道能包之而不能辩之[⑩]。"知万物皆有所可，有所不可[⑪]，故曰："选则不遍，教则不至，道则无遗者矣[⑫]。"

注释

①公而不当：有本作"公而不党"，卢文弨曰："作'不党'是。""当"字繁体作"當"，"党"字繁体作"黨"，形近而讹。"党"解为"偏"，不党即不偏。 ②易而无私：易，平易。平易亦为公平之意，谓公平而无私。 ③决然无主：决借为"缺"。决然无主谓虚怀而不为主。 ④趣物而不两：趣，同"趋"。趋物谓随顺于物。不两，犹言不二。不二则宛转为一，故下文曰"与物宛转"。 ⑤不顾于虑四句：言不动智虑，与物俱变。⑥彭蒙：人名，姓彭，名蒙。 ⑦田骈：人名，姓田，名骈。⑧慎到：人名，姓慎，名到。 ⑨齐万物以为首：首，一说解为"首要"。一说同"道"。 ⑩天能覆之而不能载之三句：言天地各有一偏，而大道则能兼包天地二者而不使之分离，故当从道。辩，同"辨"，分别。 ⑪知万物皆有所可二句：言万物各有局限。 ⑫选则不遍三句：言选择之有所不周，教化之则有所不到，唯有大道无所遗漏，无不周到。选，即选贤任能之选。

33.13 是故慎到弃知去己，而缘不得已[①]。泠汰于物，以

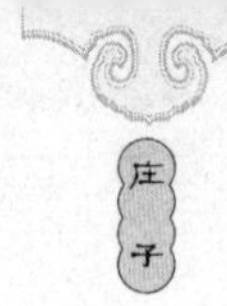

为道理。曰："知不知，将薄知，而后邻伤之者也[②]。"谿髁无任，而笑天下之尚贤也[③]；纵脱无行，而非天下之大圣[④]。椎拍輐断[⑤]，与物宛转，舍是与非，苟可以免[⑥]。不师知虑，不知前后，魏然[⑦]而已矣。推而后行，曳而后往。若飘风之还，若羽之旋，若磨石之隧[⑧]。全而无非，动静无过，未尝有罪。是何故？夫无知之物，无建己之患，无用知之累，动静不离于理，是以终身无誉[⑨]。故曰："至于若无知之物而已，无用贤圣，夫块不失道。"豪桀[⑩]相与笑之曰："慎到之道，非生人之行，而至死人之理，适得怪焉[⑪]。"

注释

①弃知去己二句：遗弃智慧，除去自主，有所随顺皆出于不得不然。 ②知不知三句：知同"智"。知不知，谓用智则不智。薄知，谓以智为薄。薄亦泠然轻之之意。 ③谿髁无任二句：谿髁，联绵词，即奚落。奚落有嘲笑意，故下文曰"笑"。无任，不肯担当也。自不肯担当，又笑天下尚贤也。 ④纵脱无行：纵脱，恣纵、洒脱。自为恣纵洒脱，不在意其行操，而又非难天下尊崇圣人。大圣，以圣人为大，与"尚贤"对文。 ⑤椎拍輐断：椎，同"锤"。輐音 wàn。句谓随其锤拍，皆不见圭角，即下文"与物宛转"之意。 ⑥苟可以免：免谓免于祸患。以上转、免为韵。 ⑦魏然：即巍然。 ⑧若飘风之还三句：飘风，旋风，古称回风。 ⑨是以终身无誉：无誉故能无过无非，无患无累。 ⑩豪桀：即豪杰，谓诸侯。 ⑪非生人之行三句：慎到不用智，不用贤，诸侯不晓，以为同于死人，以之为怪异。

33.14　田骈亦然，学于彭蒙，得不教焉[①]。彭蒙之师曰："古之道人，至于莫之是、莫之非而已矣。其风窢然，恶可而

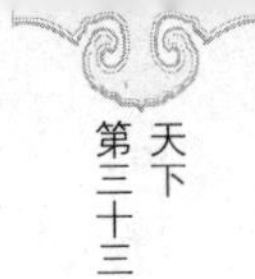

言[②]?”常反人，不见观[③]，而不免于鲩断[④]。其所谓道非道，而所言之韪不免于非[⑤]。彭蒙、田骈、慎到不知道[⑥]。虽然，概乎皆尝有闻者也[⑦]。

注释

①得不教焉：谓学得其不教之道。上文“教则不至”，故此处曰“不教”。不教之学，学顺其本性。 ②其风窢然二句：古人以风喻教，称为“风教”。窢音 xù，迅速。恶，当作“乌”。言，言教。恶可而言，谓何可有言。二句谓风气倏忽，不可立言教也。 ③常反人二句：常反人，谓常与人相背。 ④不免于鲩断：鲩音 wǎn。 ⑤其所谓道非道二句：谓田骈之道，其实并非正道；其所谓之是，其实只是非。韪音 wěi，意为“是”。 ⑥彭蒙、田骈、慎到、不知道：再申论之。 ⑦概乎皆尝有闻者也：谓其所学均渊源有自。概乎，大概而言。

33.15　以本为精，以物为粗[①]，以有积为不足[②]，淡然独与神明居。古之道术有在于是者，关尹、老聃[③]闻其风而说之。建之以常无有，主之以太一。以濡弱谦下为表，以空虚不毁万物为实[④]。关尹曰：“在己无居，形物自著[⑤]。”其动若水[⑥]，其静若镜[⑦]，其应若响[⑧]。芴乎若亡[⑨]，寂乎若清[⑩]。同焉者和[⑪]，得焉者失[⑫]。未尝先人而常随人[⑬]。

注释

①以本为精二句：本，道本。物，形上之物。道本则精，事物则粗，言其能分别本末精粗也。 ②以有积为不足：有积，有余。 ③老聃：即老子。 ④以濡弱谦下为表二句：濡借为“耎”，音 ruǎn。濡弱即柔弱。空虚，意为虚心、虚怀。毁，触坏。表指其貌，言其貌则柔弱谦下；实指其心，言其心虚怀而不

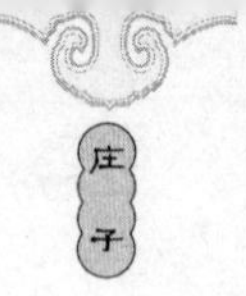

触坏万物。道家表里如一，曰表曰实，便于行文而已。 ⑤在己无居二句：不居功为己有，而其事功乃来附着。著，读作 zhuó，附着、宾从。 ⑥其动若水：其动如江河之水，无动不变，无时不移。水以动为常，其事最显，故以为喻。 ⑦其静若镜：仍以水为喻。水之静，最静最平，乃至可以为鉴。镜，此处指鉴。 ⑧其应若响：响，回声。回声、光影皆不离其本体，故道家常以“影响”为喻。 ⑨芴乎若亡：芴，同“忽”，解为“恍惚”。亡，同“无”。谓恍惚而若无。 ⑩寂乎若清：寂，意为静。清，意为不杂。谓无己也。 ⑪同焉者和：同之又同，乃至无所不同，则与天地和一而不分。由“同”与“和”，而有“成大”之说。 ⑫得焉者失：得即有，有则失，即上文“有积为不足”之义。 ⑬未尝先人而常随人：未尝先人，即常后于人。随人，谓相随而不失。后于人，则可以不失于人。

33.16 老聃曰：“知其雄，守其雌，为天下谿；知其白，守其辱，为天下谷。”人皆取先，己独取后，曰：“受天下之垢”。人皆取实，己独取虚，无藏也故有馀，岿然而有馀[①]。其行身也，徐而不费[②]，无为也而笑巧[③]。人皆求福，己独曲全，曰：“苟免于咎”。以深为根，以约为纪，曰：“坚则毁矣，锐则挫矣”。常宽容于物，不削于人，可谓至极。关尹、老聃乎！古之博大真人哉！

注释

①岿然而有馀：重申前文而叹美之。岿然，有本作“魏然”，魏然即“巍然”。岿然而有余，谓独得其全也。 ②徐而不费：安而不劳。 ③笑巧：讥笑智巧。

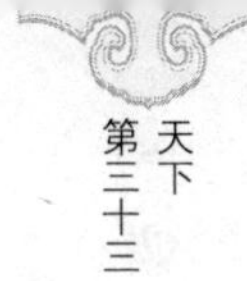

33.17　芴漠无形，变化无常。死与生与，天地并与，神明往与！芒乎何之，忽乎何适，万物毕罗①，莫足以归。古之道术有在于是者，庄周闻其风而说之。以谬悠之说，荒唐之言，无端崖之辞②，时恣纵而不傥，不以觭见之也③。以天下为沈浊，不可与庄语④。以卮言为曼衍，以重言为真，以寓言为广。独与天地精神往来，而不敖倪于万物⑤。不谴是非，以与世俗处⑥。其书虽瓌玮，而连犿无伤也⑦。其辞虽参差，而諔诡可观⑧。彼其充实不可以已，上与造物者游，而下与外死生、无终始者为友。其于本也，弘大而辟，深闳而肆⑨；其于宗也，可谓稠适而上遂矣⑩。虽然，其应于化而解于物也⑪，其理不竭，其来不蜕，芒乎昧乎，未之尽者⑫。

注释

①万物毕罗：按即万物各尽其理。　②无端崖之辞：无端无涯之辞。崖同“涯”。　③不以觭见之也：觭，同“畸”，即畸耦（畸偶）之“畸”。　④以天下为沈浊二句：沈同“沉”，谓天下如沉滓浑浊。庄，解为“严”，庄严、严肃。不可与庄语意谓不可与天下之人庄重而语。　⑤独与天地精神往来二句：上达神明，下而不弃万物。天地精神，即天地神明。　⑥不谴是非二句：不谴是非，不责是非，言能两行之。以与世俗处，言能和光同尘。　⑦其书虽瓌玮二句：瓌玮，音 guī wěi，奇特、壮伟。犿又作“抃”，音 fān，联绵词，混合、宛转、相从之意。　⑧其辞虽参差：参差谓不离左右，参差于道，故变化神奇。諔音 chù，諔诡，奇异、怪异、诡异。言庄子之书虽言大道，而颇可观览。⑨其于本也三句：言其说甚有根本。本，根本。弘大而辟，言其弘大而开阔，辟同“辟”，解为“开”。深闳而肆，言其深邃而纵放。　⑩其于宗也二句：宗，言庄子之所宗。有本有宗，犹言有

传有承。稠适，有本作“调适”，解为“调和”。上遂，上达。上达谓上承。⑪其应于化而解于物也：因应变化而通解万物。⑫芒乎昧乎二句：芒昧，无知无言之貌。

33.18　惠施多方[1]，其书五车，其道舛驳[2]，其言也不中[3]。“历物”之意[4]曰：“至大无外，谓之‘大一’；至小无内，谓之‘小一’。无厚，不可积也，其大千里。天与地卑，山与泽平[5]。日方中方睨，物方生方死。大同而与小同异，此之谓‘小同异’；万物毕同毕异，此之谓‘大同异’。南方无穷而有穷，今日适越而昔来，连环可解也[6]。我知天下之中央，燕之北、越之南是也[7]。泛爱万物，天地一体也。”

注释

①惠施多方：言惠子所学，能多不能一。　②舛驳：乖异而驳杂。有本作“踳驳”，踳、舛同。舛，乖异。马色不纯曰驳。③其言也不中：不合于事理。中，读作 zhòng。　④历物之意：惠子之学，自称为“历物”。历物，历览而辨之，次第而说之。⑤天与地卑二句：卑，解为高低之“低”。平，即齐平之“平”。⑥连环可解也：两环相连而谓之已解。　⑦我知天下之中央二句：燕之北为极北，越之南为极南，惠子则谓中央在极北极南之间。

33.19　惠施以此为大[1]，观于天下而晓辩者[2]，天下之辩者相与乐之。卵有毛，鸡三足，郢有天下[3]，犬可以为羊，马有卵，丁子有尾，火不热[4]，山出口，轮不辗地，目不见，指不至，至不绝，龟长于蛇，矩不方，规不可以为圆，凿不围枘，飞鸟之景未尝动也，镞矢之疾，而有不行不止之时，狗非

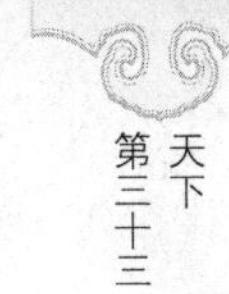

犬。黄马骊牛三[⑤]，白狗黑，孤驹未尝有母，一尺之捶，日取其半，万世不竭[⑥]。辩者以此与惠施相应，终身无穷。

注释

①以此为大：自以为最大。 ②观于天下而晓辩者：观，观览。晓，晓谕。 ③郢有天下：郢为楚都，以都城一地而谓奄有天下。 ④火不热：仍自名实辩之。 ⑤黄马骊牛三：骊牛，黑牛。 ⑥一尺之捶三句：捶，有本作“棰”，木杖。

33.20 桓团[①]、公孙龙辩者之徒，饰人之心，易人之意，能胜人之口，不能服人之心，辩者之囿也。惠施日以其知与人之辩，特与天下之辩者为怪，此其柢也[②]。然惠施之口谈，自以为最贤，曰：“天地其壮乎[③]！”施存雄而无术[④]。南方有倚人[⑤]焉，曰黄缭[⑥]，问天地所以不坠不陷，风雨雷霆之故。惠施不辞而应，不虑而对，遍为万物说，说而不休，多而无已，犹以为寡，益之以怪。以反人为实，而欲以胜人为名[⑦]，是以与众不适也[⑧]。弱于德，强于物，其涂隩矣[⑨]。由天地之道观惠施之能，其犹一蚊一虻之劳者也[⑩]，其于物也何庸[⑪]！夫充一尚可[⑫]，曰愈贵道，几矣[⑬]！惠施不能以此自宁[⑭]，散于万物而不厌，卒以善辩为名[⑮]。惜乎！惠施之才，骀荡而不得，逐万物而不反[⑯]，是穷响以声，形与影竞走也[⑰]。悲夫！

注释

①桓团：人名，姓桓，名团。 ②此其柢也：柢，大柢、大体。 ③天地其壮乎：谓天地之间其口谈最壮。 ④施存雄而无术：言惠施有称雄之心，而未通道术。 ⑤倚人：有本作“畸人”，奇异之人。 ⑥黄缭：人名，姓黄，名缭。 ⑦以反人为实二句：言惠子之学，以与人相反为其所求，而欲以辩胜他人立

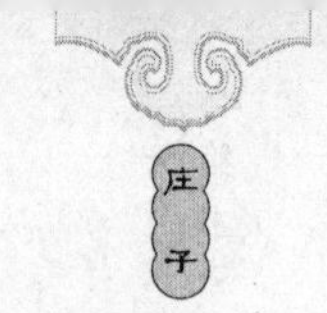

名声。⑧是以与众不适也：不适，亦即不遇、不合。⑨其涂隩矣：涂，同“途”，隩音 yù，幽隐。又通“奥”。⑩其犹一蚊一虻之劳者也：言其劳扰如此，而所为又不足为道。一蚊一虻，极言其细微。⑪其于物也何庸：言其历物、逐物，实则无补于物。庸，通“用”。⑫夫充一尚可：言充其一端，尚可也。⑬曰愈贵道二句：贵道，尊道。几读作 jī。⑭自宁：自安。⑮卒以善辩为名：谓不入道也。卒，终于。⑯骀荡而不得二句：骀音 dài，放荡。反，同“返”，言其不能承接古之道术也。⑰是穷响以声二句：言其欲穷响反振声，又如以其身追逐其影，徒劳也。